U0130526

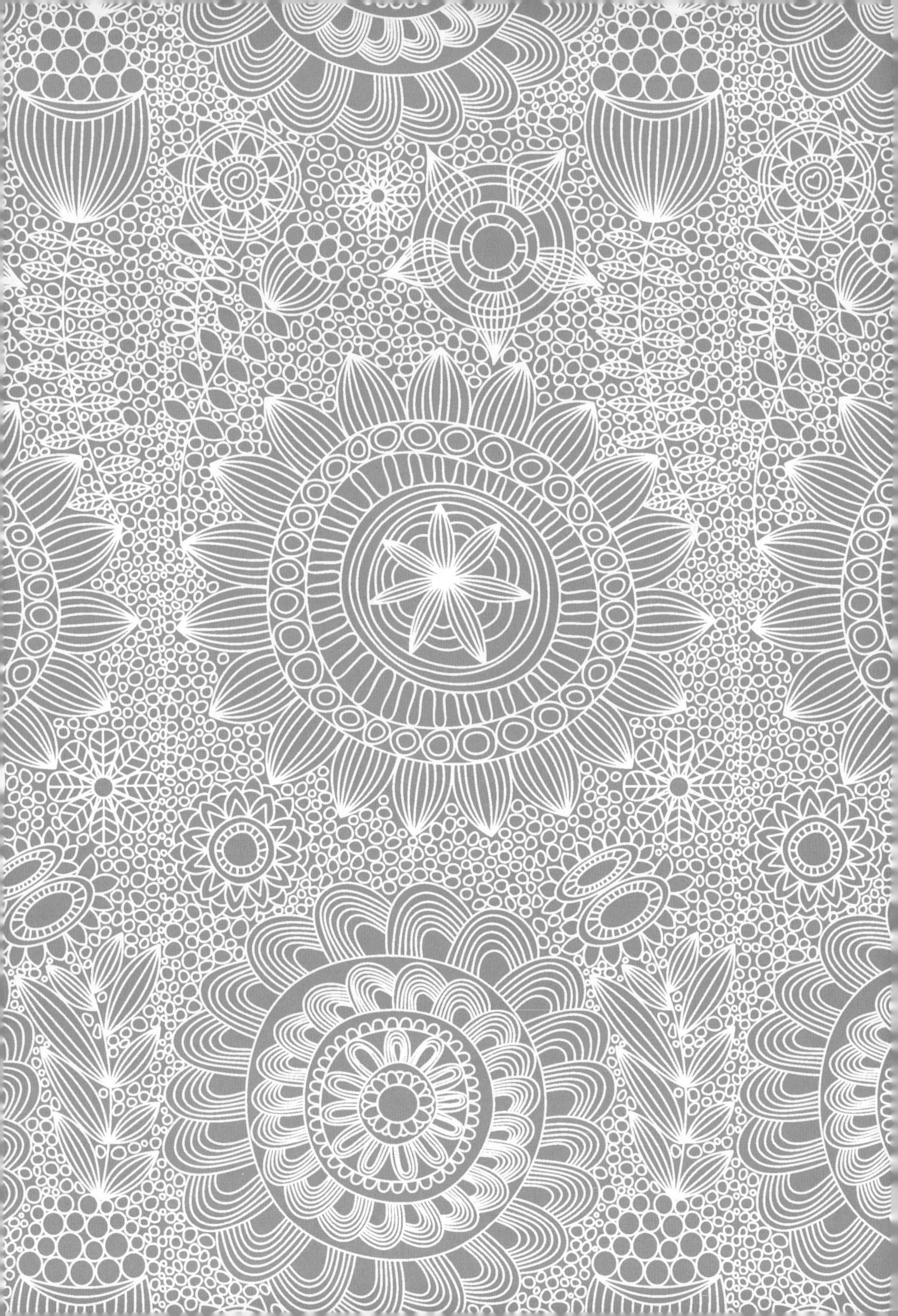

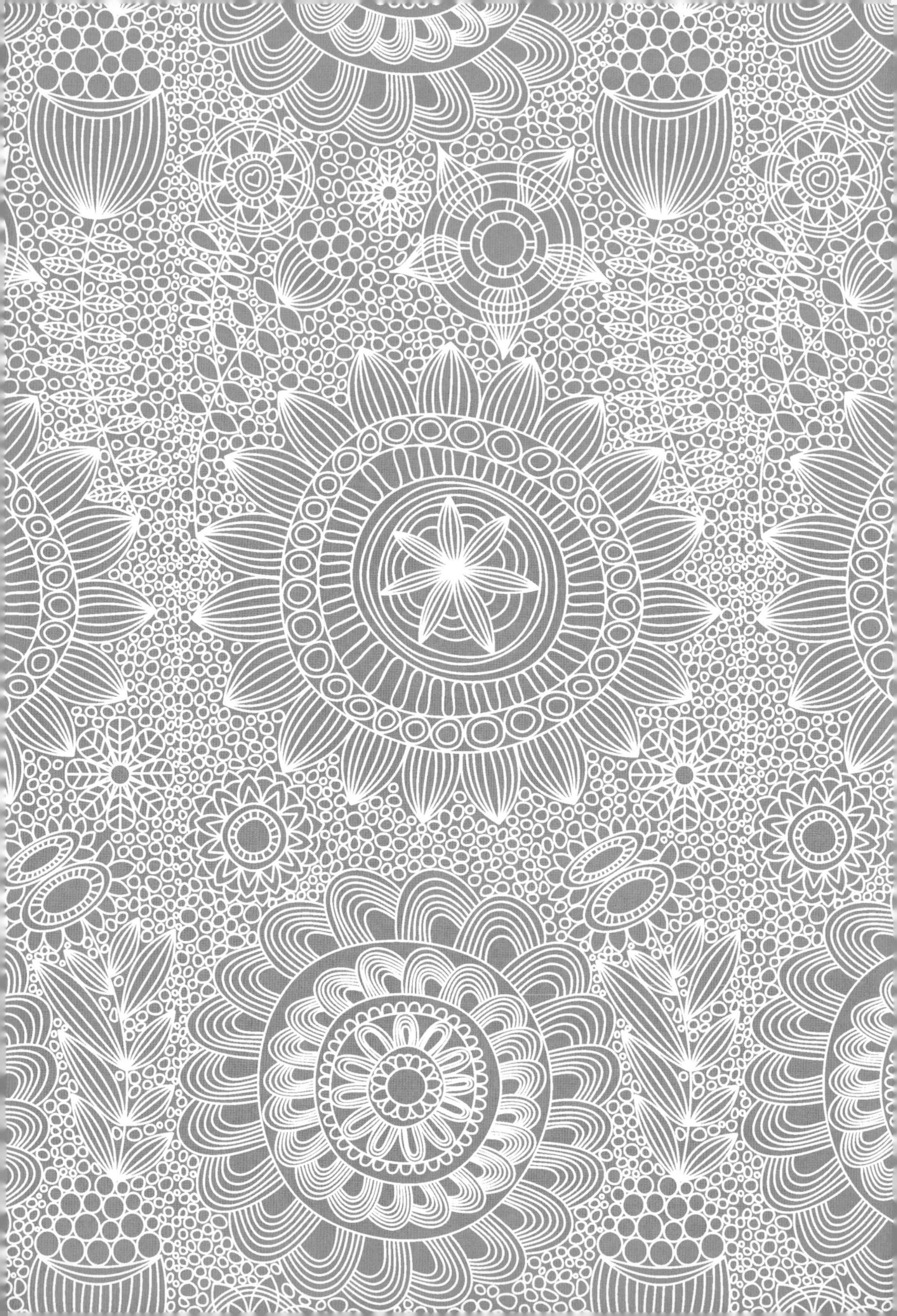

小痛小病不求人

常見症狀自助全書

主編 / 鄭愛萍　張郁瀾
副主編 / 鄭鳳祥　黃曉華　黃峰　王曉蘭
編委 / 葉向榮　王曉蘭　張郁瀾　鄭愛萍　鄭鳳祥　黃曉華　黃飛　黃峰

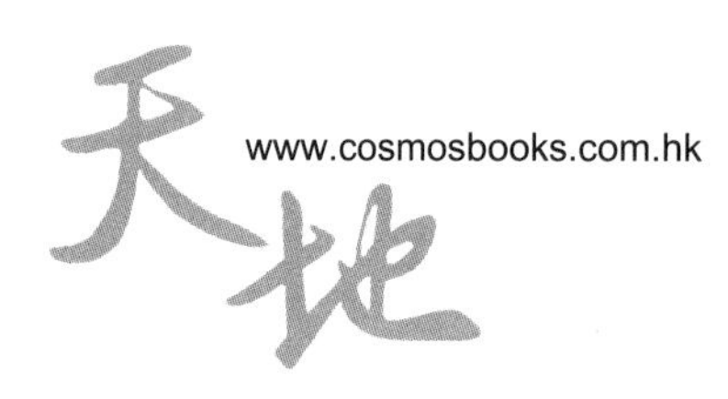

書　　名　小痛小病不求人：常見症狀自助全書

主　　編　鄧愛萍　張郁瀾

編　　輯　王穎嫻

插　　圖　曲志穎

圖文設計　逗號張文化

美術編輯　楊曉林

出　　版　天地圖書有限公司
香港黃竹坑道46號
新興工業大廈11樓（總寫字樓）
電話：2528 3671 傳真：2865 2609
香港灣仔莊士敦道30號地庫（門市部）
電話：2865 0708 傳真：2861 1541

印　　刷　亨泰印刷有限公司
香港柴灣利眾街德景工業大廈10字樓
電話：2896 3687 傳真：2558 1902

發　　行　香港聯合書刊物流有限公司
香港新界荃灣德士古道220-248號荃灣工業中心16樓
電話：2150 2100 傳真：2407 3062

出版日期　2021年11月／初版．香港

ISBN 978-988-8550-10-4

本書原出版者為福建科學技術出版社。

繁體字版經授權由香港天地圖書有限公司在香港及澳門地區獨家出版發行。

前言

每當我們生病的時候，總會生出這樣的渴望：家裏要是有個醫生該多好！不少人由於對疾病症狀的不了解、對就醫流程和治療的一知半解，為求醫就診之路帶來了諸多的迷惑和額外的困難。

身體出現這些症狀是生病還是正常的？

嚴重嗎？要不要去看醫生？

應該看哪個科的醫生？

哪種治療方案最適合自己？

怎樣照顧好正被病痛折磨的家人？

……

當健康被疾病侵襲時，我們太需要來自醫生的專業建議和指導了！本書就是秉承這樣的目的而編寫的。書中精心挑選了六十多種常見症狀，用圖表的方式一步步推導出可能與其相關的疾病，並對近二百七十種疾病的主要症狀、病因、治療和自我保健方法進行了扼要解析。

這本書就像一位最耐心、細緻的家庭醫生，在我們需要幫助的時候，為我們進行耐心分析、診斷，告訴我們身體正在發生甚麼變化，並第一時間提供專業的診療建議：哪些症狀不需太擔心，可以自己處理；哪些症狀必須引起重視，需要尋求醫生幫助；一經醫生檢查與確診後，該如何配合醫生治療，才會取得最佳效果……它都毫無保留地一一道來，有了這本書的幫助，當有病症發生時，就不會盲目、不會焦慮，也不會忽略了重大疾病的線索。

希望在這本書的幫助下，每一位讀者在自己或家人生病的時候都能做到心裏有底、心中有數。

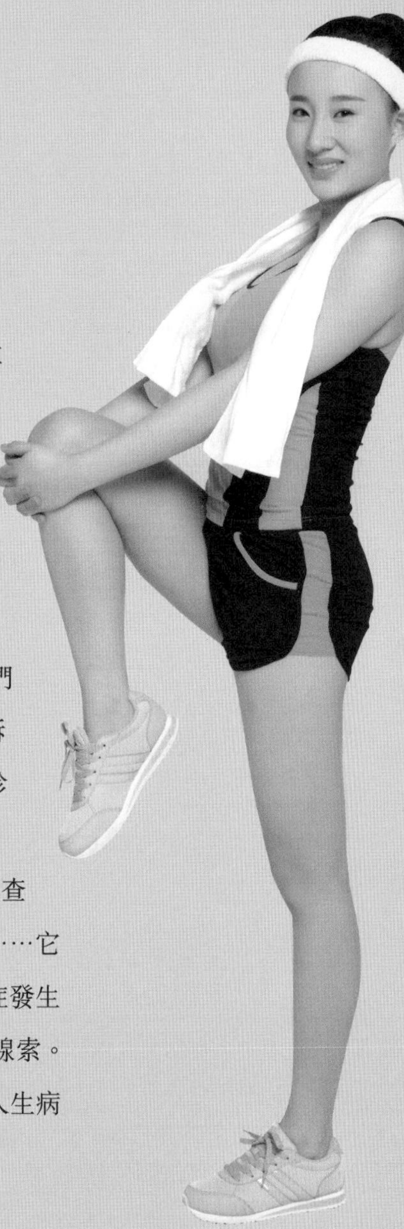

本書使用方法

根據身體症狀一步步判斷出所患的疾病，簡單清晰，一目了然。

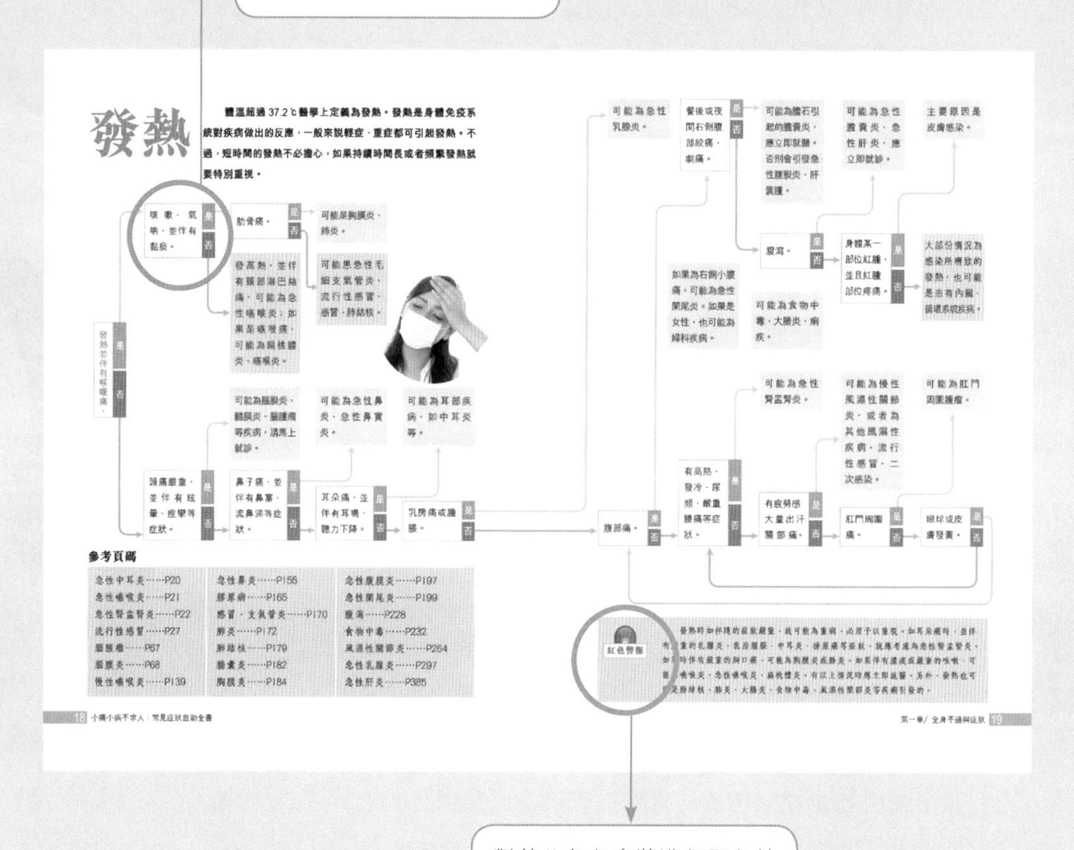

對某些危急症狀進行緊急就醫提示，以免延誤病情，危及生命。

對可能引起這種症狀的常見疾病進行詳細介紹，每一種疾病都分為原因、主要症狀、治療以及自我保健板塊。

針對具體的疾病進行扼要解析，初步了解該病的常見症狀、發病原因及治療方案，並提供一些居家護理、自我保健方法。

急性中耳炎

急性中耳炎主要由細菌感染引起，感冒、喉炎、麻疹、百日咳都可以感染到中耳。游泳時耳朵進入污水也可引起中耳炎。另外過敏和氣壓急劇變化，比如跳水時耳朵受到較大壓力也會引發中耳炎。急性中耳炎好發於嬰幼兒，因為嬰幼兒咽鼓管短、寬、直，咽喉部、鼻部的細菌特別容易蔓延至中耳，引起感染。

主要症狀

高熱、耳痛、耳朵流膿液

如果患了急性中耳炎，除了耳朵疼痛以外，還會有高熱。如果病情惡化了，會化膿並導致耳鼓膜破裂。耳鼓膜破裂後膿液會從耳朵裏流出來，就可以看到從耳朵處流出水性分泌物或者膿液。比較小的嬰幼兒患病後除了發熱，還會非常不安，不停啼哭並不停用手撓耳朵。如果已經持續治療，但還是流膿了，且持續了2~3週，就可能是慢性中耳炎。

治療

抗生素治療、熱敷

急性中耳炎必須及時治療，治療不及時可引起耳鼓膜破裂或者轉為反覆發作的慢性中耳炎，最終導致聽力下降。及時治療中耳炎對兒童來說更加重要。中耳炎必須使用抗生素控制感染，口服並結合耳內噴塗。耳道要用滴劑先清洗然後再噴入抗生素，這樣治療才徹底。中耳炎治療過程中，如果耳朵疼痛劇烈，可以用熱毛巾熱敷耳朵周圍，能減輕疼痛。

自我保健

● 擤鼻涕不要太過用力。特別是給兒童擤鼻涕時，不要把兩只鼻孔都堵上，以防鼻咽部細菌被逼入耳朵。

● 嬰幼兒進食時最好保持上半身直立或斜躺，不要平躺。平躺時食物容易流入耳朵而引起感染。

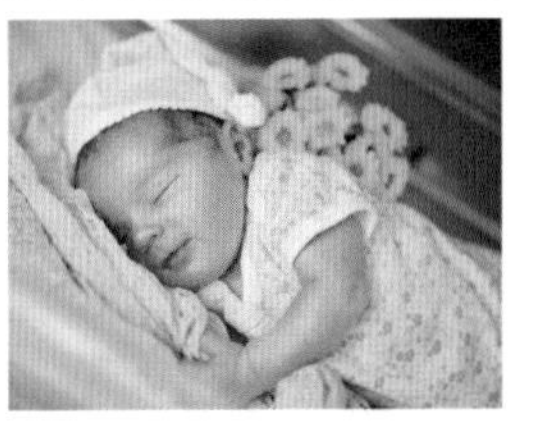

20 小病小病不求人：常見症狀自助全書

急性咽喉炎

急性咽喉炎是咽喉炎的急性期，指的是咽喉黏膜、黏膜下組織和淋巴組織的急性炎症，可引起扁桃體紅腫。該病一般冬春季常見，通常是由病毒和（或）細菌引起。身體免疫力下降就容易導致該病發生。另外急性鼻炎、急性扁桃腺炎、急性鼻竇炎都可引起該病。長期吸煙者容易罹患該病。

主要症狀

咽喉疼痛、發熱、咳嗽、疲勞

如果患了急性咽喉炎，剛開始會感到咽部有灼熱感，乾燥，接着開始疼痛，吞嚥時疼痛加重，並出現聲音嘶啞、咳嗽等症狀，咳嗽時疼痛也加重。聲音嘶啞有時候說不出話。有的患者伴有全身不適症狀，如頭痛、發熱、關節痠痛及食慾缺乏等。

治療

及早徹底治療，酌情採用抗生素治療

急性咽喉炎初起時就應該積極治療，建議看醫生，遵醫囑用抗生素抑制、殺滅病菌，預防反覆發作。如果反覆發作，病菌耐藥性越來越高，治療就會越來越困難。反覆發作後也可發展為慢性咽喉炎。而且，如果長期不治療，可引起多種疾病如鼻竇炎、中耳炎、風濕病等。

自我保健

● 如果容易患咽喉炎，建議每次刷牙後使用漱口水，含30秒後再吐掉即可，可殺滅大部份口腔細菌，預防咽喉炎反覆發作。

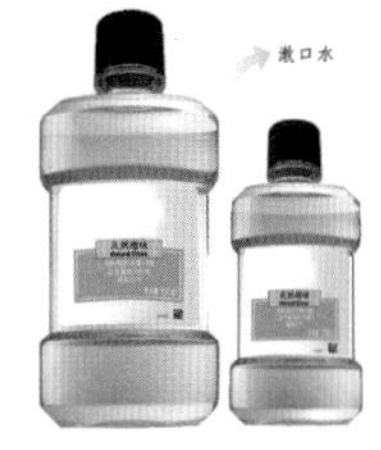

第一章/ 全身不適與症狀 21

注意：同一種疾病，不同的患者身上表現出的症狀會有一些差異，所以，在閱讀、使用本書過程中，不能生搬硬套，不能等到所有症狀都符合才去看醫生、採取措施，只要有一兩種症狀符合就應引起重視。

本書中出現的每種疾病雖然都簡單地介紹了治療方法和用藥方法，但是都必須由專業醫生操作或者在專業醫生的醫囑下用藥，不可擅自用藥。

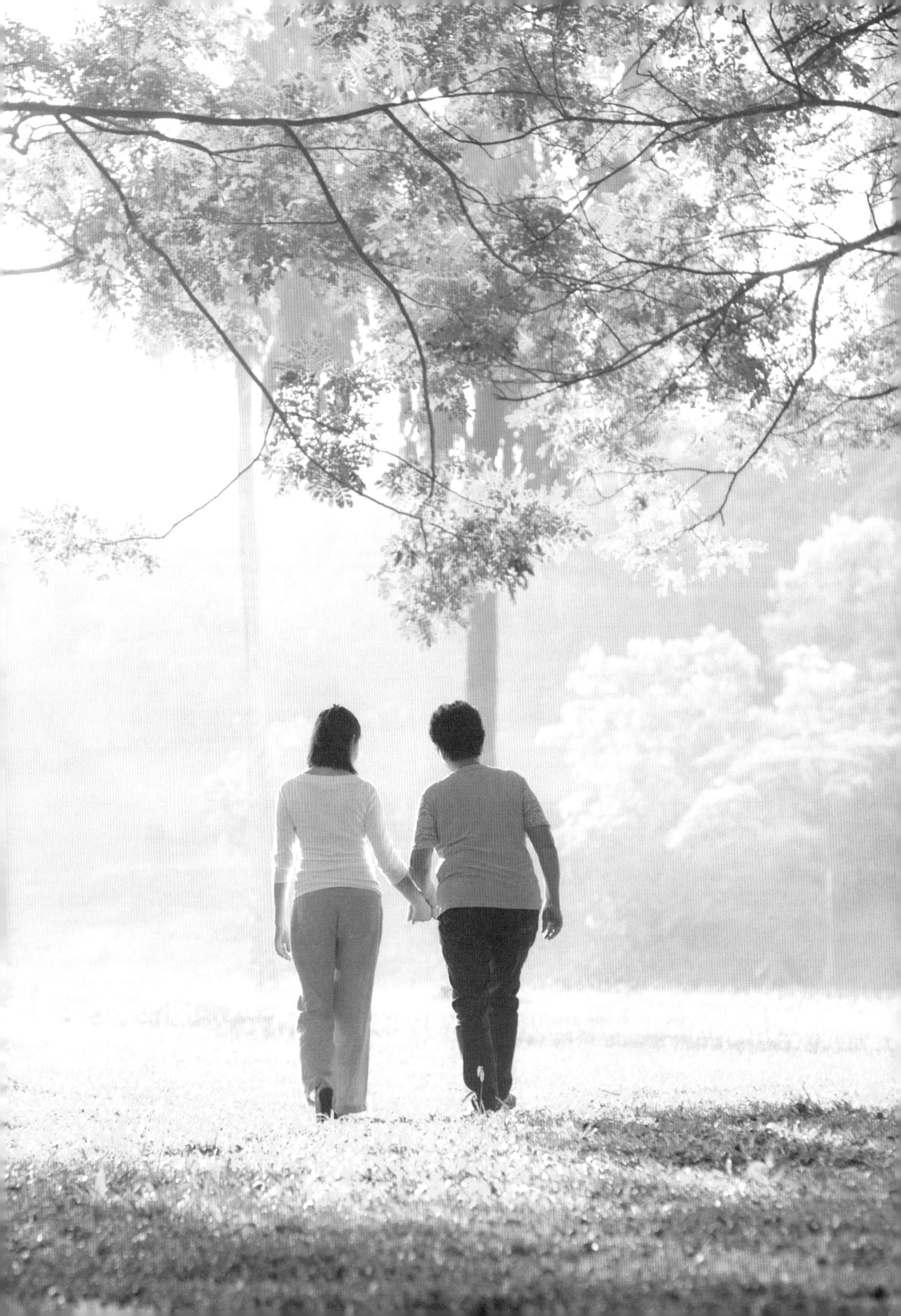

目錄

第一章 全身不適與症狀

第二章 頭面部、頸部不適與症狀

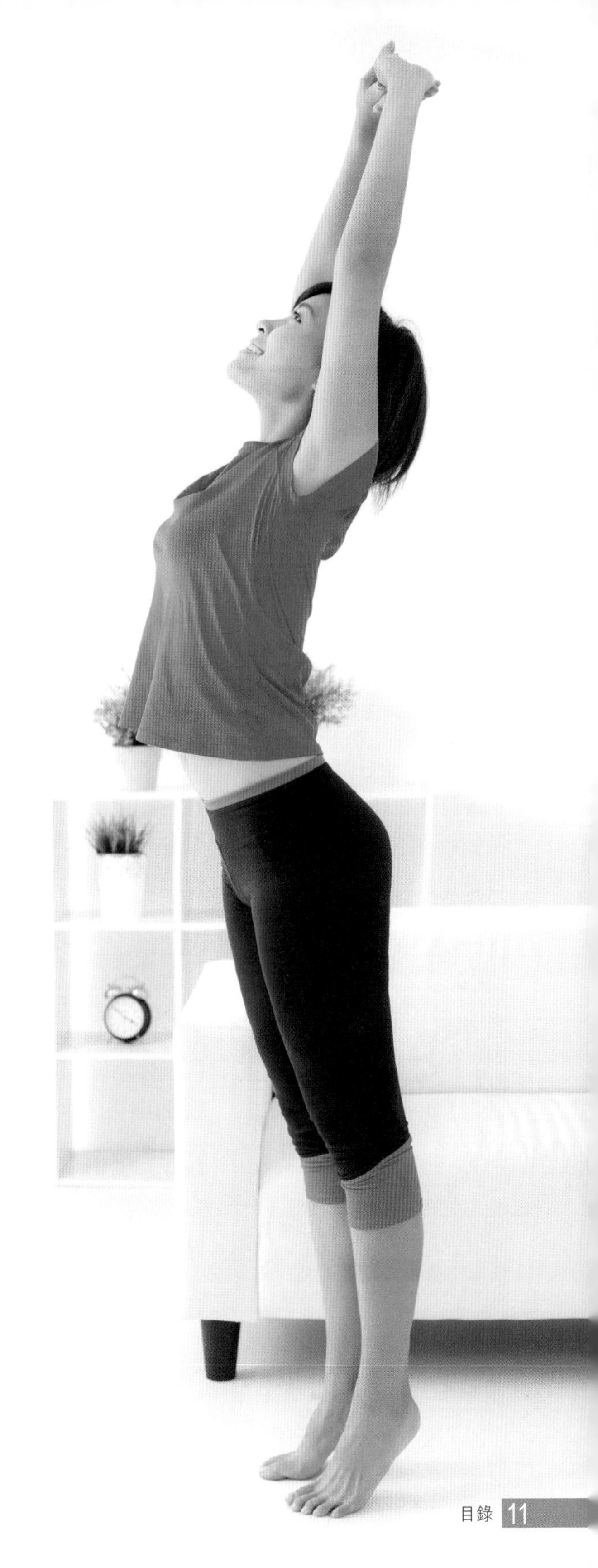

第三章 胸腹部不適與症狀

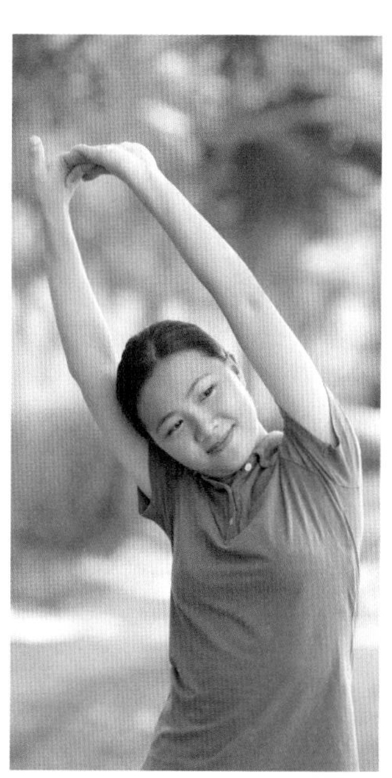

第四章 腰背部和四肢不適與症狀

第五章 男性常見不適與症狀

第六章 女性常見不適與症狀

第七章 小兒常見不適與症狀

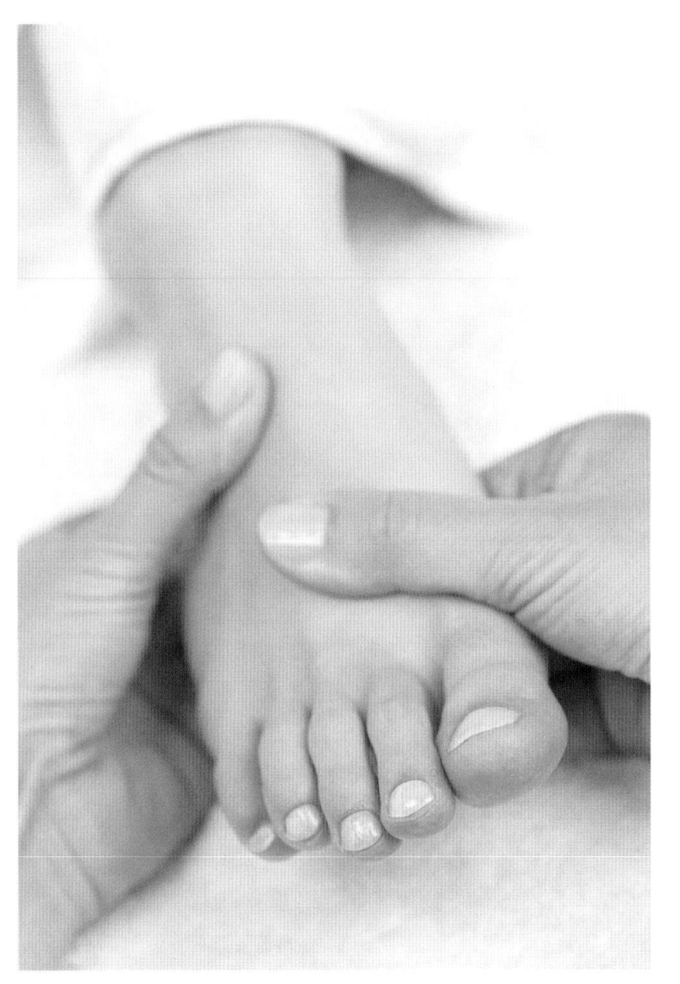

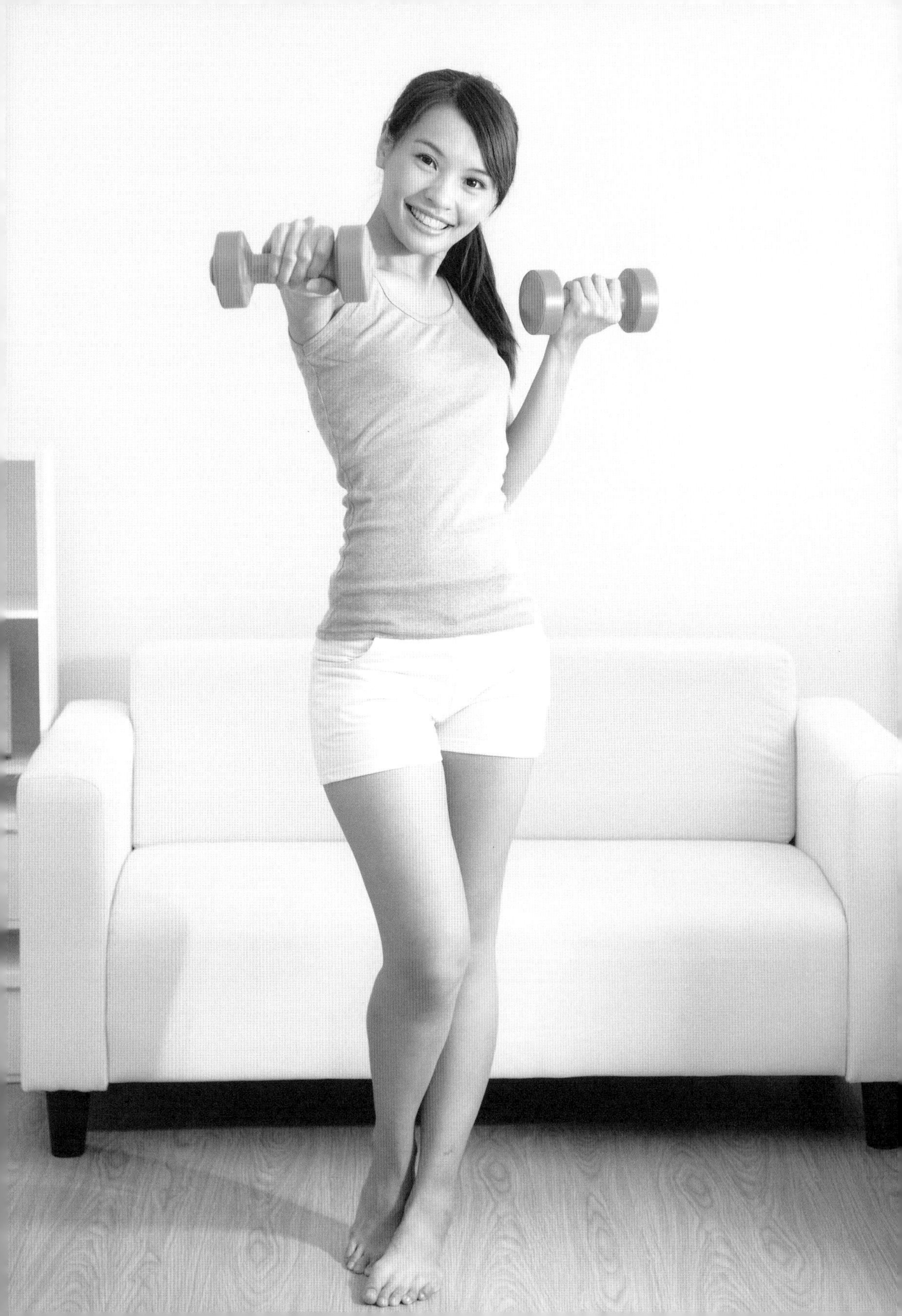

第一章

全身不適與症狀

人體的每個器官、組織都不是獨立存在的，它們相互之間配合嚴密、協同完成人體的精妙功能，所以，很多局部不適也可能是全身性疾病的表現，比如臉部皮膚出現紅痘，可能只是臉部皮膚出問題了，也可能是身體其他部位如內臟、血液等出現異常的一種表現。

發熱

體溫超過 37.2℃醫學上定義為發熱。發熱是身體免疫系統對疾病做出的反應，一般來説輕症、重症都可引起發熱。不過，短時間的發熱不必擔心，如果持續時間長或者頻繁發熱就要特別重視。

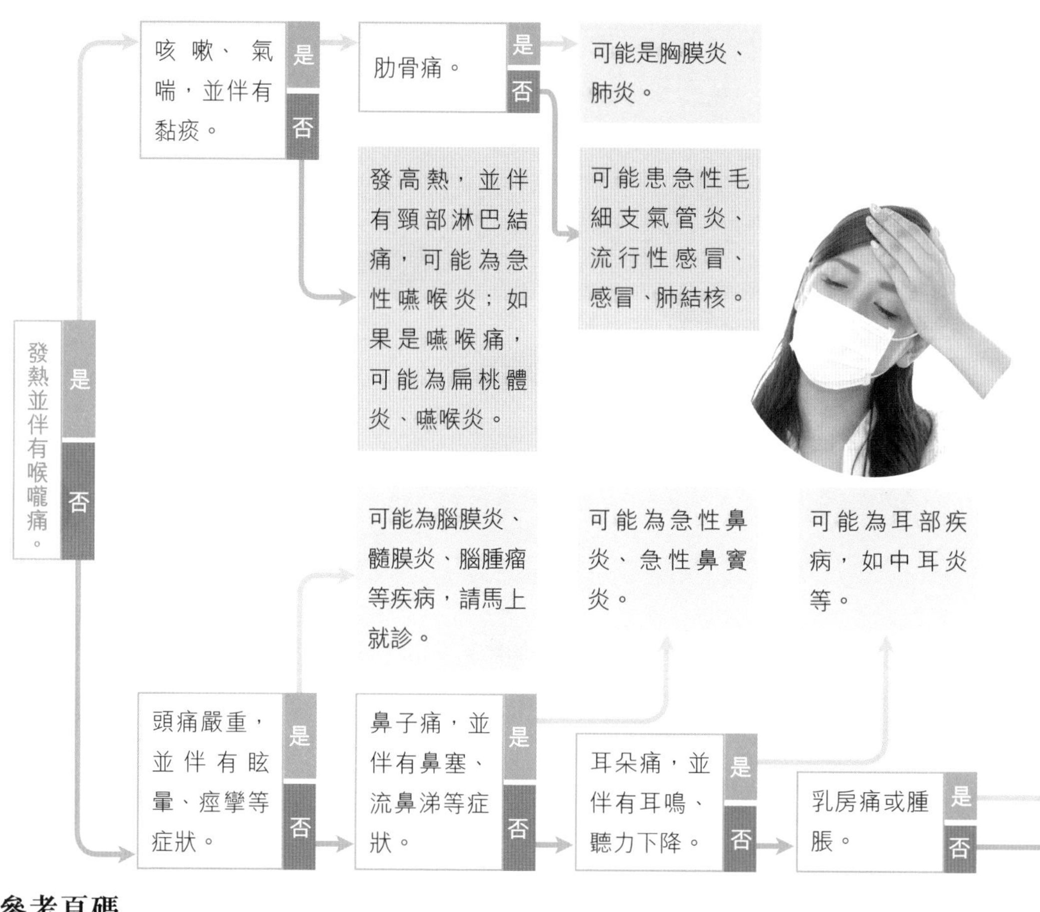

參考頁碼

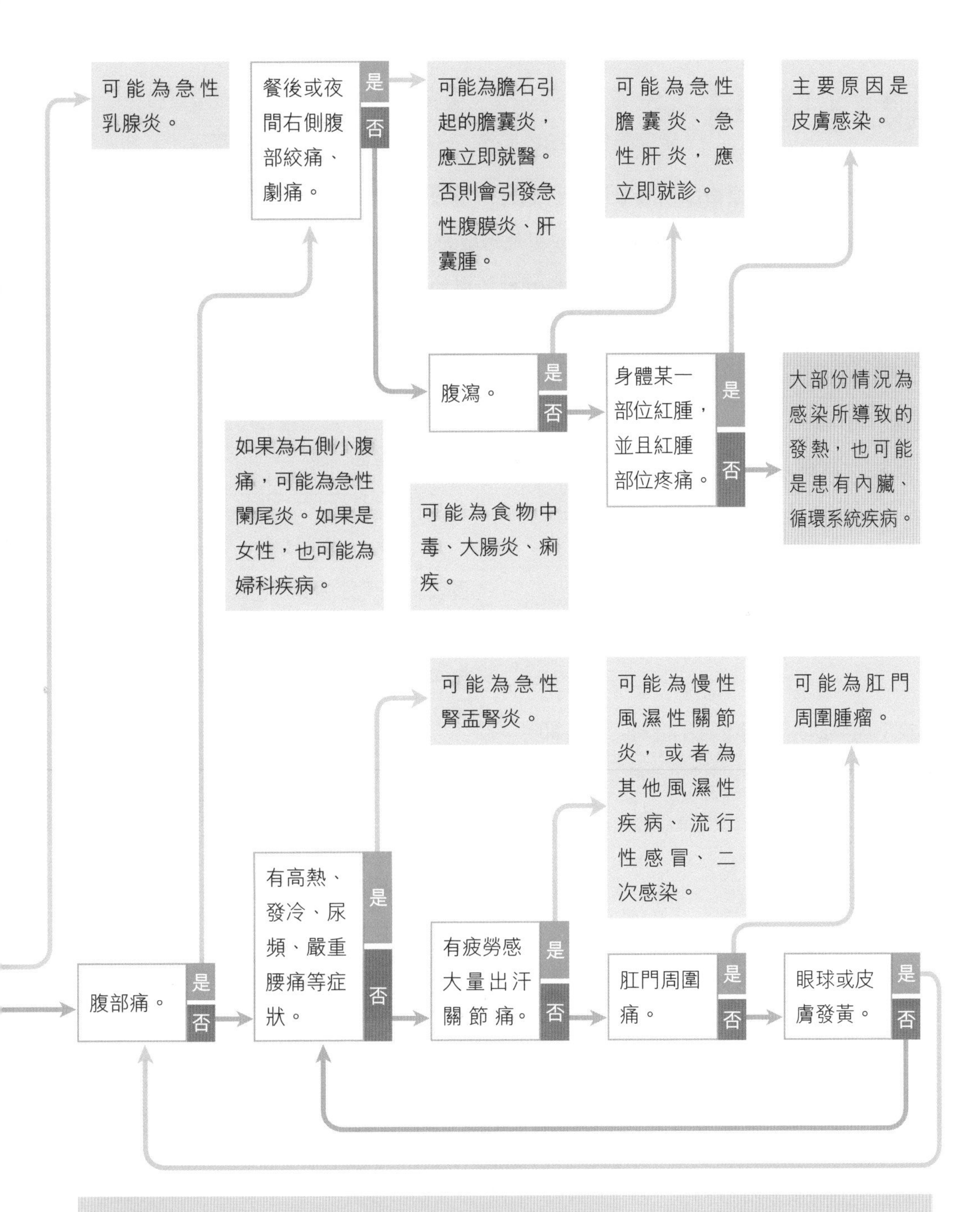

紅色警報

發熱時如伴隨的症狀嚴重，就可能為重病，必須予以重視。如耳朵痛時，並伴有嚴重的乳腺炎、乳房腫脹、中耳炎、排尿痛等症狀，就應考慮為急性腎盂腎炎。如同時伴有嚴重的胸口痛，可能為胸膜炎或肺炎。如果伴有膿痰或嚴重的咳嗽，可能為嚥喉炎、急性嚥喉炎、扁桃體炎。有以上情況時應立即就醫。另外，發熱也可能是肺結核、肺炎、大腸炎、食物中毒、風濕性關節炎等疾病引發的。

急性中耳炎

急性中耳炎主要由細菌感染引起，感冒、嚥炎、麻疹、百日咳都可以感染到中耳。游泳時耳朵進入污水也可引起中耳炎。另外過敏和氣壓急劇變化，比如跳水時耳朵受到較大壓力也會引發中耳炎。急性中耳炎好發於嬰幼兒，因為嬰幼兒嚥鼓管短、寬、直，嚥喉部、鼻部的細菌特別容易蔓延至中耳，引起感染。

主要症狀

高熱、耳痛、耳朵流膿液

如果患了急性中耳炎，除了耳朵疼痛以外，還會有高熱。如果病情惡化了，會化膿並導致耳鼓膜破裂。耳鼓膜破裂後膿液會從耳朵裏流出來，就可以看到從耳朵處流出水性分泌物或者膿液。比較小的嬰幼兒患病後除了發熱，還會非常不安，不停啼哭並不停用手撓耳朵。如果已經持續治療，但還是流膿了，且持續了 2~3 週，就可能是慢性中耳炎。

治療

抗生素治療、熱敷

急性中耳炎必須及時治療，治療不及時可引起耳鼓膜破裂或者轉為反覆發作的慢性中耳炎，最終導致聽力下降。及時治療中耳炎對兒童來説更加重要。中耳炎必須使用抗生素控制感染，口服並結合耳內噴塗。耳道要用滴劑先清洗然後再噴入抗生素，這樣治療才徹底。中耳炎治療過程中，如果耳朵疼痛劇烈，可以用熱毛巾熱敷耳朵周圍，能減輕疼痛。

自我保健

● 擤鼻涕不要太過用力。特別是給兒童擤鼻涕時，不要把兩只鼻孔都堵上，以防鼻嚥部細菌被逼入耳朵。

● 嬰幼兒進食時最好保持上半身直立或斜躺，不要平躺。平躺時食物容易流入耳朵而引起感染。

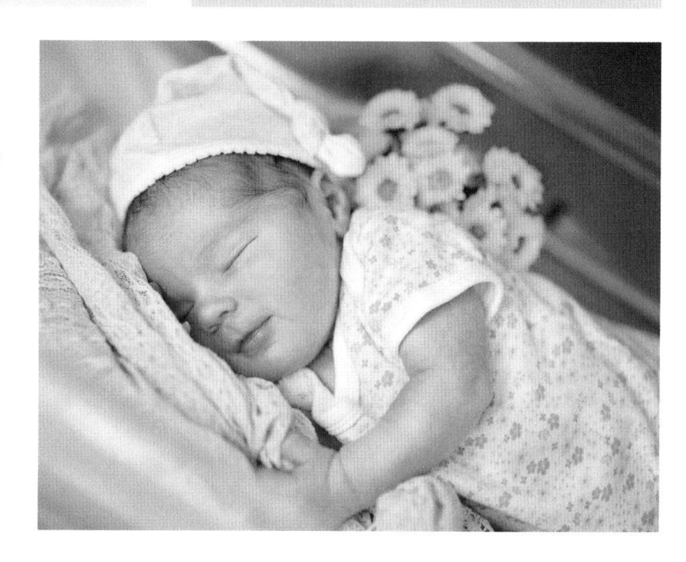

急性嚥喉炎

急性嚥喉炎是嚥喉炎的急性期，指的是嚥喉黏膜、黏膜下組織和淋巴組織的急性炎症，可引起扁桃體紅腫。該病一般冬春季常見，通常是由病毒和（或）細菌引起。身體免疫力下降就容易導致該病發生。另外急性鼻炎、急性扁桃腺炎、急性鼻竇炎都可引起該病。長期吸煙者容易罹患該病。

主要症狀

嚥喉疼痛、發熱、咳嗽、疲勞

如果患了急性嚥喉炎，剛開始會感到嚥部有灼熱感、乾燥，接着開始疼痛，吞嚥時疼痛加重，並出現聲音嘶啞、咳嗽等症狀，咳嗽時疼痛也加重。聲音嘶啞有時候説不出話。有的患者伴有全身不適症狀，如頭痛、發熱、關節痠痛及食慾缺乏等。

治療

及早徹底治療，酌情採用抗生素治療

急性嚥喉炎初起時就應該積極治療，建議看醫生，遵醫囑用抗生素抑制、殺滅病菌，預防反覆發作。如果反覆發作，病菌耐藥性越來越高，治療就會越來越困難。反覆發作後也可發展為慢性嚥喉炎。而且，如果長期不治療，可引起多種疾病如鼻竇炎、中耳炎、風濕病等。

自我保健

● 如果容易患嚥喉炎，建議每次刷牙後使用漱口水，含 30 秒後再吐掉即可，可殺滅大部份口腔細菌，預防嚥喉炎反覆發作。

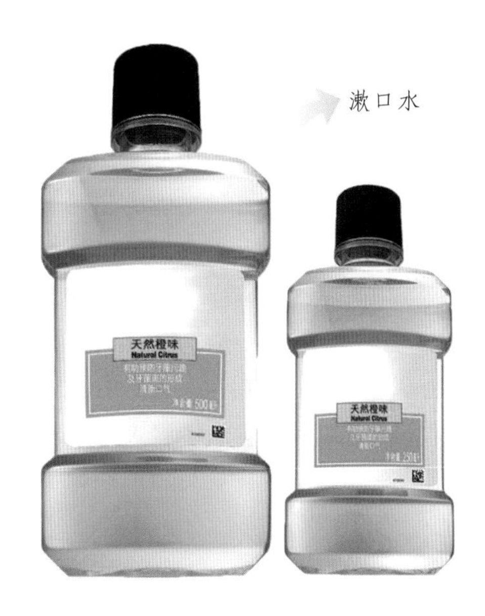

漱口水

急性腎盂腎炎

急性腎盂腎炎在育齡女性中最多見，指的是腎盂黏膜和腎實質急性感染性疾病，主要由細菌感染引起。尿液長時間排出不暢，細菌繁殖就會導致感染。因此尿路狹窄、尿路結石都可誘發此病。另外，不潔生活環境、衣物以及混亂的性生活也是誘因。急性腎盂腎炎比較凶險，最嚴重的可併發中毒性休克。

主要症狀

高熱、腰痛、尿頻、尿液渾濁

患了急性腎盂腎炎，會引發高熱，體溫甚至可達 40℃，伴有頭痛、腰痛、全身痠痛，尤其腰痛最為嚴重，症狀嚴重時只要輕微觸碰皮膚都可引發劇烈疼痛。同時會出現尿痛、尿急、尿頻等尿路刺激表現。此時的尿液因為混合膿液，肉眼可見渾濁，少數可能還會有血，還能聞到腐敗氣味。

治療

使用抗生素治療、多喝水

急性腎盂腎炎如果治療不及時、不徹底，容易轉成慢性腎盂腎炎，最終導致腎功能障礙、腎衰竭。治療急性腎盂腎炎需要使用抗生素，要遵醫囑用藥。只要合理用藥，可完全康復。

用藥的同時，要多喝水，促使體內含有大量細菌的尿液盡快排出，有利於疾病痊癒。

自我保健

- 黑豆有強化腎臟功能的作用，平時可以用醋泡些黑豆來食用。黑豆洗淨後，放入鍋中炒到爆皮，然後放到密封容器中，加入糧食醋，超出黑豆一兩厘米，泡 10 天左右即可食用。每天吃 10~20 顆都行。不過如果已經患了腎炎就不宜多吃了，黑豆蛋白質含量高，可能會加重病情。

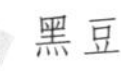
黑豆

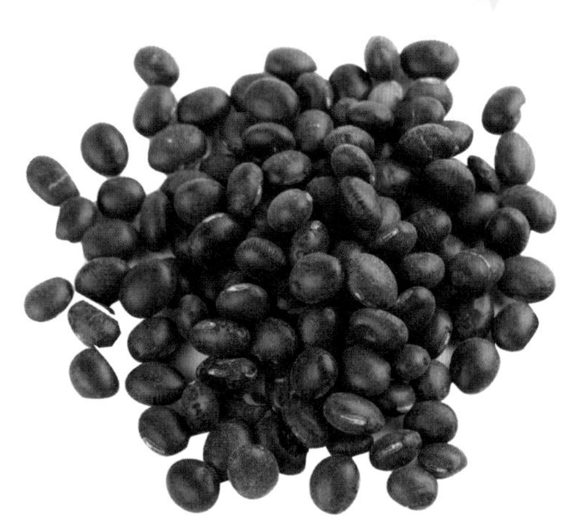

退熱的關鍵是散發熱量

感冒引起的發熱，只要不是特別不舒服，可以不必在乎，適當的發熱可以增強身體抵抗力。發熱幾小時或者一兩天，病毒被消滅，體溫就會降下來。

如果特別不舒服，或者想讓體溫快速降下來，在家裏可以做一些簡單的自我護理，方法很常見，甚至容易被忽視不用，但見效快，可以讓身體熱量大量散發，達到降溫效果。

■ 傳統辦法捂汗是有效的

發熱的時候蓋厚一點的被子，睡一覺，出點汗，汗水會帶走身體大量熱量，體溫就降下來了。不過，捂汗並不適合小寶寶和體弱的患者。另外可以適當運動一下，走路、爬樓梯等都可以，雖然這時候可能沒甚麼體力，但應該選擇適合的運動方式，運動到身體出汗，體溫也就迅速下降了。

■ 還可以濕敷額頭，將毛巾浸濕在低於體溫的溫水中，敷在額頭上

待毛巾溫度和額頭一樣了，就再換一條，毛巾會把體內熱量帶走，半小時到一小時就能降溫了。濕敷額頭可以在睡覺的時候做，和捂汗一起進行。

■ 多喝水

讓身體散發熱量的最有效的辦法就是出汗，所以發熱時要多喝水，這是身體出汗的基礎。建議不管用甚麼方法降溫，都盡量在短時間內大量喝熱水，有時候剛喝完熱水就會出一身汗，體溫下降了。發熱期間的飲食也以水份含量較多的為好，比如稀粥、麵條、湯、果汁等。

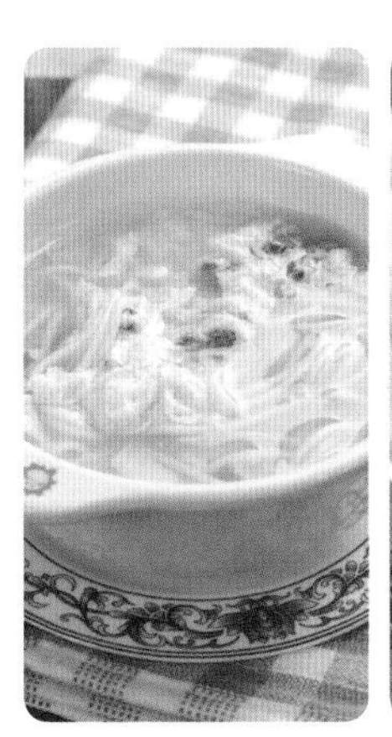

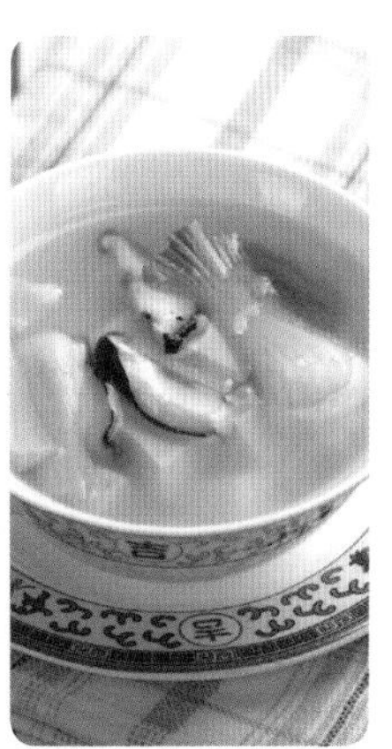

如果身體特別難受，全身痠痛，可以適當服用止痛藥，也可以適當服用退熱藥。

多汗

排汗是正常現象，但如果排汗明顯比別人多，或者比自己平時出汗多，不管是局部多汗還是全身多汗，就需查找原因。壓力大、煩躁、情緒異常以及流感、糖尿病等多種疾病都可導致多汗。如果發現自己排汗明顯增多，要盡快到醫院檢查。

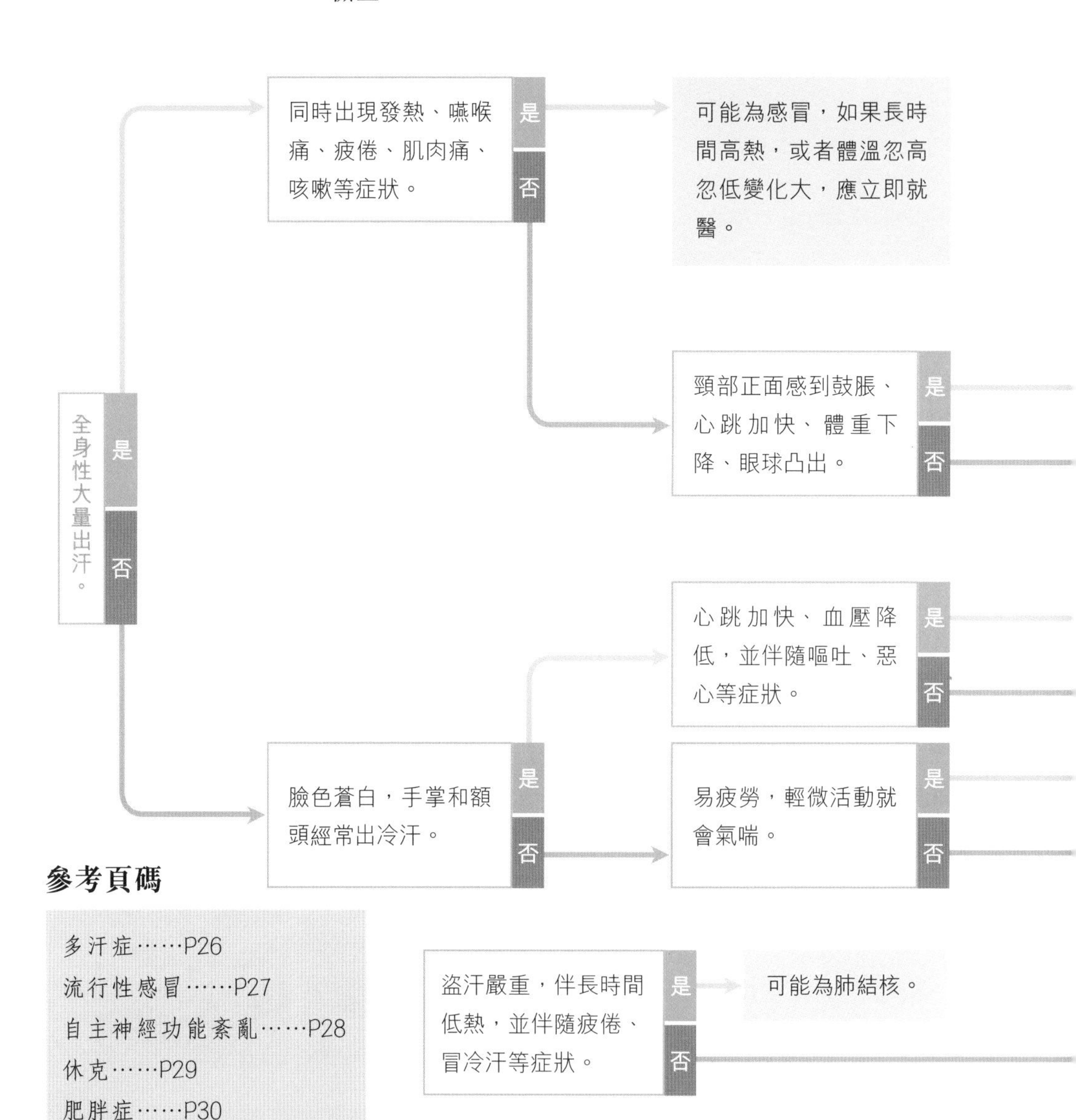

參考頁碼

多汗症……P26
流行性感冒……P27
自主神經功能紊亂……P28
休克……P29
肥胖症……P30
甲狀腺功能亢進……P31
肺結核……P179

可能為甲狀腺功能亢進。

興奮或周圍環境溫度高也會導致出汗，但如伴隨頭部僵硬、身體發沉、便秘、腹瀉等症狀，可能為自主神經功能紊亂。

可能為休克症狀，也有昏迷不醒的情況出現，應立即就醫。

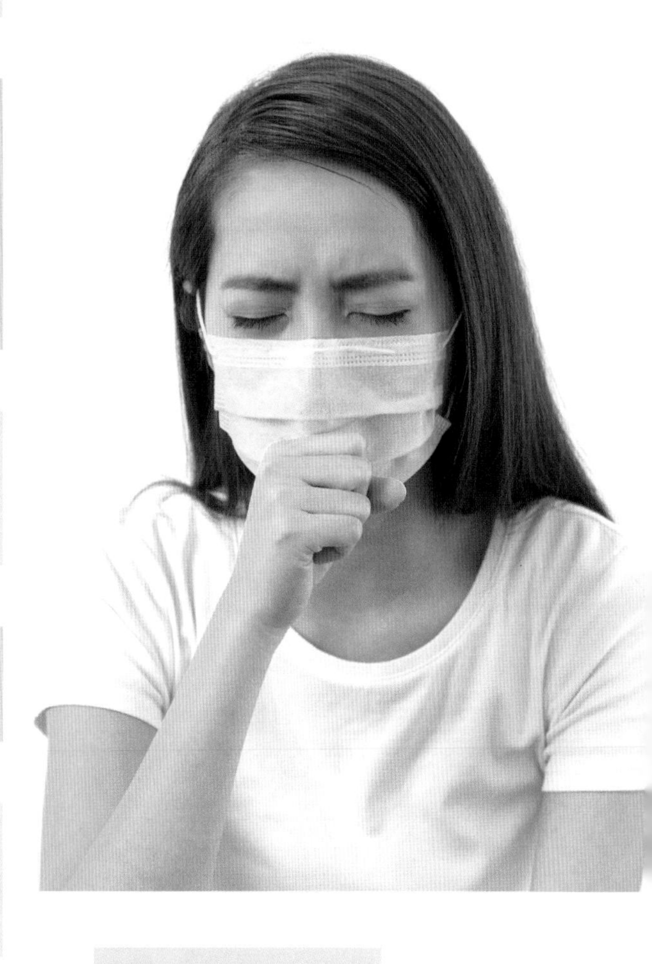

伴隨大量出汗，可能為自主神經功能紊亂。

可能為出血、藥物過敏、末梢血管循環不良等疾病。

臉色蒼白、水腫、易怕冷。

是：可導致肥胖症。

否：如果不明原因的大量出汗，可能為多汗症。

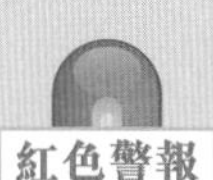

紅色警報

長時間高熱，或者體溫變化幅度大，或者有全身性大量出汗，可能患有重病。如果因末梢血管循環障礙導致休克，或者因糖尿病導致低血糖，身體就會大量出汗，並伴隨體溫突然降低，甚至昏迷。如果低熱不斷，並在睡覺時出汗多，可能為肺結核。以上幾種情況應立即到醫院接受治療。

多汗症

有些疾病會導致多汗症狀，但有些多汗症狀並非疾病所致，僅僅是汗腺調節功能失調，這就是單純的多汗症。單純多汗症一般與精神相關，壓力太大、精神緊張、情緒不安、容易憤怒都會導致大量出汗。

主要症狀

局部多汗，可能有味

汗腺功能失調引起的多汗症一般是在局部，前額、鼻尖、腋下、掌跖、胸部、外陰等部位可能大量出汗。腋下、腳底多汗的通常會有臭味。發生在腋下的通常稱為狐臭，對人際交往影響較大，需要及時治療。還有一種味覺性多汗症，即吃了某些特定東西就會大量出汗，一般只要不吃這種東西就可以了。

治療

消除緊張、切斷交感神經節、切除大汗腺

如果是因為緊張而導致多汗，只要平時注意調節情緒，減輕壓力、減少焦慮、不安，症狀就會慢慢緩解。如果並不是精神因素導致的，需要考慮切斷控制汗腺分泌的交感神經節，從根本上阻止汗液分泌。如果僅是腋下多汗，則只要切除腋下大汗腺即可。

自我保健

● 汗多人群要注意保持清潔，多洗澡，勤換內衣褲，避免汗液積聚、細菌繁殖，也避免衣服潮濕導致感冒。

● 洗澡的時候可以在洗澡水裏放一把碳痠氫鈉粉，就是小蘇打。蘇打水可收縮毛孔，減少汗液分泌。必要時可以用濕布沾點蘇打粉塗擦多汗部位。不過使用前需詢問醫生的意見，同時也不可太頻繁使用，以免損傷皮膚。

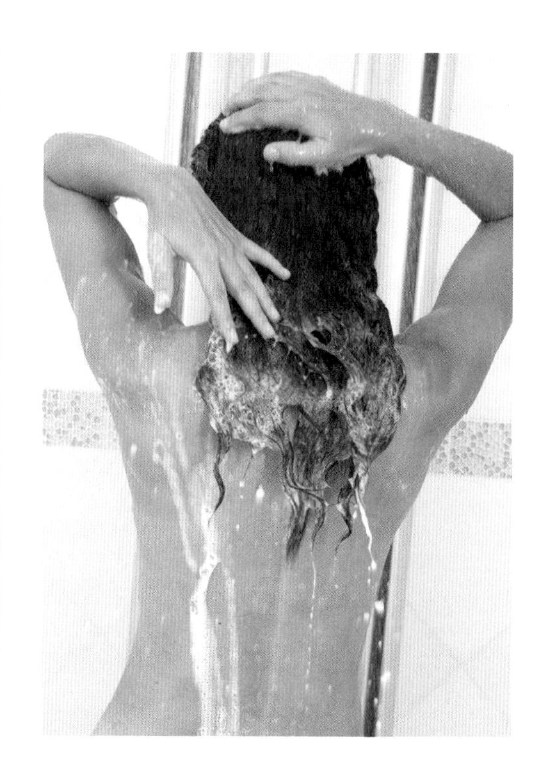

流行性感冒

流行性感冒簡稱「流感」，是由流感病毒引起的呼吸道感染，具有傳播快、流行廣的特徵。但其具有自限性，體質好的人患流感後可自行痊癒，而小孩、老人等體弱人群必須及時治療，避免引起肺炎等嚴重併發症。

主要症狀

高熱、怕冷、汗多、肌肉疼痛、咳嗽

流感症狀比普通感冒強烈。首先起病很急，體溫很快升高，可達 40℃，同時也比普通感冒難受得多，全身痠痛感強烈，頭痛劇烈，食慾嚴重減退，還會乏力並且顏面潮紅，嗾喉也可能疼痛並伴有乾咳，也可能有鼻塞、流涕現象。患流感時，身體非常虛弱，稍微行動就可渾身大汗。

治療

重視生活護理、老人兒童需積極用藥

患了流感後，建議臥床休息三五天，其間保證足夠的營養，保留體力對抗病毒。另外多喝水，可稀釋病毒並促進病毒早日排出。還要多開窗通風，預防室內病毒濃度太高，不利疾病康復。同時還要提高室內濕度，高濕度不利於病毒存活，但有利於身體康復。體質好的成人一般三四天後全身疼痛症狀好轉。

老人或孩子以及體弱久病者要盡快到醫院診療，遵醫囑應用抗病毒藥物幫助身體恢復，以免產生併發症。

自我保健

● 流感盛行時，要避免去公共場所，外出時最好戴防護性比較好的口罩，回家第一時間脱掉外衣，並用肥皂洗手、毛巾洗臉，另外建議漱口並且清洗鼻孔。

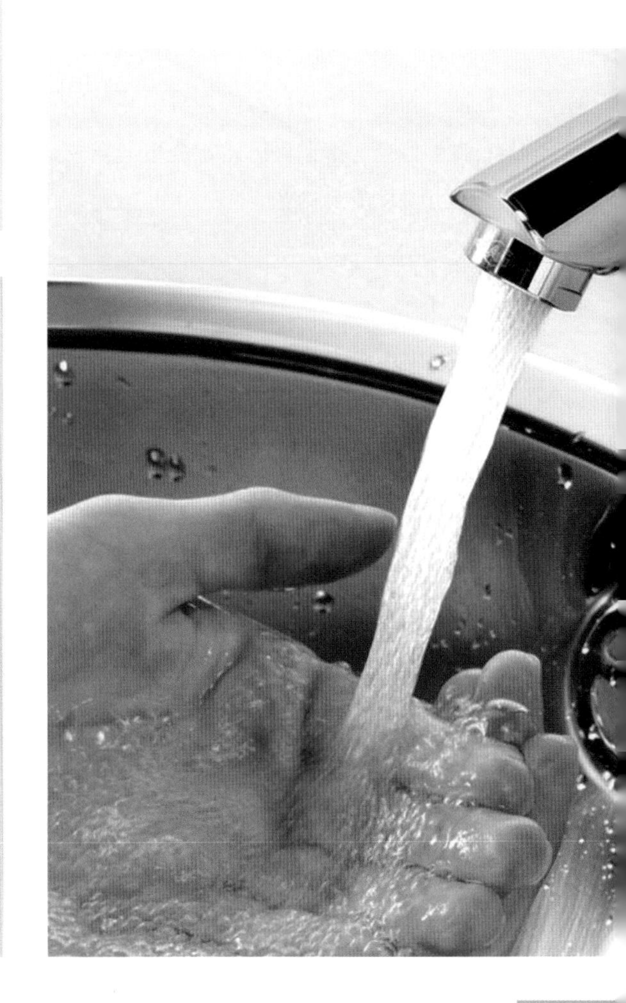

自主神經功能紊亂

自主神經也會控制汗液分泌，如果失調了，可能會隨時隨地、沒有緣由地大量出汗。自主神經功能紊亂導致的大量出汗都伴隨着其他相關症狀如頭痛、胃痙攣、腹瀉、失眠等全身性的症狀。

主要症狀

大量出汗、頭痛、腹瀉、失眠

自主神經功能紊亂會影響全身所有自主神經控制功能，導致身體循環、呼吸、代謝、消化等方面都會出現異常，頭痛、胃痙攣、失眠、腹瀉等都是最基本的症狀。如出現不明原因的大量出汗並伴有這些症狀，基本可以斷定是由於自主神經功能紊亂導致的。

治療

心理治療

引起自主神經功能紊亂的一般都是心理因素、精神因素，需要自己調節，學會放鬆，減輕壓力。如果症狀嚴重，身體情況嚴重影響生活質量，則需要去看心理醫生，通過專業的心理干預和藥物進行治療，有時能取得不錯的效果。

自我保健

● 家中常備一些炒熟的橘子皮粉，做法簡單，將橘子皮洗淨、曬乾，磨成粉再炒熟即可。大汗淋漓或者臉部突然發熱的時候服用一些，可緩解症狀。

● 緩解精神壓力，調節情緒。多與人交流，不要獨自苦悶，胡思亂想。使用一些解壓的方法，比如運動、瑜伽、冥想、聽音樂等，找到一種適合自己的精神解壓方法。

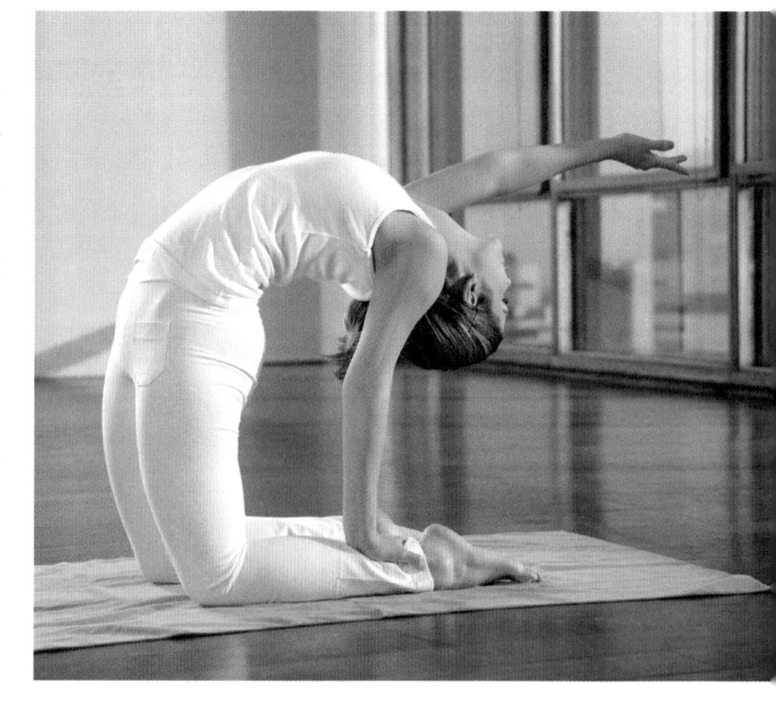

休克

休克是因血液循環驟然受阻，循環血量銳減，組織器官得不到足夠供應導致的一種症狀。嚴重外傷失血、大面積燒傷失血、嚴重感染、嚴重過敏、精神受到嚴重打擊、身體嚴重缺水、心臟壓迫、心血管阻塞等都可引起休克。

主要症狀

臉色蒼白、冒冷汗、呼吸異常、心跳加速、煩躁、意識不清

人一旦休克，血液供應不足，心跳就會加快。同時呼吸系統、精神狀態、皮膚都會出現異常。休克尚輕微的時候呼吸很快，發展之後呼吸變得輕淺；休克輕微時，臉色蒼白，唇色發紺，精神略亢奮、煩躁；加重後皮膚發花，煩躁明顯，最嚴重的時候會出現意識障礙甚至昏迷，昏迷時往往伴有噁心、嘔吐；另外休克時，額頭和手掌會大量冒冷汗，嚴重時皮膚濕冷，四肢體溫降低。

治療

緊急救治、明確病因

休克發生時，需要快速做出反應並進行救治，避免造成內臟器官損傷。首先要將患者不枕枕頭平臥，腿部抬高 10°~15°增加靜脈血液回流量。不過如果頭部有外傷，就不能抬高腿部了，保持平臥即可。其次，給患者保暖，血液循環受阻、大量出汗會導致體溫急速下降，必須保暖。不過如果是中暑導致的休克，患者體溫往往過高，則需要降溫。

不管甚麼情況，都要注意避免搬動患者。緊急救治後，要盡快送到醫院明確病因，對症治療疾病，預防再次休克。

自我保健

● 無外傷也沒有嘔吐的情況下，如果意識尚清醒可以喝一些熱飲。這能促進血液流通，緩解休克症狀。

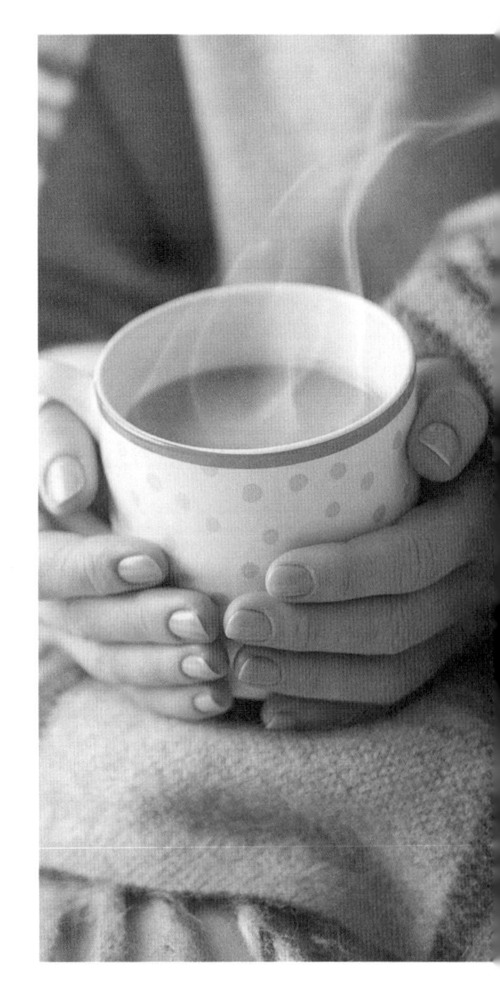

肥胖症

體重指數（BMI）＊超過 28 就稱為肥胖了。肥胖症一般是由於體內攝入熱量多於消耗熱量導致的，但如果患有腎上腺皮質功能亢進症、甲狀腺功能減退症、下丘腦疾病等，也會肥胖。

主要症狀

體重超標、多汗、氣喘、易疲勞

因為攝入多而導致的肥胖，胖得很均勻，身體龐大，行動易疲勞、氣喘，稍微活動一下可能就大汗淋漓了，比平常人容易出汗得多。如果肥胖同時畏寒怕冷、臉色蒼白或紅腫，肥胖則可能是由疾病導致的。

治療

控制攝入，增加運動，藥物治療

如果是單純的肥胖，要控制飲食，甜食、動物脂肪、膨化食品、油炸食品等高熱量食物需要少吃，甚至不吃，多吃蔬菜、水果。另外要養成規律的飲食習慣，定時定量進食，不暴飲暴食，不過度攝入，少吃零食。最後要增加運動量，讓消耗增加，減少脂肪囤積，體重才會慢慢減下來。

如果減少攝入，增加運動也不能緩解肥胖，則需要到醫院檢查，確定病因，對症用藥調節內分泌，也可能需要手術。

自我保健

● 艾灸公孫穴可減肥。正坐時，在足弓後端下緣可觸及一處凹陷，按壓有痠脹感，即為公孫穴。用艾條溫和灸公孫穴 10~20 分鐘，每日 1 次，15~20 次為一個療程。

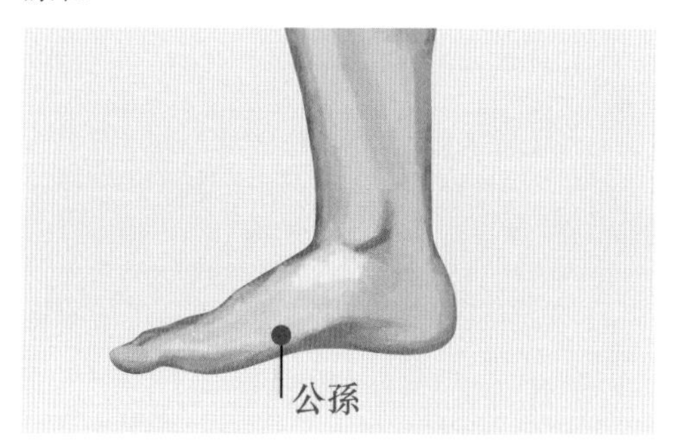

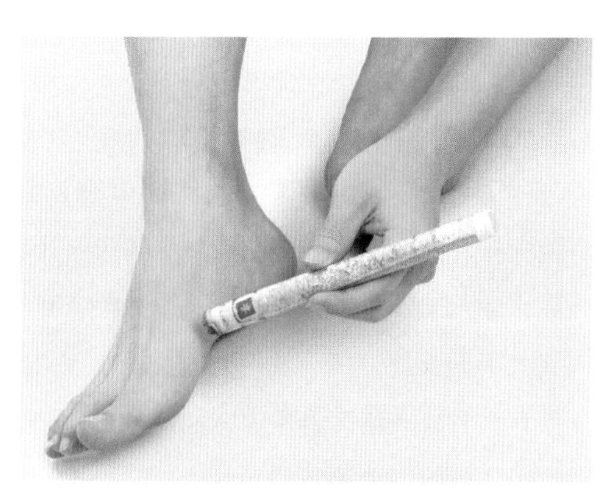

● 多選擇營養豐富且熱量低的食物如海苔、薏苡仁、娃娃菜、蘋果等食用，這些食物多吃也不會導致熱量增加太多。

＊體重指數是用體重千克數除以身高米數平方得出的數字，是目前國際常用的測量人體胖瘦程度的一個標準。成人數值 18.5~24.9 為正常，低於 18.5 為過輕，25~28 為過重，28~32 為肥胖，高於 32 為非常肥胖。

甲狀腺功能亢進

甲狀腺通過分泌甲狀腺素控制人體諸多功能，包括製造蛋白質、調節能量使用速度、控制身體對其他激素的敏感性等。如果甲狀腺功能亢進，甲狀腺會合成、釋放出過多的甲狀腺激素，並刺激機體代謝亢進和交感神經興奮，導致一系列症狀。

主要症狀

汗多、心悸、頸部鼓脹、眼球凸出、體重減輕

「甲亢」患者典型症狀是眼球凸出、頸部前方鼓脹。另外由於交感神經興奮，容易出現心悸、汗多等症狀，並且愛發脾氣，經常為瑣事煩心。因為消耗大、代謝亢進，所以易疲倦，而且進食次數、排便次數都會增加，體重卻減輕很多。

女性患病後月經容易出現異常，男性則容易出現性功能障礙。

治療

長期服藥

服用抗甲狀腺藥物是治療甲狀腺功能亢進症的常用治療手段，且效果確切、可靠，但是必須在醫生指導下長期服用，不能隨便停藥。一旦停藥就容易復發。病情得到控制後，需要經過醫生允許後才能停藥。服藥期間要注意抗甲狀腺藥物的副作用，特別是白細胞減少症，可導致嚴重感染，對身體很多器官有損害。因此應定期做檢查，調整用藥並及時控制感染，減輕損害。

自我保健

- 充份攝取營養，多喝水，減少過度消耗給身體帶來的損害，但不能吃刺激性食物，還應遠離煙酒。
- 發病期要禁食富含碘的食物，包括海帶、海苔、碘鹽、海魚等，接受治療兩週後可以適當食用，但不能多吃。

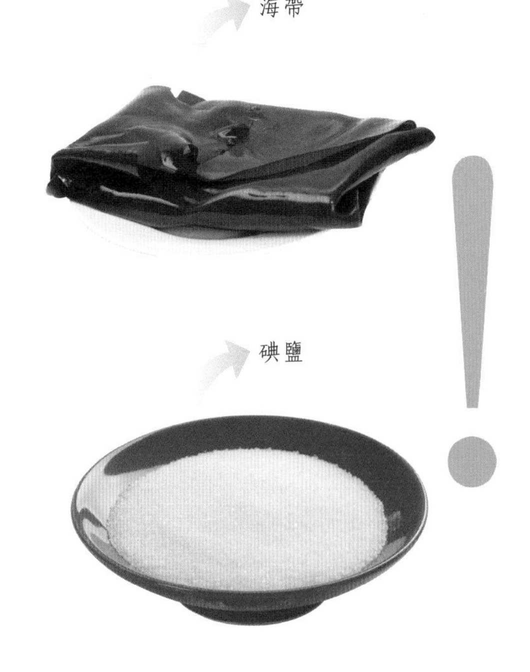

呼吸困難

感覺喘不上來氣、呼吸費力，需要更深、更快地呼吸，這些都是呼吸困難的表現。導致呼吸困難的疾病有多種，如動脈硬化、冠心病、心肌梗塞、高血壓、糖尿病等，病症嚴重時都可導致呼吸困難。不過，常見的原因還是由於呼吸系統疾病引起的，如肺氣腫、支氣管擴張症、支氣管哮喘、氣胸等。

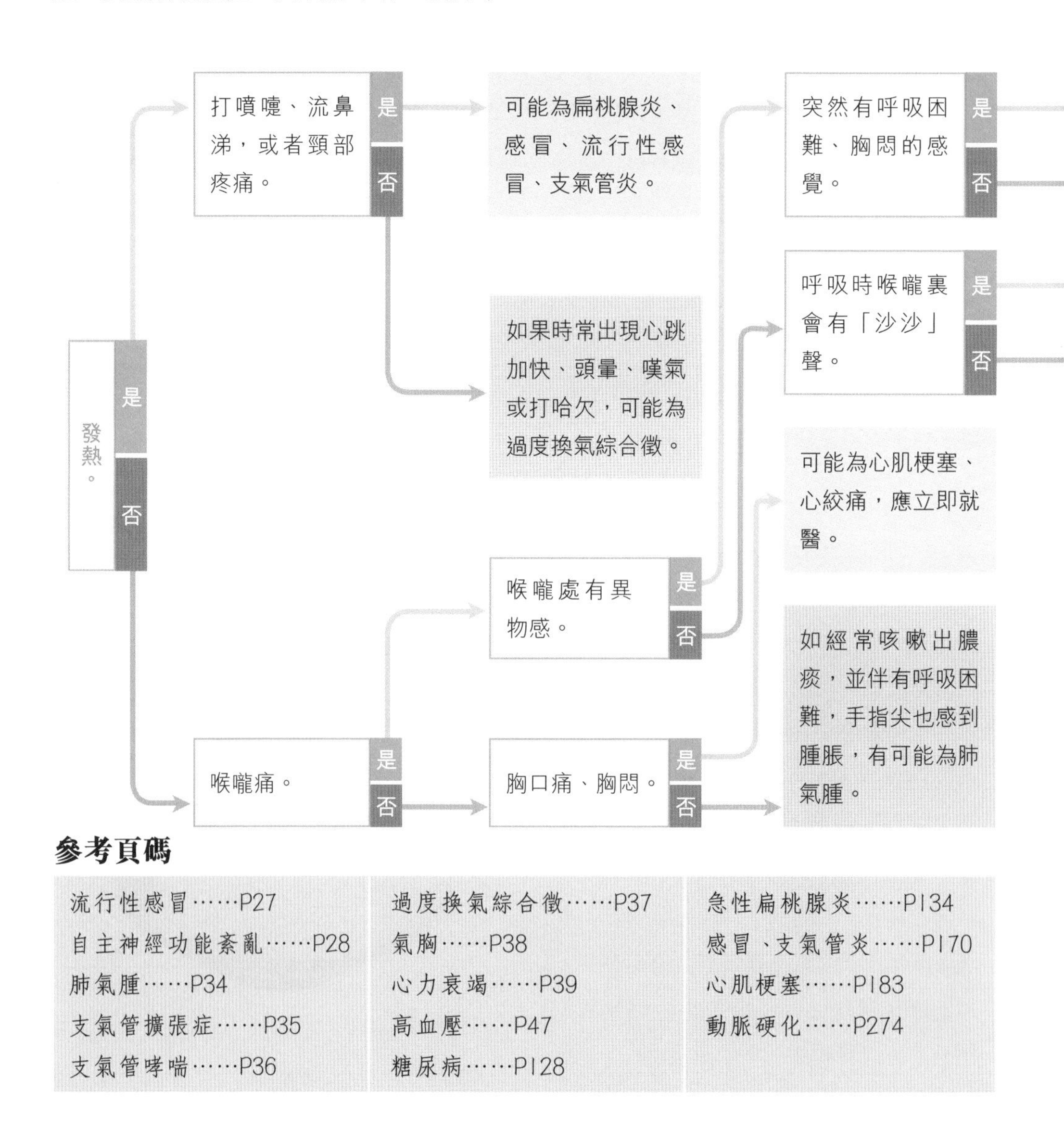

參考頁碼

流行性感冒……P27
自主神經功能紊亂……P28
肺氣腫……P34
支氣管擴張症……P35
支氣管哮喘……P36
過度換氣綜合徵……P37
氣胸……P38
心力衰竭……P39
高血壓……P47
糖尿病……P128
急性扁桃腺炎……P134
感冒、支氣管炎……P170
心肌梗塞……P183
動脈硬化……P274

可能為喉嚨裏卡着異物，也可能為神經性疾病。或者為心律不齊、心臟疾病，應立即到醫院就診。

可能為喉嚨裏有異物，或者為心律不齊、自主神經功能紊亂。

突發性呼吸困難，並伴隨劇烈的胸口痛。

是 → 因嚴重咳嗽引發肺部表面破裂，可能為氣胸，發現有以上症狀，應立即就醫。

否 → 如平時心臟就不好，可能為心源性哮喘，應立即就醫。

呼吸困難，並伴隨嗓音沙啞。

是 → 可能為急性嘸喉炎等疾病，應立即就醫。

否 → 有膿痰的咳嗽持續一段時間了，有時有口臭。

是 → 因肺炎、支氣管炎遷延不癒，引起支氣管擴張症。

否 → 如在步行或上下樓梯時無故出現呼吸困難，可能為動脈硬化、高血壓或糖尿病，應立即就醫。

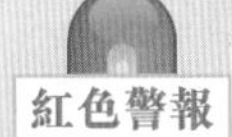

如發熱持續3天以上，可能呼吸器官已被感染；如突發性呼吸困難，可能為過度換氣綜合徵；如呼吸困難、嗓子嘶啞，可能為嘸喉炎等嘸喉部疾病。如呼吸困難，並伴隨咳嗽、膿痰、喉嚨不適時，可能為肺氣腫。另外，也不排除患有心絞痛、心肌梗塞、動脈硬化、高血壓、糖尿病、氣胸、心源性哮喘、支氣管哮喘等疾病。如有以上症狀，應立即就醫。

肺氣腫

肺泡和肺泡管擴大、肺泡壁破壞、肺動脈硬化導致了肺氣腫。肺氣腫的發病機制目前還不明確，長期吸煙、吸入有害物質或者長期吸入粉塵、營養不良都可能引起該病。另外，患有慢性支氣管炎的患者容易患上肺氣腫。很多患肺氣腫的都是老年人，這與他們身體素質下降、肺部彈性減弱相關。

主要症狀

氣喘、呼吸困難、咳痰、指尖腫脹

肺氣腫發病緩慢，早期症狀較輕時，僅有咳嗽、咳痰，對患者的生活影響不大，僅在勞動或者運動時感到氣喘。病變發展後，稍微活動就會有氣短現象，乏力、食慾下降、體重下降、語聲低微等症狀也隨之而來。病變加重後，患者在休息時都會感到呼吸困難，且伴有頻繁的咳嗽、咳膿痰。另外，肺氣腫還有一個指徵就是指尖會腫脹。

治療

保持支氣管清潔、戒煙

肺氣腫治療不及時，可導致心臟病，所以需要盡快控制病情。首先要戒煙。其次需要使用支氣管擴張劑，緩解因肺氣腫引起的氣管收縮並幫助排痰，清潔支氣管。氣管擴張劑必須在醫生指導下使用，合理用藥才能減少副作用。另外要多喝水，盡量待在濕潤的環境裏，更有利於痰液排出。也可以經常吸氧，吸氧的流量、濃度與時間都應諮詢醫生。

自我保健

● 腹式呼吸可增強呼吸肌和膈肌活動能力，鍛鍊呼吸功能，有助於肺氣腫恢復，平時多做腹式呼吸。不會腹式呼吸可這樣練習，平躺在床上，手放在肚子上，呼氣時肚子鼓起、胸部凹陷，吸氣時肚子凹陷、胸部鼓起。

● 如果病情不是很嚴重，應該適當運動，太極拳、呼吸操、散步等都有助於病情恢復。

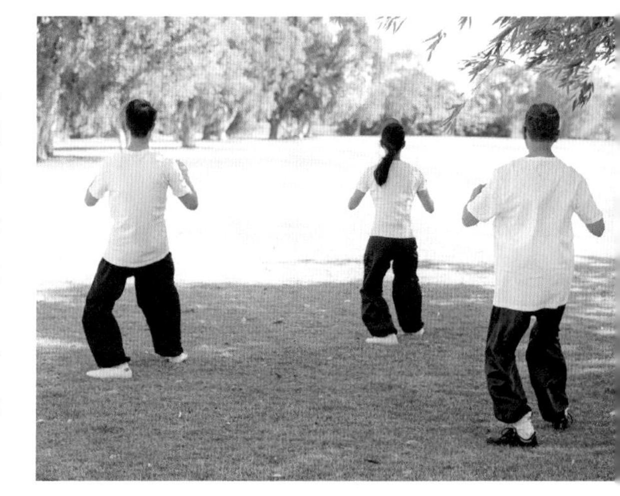

支氣管擴張症

支氣管擴張症是因為支氣管壁肌肉和彈性組織被破壞了、支氣管壁變薄了而導致的。本來支氣管是越到末端越細，患該病後正好相反，支氣管的末端變粗了，而且裏面積聚了許多滲出液。細菌感染是該病主要的致病原因，反覆患肺炎、支氣管炎也容易引發該病。

主要症狀

咳嗽、膿痰、咯血、呼吸困難

如果患有支氣管擴張症，就會持續咳嗽，只要稍微活動就會劇烈咳嗽。痰多而且痰中帶膿。膿液混合痰液從口腔排出的時候，口腔和喉嚨裏會散發出惡臭。膿痰會把支氣管堵塞，因此會呼吸困難。更嚴重的時候，就會咯血。

治療

清痰、抗生素治療

患了支氣管擴張症，要戒煙、戒酒。呼吸困難的時候，要及時清除膿痰，需遵醫囑服用化痰、清痰的藥物，必要時需要進行膿液引流。另外咳嗽時用手掌拍打後背，這樣做可將黏附在支氣管壁上的膿痰震下來、排出。最主要的是要根據病情使用抗生素進行治療。如果藥物無效，則需要手術切除變形的支氣管。

自我保健

● 起居環境要清潔、空氣清新，不能吸二手煙或者炒菜油煙。

● 海蜇、橘子皮、水芹菜等有利於緩解咳嗽、痰多的症狀，可以經常吃些海蜇，用橘子皮泡水喝、水芹菜榨汁喝。

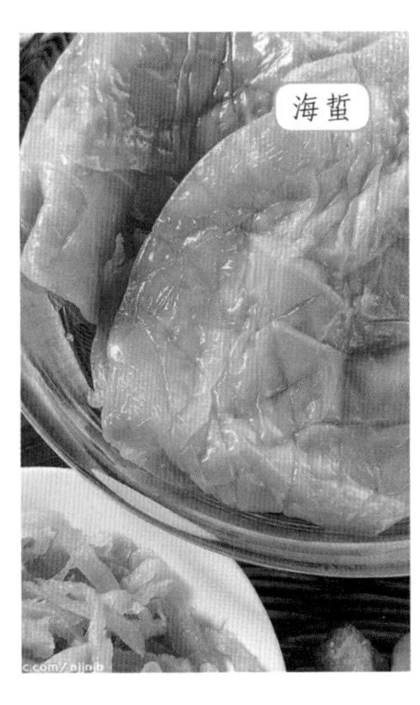
海蜇

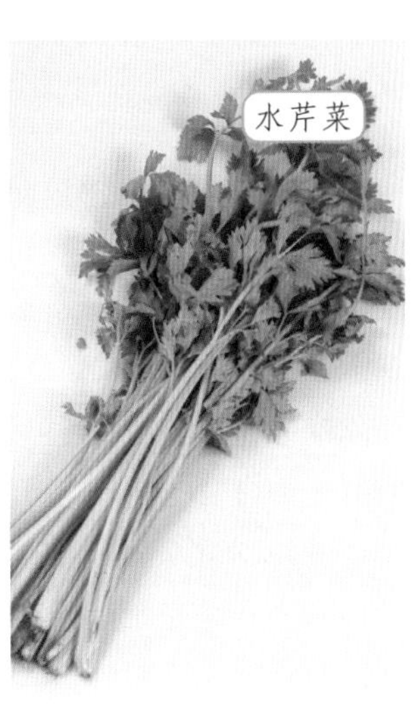
水芹菜

支氣管哮喘

支氣管哮喘發作的直接原因是末梢支氣管發生了嚴重收縮，導致呼吸困難。刺激支氣管發生嚴重收縮的因素有很多，過敏（變態反應）、感染、情緒不穩、空氣污染、溫度劇烈變化、過度疲勞、激烈運動等都可引發哮喘。另外，遺傳也是一個不能忽略的因素。

主要症狀

呼吸困難、脈搏加快、臉色發青

哮喘發作時，最主要的感覺就是呼吸困難，嚴重的必須端坐才能勉強呼吸。呼吸時能聽到哮鳴音，而且吸氣時間短，呼氣時間長。此時脈搏也會加快，並且臉色發青。不過一般來說，不太重的哮喘在幾分鐘後就會停止。但是容易復發，之後幾小時可能會再次發作，往往在夜間和凌晨發作或加重。病情嚴重時，哮喘症狀會短時間內反覆出現，更嚴重時可導致昏迷。

治療

避免接觸致病源、藥物治療

支氣管哮喘目前沒有特效療法，但也要規範治療，雖然不能除根，但是可以減少發作次數甚至不再發作。患者需要遵醫囑長期使用支氣管擴張劑，控制病情，避免加重，預防因此導致的死亡。同時遠離致病源，如冷空氣、花粉、灰塵都可引起哮喘。如果是運動後出現哮喘，就要避免劇烈運動。

自我保健

● 保持室內空氣清新，每天至少換氣兩次，每次 10 分鐘左右。

● 床單、枕頭套、被套要勤洗勤換，並在洗後拿到太陽下暴曬 2 小時，清除蟎蟲和灰塵。及時清除室內灰塵、蟑螂、動物毛髮等，並用濕抹布擦拭。

● 人參湯、黑豆湯、南瓜湯、烤熟的銀杏果都是經過驗證有治療哮喘作用的食物，可常吃。

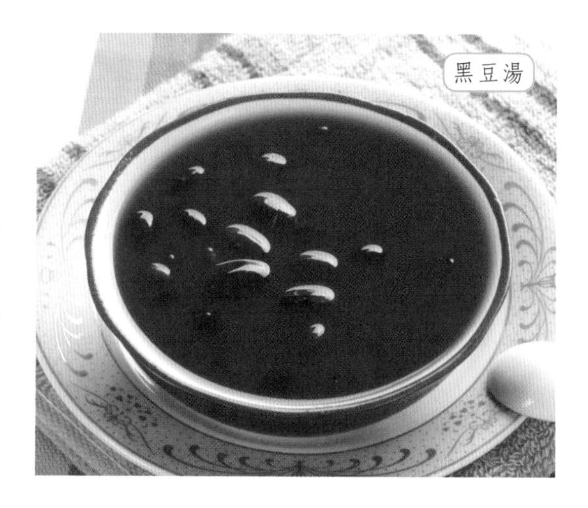

黑豆湯

過度換氣綜合徵

過度換氣指的是吸入過多氧氣而導致體內二氧化碳濃度過低的一種情形，這種情形可引起呼吸性鹼中毒，會出現一系列不適症狀。受到嚴重打擊、刺激時就容易發生這種情形，這種時候由於情緒不安、緊張，容易不知不覺加快呼吸。人在極度傷心而痛哭時就容易出現過度換氣綜合徵。

主要症狀

呼吸困難、四肢麻木、心悸、頭暈

如果患有過度換氣綜合徵，呼吸會加深加快，但患者自己感覺不到自己呼吸加快了，反而是感覺呼吸費力。患病初期出現的症狀往往是頭暈眼花、經常嘆氣、打哈欠等，病情加重後，心跳加速、心口疼痛、胸悶、臉色蒼白等症狀出現，四肢末端以及顏面會出現麻木及抽搐。如果繼續發展則會休克、昏迷不醒。

治療

精神治療、吸入二氧化碳

過度換氣綜合徵根本原因在精神方面，所以治療也需要從精神上入手，穩定患者的情緒最重要，最好接受心理諮詢，找到引起過度換氣的情緒源頭，徹底治療精神疾病才行。焦慮明顯的可使用鎮靜劑。

如果呼吸困難，需要先讓患者停止呼吸，然後用塑料袋捂住嘴，讓患者重新吸入自己呼出的氣體，增加體內二氧化碳，也可吸入含有 5% 二氧化碳的氧氣，都可緩解病情。

自我保健

學習一下腹式呼吸、緩慢呼吸，放慢呼吸的節奏。呼吸方式正確了能預防患上過度換氣綜合徵。一旦患病了，用這種呼吸法還可緩解病情。練習時先慢慢吸入一口氣，鼓起腹部，邊吸氣邊數數，然後再慢慢呼出，邊呼氣邊數數，呼氣時腹部下降。數數時間越長越好。

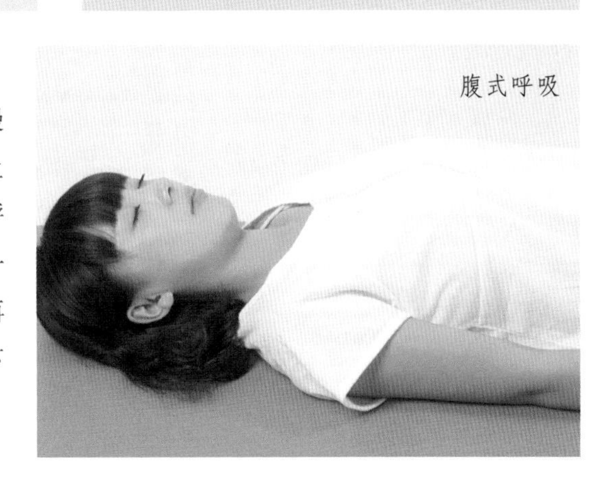
腹式呼吸

氣胸

氣胸指的是肺部和支氣管內空氣進入胸膜腔，造成了積氣的一種狀態。之所以空氣會進入胸膜腔，是因為肺泡破裂。肺部疾病、猛烈咳嗽、交通事故等外傷都可導致肺泡破裂。另外該病多見於肺氣腫、肺結核、慢性支氣管炎患者，而瘦高型青年男性則可能無任何病變就出現氣胸。

氣胸如果嚴重的話，幾分鐘內就可死亡，所以必須在患病初期就給予合理的治療。

主要症狀

呼吸困難、氣喘、胸口疼痛

積存的氣體擠壓肺部，呼吸首先受影響，氣喘和呼吸困難是氣胸的主要症狀。因為呼吸困難，吸入氧氣不足，心跳會因此加快，臉色也會發青。積氣較多的時候，會有嚴重的胸口疼痛，血壓會降低。

治療

吸氧、抽出積氣

積存氣體較少的時候，即使不治療也可自然被吸收，氣胸自然痊癒。這時候應臥床休息，期間吸氧，少講話，這樣可促進肺的舒張 讓積氣盡快消失。但是如果積氣很多，呼吸困難，就必須去醫院，將鋼針或導氣管插入胸口、肋骨之間把積氣抽出。但這種方法只是暫時手段，復發可能性比較高，最終需要做手術。

如果因外傷引起了氣胸，馬上用乾淨毛巾捂住傷口，盡快送醫急救。

自我保健

● 保持情緒穩定。如果情緒激動，氣喘和呼吸困難的症狀會加重。

● 一般情況下，坐姿比躺臥姿勢對氣胸患者來説更舒適，更利於呼吸，應盡量靠坐着。

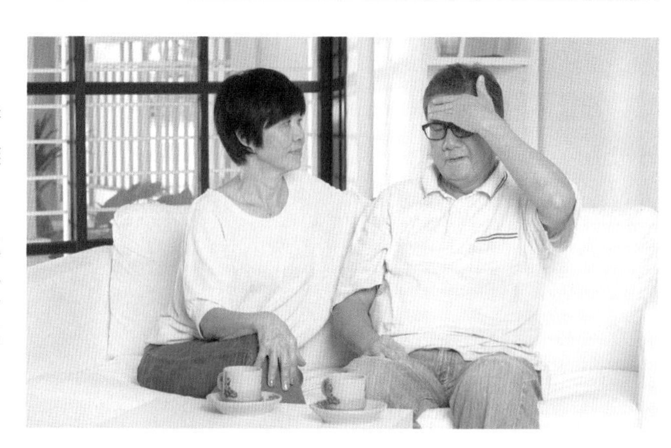

心力衰竭

心力衰竭不是一個獨立疾病，而是各種心臟疾病的終末期表現，這時候心臟已經不能正常供血了。心力衰竭直接威脅生命，非常危險。動脈硬化、各種心臟疾病都可引起心力衰竭，除此之外，心臟負擔加重、感染、藥物使用不當、貧血、肺栓塞都可導致心力衰竭。

主要症狀

嘴唇青紫、呼吸困難、水腫

如果出現心力衰竭，心臟無法輸出足夠的血液，各器官得不到足夠的氧氣，就很容易疲勞，只要稍微活動就會出現呼吸困難的問題，手腳和嘴唇看上去發青。同時心臟回血功能也很弱，下肢靜脈血回流困難，因此小腿、腳都會出現水腫。由於血液供應不足，消化系統也會出現症狀，比如消化不良、吸收差、食慾缺乏、嘔吐等。

治療

對症治療、限鹽、利尿

心力衰竭可先用利尿藥物和強心劑緩解，但這只是暫時性手段，之後必須找到根本病因，治療引起心力衰竭的疾病才能根本上解決心力衰竭的問題。治療期間要保證休息，不能太勞累。因為體內會瀦留大量水份，所以飲食中必須限鹽。另外要少吃多餐，減輕腸胃負擔可避免腸胃脹滿而壓迫心臟，加重病情。

自我保健

- 患有比較嚴重的心血管疾病的患者很容易出現心力衰竭，平時要做好預防，特別要避免各種感染，即使是簡單的上呼吸道感染都可能誘發心力衰竭。在傳染病多發的冬春季節，盡量少出門，少去人群密集的地方，出門最好戴口罩。
- 心力衰竭患者容易呼吸困難，夜間也有陣發性的呼吸困難。呼吸困難時用枕頭墊高頭部可以緩解不適。

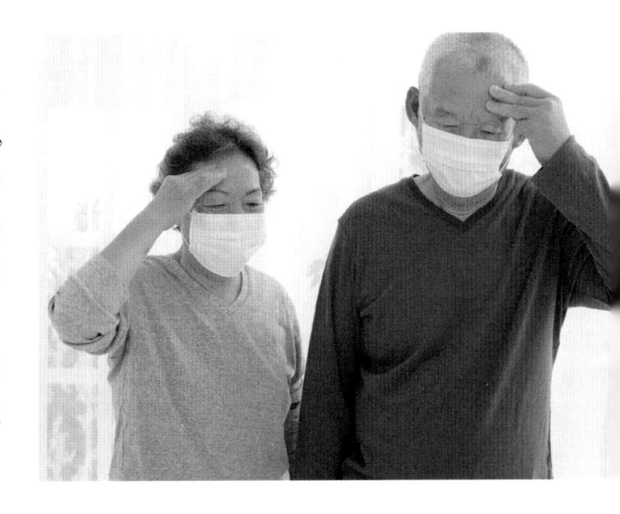

水腫

水腫說明體內存在過多水份。這些水份本來都應該隨着尿液排出體外，但由於代謝問題，體內的水排出有障礙，就導致水腫。腎病、心臟病、肝硬化都可能導致該病，另外自身所處的環境、生活方式、行為動作也都可能引起水腫。

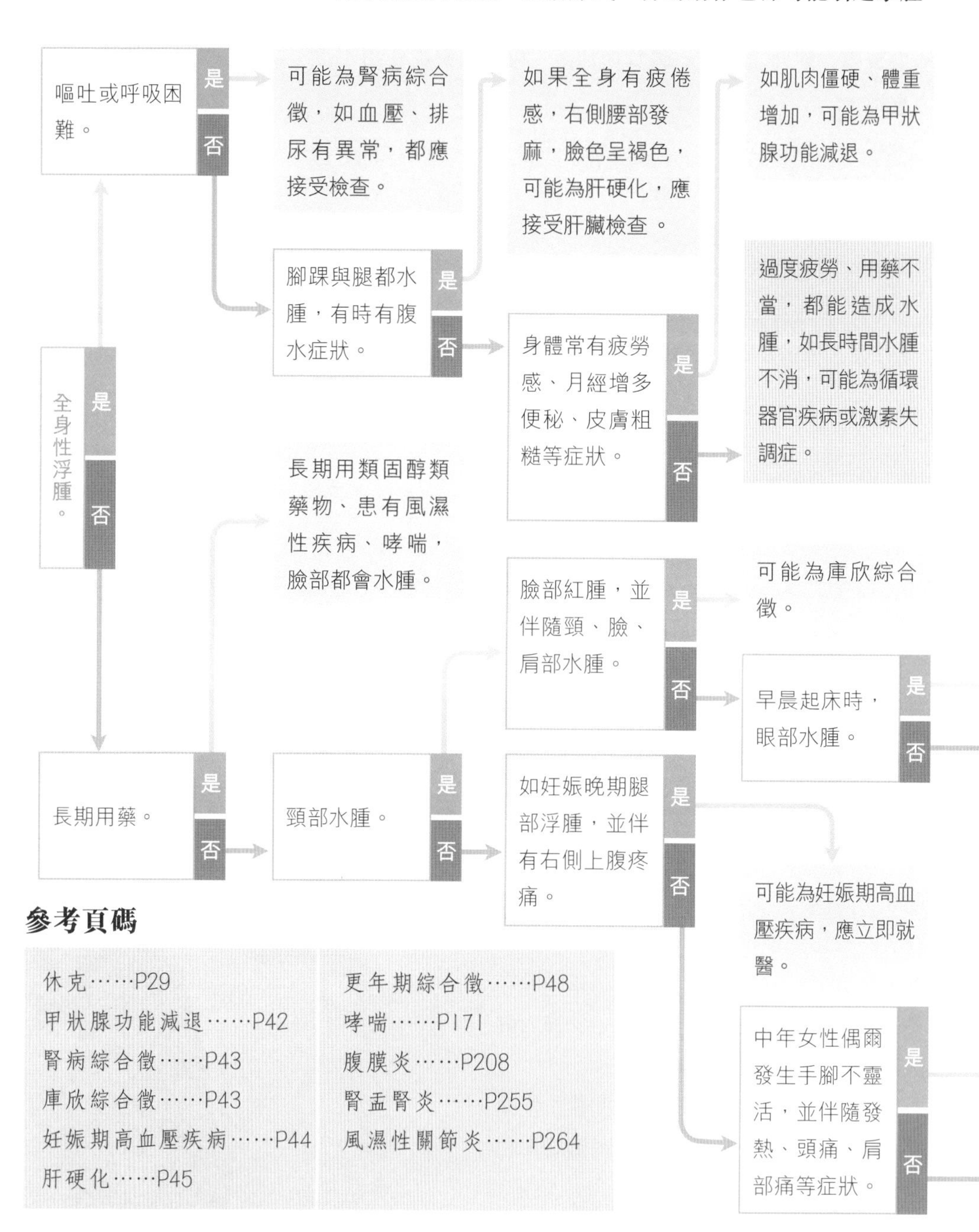

參考頁碼

休克……P29
甲狀腺功能減退……P42
腎病綜合徵……P43
庫欣綜合徵……P43
妊娠期高血壓疾病……P44
肝硬化……P45
更年期綜合徵……P48
哮喘……P171
腹膜炎……P208
腎盂腎炎……P255
風濕性關節炎……P264

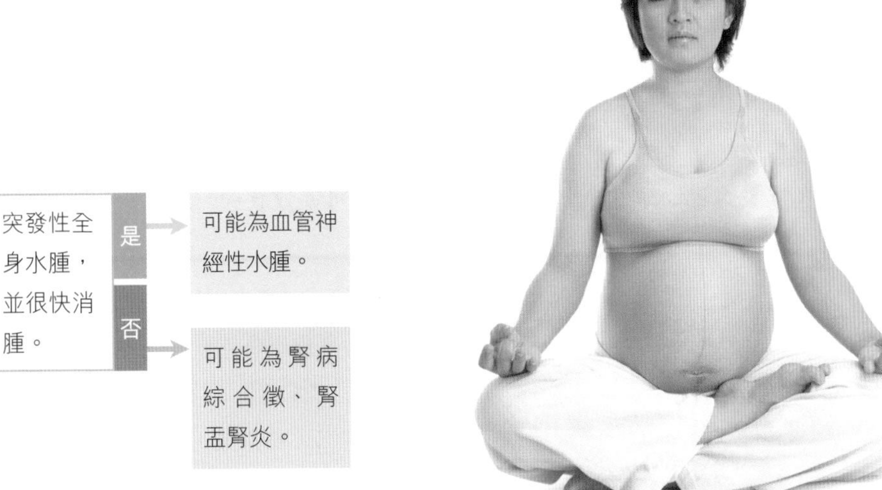

突發性全身水腫，並很快消腫。

是 → 可能為血管神經性水腫。

否 → 可能為腎病綜合徵、腎盂腎炎。

眼部紅腫並疼痛，可能為發炎性水腫。

可能為更年期障礙。

大腿、腋窩部位有硬塊。

是 → 可能為淋巴管炎。

否 → 如積水一樣腹脹。

是 → 可能為腹膜炎或肝硬化。

否 → 水腫部位主要出現在腿部下方。

是 → 如長時間保持固定姿勢或站立，便有水腫症狀，過一段時間就會好轉。如水腫長時間不消退，可能為循環系統或心臟疾病。

否 → 分娩、手術、受傷後有水腫症狀。

是 → 可能為血栓性靜脈炎、或外傷引起的休克，應立即就醫。

否 → 水腫可能為過度疲勞引起，如水腫持續時間長，應就診。如水腫部位按壓時有痛感，或發紅，可能有炎症。

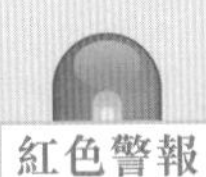

紅色警報

導致水腫的原因很多，如果有出現水腫症狀，應到醫院接受檢查。如果有血尿、腫瘤、腹水就可能患有重病。如果全身、臉、腳都有水腫症狀，並伴有血壓和排尿量異常，可能為腎臟疾病。如果腹部像積水一樣腹脹，可能有腹膜炎或肝硬化腹水，應立即就醫，延誤治療會導致嚴重病症。

甲狀腺功能減退

甲狀腺功能減退簡稱「甲減」，是甲狀腺激素合成和分泌減少，或者生理效應不足而導致的疾病。該病原因比較複雜，可能是先天性的，也可能是發育異常導致的，甲狀腺炎、下丘腦和垂體病變也都可能引起。手術和放療都可導致該病。

主要症狀

皮膚粗糙、表情淡漠、浮腫、怕冷、便秘、月經量增加、疲勞、甲狀腺腫大

甲減可影響全身多個系統，心血管、神經、消化、內分泌、運動等系統都會受累。發病初期，容易出現乏力、怕冷、便秘、月經量增加等不太容易引起人注意的症狀，之後隨着病情加重，手腳變得不靈活，表情變得淡漠，肌肉僵硬、食慾下降。病情繼續惡化下去，皮膚將變得粗糙，眼周浮腫，舌頭也會變大。而且甲減也可導致甲狀腺腫大。

治療

終身服藥

甲減症狀輕微的患者需要遵醫囑終生服用甲狀腺激素制劑，控制病情，如果有併發症，在服用藥物之外，還需要結合控制感染、控制心力衰竭等一些治療手段。

自我保健

● 注意保暖，甲狀腺功能減退患者特別怕冷，能穿厚盡量不穿薄。

● 多吃含碘食物，包括海帶、紫菜、海苔。羊棲菜也是海藻類食物，可以用來泡酒喝。炒菜時碘鹽要在最後一刻出鍋前才放，預防碘揮發。

● 高膽固醇食物、動物腦髓、動物內臟都不要吃，捲心菜、白菜、油菜、木薯、核桃等容易引起甲狀腺腫大，也不要吃。高脂肪類食品如植物油、花生米、核桃仁、杏仁、芝麻醬、火腿、五花肉、乳酪等都應該限用。

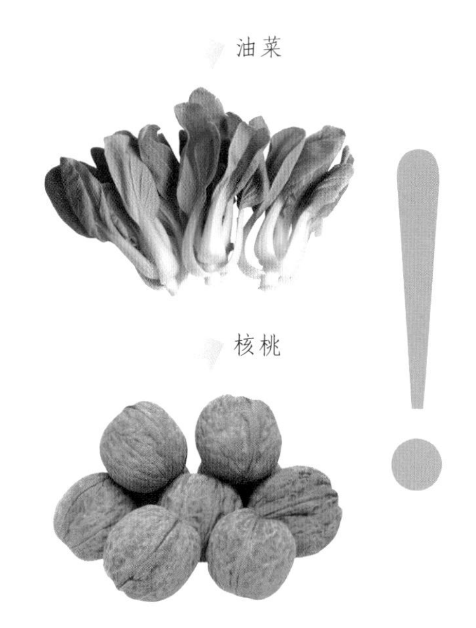

腎病綜合徵

高蛋白尿、高度水腫、高血脂、血白蛋白低（三高一低），這些症狀只要出現一種就可稱為腎病綜合徵。腎小球異常是導致腎病綜合徵的主要原因，腎臟感染、慢性腎炎、糖尿病、多發性骨髓炎都可引起腎病綜合徵。另外某些重金屬慢性中毒如汞中毒、黃金中毒也會導致腎小球異常。

主要症狀

全身水腫、呼吸困難、皮膚乾燥

患有腎病綜合徵，大量水份會瀦留在體內，水腫是全身性的，而且皮膚很乾燥，另外在胸腔和腹腔會出現積水，所以可能會出現呼吸困難、噁心等症狀。

治療

少鹽飲食、類固醇治療

患有腎病綜合徵，要盡快看醫生找到病因，對症治療。對待水腫，可在醫生指導下用類固醇藥物。飲食中要限鹽，這是很重要的一點。要根據病情，遵照醫囑決定每日鹽的攝取量。

庫欣綜合徵

庫欣綜合徵是因為腎上腺皮質分泌過量皮質醇所產生的，可能是疾病引起的，也可能是過多地服用腎上腺糖皮質激素導致的，因此它還有另一個名稱——皮質醇增多症。除此之外，垂體有腫瘤或者其他惡性腫瘤也可導致垂體激素分泌異常，從而引起庫欣綜合徵。

主要症狀

全身水腫、向心性肥胖、皮膚薄且有寬大紫紋

如果患有庫欣綜合徵，患者會呈現出向心性肥胖，軀幹尤其是腹部肥胖但四肢變細，皮膚變薄，皮膚上出現寬大的紫色紋路，這都是典型症狀。另外全身都存在水腫現象。如果是女性患病，月經週期會沒有規律，另外，也會長出臉毛和胸毛。

治療

手術治療、中斷藥物

如果是藥物引起的，只要中斷藥物就可以。但如果是垂體腫瘤引起的，必須手術切除腫瘤。如果是腎上腺功能的問題就需要切除病變的腎上腺。

妊娠期高血壓疾病

妊娠期高血壓疾病指的是女性在懷孕期間，特別是七八個月的時候，孕婦出現高血壓、尿蛋白、水腫症狀的疾病，嚴重的可出現抽搐、昏迷。妊娠期高血壓疾病的原因目前不明，多見於初產婦、多胎妊娠、葡萄胎及肥胖或者患有糖尿病的孕婦。家族中有高血壓患者的也容易患這種病。

主要症狀

全身水腫、視力下降、排尿量少

妊娠期高血壓疾病最先出現的症狀是浮腫。正常孕婦也可出現浮腫，但是水腫多數在小腿部，而且早上會消退。如果不僅僅是腿部水腫，而是全身包括手、臉都出現水腫，一整天都不消散，同時視力下降，出現視物模糊、眼冒金星等現象，應該是患妊娠期高血壓疾病了。如果出現噁心、嘔吐、上腹部疼痛或者排尿量迅速減少，病情就很嚴重了，必須馬上送醫治療。

治療

調整飲食、定期檢查

懷孕後應定期去醫院檢查，如果出現嚴重水腫更應該去檢查，根據醫生建議處理。如果妊娠期高血壓疾病嚴重，就要住院治療。居家治療時，要遵醫囑合理安排飲食，嚴格限鹽，而且每兩週就要到醫院檢查一次，其間只要發現症狀有所加重，就立刻去醫院，這是預防輕症轉重症的最好辦法。

自我保健

- 每天早上、晚上自檢水腫情況，按壓手背、腳背、臉部皮膚，觀察水腫情況，若一整天都沒有減輕，應盡快去醫院。
- 多吃消腫、利尿的食物，如黑豆、西瓜皮、鯉魚、南瓜等可以。

西瓜皮

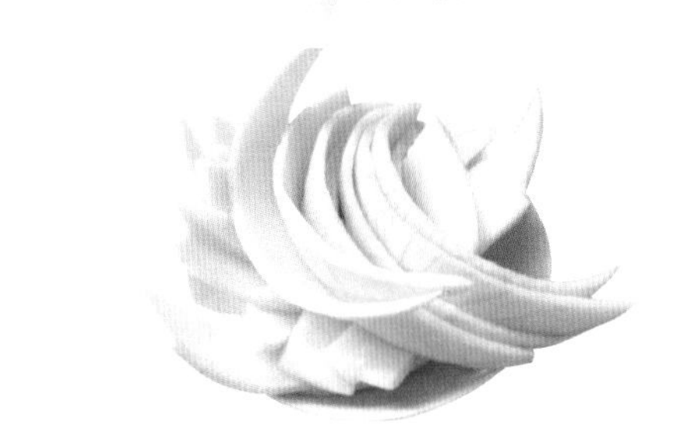

鯉魚

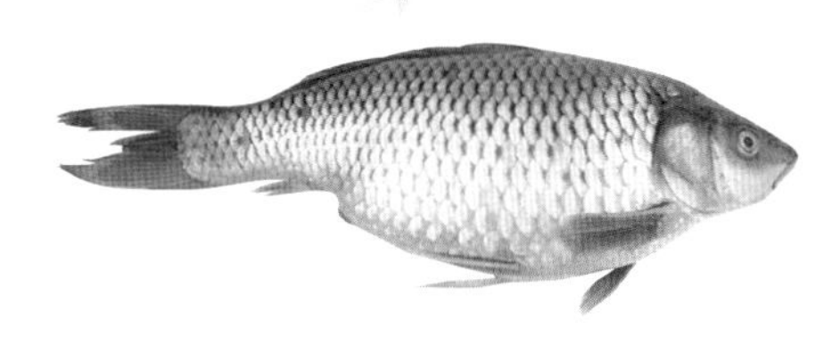

南瓜

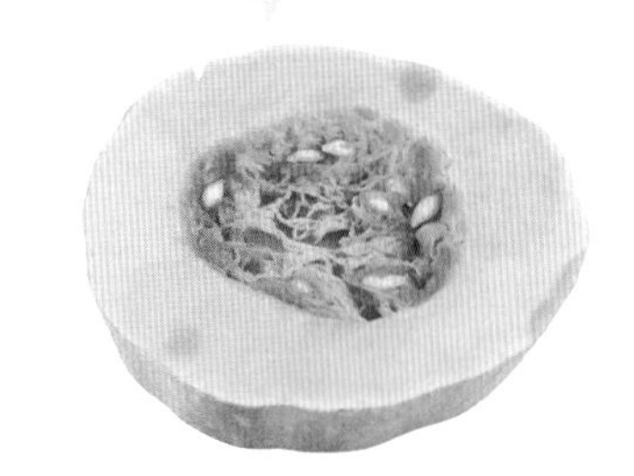

肝硬化

肝硬化是慢性疾病。患病後，正常的肝小葉結構被破壞，出現了假小葉，所以肝臟出現了變形、變硬，功能也逐漸失去。多種因素對肝臟的長期損害可引起該病，一般來說，患病毒性肝炎後容易肝硬化，而經常大量喝酒導致的酒精中毒也是引起肝硬化的主要原因，另外營養不良、毒物、藥物都可能是該病的致病因素。

主要症狀

疲勞乏力、消化不良、臉色發黑、腳踝或腿部水腫

患了肝硬化，早期症狀不明顯，只有輕度的乏力、輕微黃疸等症狀，隨着病情加重，臉色越來越不好看，呈現出黑褐色，血管會明顯突出皮膚表面。還有右上腹悶脹不適、出現下肢水腫、食慾減退、消瘦、尿少等症狀。病情加重時，則會出現腹水、呼吸困難、昏迷不醒等嚴重問題。還可能有記憶障礙，這是併發肝性腦病了。

治療

戒酒、限制鹽份

如果出現肝硬化，需要進行綜合性的治療，可以在醫生指導下服用一些抗肝纖維化的藥物，之外就是在飲食和生活上多注意。同時必須戒酒、戒煙，並且限鹽，在醫生指導下確定每日可攝入鹽的量。多吃高熱量、高蛋白和高纖維的食物，有助於提高肝臟的恢復能力。盡量避免過度勞累和過大的精神壓力。

自我保健

● 不要盲目服用保健食品，最好的食物是天然食物。

● 肝硬化患者很適合吃綠豆湯、大棗湯，另外蛤仔、銀魚、海參、甲魚等食品也有助於維持健康。還可以用蝸牛泡酒喝或者買些水芹，洗淨榨汁喝。

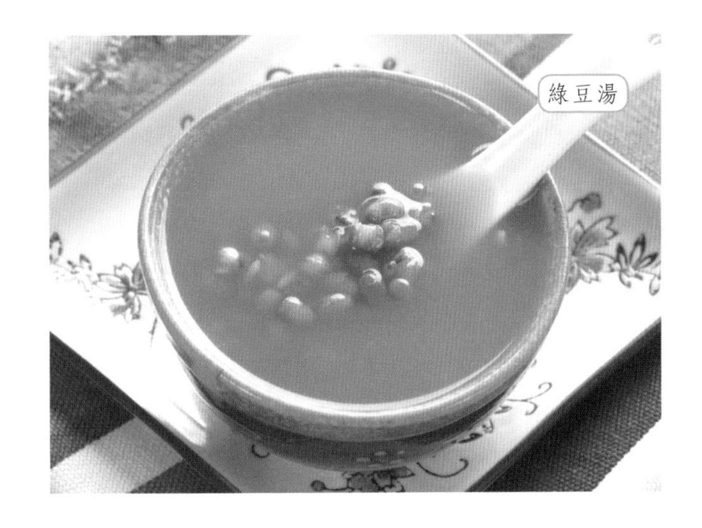
綠豆湯

血壓高

如果血壓不是很高，一般沒有自覺症狀。當有頭暈、頭痛、脖子僵硬、臉部發燙等症狀時，表明血壓已經很高了。長期血壓高可引起中風、動脈硬化等疾病。中老年人為高發人群，發現血壓升高要特別注意。

長期站在酷熱的環境中。

- 是 → 氣溫過高會導致皮膚血管擴張，氣溫稍微升高就很興奮可能為動脈硬化或高血壓。
- 否 → 年齡在40歲以上的中老年人。
  - 是 → 可能為動脈硬化或高血壓。如果是女性，有可能是更年期綜合徵。
  - 否 → 手腳發熱。
    - 是 → 異常興奮的部位冰涼，其他部位正常，可能為自主神經功能紊亂。
    - 否 → 如果不明原因的怕熱或興奮，可能為甲狀腺功能亢進、自主神經功能紊亂。
    - 否 → 較長期高血壓可能繼發腎損害，而導致慢性腎小球腎炎。

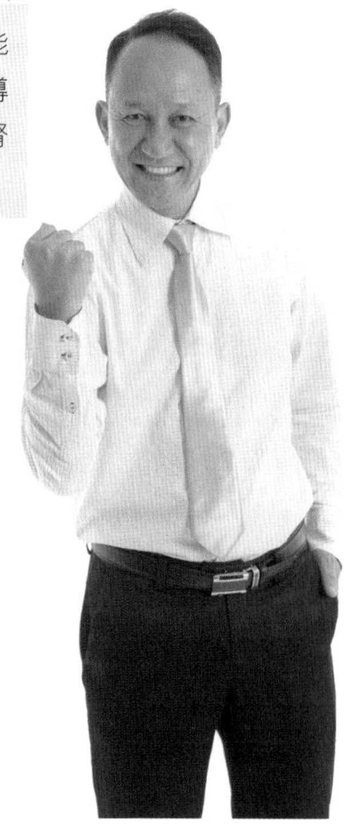

參考頁碼

自主神經功能紊亂……P28
甲狀腺功能亢進……P31
高血壓……P47
更年期綜合徵……P48
慢性腎小球腎炎……P49
動脈硬化……P274

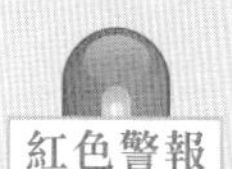
紅色警報

中老年人過於肥胖或精神壓力沉重時，可能引發動脈硬化、高血壓、更年期綜合徵（女性多發）。另外，如果不明原因的發熱或興奮，可能為甲狀腺功能亢進或自主神經功能紊亂；如果只感到興奮的部位冰涼，其他部位正常，可能為自主神經功能紊亂。一旦出現以上幾種情況，都應立即就醫。

高血壓

高血壓病是指血管內收縮壓大於等於 140 毫米汞柱，舒張壓大於等於 90 毫米汞柱的一種病症。遺傳、肥胖、運動不足、精神壓力過大、鹽份攝取過多、長期使用避孕藥等都是導致高血壓的主要原因，但目前為止，90% 的高血壓病仍無法明確病因。

主要症狀

頭痛、頭暈、全身無力、手腳發麻

高血壓患者會出現頭暈、耳鳴、頸部僵硬、頭部沉重、手腳發麻、視力下降、全身無力、心慌、流鼻血等症狀，偶爾會出現頭痛，以上症狀在早晨尤其嚴重，但有時也沒有明顯的症狀，因此必須通過定期檢查確認血壓。高血壓會導致血液循環障礙，如不及時治療，容易引起腦中風、心絞痛、動脈硬化等病症。

治療

及早藥物治療、限制鹽份

一旦確診為高血壓，應及早在醫生指導下用藥治療。醫生會給你做相關檢查，以明確高血壓對身體其他臟器是否造成損害，並給出系統的治療方案。注意，在症狀有所緩解後，不要擅自停止服藥，應在醫生指導下堅持長期合理服藥，並勤測血壓，及時調整劑量。同時要戒煙，減少精神壓力，調節飲食，保持標準體重，尤其是要控制鹽份的攝取量。

自我保健

- 攝入充足的鉀可保護血管壁，有助於降血壓，並緩解高血壓引起的頭痛。高血壓患者可以常吃富含鉀的食物，如豆類及豆製品、菠菜、韭菜、萵苣、蘑菇、紫菜、海帶、柚子等。

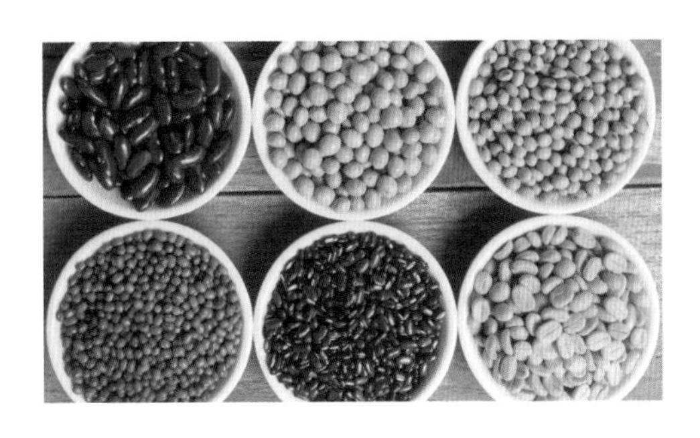

- 高血壓患者每天吃鹽不應超過 5 克。少吃含鹽量高的醃菜、鹹肉等食物。

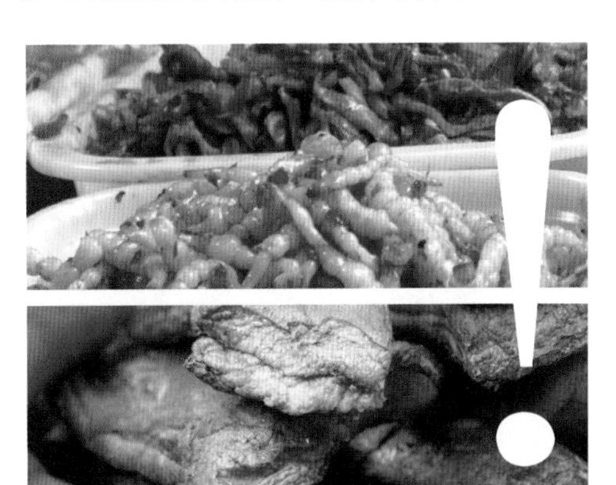

更年期綜合徵

進入40歲後，人的性激素分泌會發生變化，代表人體開始老化了。這種性激素分泌變化會導致一系列症狀，被稱為更年期綜合徵。女性停經後容易患更年期綜合徵，但少數男性也存在這個問題。

主要症狀

臉色發紅、血壓升高、耳鳴、神經過敏

更年期綜合徵的症狀非常多且複雜，不但表現在身體上，比如臉色發紅、手腳發熱、心律失常、血壓升高、頭暈、頭痛、噁心等，還表現在精神上，有較重的空虛感、抑鬱、神經過敏、健忘等。自身會感覺非常不舒服、不開心。

治療

激素治療、心理調節

更年期綜合徵是因為雌激素分泌異常才出現的，所以可以用雌激素治療，但治療必須在醫生的指導下進行，因其有一定的副作用。情緒、心理方面的問題主要依靠自己調節，用規律的生活、積極的思維將不良情緒扛過去 。如果問題嚴重也可看心理醫生，服藥治療。

自我保健

● 如果經常感到空虛，生活沒有意義，就要有意識地擴大生活圈子，多交際，少獨處，讓自己的生活充實起來。

● 黑芝麻、梔子、陳皮、辣椒葉都是有助於緩解更年期症狀的東西。可以將黑芝麻打成粉，每天用開水沖泡食用；陳皮、梔子泡水飲用，可緩解血壓上升、心慌、氣喘等毛病。辣椒葉子煮水洗澡可緩解臉部發熱症狀。

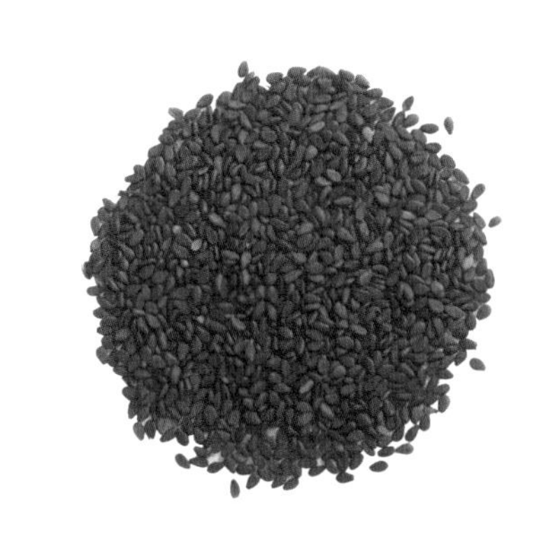

黑芝麻

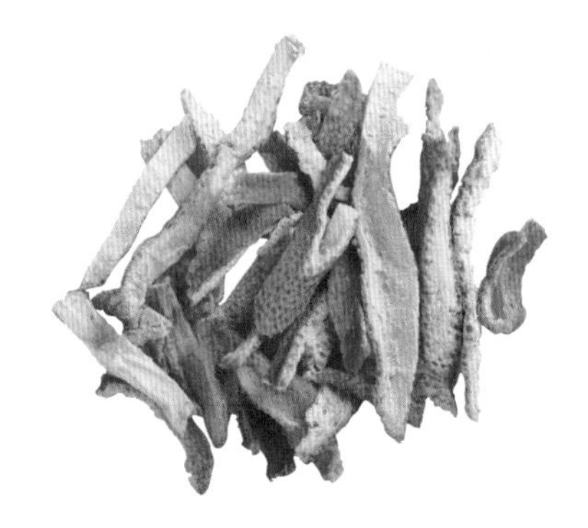

陳皮

慢性腎小球腎炎

腎小球是血液過濾器，慢性腎小球腎炎是腎小球發炎所致，上呼吸道感染如感冒、嚥喉炎都可引發慢性腎小球腎炎。急性腎小球腎炎遷延不癒，也容易發展成慢性腎小球腎炎。慢性腎小球腎炎容易導致腎衰竭，必須盡早發現、治療。

主要症狀

血壓高、水腫、貧血、疲倦乏力、惡心

慢性腎小球腎炎有的先表現出水腫，臉部、手腳水腫，有的先表現出高血壓，有的先發症狀則是貧血，但也有的沒有明顯症狀，發現的時候就已經出現嚴重的腎衰竭了。該病除了高血壓和水腫之外，可能出現的症狀還包括食慾不振、噁心、失眠、疲倦乏力、皮膚瘙癢等全身性症狀。

治療

勤檢查、控制血壓、日常保養

目前沒有徹底治療慢性腎小球腎炎的方法，預防病情惡化、減輕腎臟損害是治療的主要目的。可服用腎臟損害小的降壓藥物，同時做好日常保養，避免過度疲勞、着涼、感染。另外要保證充足營養，飲食原則上要低鹽份、低水份、低蛋白，減輕腎臟負擔。保養之外，應該每個月到醫院檢查一次，檢查腎臟情況。

自我保健

● 拔罐治療慢性腎小球腎炎：讓患者取合適體位，將罐吸拔在天樞、氣海、腰陽關、足三里、三陰交及第 11~12 胸椎棘突間、第 1~2 腰椎棘突間，留罐 15~20 分鐘，每日或隔日 1 次。

● 玉米鬚利尿降壓。將乾的或者新鮮的玉米鬚用來泡水喝，可以降壓和減輕水腫。

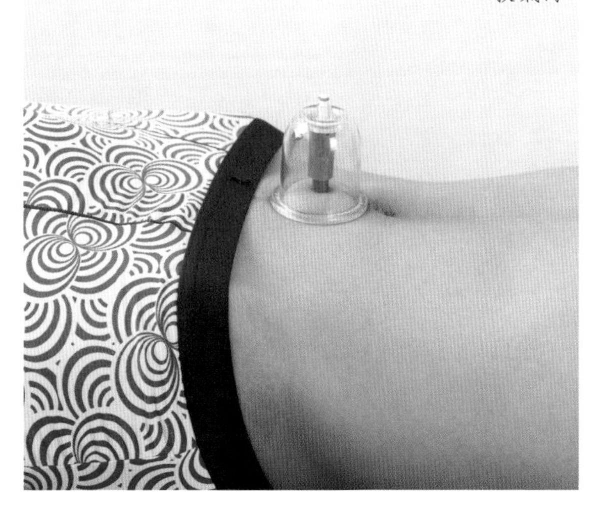

拔氣海

睡眠障礙

睡眠與人的健康息息相關，中青年時，人體對睡眠的要求是一夜 6~8 小時，老年人減少 1~3 小時。若有睡眠困難時，會出現不能及時入睡或入睡後不能持續整夜睡眠，睡眠不足時還會出現心悸、無力、頭暈多汗等症狀。

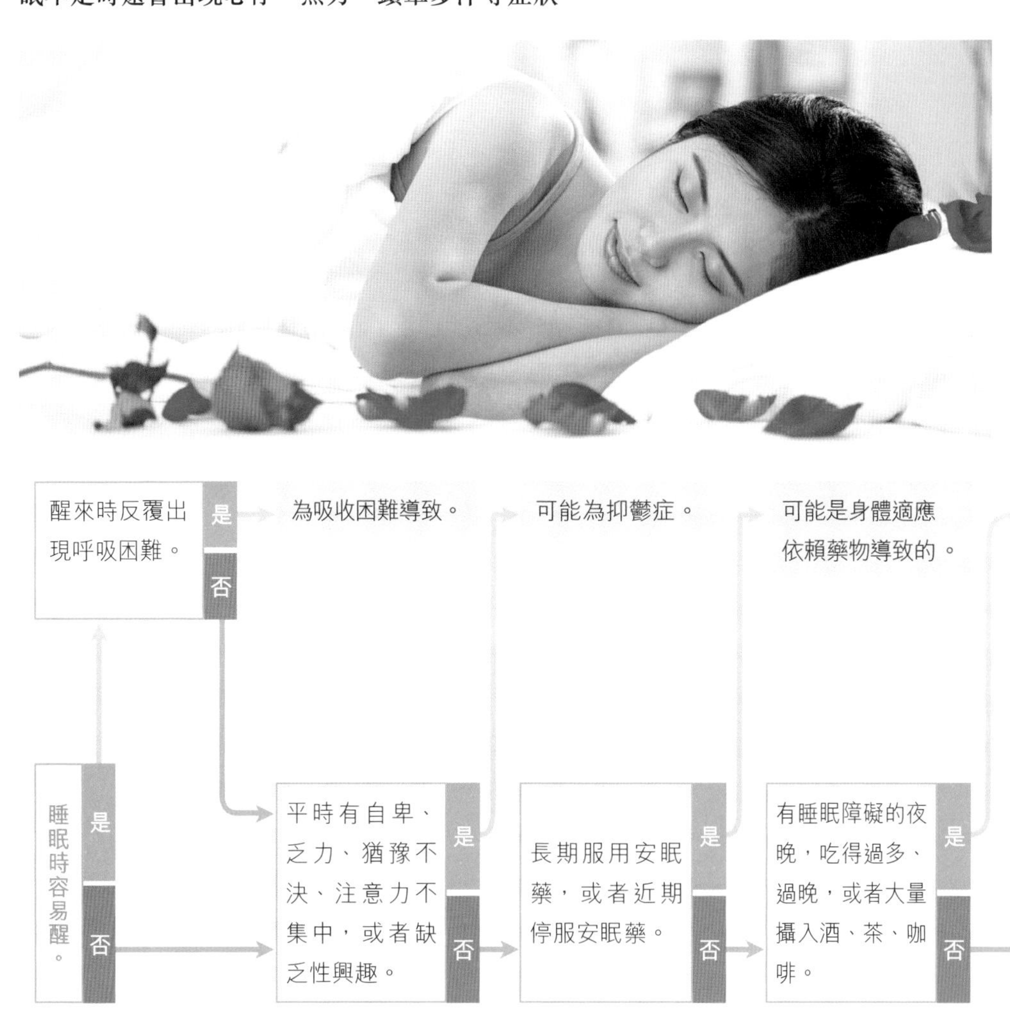

參考頁碼

甲狀腺功能亢進……P31
抑鬱症……P52
焦慮症……P53

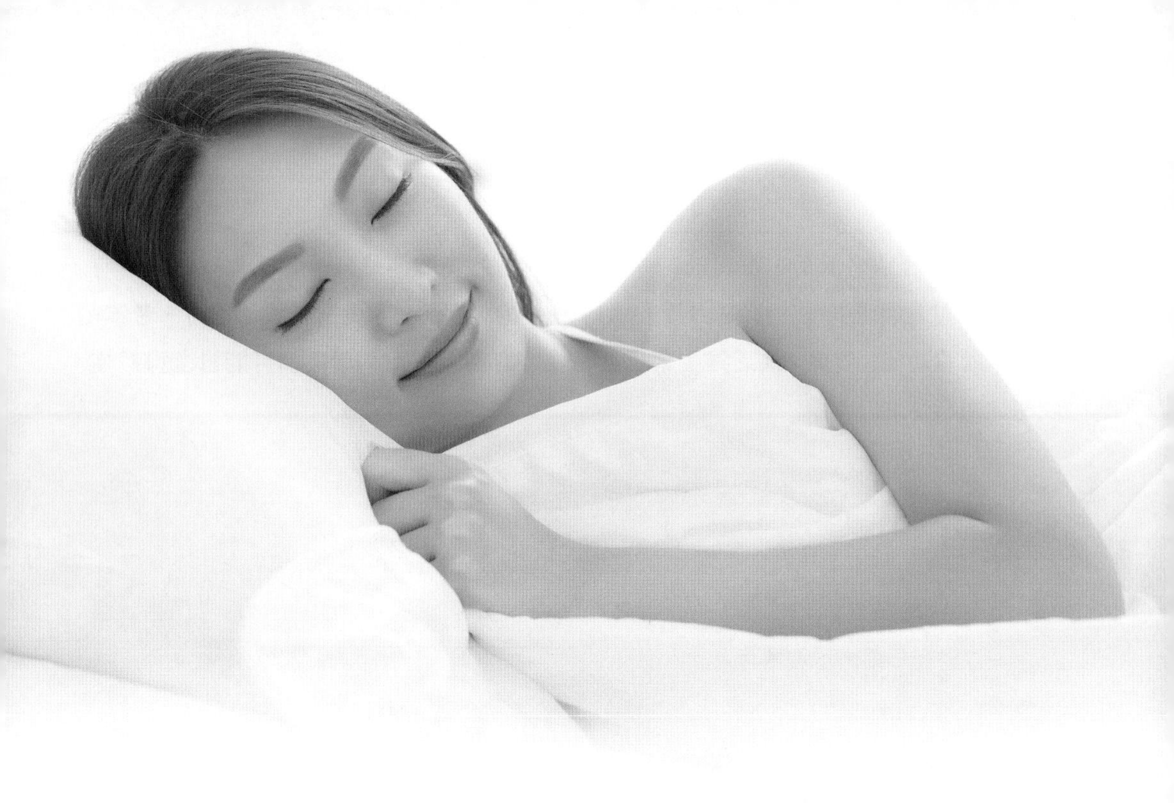

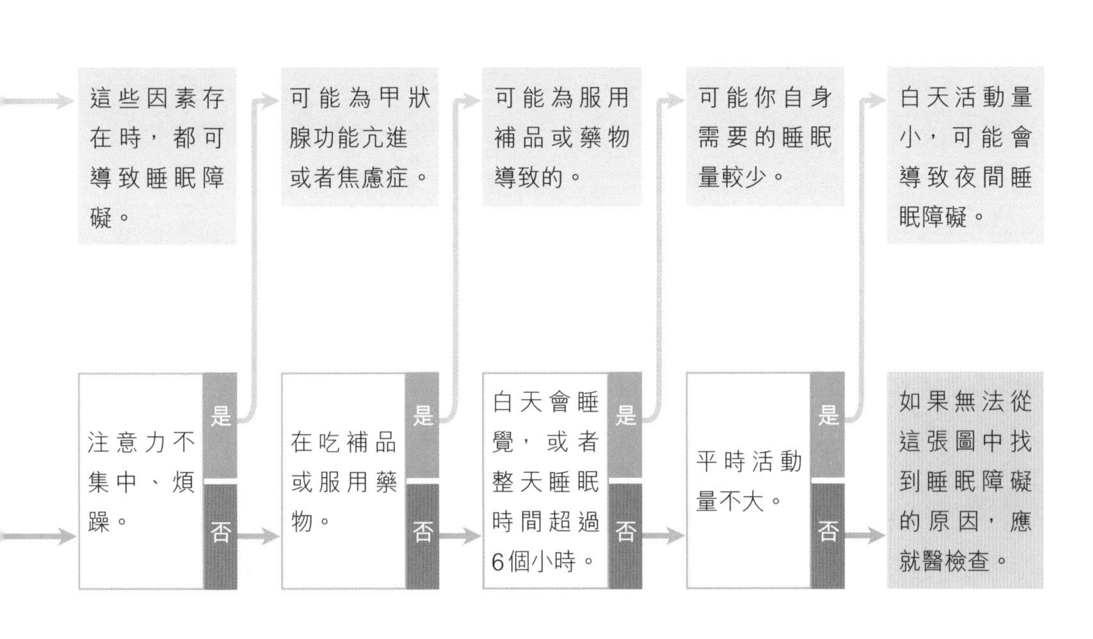

紅色警報

如果醒來是因為反覆出現呼吸困難，應立即就醫。因為心絞痛、心肌梗塞、動脈硬化、高血壓、糖尿病、氣胸等疾病會出現這種症狀。

抑鬱症

人總會有情緒低落、沮喪的時候，當這種情緒長時間持續並干擾到日常生活時，這種心理狀態就是抑鬱。這是由於大腦的生化異常所致，部份還與遺傳因素、激素變化、甲狀腺功能、貧血、缺乏維生素或藥物成癮有關。任何年齡段都可能患上抑鬱症，女性為高發人群。

主要症狀

心情低落、睡眠困難、早醒、消化不良、疲勞感、厭食

抑鬱症早期最主要的症狀為心情低落，鬱悶、沮喪，對日常活動缺乏熱情。當這種心理無法調節時，機體的多個系統、器官直到精神的諸多層面都會受到影響，從情緒病變發展為器質性病變，如出現各種身體不適，常見的有睡眠困難、頭痛、腰背痛、腹瀉、厭食、胃部不舒服、身體消瘦，或者心慌、心悸、閉經、性慾下降等，也有的會表現為嚴重失眠、早醒。病情嚴重時，會有自我評價過低、悲觀厭世、幻覺妄想、絕望、性功能減退，或者伴有嚴重的自殺企圖與行為。

治療

多種治療手段並用

經過妥當的治療後，抑鬱症患者都可以恢復正常、快樂的生活。在治療上以藥物為主，心理治療為輔，同時多種治療手段並用，可加快患者康復。藥物治療能改變腦部神經化學物質的不平衡，常見的藥物有鎮靜劑、抗抑鬱劑、安眠藥、抗精神病藥物等；心理治療是改變患者的思考和行為習慣、改變不適當的認知；患者自身也要調整生活習慣，早睡早起，保持心情愉快，同時應多曬太陽、多運動。

自我保健

● 人參茶抗抑鬱。人參所含有的人參皂苷能降低大腦裏引起抑鬱的物質含量。取 3 克人參泡熱水飲用即可，每日 2~3 次。

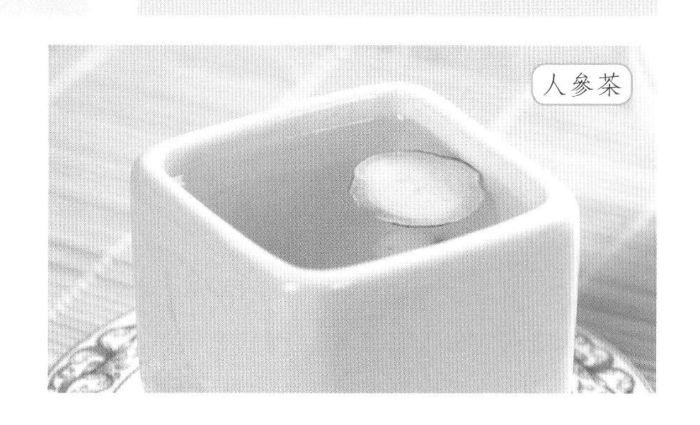
人參茶

焦慮症

一般情況下，當知道有危險存在，產生符合常理的擔心，屬於焦慮。若沒有充份理由，經常有持續性的精神緊張、驚恐不安，就是焦慮症。焦慮症的產生通常與神經內分泌出現紊亂有關，如腦部神經遞質分泌不足，也與個性特點、遺傳因素、不良事件、應激因素、身體疾病等有關。

主要症狀

睡眠困難、心慌、疲憊、氣急、胸痛、神經質

有焦慮症時，會常處於心煩意亂、驚恐緊張，時刻生活在怕有禍事降臨的恐慌預感之中，不能集中注意力工作，睡眠時易驚醒，也會並伴有多汗、頭暈、潮熱、胃腸道不適等症狀。短時期內，焦慮症對身心的妨礙不大，但長時間焦慮，會讓人體重下降、面容憔悴，甚至誘發疾病。

治療

藥物治療、心理治療與自我調整

在治療上，應採取藥物和心理治療，並與患者積極的自我調整同步進行。心理治療常用方法有認知療法，讓患者學會換個角度看問題。自我調整時，首先要有自信，減少自卑。在生活或工作中遇到問題時，找朋友傾訴，幫你一起分析焦慮的原因，如果腦中總是胡思亂想時，要努力轉移自己的注意力。

自我保健

● 棗麥粥有養心安神的功效，可緩解精神恍惚、煩躁焦慮等症狀。將洗淨的 30 克棗仁、50 克小麥加水煮沸 10 分鐘，去渣取汁，再加入 100 克粳米熬煮成粥。溫熱時吃，每日 2~3 次。

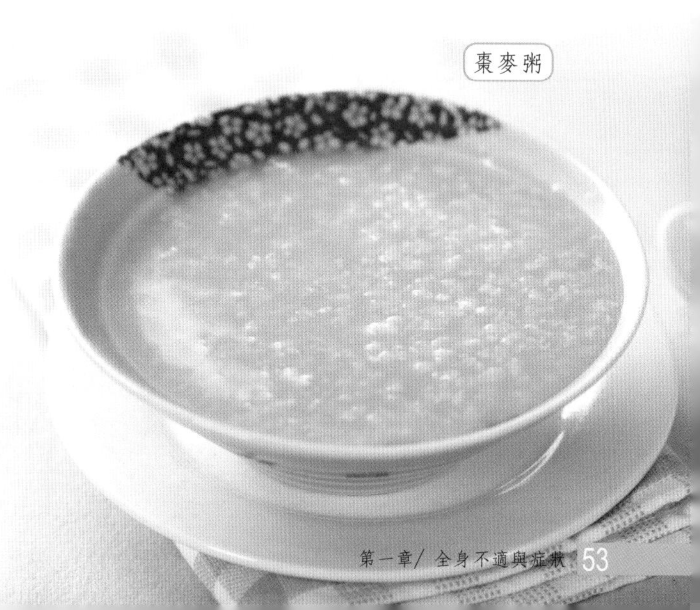

棗麥粥

皮膚異常

皮膚出現紅色的點點，有的不痛不癢，有的又痛又癢，有少數是單純的皮膚問題，但通常是全身性問題，可能跟內科疾病、內分泌失調等有關。又痛又癢的紅點一般不是大問題，不痛不癢的反而要重視。

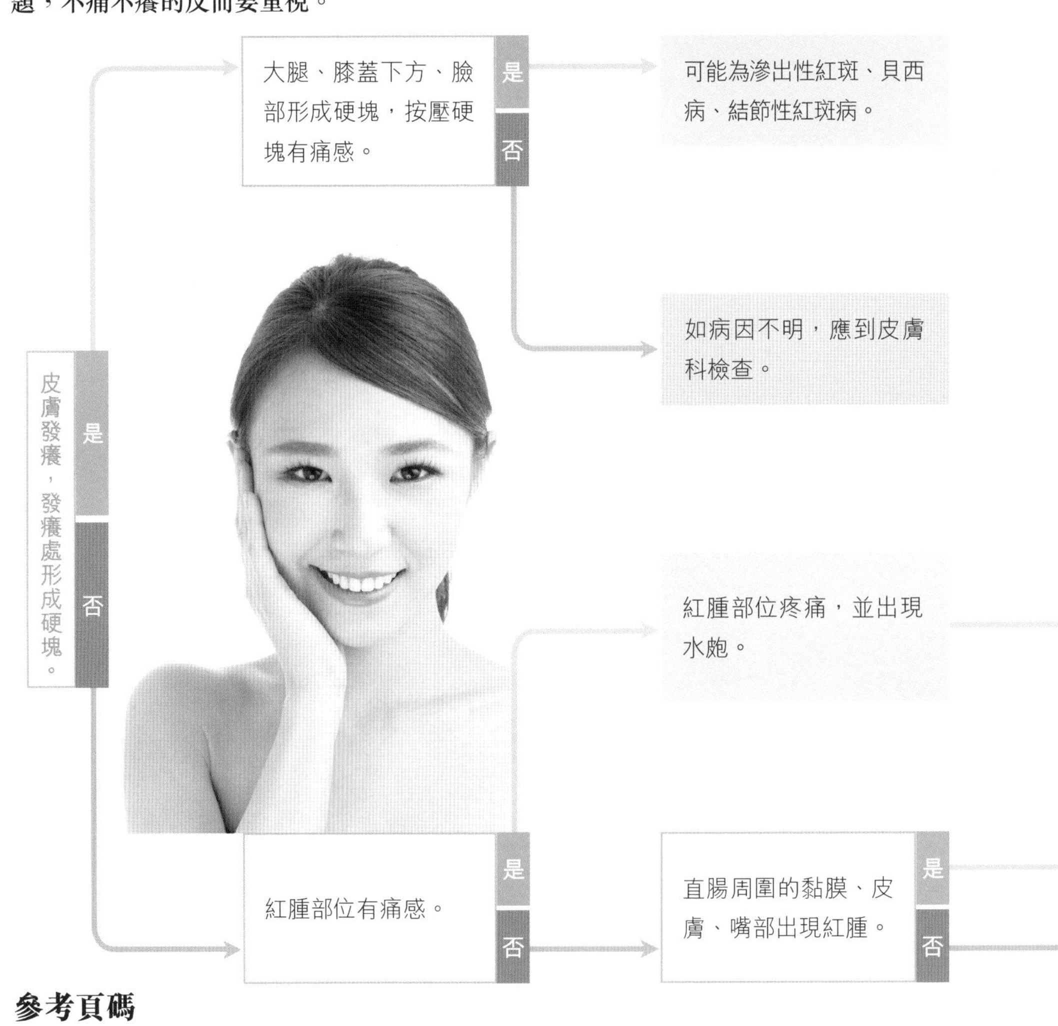

參考頁碼

青春痘……P56
牛皮癬……P57
濕疹……P58
藥疹……P60
尋常疣……P60
結節性紅斑……P61

可能為帶狀皰疹。
可能為蟲子咬傷。
可能為青春痘。
可能為單純性皰疹，如果全身都有皰疹，或者正服用某種藥物，可能為藥疹。
有小米粒大小的硬塊，有的形成水皰，非常癢痛。
是
可能為濕疹。
否
可能為牛皮癬。如果青春痘發黑變大，可能有惡性病變，應立即就醫。
可能為由病毒感染的尋常疣，應及時治療。
皮膚鼓脹，皮膚表面硬化。
是
否
腫塊上有銀白色硬塊。
是
否
如有嘔吐、發熱、頸強直等症狀，可能為病毒性腦膜炎，應立即就診。

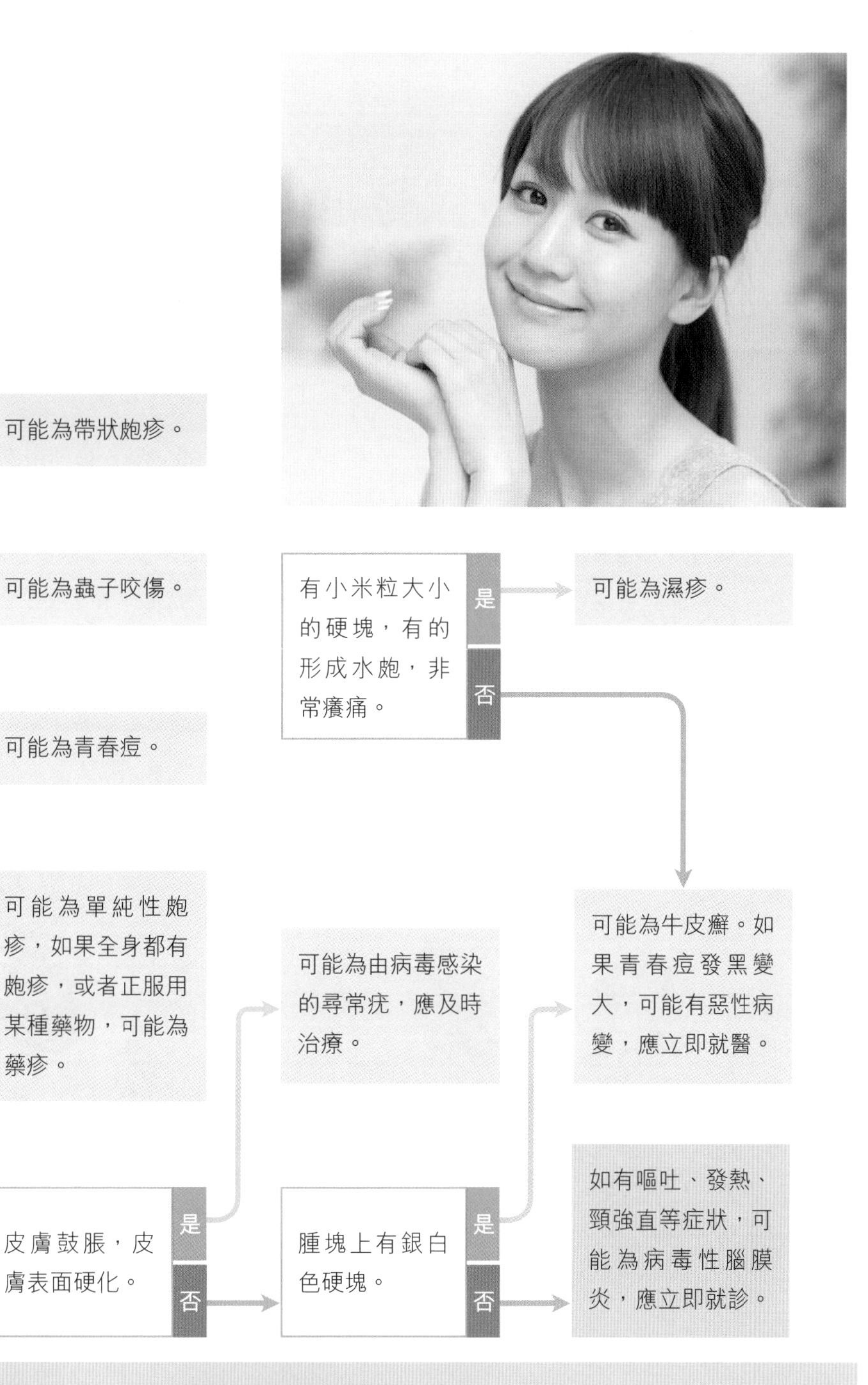

紅色警報

全身出現米粒大小的紅疹，伴有嘔吐、發熱、頭痛等症狀，可能為皰疹病毒感染導致的腦膜炎，應立即就醫。從膝蓋直到腳踝處都能摸到硬塊，且硬塊有痛感，可能為結節性紅斑。如果患者為成年人，可能是白血病、貝西病和膠原病的初期症狀。如果為兒童，可能是結核或風濕性疾病的初期症狀。這兩種情況都應接受專業醫師治療。

青春痘

青春痘是因為皮膚毛囊發炎了，與皮脂腺的旺盛分泌有關係。遺傳是導致該病的主要原因，其次就是內分泌不均衡了。不僅如此，還有很多可能引起青春痘的原因，比如消化不良、便秘、精神壓力大、氣候、化妝品過敏、皮膚清潔度差等。

主要症狀

粉刺、丘疹、膿包

白色的脂肪粒、粉刺、紅色的小顆粒、丘疹以及紅色、腫脹的大皰、膿皰都是青春痘的表現。青春痘好發於顏面部，額頭、下巴、兩頰都是青春痘高發區域，有些患者前胸和後背也會出現。青春期容易患青春痘，長大後逐漸減輕或消失，女性在月經前後可能加重。

治療

清淡飲食、清潔皮膚、藥物治療

不要用手擠壓青春痘，容易留瘢痕，嚴重的還可能感染細菌，引發敗血症。需要擠出青春痘，最好到專業皮膚科用專業工具處理。如果情況嚴重可以遵醫囑服用激素藥物或塗抹治療青春痘的軟膏，調理內分泌並消除皮膚炎症。注意激素藥物使用時間不能太長，副作用較大。另外要注意清淡飲食，並保持皮膚清潔。

自我保健

- 勤洗澡，每週最少洗一次澡，但每次洗澡時間不能過長，洗澡時間太長皮膚自身的防禦系統會遭到破壞，反而不利於皮膚健康。
- 避免過度洗臉。每天早晚各洗一洗臉，用溫和的洗面奶，不要用香皂。其他時候如果需要洗臉，用清水即可。
- 少吃甜食、辛辣刺激性食物。糖果、可樂、飲料、巧克力、奶酪、冰激凌都要少吃，辣椒、肥肉也要少吃。

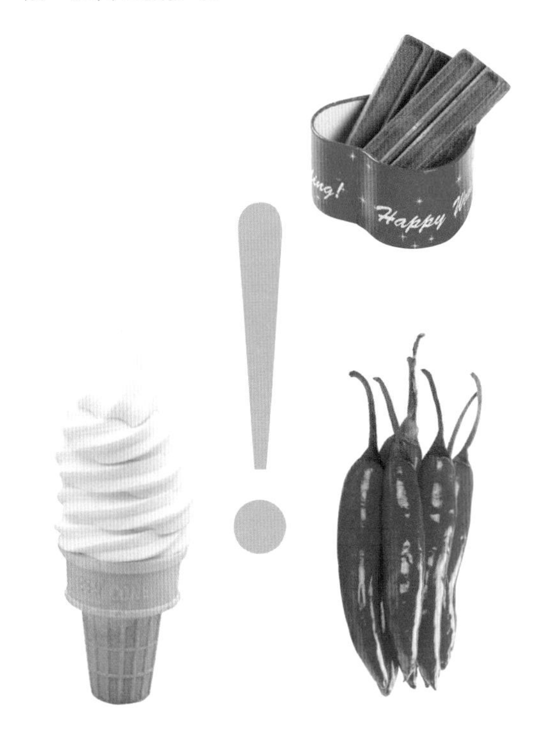

牛皮癬

牛皮癬目前沒有找出明確的病因，可能與自身免疫紊亂相關，也沒有特效的治療方法，即使暫時消退了，也特別容易反覆。患病後皮膚不光滑，不美觀，還經常脱屑，且有嚴重的瘙癢感，給患者造成的痛苦較大。一般冬重夏輕，少數夏重冬輕。

主要症狀

角質增厚、脱屑、瘙癢

如果患了牛皮癬，皮膚表面就會生成厚重的角質，像魚鱗一樣。把魚鱗刮掉後出現一層淡紅色、發亮的薄膜，薄膜刮掉後出現小血點，之後繼續生成鱗屑。頭部、臀部、肘部、膝蓋、手腳都容易生成牛皮癬，但不僅止於這幾個部位，嚴重者全身大部份皮膚都可被牛皮癬覆蓋。牛皮癬瘙癢感比較嚴重，這是造成患者痛苦的最主要原因。

治療

藥物內服、外用、物理治療

牛皮癬容易復發，需要長期的治療，只要是適合自己的方法且沒有副作用就應該堅持下去。如果只是輕度只要外用藥物即可，中、重度的需要外用、內服加物理療法（水療、紫外線療法、光動力療法等）聯合治療。無論甚麼方法都要遵醫囑進行。

平時要注意避免剮蹭增生的皮屑，皮屑刮開，薄膜破裂出血，容易造成感染。

自我保健

● 用牛蒡根熬濃湯塗抹患處可緩解牛皮癬。用 5~10 毫克牛蒡根加 200 毫升水熬成濃湯，洗澡後塗上即可，也可以在睡覺前把牛蒡湯當做按摩油塗抹在長有牛皮癬的部位進行按摩。

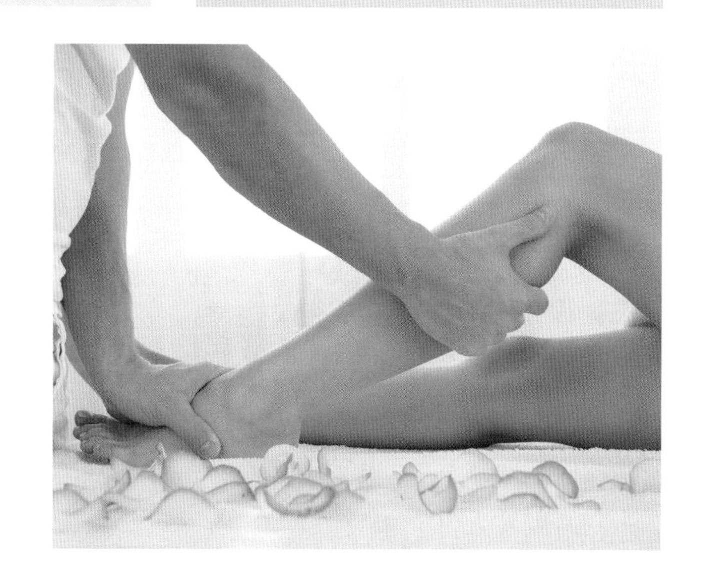

濕疹

濕疹是一種皮膚炎症反應，易反覆發作。有多種內外因素可引起濕疹。兒童患濕疹通常是由於過敏引起，成人患濕疹可能是過敏比如對化妝品、藥品、動物皮毛、人造纖維等過敏，另外還可能是因為受到感染、壓力大、內分泌失調等原因。另外長期待在條件極端的地方也容易患濕疹，強光、寒冷或炎熱、乾燥等都可引起該症。

主要症狀

紅色斑點、瘙癢

剛開始患濕疹，只是出現幾顆米粒大的紅色丘疹、丘皰疹，之後逐漸擴散、融合成片。急性期丘疹可有滲出、潰爛，之後逐漸轉為鱗屑和結痂，再後來轉為慢性，表現為皮膚增厚、表面粗糙。有的則一開始就是慢性的。患濕疹後自覺瘙癢感嚴重，因為瘙癢，精神會變得不安，性格變得急躁。

治療

藥物內服、外塗、保護皮膚

患濕疹後，可在醫生指導下服用糖皮質激素等治療，同時可用生理鹽水、高錳痠鉀溶液、爐甘石洗劑等外洗。此外還要認真保護皮膚，減少刺激。不要過度抓撓，避免丘疹、皰疹破潰。如果有破潰，避免沾水。無破潰時洗澡可用涼水，用熱水洗澡瘙癢會加重。飲食上要避免刺激性食物。

自我保健

● 多吃芝麻，也可以食用蒲公英。將蒲公英涼拌或者煮湯，清熱解毒，對緩解症狀、促進痊癒有好處。

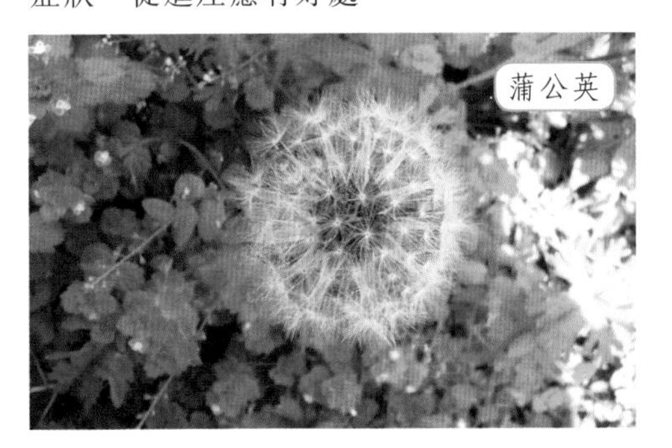
蒲公英

● 增加皮膚濕度有助於緩解瘙癢、促進痊癒。瘙癢時可用冷毛巾敷，平時塗抹保濕霜，能緩解症狀。

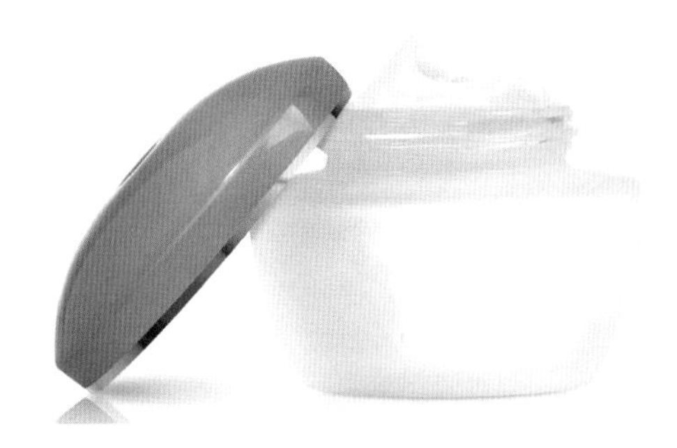

皮膚健康需注意的生活細節

人體很多問題或疾病都會影響皮膚健康，如貧血時皮膚會顯得蒼白，內分泌失調後皮膚會長痘、長斑。外在環境也會影響皮膚健康，如陽光暴曬會讓皮膚老化、污染會讓皮膚毛孔阻塞、粗大等。因此保護皮膚健康需要從多方面着手。

■ 減少環境損害

盡量避免在陽光下暴曬太長時間，陽光比較強烈的時候建議戴遮陽帽、遮陽鏡等防曬工具，在出門前要擦防曬霜。室內盡量不要太乾燥，冬季可用濕毛巾、加濕器等加濕。大風天、霧霾天盡量少外出，外出最好戴口罩、圍巾等保護頸部、臉部皮膚。

■ 養成良好作息習慣

盡量不要熬夜，早睡早起，每天要保證有七八個小時的睡眠，讓皮膚能進行自我更新。

■ 養成良好的飲食習慣

辛辣、刺激、油膩食物都會損害皮膚，飲食應清淡。多吃水果、蔬菜，其中豐富的維生素和礦物質都是皮膚健康所必需的。吸煙可加速皮膚衰老，酒精、咖啡會加速體內水份流失，都應該少接觸或戒掉。

■ 多喝水，少喝飲料

充足的水份可保證血液的正常循環以及新陳代謝正常運轉，進而保證皮膚水份充足、健康，為此每天要保證喝七八杯水。但是少喝飲料，飲料中的糖分高，有的含有咖啡因，都會影響皮膚健康。

■ 多運動

經常運動，最好每週不少於三次，每次 1 小時左右的運動，運動可促進血液循環，加速皮膚自我更新。

■ 少壓力

壓力大、面部表情經常緊繃，會導致皺紋增加，還會出現斑點、暗瘡、黑眼圈等，要注意調節自身壓力，多運動、多做一些休閒活動。注意管理情緒，不要總是皺眉等。

藥疹

藥物引起的皮膚和黏膜上的炎症反應叫做藥疹，可以看做是藥物的副作用。口服、外用、注射，各種途徑給藥都可能引起藥疹。引起藥疹的藥物通常是抗生素、鎮痛劑、退熱藥等。

主要症狀

紅疹、瘙癢、發熱、呼吸困難

何種藥物能引起藥疹、用藥多長時間出現藥疹、不良反應程度有多嚴重，這些要看個人體質。服藥幾小時至幾天出現藥疹都有可能，輕微的時候只是紅疹、水皰、紅斑等，伴有瘙癢，但也可能會很嚴重，短時間內藥疹遍佈全身，並出現呼吸困難的情況，甚至還會休克。

治療

停藥、藥物治療

發生藥疹後症狀不嚴重的，只要停用可疑藥物即可，幾天後藥疹就會消退。如果比較嚴重就一定要看醫生，在醫生指導下根據不同病情程度用藥治療。還可輸液並多喝水促進體內藥物排出。如果皮膚發生了破潰、糜爛，則必須看醫生、用藥，以預防感染。

尋常疣

尋常疣就是人們嘴裏常說的「瘊子」，病毒感染是最常見的病因，皮膚老化也可出現尋常疣。在40歲以後出現的疣，主要是皮膚老化導致的。這種病不痛不癢，就是不美觀。特別是疣可自體接種，逐漸變多，讓人煩惱。

主要症狀

皮膚鼓包、粗糙、掉皮

尋常疣比較多出現在手、腳特別是手指甲和腳趾甲的底部。如果患了尋常疣皮膚某部位就會出現鼓包，逐漸突出皮膚，越長越大，疣表面逐漸變得粗糙。發病初期只有一個，之後可能長期不變也可能不斷增多或者融合成片。

治療

切除患部、電灼、藥物腐蝕

手術切除、用電燒灼或者在尋常疣上塗抹藥物腐蝕，都可用來治療尋常疣，選擇甚麼方法要看發病部位及尋常疣數量。如果治療後仍然不斷出現，需要去醫院做檢查看是否有其他疾病。

結節性紅斑

結節性紅斑屬於過敏性疾病，與細菌感染有關，風濕病、結核病、嗛峽炎、感冒、扁桃腺炎都可引起該病。結節性紅斑發病後一般可追溯到這些疾病。一些自身免疫性疾病、結腸性潰瘍、白血病等，以及一些藥物目前已知的磺胺類藥物以及避孕藥等都也可以導致結節性紅斑。

主要症狀

小腿伸側紅色硬塊、疼痛

膝蓋下方皮膚出現紅色或紅褐色硬塊，可大可小，大的直徑可達 5 厘米，有如核桃；小的直徑僅為 1 厘米左右，黃豆大小。數目不等，有的按壓時疼痛，有的不按壓也痛，嚴重的紅斑可擴大到大腿甚至臉部。此外，發病時會出現肌肉以及關節疼痛和全身無力等症狀。

治療

充分休息、藥物治療

結節性紅斑一般都是在服藥後，或者患某些疾病後出現，所以治療該病一定要先治療引起該病的相關疾病，必須看醫生。正確治療幾週後就會痊癒。另外充份休息是必要的。休息時要抬高患病腿部，並且避免接觸寒涼及強勞動。如果疼痛嚴重，可用鎮痛劑止痛。如果出現感染要用抗生素。有時候可能還需要用到激素藥物。切忌擅自買藥膏塗抹。

自我保健

● 休息時如果能抬高患病的腿，感覺會好一點，也利於疾病痊癒。可以在腳邊摞起兩個枕頭或者放一床被子，睡覺時把腳和腿放上去。

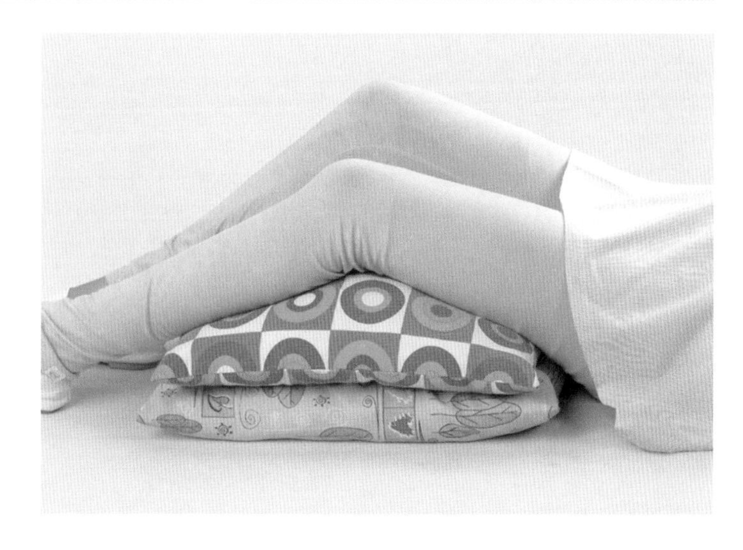

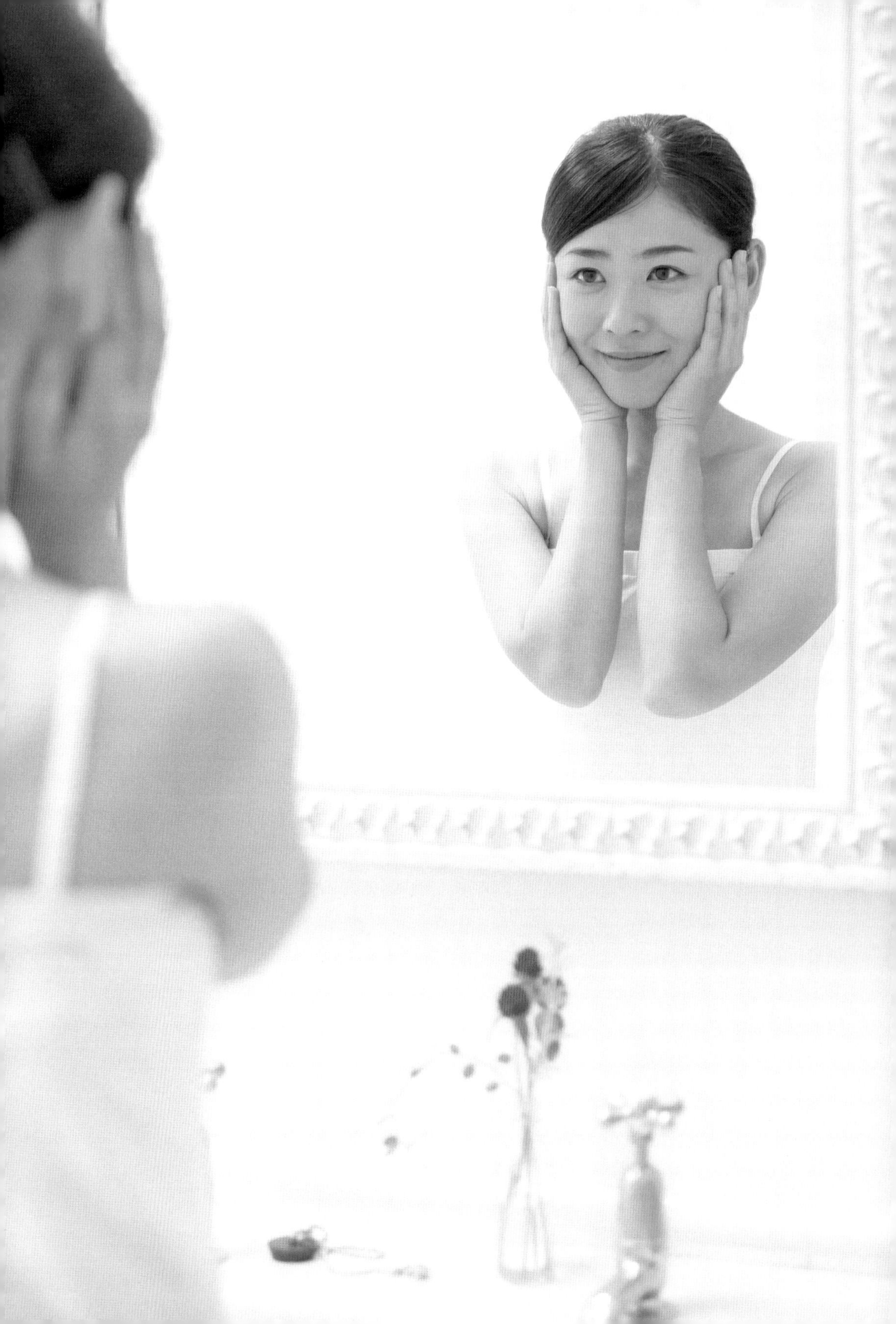

第二章

頭面部、頸部不適與症狀

頭面部為人體的「首腦機關」，其特點為血管和神經豐富，皮膚薄而柔軟。頭部也是人體的高級神經指揮中樞之地，在其協調下，人體各系統器官才能高精密運轉。因此，頭面部的不適與症狀既有涉及全身的病症，也有單純為某一器官的病症。

頭痛

頭痛是常發的身體不適症狀，壓力、外傷、疲勞、過度飲酒等都會引起頭痛。輕微的頭痛可自行緩解，有些頭痛則是嚴重疾病的徵兆，應引起重視，或需立即就醫。

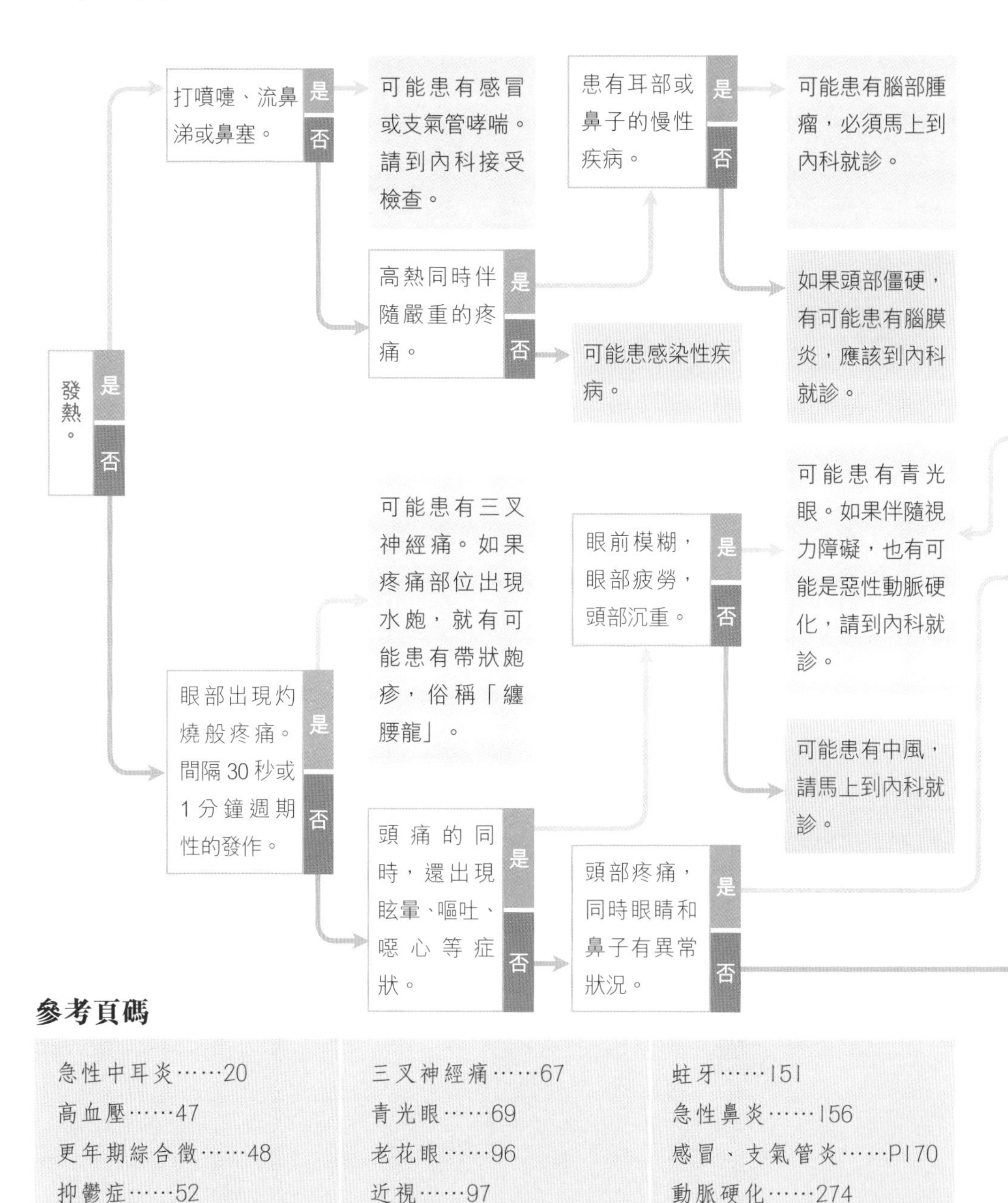

參考頁碼

急性中耳炎……20
高血壓……47
更年期綜合徵……48
抑鬱症……52
腦腫瘤……67
三叉神經痛……67
青光眼……69
老花眼……96
近視……97
外耳道炎……114
蛀牙……151
急性鼻炎……156
感冒、支氣管炎……P170
動脈硬化……274

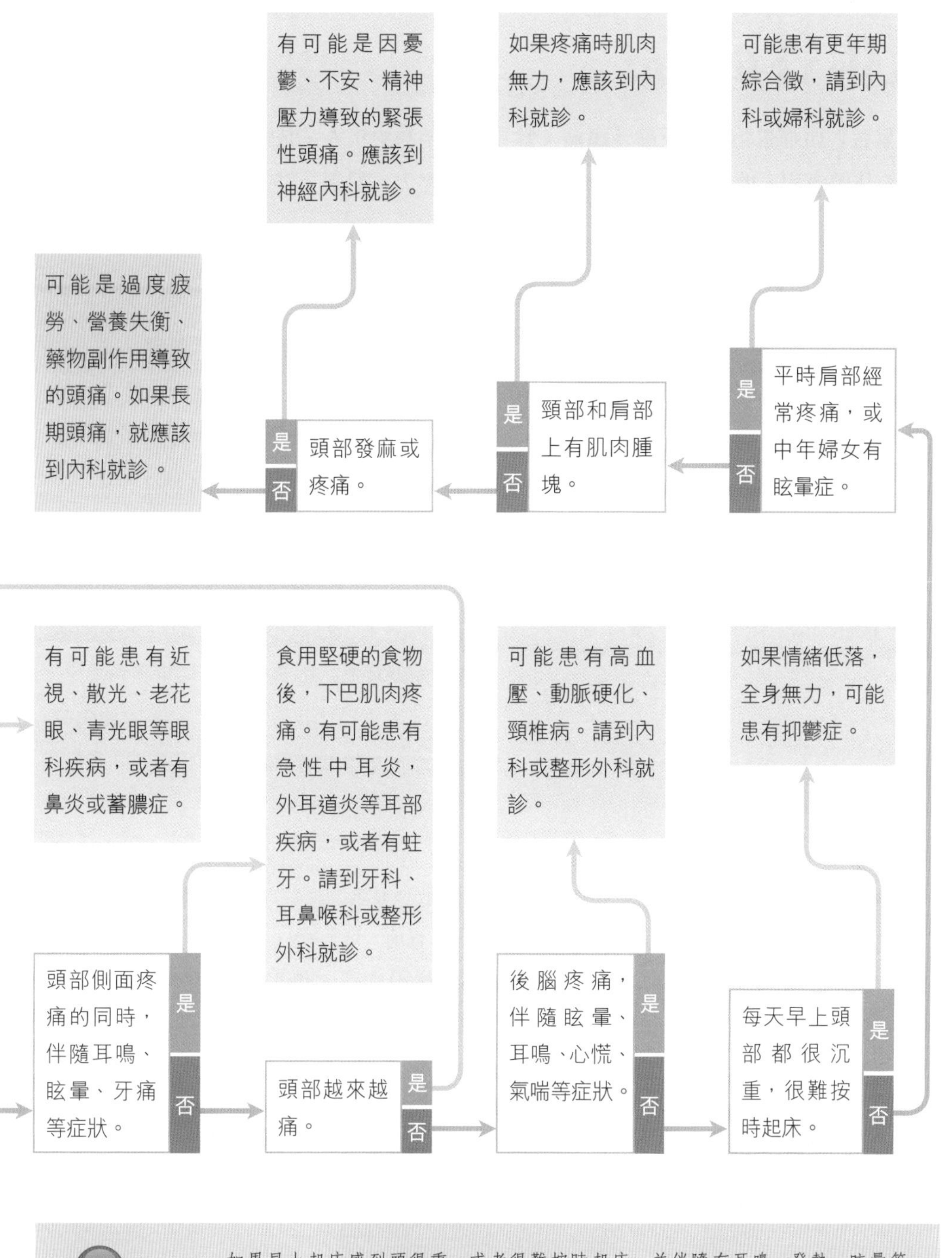

紅色警報

如果早上起床感到頭很重，或者很難按時起床，並伴隨有耳鳴、發熱、眩暈等症狀，請及時就醫，明確病因。

如果頭痛的同時伴有高熱、嘔吐、眩暈、痙攣等症狀，或伴有視力障礙，或長時間出現嚴重頭痛的症狀，或頭痛的症狀越來越嚴重，均需要立刻去醫院就診治療。

緊張性頭痛

緊張性頭痛也稱為肌收縮性頭痛，常見於青年和中年人，是慢性頭痛中最常見的一種，約佔頭痛病人的 40%。具體病因不詳，或與壓力、緊張、姿勢不正、睡眠少、熬夜等有關。

主要症狀

頭部有壓迫、沉重、緊箍感

主要為頭部和頭面部肌肉持續性收縮，而產生的頭部壓迫感、沉重感、「緊箍」感，脖子根僵硬發緊，轉頭時最明顯，不怕光或聲，少數人有輕度煩躁或情緒低落。頭頂部和肩上部肌肉常有壓痛，輕輕按揉，頭痛症狀能緩解一些。

治療

預防頸部、肩部緊張和着涼

要想消除緊張性頭痛，最根本的是消除身心緊張。治療時應將心理調節、藥物治療、局部按摩和冷敷等結合起來，同時注意防止肩部或頸部着涼，而不能單靠止痛藥來緩解頭痛。在用藥上，大多數情況下，可以用非類固醇抗炎藥來緩解頭痛症狀，因為這類藥物能起到鎮定、鬆弛頸部肌肉的作用，進而能減輕因頸部肌肉緊張引起的頭痛。

自我保健

● 在頭痛時，試着用手按摩頭痛部位，有助於減輕頭痛。

● 如果因血液循環不暢導致的頭痛，在睡覺前，可以用生薑、艾蒿、橘子皮等熬成 43~44℃的湯水來泡腳。

● 注意改掉不良姿勢，訓練坐立、站立、睡眠和工作時頸部和頭部的正確姿勢。

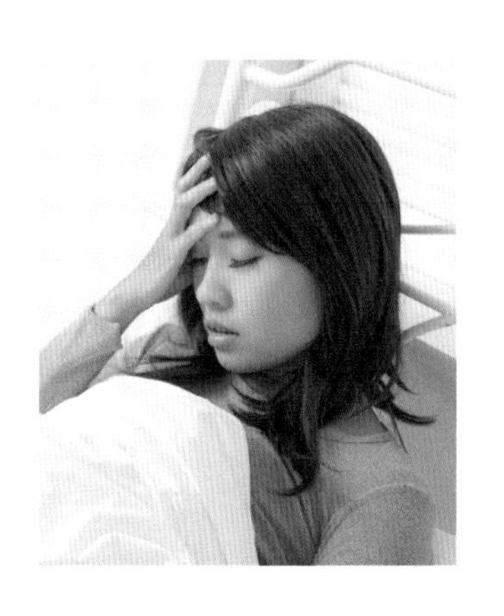

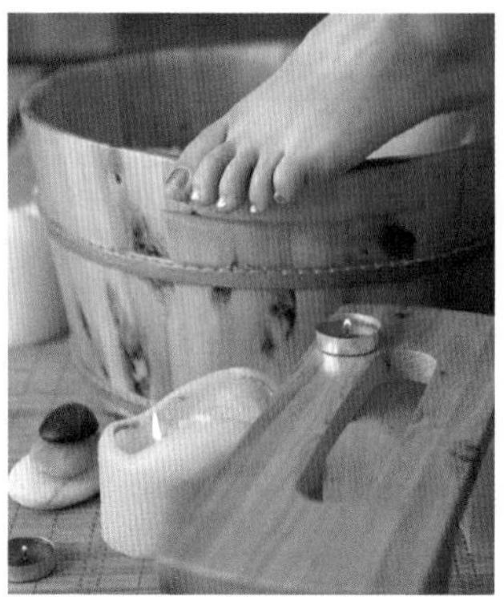

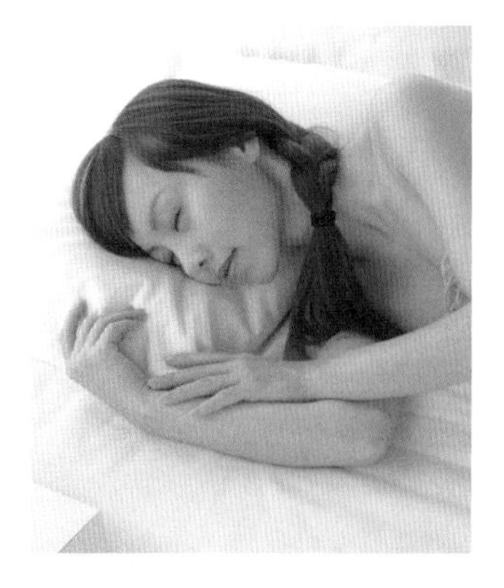

三叉神經痛

三叉神經痛是常見的腦神經疾病之一，病因目前尚不明確。如中年後患有動脈硬化，更容易發生三叉神經痛。

主要症狀

臉部出現刀割樣持續數秒或數分鐘的劇痛

在頭面部三叉神經分佈區內，臉部會突然感到刀割樣、灼傷樣、撕裂般難以忍受的疼痛，一般間隔 30 秒或 1 分鐘週期性發作，疼痛會持續數秒或數分鐘，吃飯、洗臉、說話、刷牙以及風吹等均可誘發疼痛發作。50~60 歲的女性最容易患三叉神經痛，並以右側臉部疼痛居多。

治療

一般服藥治療

一般採用服藥治療，但會有副作用，因此必須按醫生指導正確服藥。如服藥治療無效時，會進行微血管減壓術等手術療法。另外，應注意除疼痛外，沒有其他感覺上的異常，如有其他症狀，可能是由其他疾病引起的二次症狀，應接受徹底的醫學檢查。

自我保健

● 注意頭、面部保暖，尤其在春季，氣候變化無常，避免風吹、局部受凍。也應注意不用太冷、太熱的水洗臉。

腦腫瘤

生長在腦內的腫瘤為腦腫瘤。發病的具體原因不詳，可發於任何年齡，但以 20~50 歲居多。腦內的腫瘤會壓迫血管和神經，導致劇烈頭痛症狀，還伴有其他症狀。

主要症狀

頭部劇烈疼痛或嘔吐

頭部有爆炸般無法忍受的疼痛，早晨最為嚴重。也會伴隨有嘔吐、視力下降、味覺和嗅覺障礙，甚至身體失去平衡感。如果 40 歲前後第一次出現這種症狀，應就醫詳細查明原因。

治療

接受手術和放射治療

腦腫瘤和其他部位的腫瘤不同，因腦部血管和神經密集，腫瘤稍有生長，便會壓迫腦血管或神經，因此在確診為腦腫瘤後，應立即接受治療，控制病情。如確診為惡性腫瘤，應手術切除腫瘤組織，還要做放射治療。

自我保健

● 預防腦腫瘤平時應多吃一些富含硒的食品，以及多攝取紅花、豆類、動物肝臟等，以維持腦部健康。

腦膜炎

腦膜炎是頭骨與大腦之間的一層膜——腦髓膜、腦脊膜發炎的症狀。一般是由病毒、細菌、真菌等致病因子從血液、骨折的頭蓋骨進入腦膜內引起的，也可能是由耳部、上呼吸道感染引起。另外，肺結核患者也會患有結核性腦膜炎。

主要症狀

突然出現嚴重頭痛，有時伴有嘔吐、發熱、痙攣

突然出現嚴重的頭痛，還可伴有嘔吐、發熱等症狀，類似感冒，接下來症狀越來越嚴重，會有嗜睡、畏光、向前伸脖子時痛，情況嚴重時甚至還會出現腦水腫、昏迷不醒、痙攣等症狀。腦膜炎是一種特別嚴重的疾病，需及時治療，否則會留下聽力障礙等後遺症，甚至威脅生命。

治療

應立即到醫院接受治療

如有突然嚴重頭痛並有發高熱時，應立即到醫院接受診斷和治療。因為腦膜炎前期症狀與感冒類似，因此容易被誤診為頭痛。在治療上，醫生會根據患者的病情選擇有效的抗生素，以控制病菌、減少後遺症的發生，並對症處理高熱，控制痙攣，減低顱內壓等。

自我保健

● 對腦膜炎沒有特別的預防方法，抵抗力下降是導致患腦膜炎的主要原因之一。因此，在病毒流行期，應盡量避免大型集會及集體活動，也應少到公共場所，外出應戴口罩。平時應注意飲食營養均衡、充份休息、有規律地做運動，以提高自身免疫力。也要養成良好的衛生習慣，外出回來應洗手。

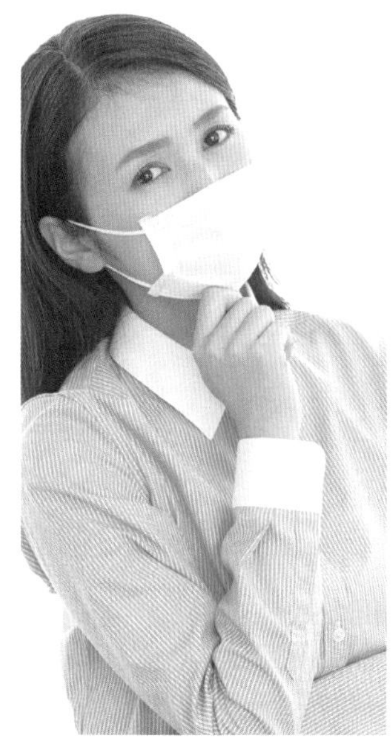

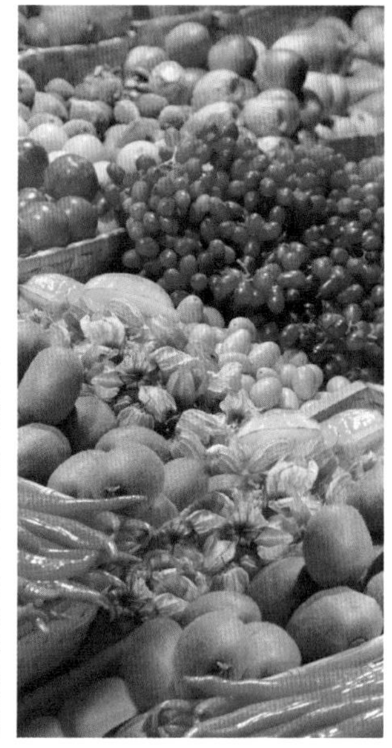

青光眼

在眼睛的角膜與虹膜之間充滿了一種液體，被稱為房水，如果房水的流動出現異常或過多，眼部壓力就會增高，增高的壓力就會損傷眼部神經，這就是青光眼。感染、外傷、眼部發炎都可引起青光眼。它能導致視線模糊，甚至失明。

主要症狀

眼前如有一層雲霧、頭痛、頭部沉重

眼前如有一層雲霧，視物不清，同時伴有頭痛、頭部沉重、眼睛脹痛、視力突然下降。有時在看發光的燈泡時，會看到燈泡周圍有彩虹似的光暈。如兒童看光線時流淚或眼睛睜不開，有可能患有先天性青光眼。

治療

降低眼壓

青光眼是可致失明的眼疾之一，在治療上，採用藥物療法降低和控制眼部壓力，還可以實施手術和激光治療。家庭成員有青光眼病史，或高血壓、糖尿病患者，並自覺頭痛、眼脹、視力疲勞，特別是老花眼出現較早的 40 歲以上人群，應及時到眼科檢查，並定期複查。平時，應注意用眼衛生，緩解眼部疲勞，防止眼部壓力升高。

自我保健

- 不要做易升高眼壓的運動，如舉重、屏氣等。另外，要保證充足的睡眠，因為充足的睡眠能平穩眼壓，如果睡眠不夠眼壓就會升高。
- 避免情緒波動，過分的憂慮、抑鬱、暴怒、驚恐等都能導致青光眼急性發作。
- 常飲決明子茶，能治療長期性的眼病，尤其對高血壓引起的頭暈、雙目乾澀、視物模糊等效果很好。將決明子洗乾淨入鍋乾炒，略出香味時出鍋。喝的時候，用帶蓋的杯子，放入 5 克炒好的決明子，沖入熱水，15 分鐘後可飲用。有腹瀉者禁用。

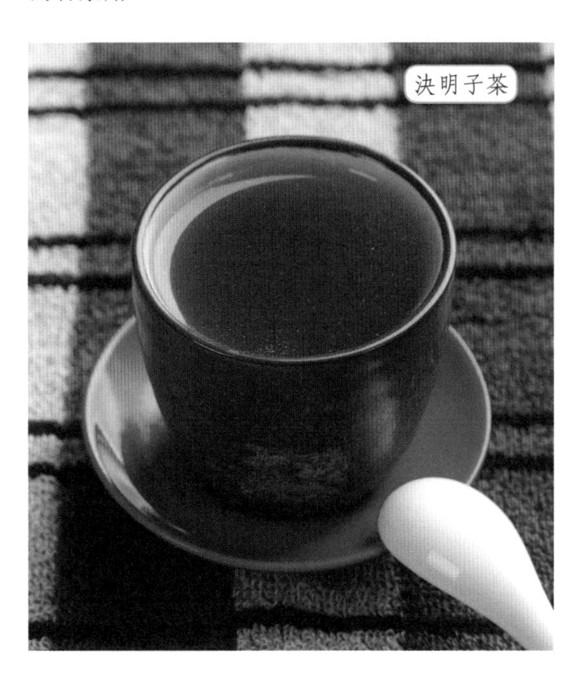
決明子茶

頭暈

突然起身時眼前發黑，感覺自己搖晃、站立不穩，這種症狀就是頭暈。輕微頭暈一般幾秒鐘後就會恢復正常，嚴重時則會摔倒甚至昏迷。疾病或者腦部曾經受過傷都可引起頭暈。如果頻繁頭暈，一定要重視。

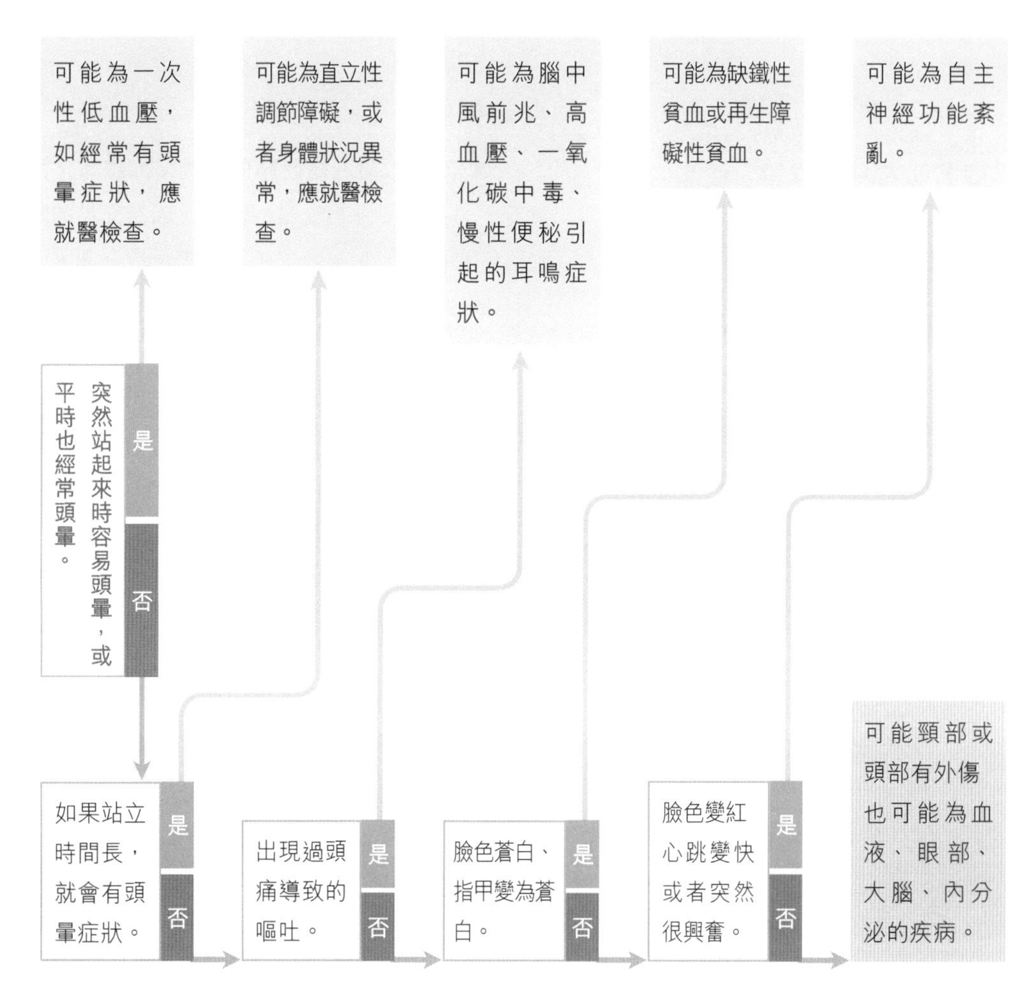

參考頁碼

自主神經功能紊亂……P28
高血壓……P47
低血壓……P72
中耳炎……P73
梅尼爾氏症……P74
高脂血症……P75
缺鐵性貧血……P78
再生障礙性貧血……P80
腦中風……P207
動脈硬化……P274
便秘……P398

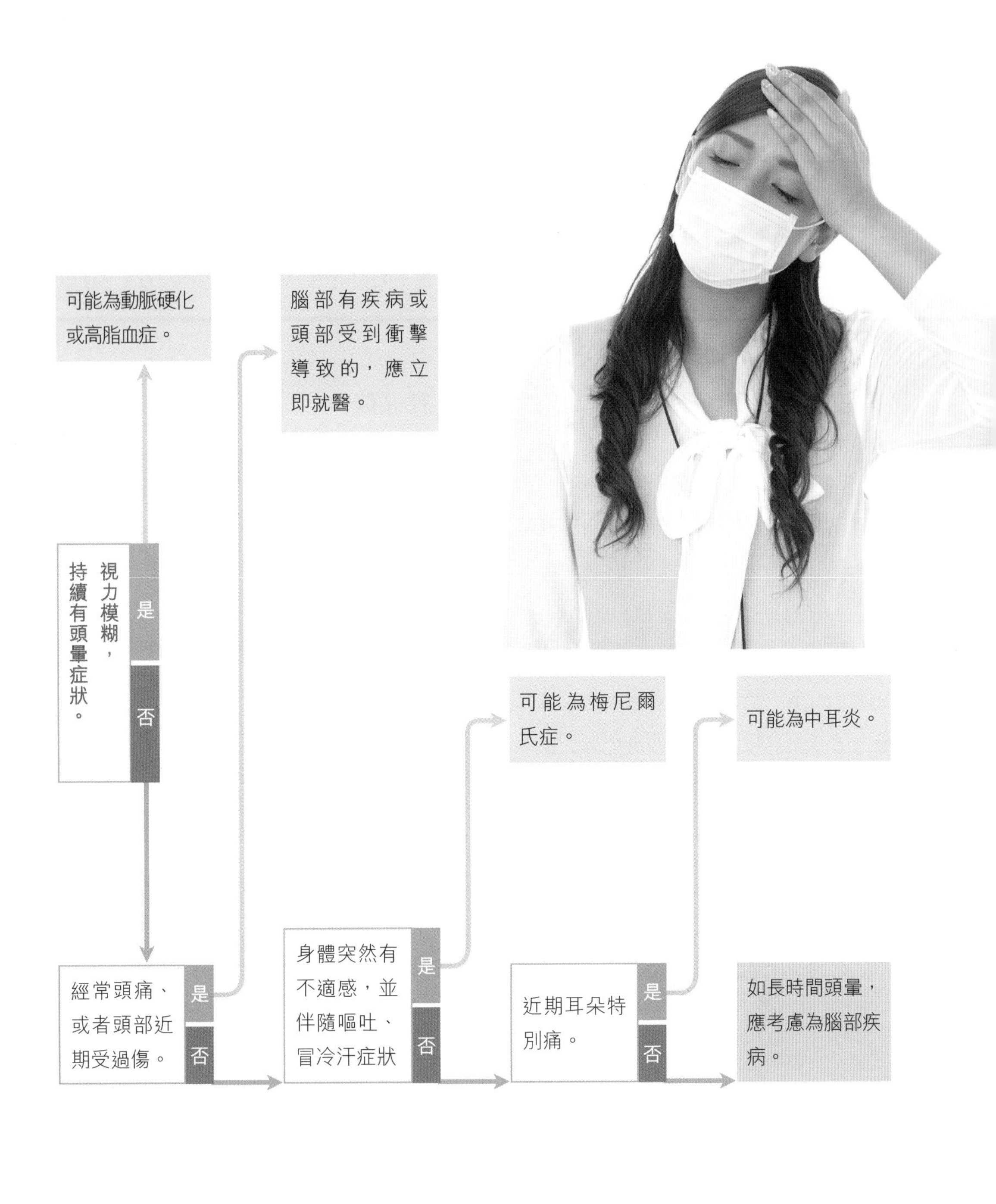

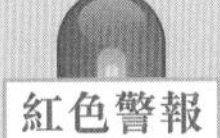

如果突然心跳加快、臉色發紅或興奮，可能為自主神經功能紊亂。如果長時間頭暈，可能為動脈硬化。另外，如果頭部受過傷，並伴隨嚴重的眩暈，應立即接受腦部檢查。如果眩暈並伴隨耳痛，可能為中耳炎，也應該馬上到醫院檢查。

低血壓

成人血壓收縮壓低於 90 毫米汞柱，舒張壓低於 60 毫米汞柱就是低血壓。低血壓有短暫性的，偶爾會在站起來時或者站着時頭暈一小會兒，其他時候都正常。偶爾發作沒關係，平時保持規律生活、良好情緒即可。如果頻繁發作則必須就診，明確病因，有可能患有內分泌失調或者慢性消耗性疾病等。

主要症狀

頭昏、易疲乏、虛弱

患了低血壓，血液循環受阻，全身器官、組織血液供應都不足，患者整體呈現出虛弱狀態，特別容易疲勞；晨起時尤其嚴重，全身痠軟無力，精神萎靡不振，午睡後略好轉，傍晚全身又感覺乏力。經常感到頭暈。甚至有些低血壓患者頭暈是唯一症狀。另外，有些患者會出現記憶力衰退、睡眠障礙、皮膚蒼白或發紺、手腳麻木、心慌、氣喘等症狀。

治療

規律飲食，提升體質

相比於體重正常或者偏重的人來說，消瘦、體重偏輕的人更容易低血壓。低血壓與人的體質有較大關係。目前並沒有專門治療低血壓的藥物，治療還是以飲食調節為主。平時飲食要規律，堅持少食多餐，可以多吃些高熱量食物，如牛奶、雞蛋、豆腐、奶酪、魚、松子、核桃、板栗等，增加體重。

自我保健

● 將 40 克黑芝麻洗淨，炒乾，磨成粉；1 頭大蒜切碎，混合黑芝麻粉用 80 克蜂蜜拌勻，放在陰涼處靜置一個月，之後搓成 40 顆小丸。每天服用 2 次，每次 1 粒，能改善低血壓患者的體質。

● 陳皮甘草桃仁茶：將 15 克陳皮、20 克核桃仁、6 克甘草放入鍋內，加入 3 碗水。用大火燒開，然後轉小火，3 碗水熬成 1 碗即可。可當茶飲，每日 2 次，10 天為 1 個療程。注意：陰虛燥咳、吐血及內有實熱者慎用此湯。

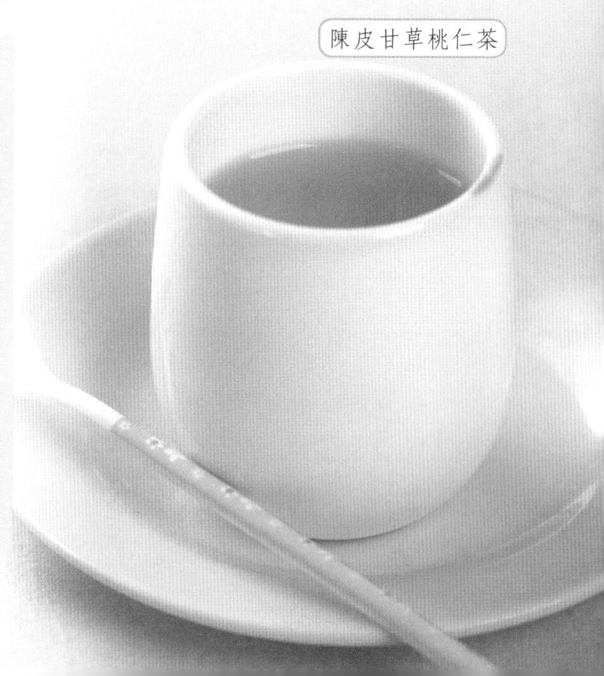

陳皮甘草桃仁茶

中耳炎

中耳炎多為細菌感染導致，感冒、嘁喉炎都可能引起中耳炎。此病好發於兒童，因為兒童嘁鼓管短、平直，所以鼻部、嘁喉部細菌更容易侵入中耳。嬰兒平躺着吃奶、很用力的擤鼻涕或者擤鼻涕時把兩邊鼻孔都捏緊了，就可能讓鼻部細菌進入中耳，引起發炎。游泳、洗澡時耳朵進水也可能引起中耳炎。過敏和氣壓驟變則可導致慢性中耳炎。

主要症狀

發熱、頭暈、耳部疼痛

耳部疼痛同時伴有發熱、頭暈，一般可斷定患中耳炎了。如果沒有及時治療，耳朵內很快就會化膿，膿水從外耳道流出。也有些在持續治療期間化膿的。兒童患該病，症狀一般較成人嚴重，高熱可達 40℃，還可能伴有嘔吐、腹瀉等症狀。已經會説話的孩子會説耳疼，不會説話的孩子則會摳撓耳朵。

治療

局部藥物沖洗

中耳炎要及時治療，急性中耳炎如果治療不及時會引起鼓膜穿孔，這是損傷聽力最主要的原因。如果發熱、疼痛等症狀突然減輕，同時耳內流出大量膿液，可能就是鼓膜穿孔了。此時應盡快去醫院檢查聽力。如果聽力異常，還需要做進一步檢查，可能需要修補鼓膜。

自我保健

● 給嬰兒洗臉、洗澡時要用手按壓耳屏，遮擋耳孔，避免污水進入。洗澡後用消毒棉棒擦拭一下外耳道，以免殘留水進入耳朵。

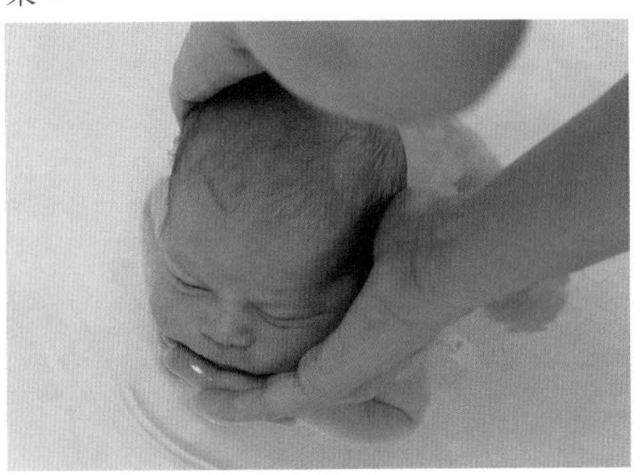

● 患有中耳炎，飲食上要注意避免海鮮、甜食等可能加重炎症的食物，可以多吃黑豆、板栗、酸奶等食物，有助於康復。

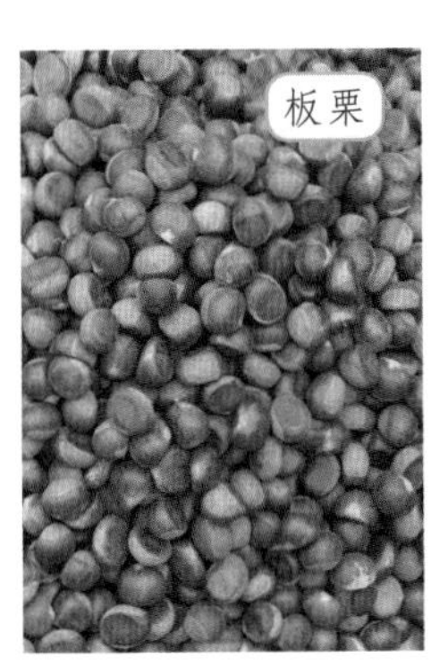

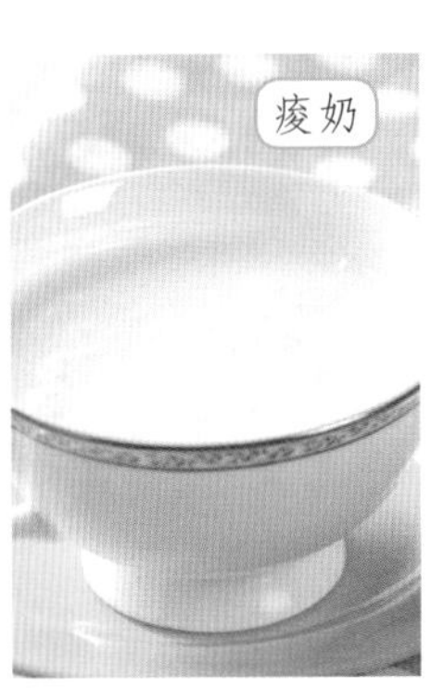

梅尼爾氏症

梅尼爾氏症是一種內耳疾病，30 歲左右容易得該病。目前沒發現確切的病因，大多數意見傾向於該病與內耳淋巴液分泌過多或者吸收過少有關。

主要症狀

頭暈、耳聾、耳鳴、耳悶脹感、嘔吐

頭暈、耳聾、耳鳴、耳悶脹感是梅尼爾氏症的四個特徵。其中耳鳴一般是最早出現的症狀，之後眩暈發作，患者感覺周圍物體旋轉。安靜、閉眼時眩暈感減輕，頭部任何動作都可加重不適感。走路時身體會搖晃甚至摔倒。有時也會嘔吐。眩暈發作的同時聽力下降，兩隻耳聽到的聲音不一樣或者帶着尾音。另外眩暈的同時耳內有脹滿感、壓迫感、沉重感等。

該病有發作期和間歇期，眩暈停止後就進入間歇期，之後幾天或者幾年內再次發病。剛開始進入間歇期後，耳鳴、聽力、耳悶脹感等都會恢復正常，但時間長了這些症狀可能在間歇期也不能完全恢復了。而且隨着眩暈次數增加，每次發作持續時間就會越長，間歇時間就會越短。

治療

藥物改善耳內微循環、放低頭部、穩定情緒

該病目前沒有對症的藥物能根治，但還是要積極就醫，可通過改善耳內微循環、改變耳壓、消除積水等控制病情。不過眩暈發作時沒有甚麼好辦法，患者要穩定自己情緒，安靜躺下來，不要枕枕頭，放低頭部，過幾小時頭暈就會停止了。

自我保健

● 大吳風草有緩解眩暈的作用，可以在家中種植一些。眩暈發作時，採些葉子，洗乾淨榨成汁喝一點，能讓不適感稍微緩解一點。

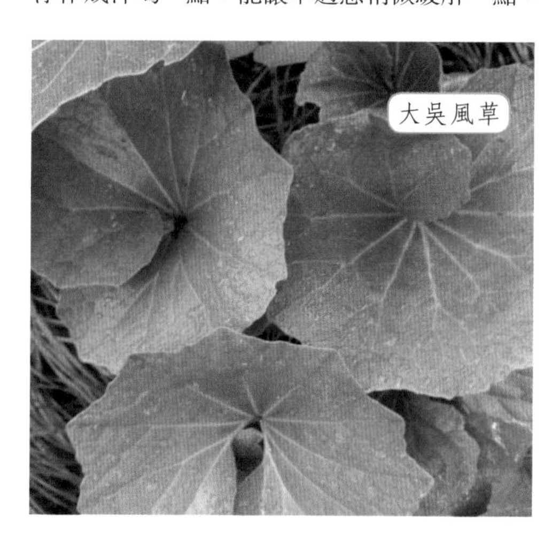
大吳風草

高脂血症

血液中的脂肪類物質，統稱為血脂，包括膽固醇、三酸甘油脂、磷脂和非游離脂肪酸等。當人體內脂肪代謝、運轉異常時，血液中的一種或多種脂質高於正常水平，便稱為高脂血症。遺傳、飲食和血液飲食可引發高血脂，另外，糖尿病、肝病、高血壓、肥胖症、痛風等疾病也可引發高脂血症。

主要症狀

頭暈、神疲乏力、視物模糊、胸悶、肢體麻木、肝區疼痛

輕度高血脂通常沒有不適，但只要留心身體狀況，就會發現細微問題，如面部和手部會出現比老年斑略大的黑斑，在眼瞼上出現淡黃色的、米粒大小的皮疹，看東西時有陣發性模糊，短時間內記憶力和反應能力明顯減退。待血脂進一步增高後，一般會出現頭暈、神疲乏力、健忘、胸悶等症狀。高脂血症較重時，會有頭痛、氣短、心慌、乏力、肢體麻木症狀。

治療

藥物降脂

治療上以藥物降脂為主，目前主要有三類調整血脂的藥物：他汀類是以降低膽固醇為主，如辛伐他汀（舒降之）、普伐他汀（普拉固）等；貝特類的降脂藥，主要以降低三酸甘油脂為主；還有就是天然藥物類，有綜合調節血脂的功效，副作用也小。用藥時應遵醫囑按時用藥，血脂增高是一個緩慢的過程，調節血脂也同樣需要一個持續的過程，不能心急。

自我保健

● 控制膳食的總熱量，40 歲後，人體的代謝減緩，應避免攝入過多的動物性脂肪，飲食應以清淡為主，多吃富含維生素 C 的食物，如新鮮的瓜果和蔬菜。

● 進行適當的運動和體力勞動，生活有規律，保證充份睡眠，合理安排工作，並保持樂觀、愉快的情緒。

● 桑菊銀楂茶可化瘀降脂。用菊花、金銀花、山楂各 15 克，桑葉 10 克一同泡水喝，可代茶常飲。

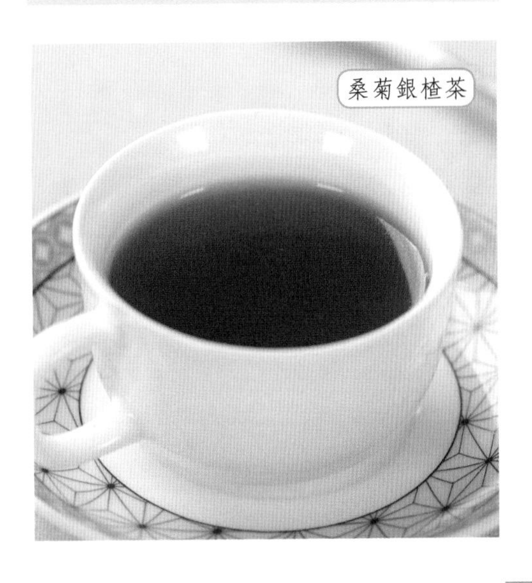

桑菊銀楂茶

臉色異常

感覺喘不上來氣、呼吸費力，需要更深、更快地呼吸，呼吸困難的表現。動脈硬化、冠心病、心肌梗塞等疾病嚴重時都可導致呼吸困難。但常見的原因還是由呼吸系統疾病引起的，如肺氣腫、支氣管擴張症、支氣管哮喘、氣胸等。

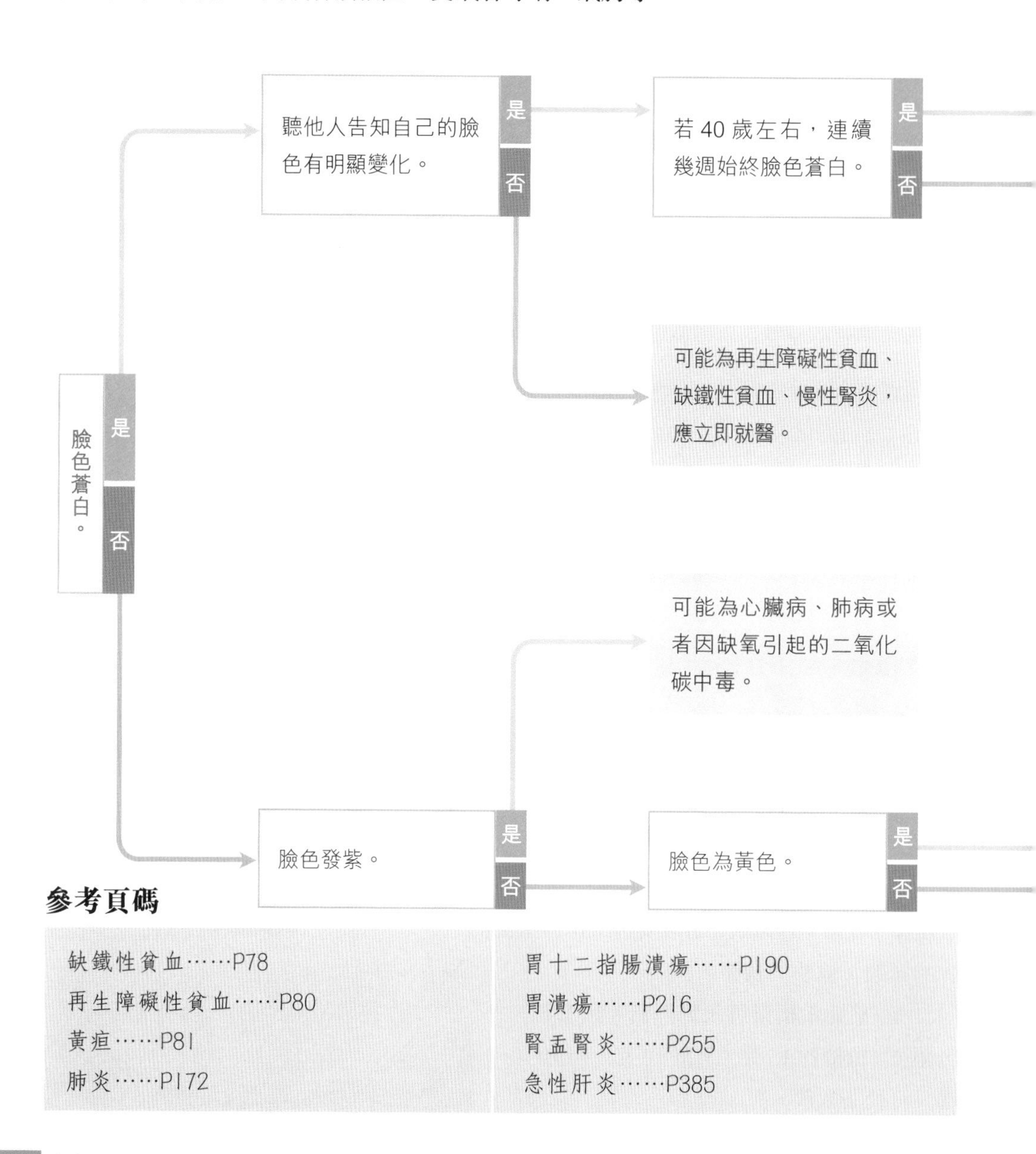

參考頁碼

缺鐵性貧血……P78
再生障礙性貧血……P80
黃疸……P81
肺炎……P172
胃十二指腸潰瘍……P190
胃潰瘍……P216
腎盂腎炎……P255
急性肝炎……P385

痔瘡有出血症狀，或有消化器官疾病時，臉色都會發生變化，可能為十二指腸潰瘍、胃潰瘍，應接受檢查。

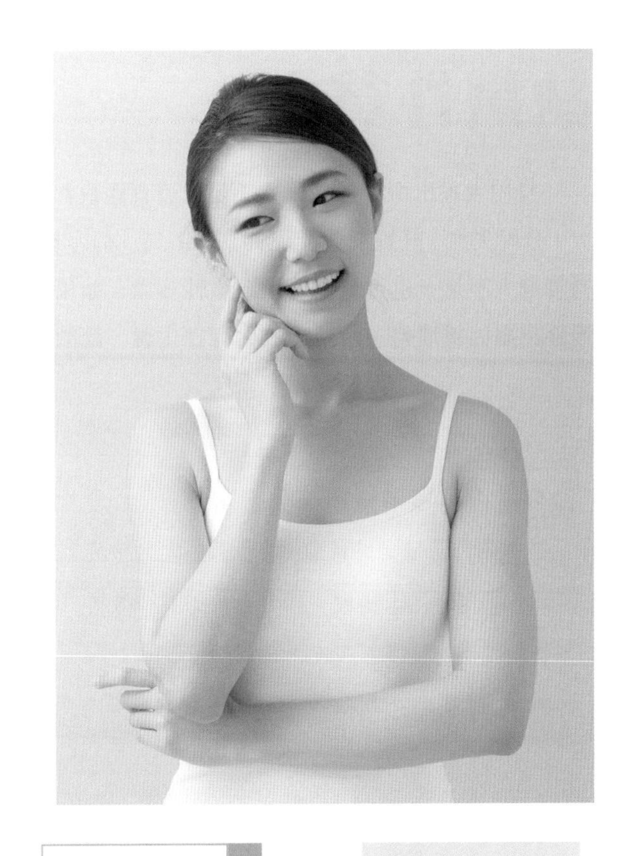

在成長活躍的青春期或孕期如果只是臉色蒼白，沒有其他異常狀況，可能為缺鐵性貧血症，需服用補鐵劑。如果還有其他症狀時，應接受檢查。

過多攝入南瓜或橘子時，會引起皮膚發黃。如果眼球也發黃，可能為急性肝炎，或者為膽結石引起的黃疸病。

臉色為黑紅色。

是 → 口腔內有黑斑，並伴有臉色發黑。

是 → 可能有胃腸系統障礙。

否 → 過度緊張或興奮，突然遇到尷尬的事情時，臉色都會發紅。如果臉色長期發紅，可能為胃腸系統障礙、心臟疾病、重金屬中毒。

否 → 心臟病、胃腸系統障礙、重金屬中毒，都會讓臉色呈黑紅色。而過度緊張或興奮，臉色就會發紅。

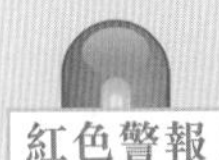

當臉色呈紫色或者黑紅色時，可能為重病。如果臉色發青，同時有氣喘、手腳水腫等症狀，可能為心力衰竭。如果臉色發黃，並且持續一段時間了，也可能為重病。如果眼球和臉色同時發黃，可能為膽結石引起的黃疸病，或者為急性肝炎。以上幾種情況，必須立即就醫。

缺鐵性貧血

身體大量出血、營養攝入不足、發育過快都會導致身體缺鐵，比如女性月經出血量大、分娩失血、妊娠期與胎兒共享營養時，都容易患該病。青春期的少年因為發育太快，營養攝入不足，也可能會導致缺鐵性貧血。如果排除以上各種原因，最大可能就是體內慢性出血如胃潰瘍、痔瘡或體內有寄生蟲，應該盡快去醫院檢查確定病因。

主要症狀

臉色蒼白、指甲變薄、易疲勞

如果患了缺鐵性貧血，會比較虛弱，臉色蒼白、易疲勞、沒精神，指甲也會變薄，嘴角會破裂，舌尖紅腫、疼痛，嚴重的可能患上異食癖，喜歡吃土、牆皮、紙張等非食物的東西。

治療

食療、補充鐵劑、治療異常出血

缺鐵症狀輕時，可通過食療補鐵，動物肝臟和動物血、瘦肉的補鐵功能是最好的，平時可選豬肝、鴨血食用，另外多吃蛋黃、海帶、鰻魚等食物。同時攝入維生素 B12、維生素 C，提升補鐵效果。含維生素 B12 的食物有牛奶、肉、蛋、魚等動物性食物。需要說明，植物性食物幾乎不含維生素 B12，素食者貧血需要諮詢醫生服用一些製劑。此外，飯後一片維生素 C 就可以。如果症狀較嚴重就需要服用鐵製劑進行補充，在醫生指導下進行規律補鐵兩三個月後，普通缺鐵性貧血就能糾正。如果糾正很難，應該做檢查看是否有其他異常出血性疾病，治病才是根本。

自我保健

● 妨礙鐵吸收的食物如綠茶、咖啡，補鐵期間要少接觸。

● 人參和當歸對補鐵、治療貧血有促進作用，可以用人參泡水喝，燉肉時可加點當歸。

人參

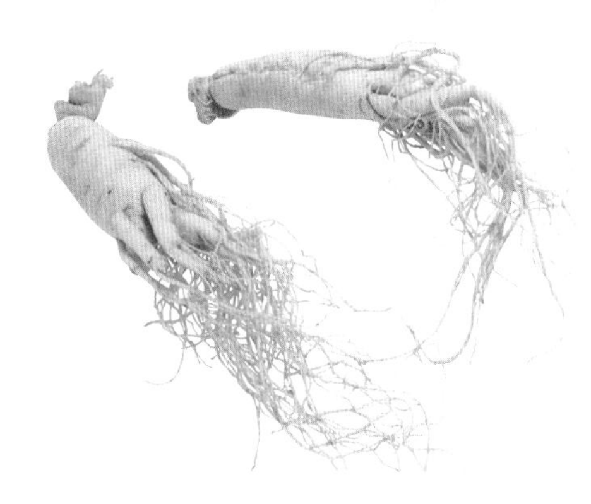

當歸

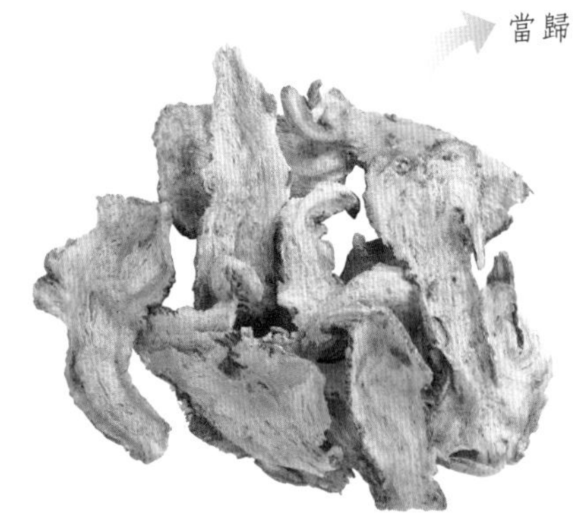

補鐵食譜

食療是補鐵的有效方式，在日常飲食中，可以多吃一些含鐵的食物如肝、菠菜等，推薦下面的兩款補鐵食療菜譜，簡單好操作。

菠菜鴨血湯

材料 菠菜 80 克，鴨血 50 克，豆腐、枸杞各 20 克，葱、薑、植物油各適量。

做法 1. 鴨血、豆腐洗淨，均切成薄片；菠菜洗淨切段，用開水焯軟；葱、薑切碎備用。

2. 鍋中放少許植物油燒熱，放入葱末、薑末炒出香味，放入鴨血、豆腐翻炒片刻。

3. 加入清水，放入枸杞，水開後兩分鐘放入菠菜，加鹽即可。

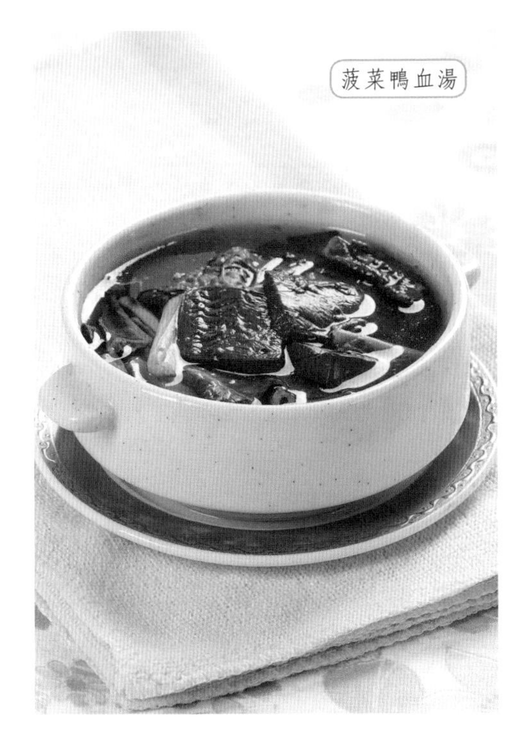
菠菜鴨血湯

胡蘿蔔炒豬肝

材料 胡蘿蔔、豬肝各 100 克，黑木耳 30 克，薑、蒜、胡椒粉、料酒、鹽、澱粉、植物油各適量。

做法 1. 豬肝洗淨，去筋膜，切片，加適量料酒、胡椒粉、鹽、澱粉拌好醃製一下；將胡蘿蔔洗淨，去皮，切成菱形薄片；黑木耳用水泡發，去根，撕成片；薑、蒜洗淨切成碎末備用。

2. 鍋中放植物油燒到八成熱，將豬肝放入油中炒至變色盛出。

3. 鍋中放入薑末、蒜末炒香，放入胡蘿蔔、黑木耳翻炒至熟，最後放入豬肝繼續翻炒至全熟即可。

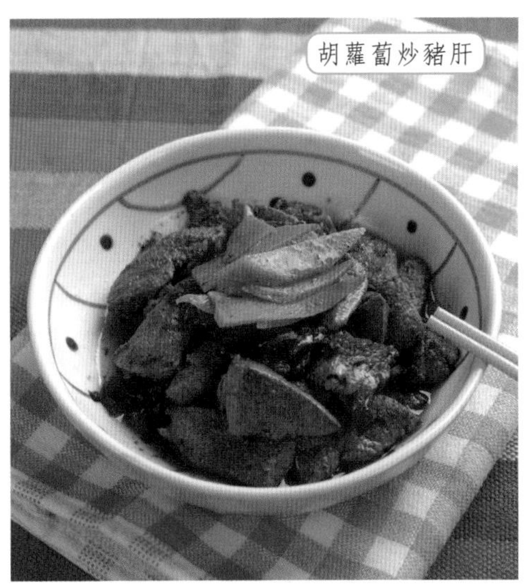
胡蘿蔔炒豬肝

再生障礙性貧血

通俗來說，再生障礙性貧血就是骨髓造血功能被抑制了，由此而導致的一系列綜合症。目前沒有找到該病確切的發病原因，但與大量接觸電離輻射，或者某些化學物質如抗癌藥物、塗料、染色劑、農藥、鎮痛劑等有關。另外，與病毒感染、遺傳也可能相關。患肝炎或病毒性感染疾病、妊娠都可能導致該病。

主要症狀

眩暈、出血、臉色蒼白、易疲倦

患再生障礙性貧血，血小板生成減少，會有出血現象，內臟、牙齦、鼻子、眼底、子宮、皮膚、大腸等可能會經常出血。紅細胞生成減少，患者臉色蒼白且容易疲倦，也容易眩暈、耳鳴，只要稍微活動就會呼吸困難、心跳加快。另外，白細胞生成減少，人體免疫力會下降，特別容易感染。

治療

支持療法、骨髓移植

再生障礙性貧血最根本的治療方法是骨髓移植，但配型難、費用高。如果病情不嚴重可進行支持治療，保護好患者，及時停止使用引起疾病的藥物，或者化學物品，預防感染，避免出血並服用補血劑糾正貧血等。另外，還可針對發病機制進行免疫治療，或者使用激素促進造血。如果有必要就要進行骨髓移植。輸血雖然是治療再生障礙性貧血有效的方法，但是風險較大，不建議經常進行。

患病後，家人要給患者心理支持，良好的心態有利疾病康復。還要提供充足的富含營養的食物，同時督促患者進行適當的運動。

自我保健

● 再生障礙性貧血患者經常感到疲勞，可食用人參、大棗等幫助補充體力。

人參

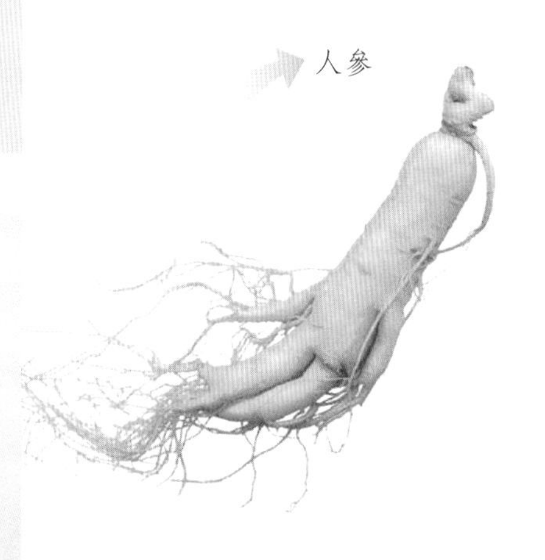

大棗

黃疸

正常情況下，人體中的膽紅素都能被代謝掉，數值會維持在一個正常水平，如果比正常數值高，就會導致眼球、皮膚、黏膜變黃，黃疸就出現了。一般情況下，這是由肝部出現病變引起的，如肝炎、肝功能障礙等使得肝不能完全處理運送過來的膽紅素。另外，酒精、腫瘤、膽道阻塞都可引起黃疸。

主要症狀

臉色、鞏膜變黃、大便變淡色、小便變成深褐色

黃疸最明顯的症狀就是臉色發黃，鞏膜也變黃，小便變成深褐色。若為膽道阻塞所致，則大便顏色反而變淡。不同疾病引起的黃疸除了黃染外，其他症狀不同，肝炎導致的黃疸會引起食慾缺乏、噁心等症狀，膽道炎導致的黃疸會出現腹痛和發熱症狀，如果是腫瘤導致的黃疸，會出現全身無力、體重減輕等症狀。

治療

對症治療

出現黃疸是因為肝、膽等功能出現問題了，所以要讓黃疸消退，關鍵是治療引起黃疸的疾病。首先到醫院檢查明確病因，再對症治療。通常需要做肝功能、腹部B超、化驗血常規、大便常規等檢查項目才能確定病因。

自我保健

● 梨有治療黃疸的功效，榨汁喝、煮湯都可以，還可以用醋醃製。新鮮的梨去皮、去核，對切四瓣後切成 1 厘米厚的片，倒入醋淹沒梨片，放在陰涼處醃製 1 天即可食用。每次食用半片，每天 3 次。

● 泥鰍可促進肝功能恢復，如果是肝功能障礙引起的黃疸，可以經常燉泥鰍湯喝。

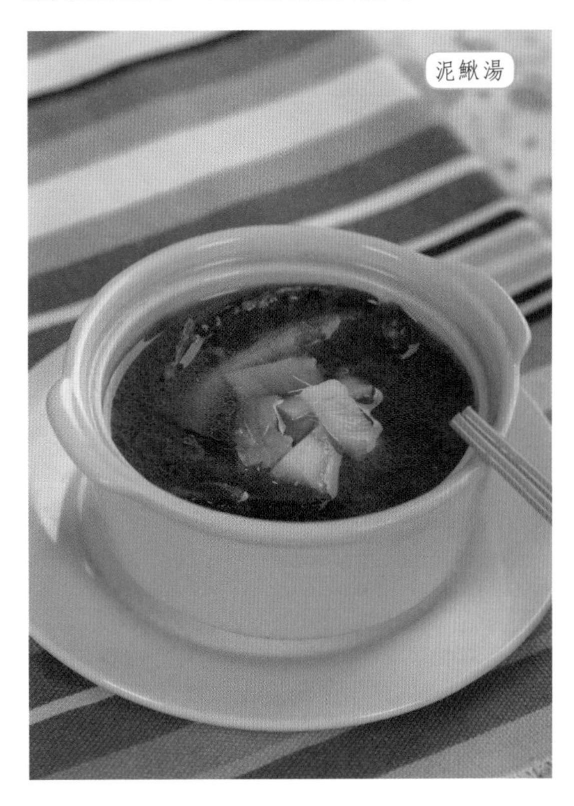

泥鰍湯

頸部僵硬

頸椎在承重的情況下要做頻繁的互動，容易積累細小的傷害而變得僵硬。另外有些疾病也可導致頸部僵硬如甲狀腺炎。一般來說，因勞累導致的頸部僵硬，過一段時間就會恢復正常，不用太擔心，如果持續較長時間，就應做詳細檢查。

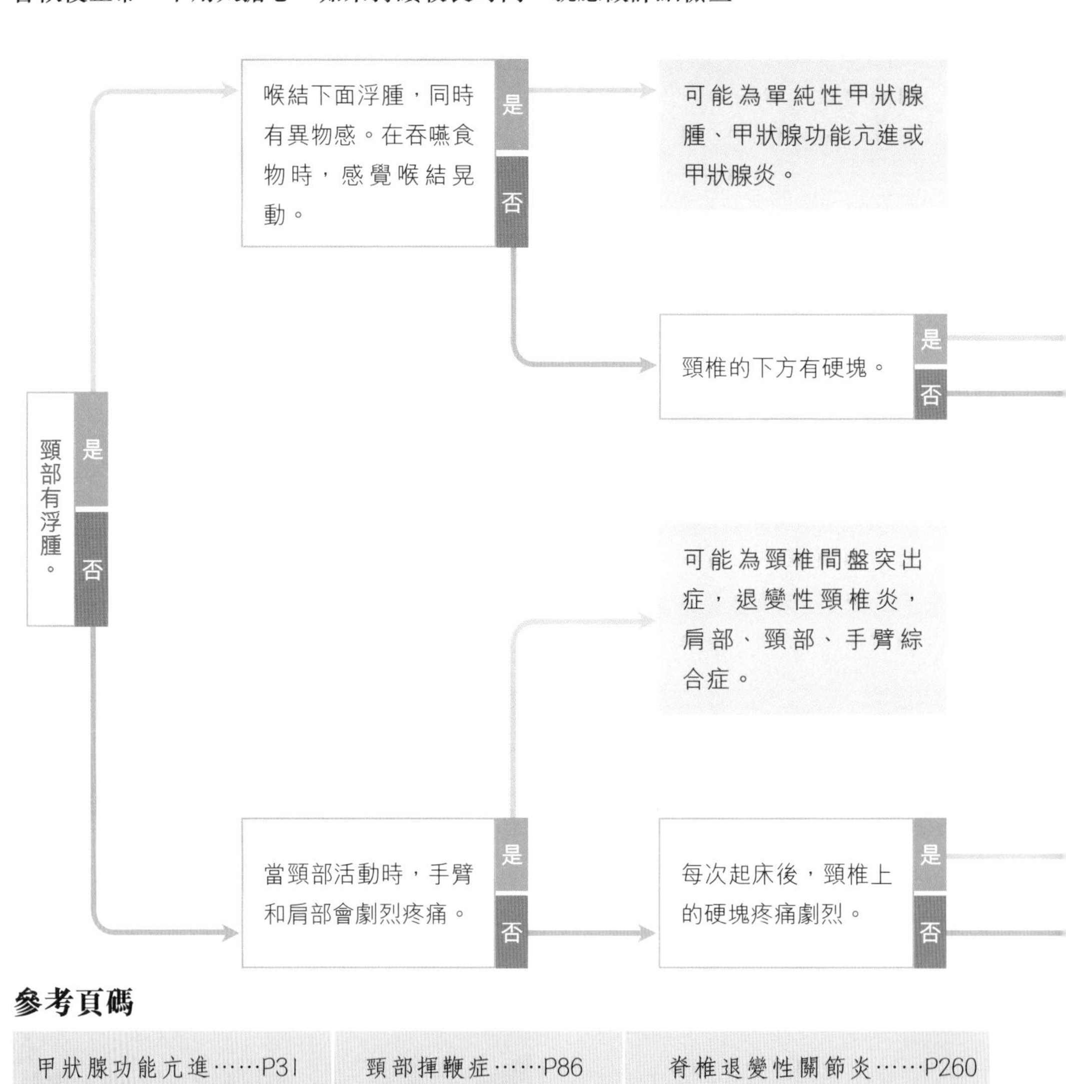

參考頁碼

甲狀腺功能亢進……P31	頸部揮鞭症……P86	脊椎退變性關節炎……P260
頸椎間盤突出症……P84	腮腺炎……P112	風濕性關節炎……P264
單純性甲狀腺腫……P85	腦中風……P207	

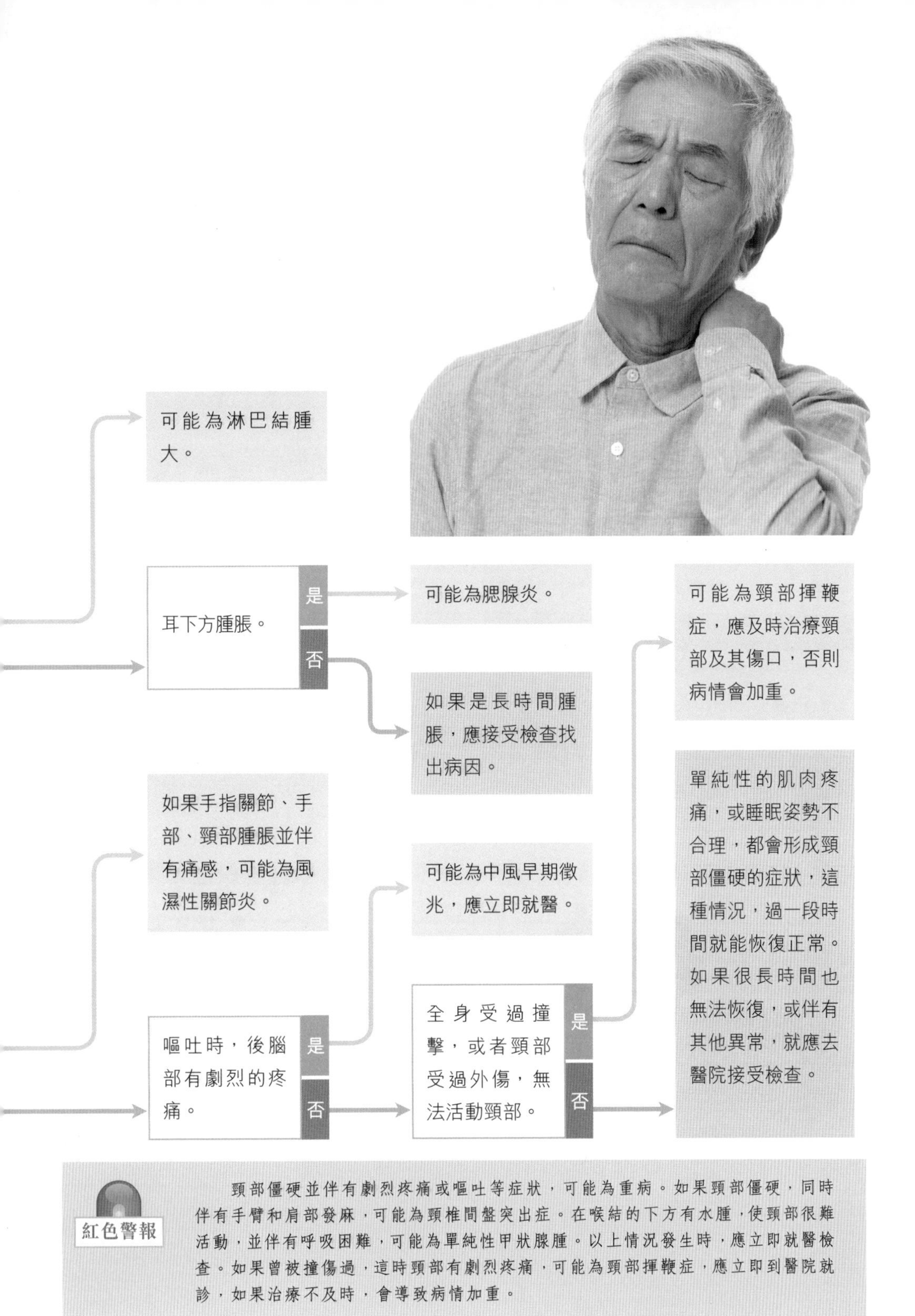

紅色警報

頸部僵硬並伴有劇烈疼痛或嘔吐等症狀，可能為重病。如果頸部僵硬，同時伴有手臂和肩部發麻，可能為頸椎間盤突出症。在喉結的下方有水腫，使頸部很難活動，並伴有呼吸困難，可能為單純性甲狀腺腫。以上情況發生時，應立即就醫檢查。如果曾被撞傷過，這時頸部有劇烈疼痛，可能為頸部揮鞭症，應立即到醫院就診，如果治療不及時，會導致病情加重。

頸椎間盤突出症

大部份的頸椎僵硬、疼痛都是因為頸椎間盤突出引起的。急性損傷或者反覆的輕微損傷都可導致頸椎間盤突出。長時間低頭就會導致慢性損傷。另外頸椎老化也是該病重要的致病因素，中老年人更容易患該病。還有頸椎部韌帶增厚、受傷也都可導致頸椎間盤突出。

主要症狀

頸部僵硬、疼痛、手臂麻、肩部痠痛、眼花

如果患了頸椎間盤突出症，頸部會僵硬、疼痛，由此而不能靈活地活動頭部，特別是不能向患病部位擺動頭部。有的患者疼痛還會擴散到肩部和手臂。只要動作牽扯到頸部就會加重疼痛。另外頸椎間盤突出可能會壓迫到腦部血管、神經等，還可能引起眼花。

治療

保護、物理治療、手術治療

患了頸椎間盤突出症，疼痛不嚴重的時候保護頸部不再受傷害是很重要的，症狀較輕時可用圍巾緊圍頸部避免過度屈曲。如果疼痛嚴重，可以用頸圍支具來輔助治療，還可以採用牽引療法。其間可以使用消炎藥、鎮痛藥等緩解疼痛。如果反覆發作，應該盡快手術。

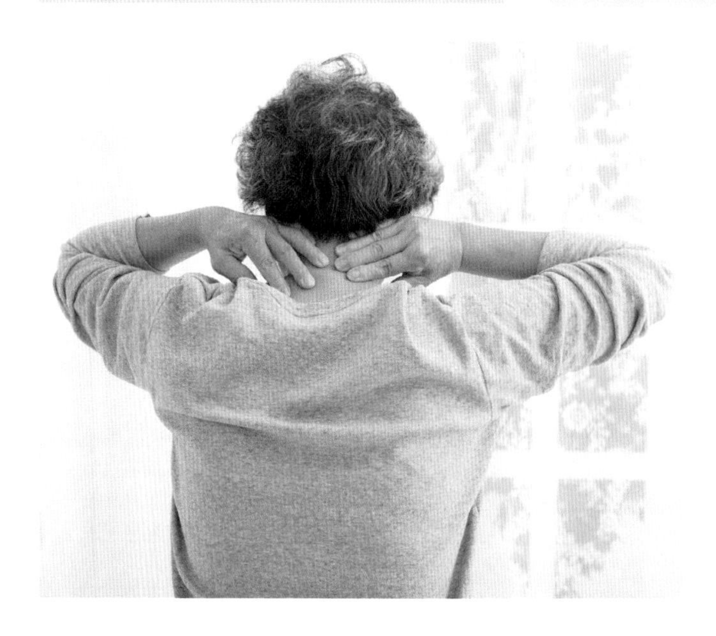

自我保健

● 注意立坐臥的姿勢。立坐盡量挺直後背，不要過度、過多低頭，臥不要枕太高的枕頭。另外，多活動頸部，向前後左右晃動頭部，帶動頸部活動。

● 使用手機、電腦、平板等的時候盡量避免過度低頭，建議每隔 1 小時活動一下頭頸部。

單純性甲狀腺腫

單純性甲狀腺腫指的是甲狀腺腫大，但是不伴有甲狀腺功能異常，也不伴有腫瘤和炎症的狀態。體內甲狀腺激素合成不足、缺碘或者大量攝取可抑制甲狀腺分泌的食物、藥物都可導致這種狀況。另外，妊娠、月經、青春期等特殊時期，也可能引起單純性甲狀腺腫。

主要症狀

頸部僵硬、頸前部浮腫、呼吸困難

患有單純性甲狀腺腫時，在頸前部喉結的下方會有水腫現象，重度腫大會導致頸部僵硬、呼吸困難，甚至嗓子嘶啞等症狀。

治療

激素治療

一般來説，只要症狀不嚴重，就可以觀察，等待其自然消退，如果是由月經、妊娠、青春期而出現的甲狀腺腫都可能自行消退。如果症狀嚴重，就需要服用甲狀腺素製劑治療。甲狀腺素製劑必須在醫生指導下服用。

單純性甲狀腺腫並不是甚麼嚴重疾病，患病後不要太焦慮，保持心情平靜，多注意休息。焦慮反而對病情不利。

自我保健

● 經常用手摸一摸腫脹的部位，應該是平坦而柔軟的，如果表面凹凸不平，應該到醫院做檢查，提防甲狀腺癌。

● 羊棲菜對預防和治療單純性甲狀腺腫有一定效果，可用新鮮羊棲菜洗淨後泡酒，每天早晚各喝 1 杯。

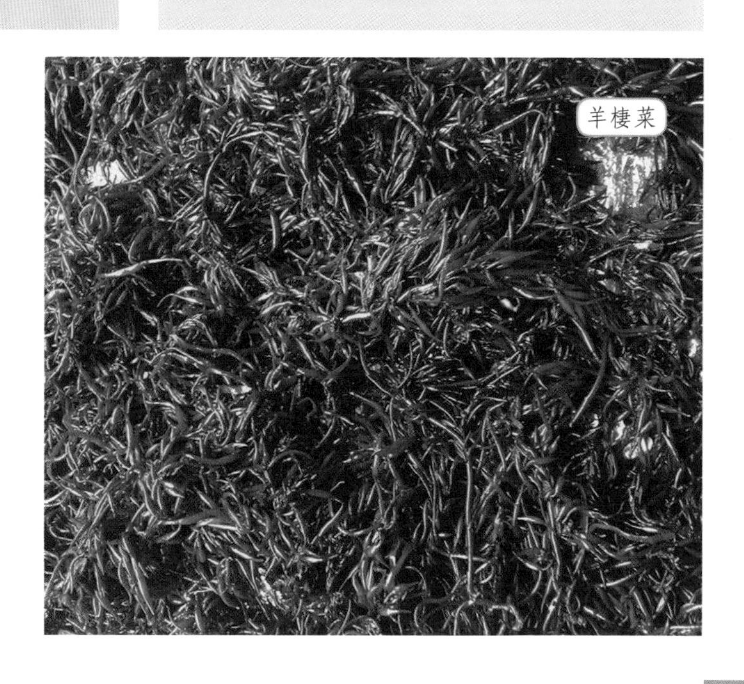
羊棲菜

頸部揮鞭症

軀體與頭部靠頸椎相連，當身體劇烈減速或加速而頭部運動不能同步，以致頸部形成一個像鞭子揮出去時靠近手柄部位的一個大幅度屈伸，由此而導致的頸椎損傷，叫做頸部揮鞭症。如車輛行駛中突然急剎車或被追尾，乘客就容易造成這種損傷。

主要症狀

頸部僵硬、頸部水腫、頸部疼痛、嘔吐、耳鳴

頸部揮鞭症通常出現在第五、第六或者第六、第七頸椎之間，可能是椎骨錯位、骨折，也有可能是頸髓損傷，也有可能為臨近軟組織挫傷。如果是錯位，脖子會有被掐的感覺，之後出現水腫和疼痛。如果是骨折或者頸部神經受傷了，頸椎有明顯疼痛，並且還會有嘔吐、耳鳴、頭痛等症狀。

治療

保持溫暖、物理治療

損傷剛發生時，要盡量讓頸部保持溫暖，建議先用熱毛巾熱敷一會，然後用薄膜或者尼龍布包住受傷部位保暖 15~20 分鐘。這樣處理可減輕損傷。

熱敷、紅外線照射、超音波、按摩、指壓、針灸等物理療法都適合頸部揮鞭症的治療。需要注意的是，必須要由專業醫生來操作，不可自行進行。操作不當可能帶來二次損害。有化膿性發炎、糖尿病和傳染性皮膚病的是不能熱敷的。患者要睡在溫暖的硬板床上，不要睡軟床，以免增加頸椎壓力。也不要呆在冰冷、潮濕的地方。

自我保健

- 最好在私家車的每個座位都要配有頸枕，坐車時身體緊靠靠背，頭部靠着頸枕，如果發生了追尾或者突然停車，能減輕對頸部的損害。
- 不要吃刺激性食品，不喝酒，不吸煙，不喝咖啡，多吃新鮮蔬菜和水果。

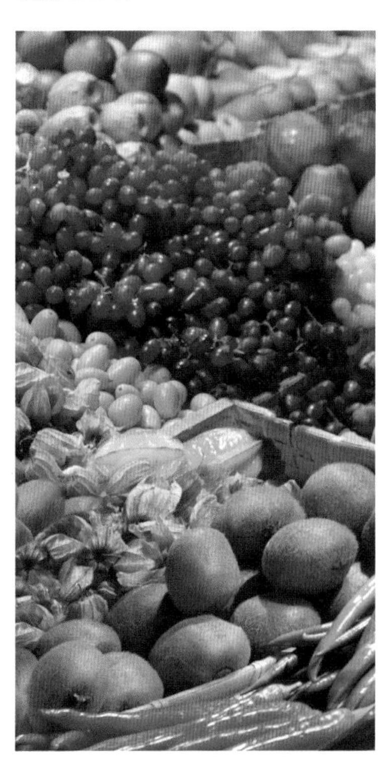

日常保護頸椎的方法

頸椎是連接軀幹與頭顱的「生命線」，一旦出現問題，會導致頭部和身體其他部位的不適，影響全身健康。保護頸椎，要從避免、糾正生活中的不良姿勢和習慣做起。

■ 長時間伏案工作後要起身活動一下脖頸，以緩解疲勞

天氣寒冷時要注意頸腰部保暖，減少縮頸、聳肩、彎腰等不良姿勢；冬季應注意防止頸肩受寒，尤其睡眠時頸肩部要保暖，以避免因寒冷刺激而發生落枕，誘發頸椎病和肩周炎。

■ 適當的鍛煉對頸椎也是一種保護，如打羽毛球、游泳、放風箏、練瑜伽等

不宜做跑步、跳舞、打乒乓球等運動，做這類運動時，脊柱、關節都需要承擔體重，而頸椎基本得不到鍛煉。

■ 頸椎按摩

按摩和刮痧可輔助治療頸椎病，效果顯著。按壓風池、百會、內關、外關、曲池、養老穴等可調理頸部經絡，改善頸部氣血。

■ 頸椎刮痧

平時也可做頸椎按摩與刮痧，對頸椎有益。刮拭風府、風池、肩井、天柱、大杼、身柱、中渚、外關、陽陵泉、懸鐘穴，能夠疏風散寒、溫經通絡、行氣活血。按摩、刮痧與艾灸療法一起使用，保護頸椎的效果會更好。

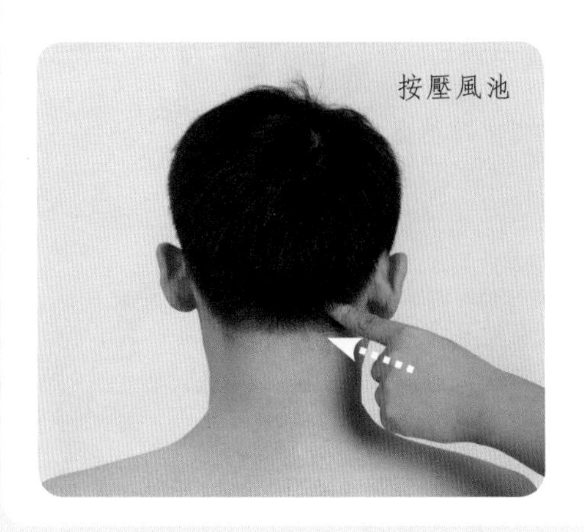
按壓風池

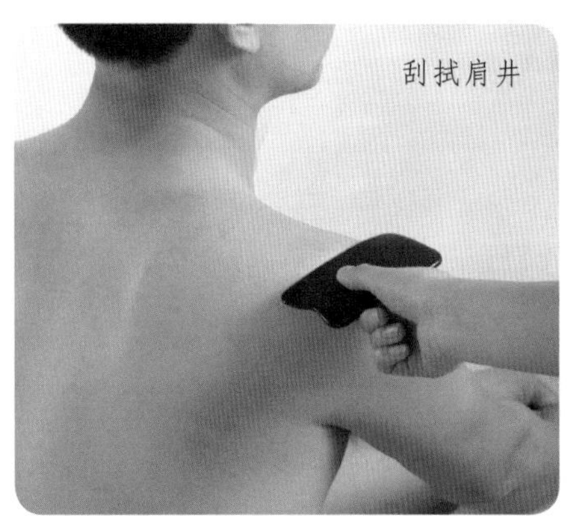
刮拭肩井

眼睛有異常狀況

眼睛敏感又脆弱，很容易感染、發炎，眼睛異常、不適，可能僅是眼部問題，也可能是內科疾病引起的症狀。另外，精神壓力也會導致眼睛出現異常狀況。

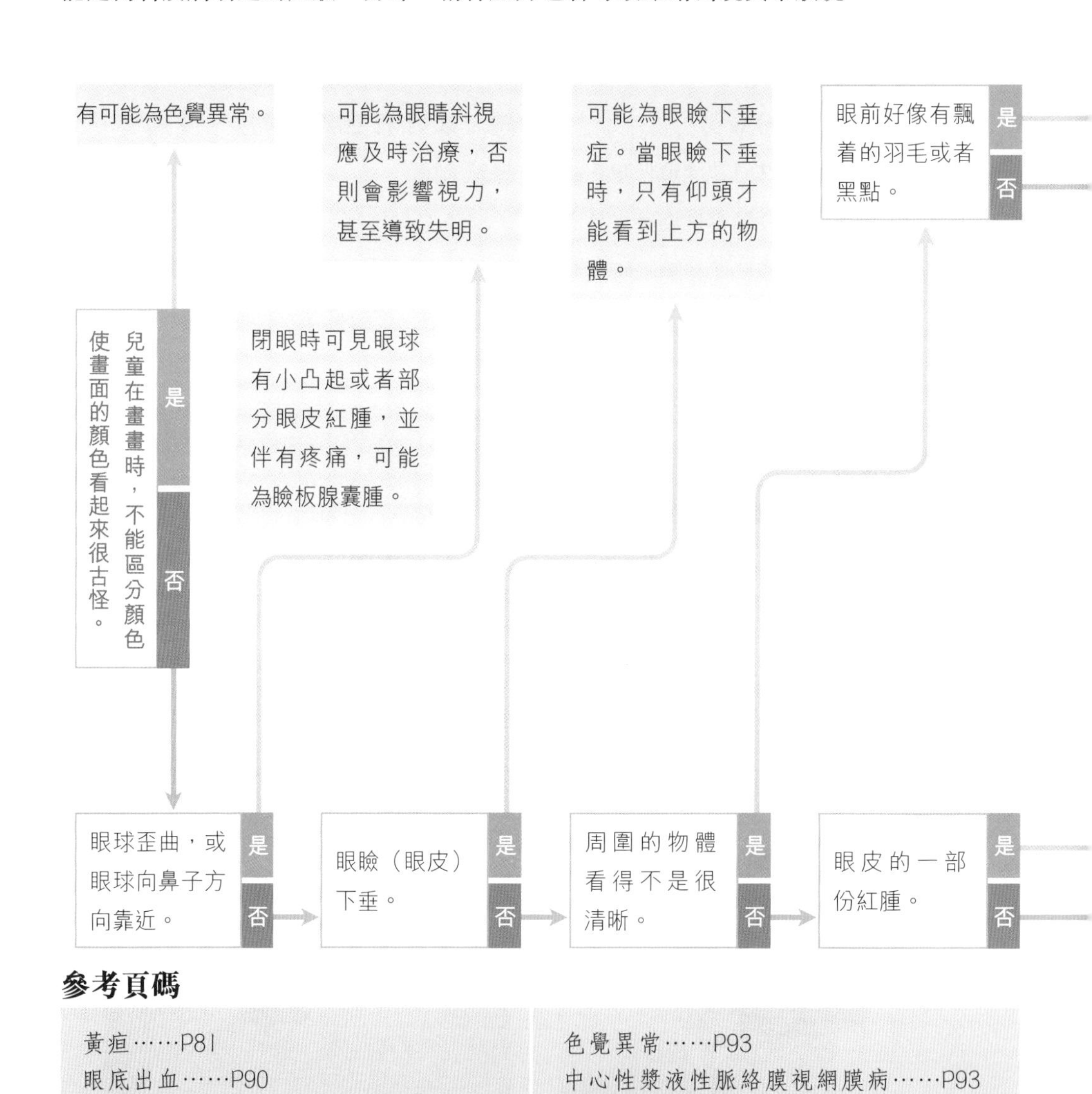

參考頁碼

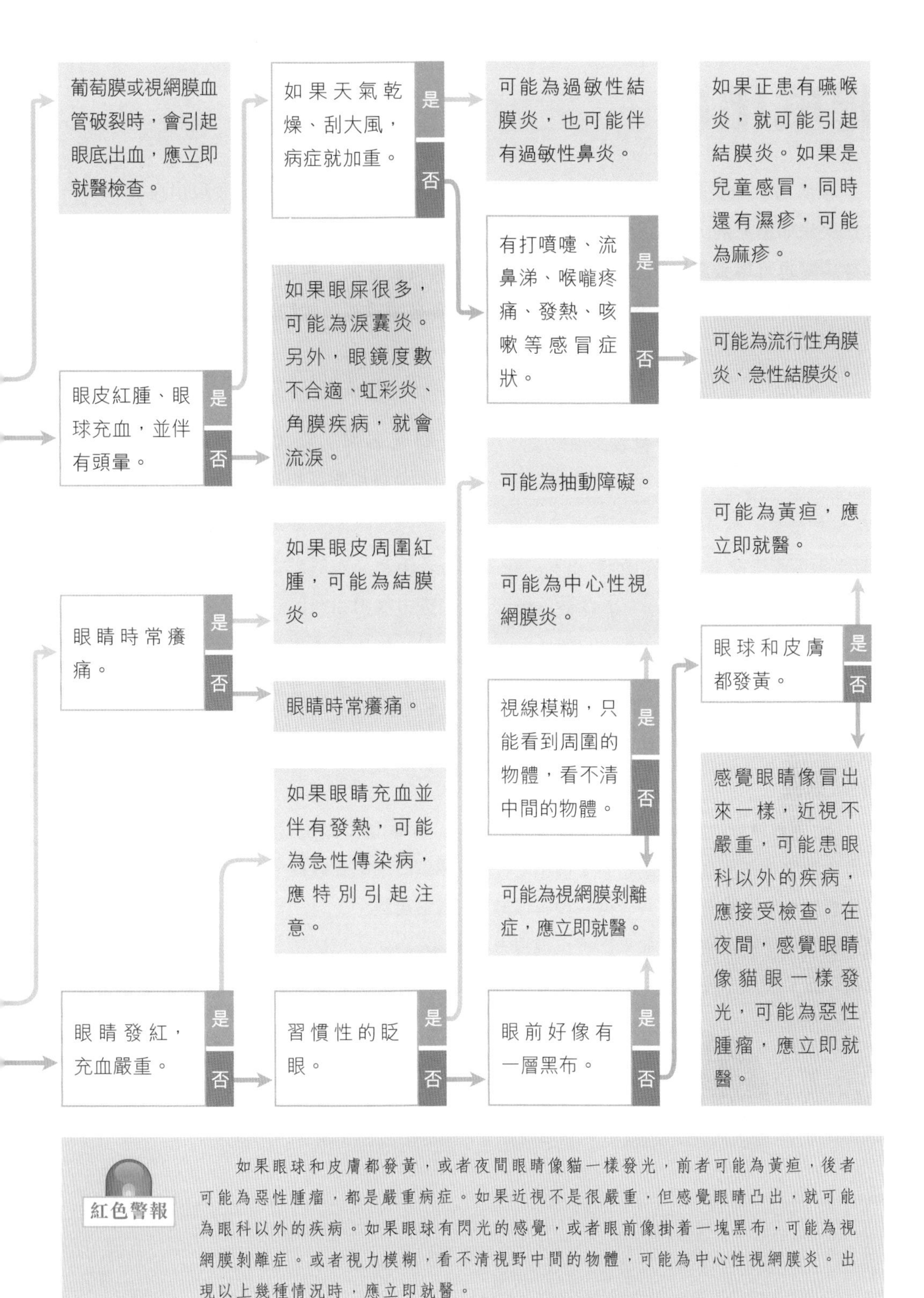

紅色警報

如果眼球和皮膚都發黃，或者夜間眼睛像貓一樣發光，前者可能為黃疸，後者可能為惡性腫瘤，都是嚴重病症。如果近視不是很嚴重，但感覺眼睛凸出，就可能為眼科以外的疾病。如果眼球有閃光的感覺，或者眼前像掛着一塊黑布，可能為視網膜剝離症。或者視力模糊，看不清視野中間的物體，可能為中心性視網膜炎。出現以上幾種情況時，應立即就醫。

眼底出血

眼底出血主要是視網膜或葡萄膜的血管出血，借助醫療儀器就能發現出血症狀。全身性疾病如糖尿病、高血壓、腎病，甚至血液疾病、免疫疾病都可引起眼底出血，眼睛本身病變也可導致眼底出血，如眼睛外傷、視網膜血管炎、視網膜剝離症、分支靜脈阻塞等。另外腦腫瘤也可導致眼底出血。眼底出血必須重視，提防一些嚴重疾病惡化。

主要症狀

視力障礙、感覺眼前有物浮動

如果出血發生在黃斑部位，患者會感覺到嚴重的視力異常，總感覺眼前有東西浮動，遮擋視線。如果出血嚴重了，視力會嚴重下降，最嚴重的可能只剩光感。如果晶狀體出血嚴重，視力可完全喪失。

治療

對症治療、激光治療

發現眼底出血，必須及時止血，避免出血太多影響視力。可以用止血劑或者用激光照射配合藥物治療。之後就要努力找出引起眼底出血的原因，對症治療。如果持續出血，出血量大，自身無法完全吸收，就要考慮手術。

自我保健

● 不要過度用眼，如沉迷手機、電腦、平板電腦等電子產品，建議用眼 1 個小時後要休息幾分鐘，看看遠處或者做一做眼保健操，避免眼睛過度疲勞。如果已經出現視力障礙，更要注意保護眼睛。

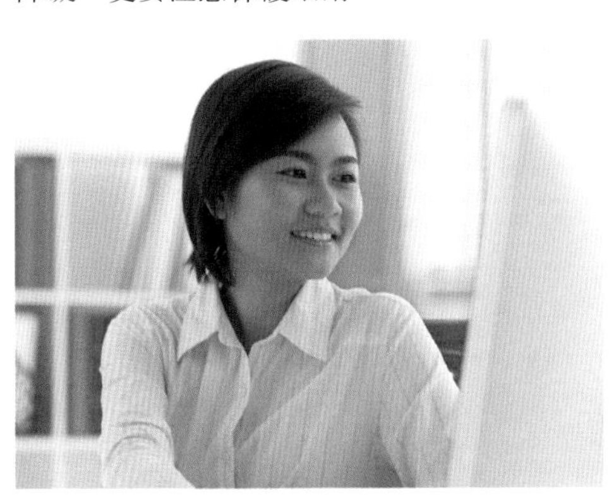

● 隱形眼鏡要嚴格按照使用説明使用，佩戴時間不要過長，更不能戴着過夜，以免損傷角膜。

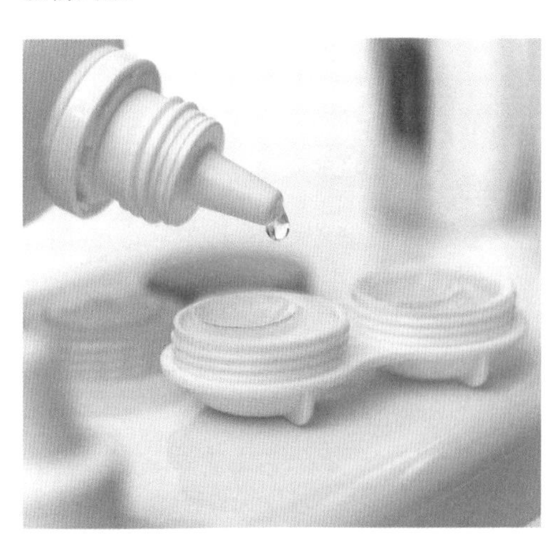

斜視

斜視有的是先天遺傳的，有的是後天形成的。後天的意外損傷或者疾病導致的支配眼睛的神經、眼球肌肉異常等都可造成斜視。斜視對視力影響較大，治療不及時可致弱視，甚至失明。另外，人的眼睛是在 6 週歲之前發育完成的，在這個年齡段，最容易出現斜視。

主要症狀

視物時雙眼方向不一致、頭暈

如果患了斜視，一隻眼睛正對着所看物體的時候，另一隻眼睛是在另一個方向上的，兩隻眼睛所看方向不一致。如在與他人對話時，不了解的人無法確定對方是否在跟自己説話，或者在看自己。斜視患者看東西會出現重影，所以，用眼時間較長時，會出現頭暈等不適症狀。

治療

手術治療、矯正眼鏡、藥物治療

斜視症狀不是很嚴重時，用藥物或者佩戴矯正眼鏡都可以矯正。藥物和眼鏡矯正不了的，也可以通過手術矯正，效果很好。做了矯正手術後要繼續戴眼鏡進行糾正。如果兒童患有斜視，應該在 6 歲以前就進行矯正。若太晚矯正，雖然也能矯正，但是會影響視力。

自我保健

● 要培養兒童正確的用眼習慣，不要側躺着看書、看電視，也不要側臉趴在桌子上看書、看手機、玩平板電腦等。出現錯誤姿勢應即刻糾正，糾正不了就要去醫院檢查。

● 嬰兒時期要注意不要讓孩子長時期向同一側看，應該經常變換孩子睡覺時的朝向。孩子總是會把頭朝向媽媽看，所以與媽媽的相對位置也要經常改變，有時在媽媽右邊，有時在媽媽左邊。

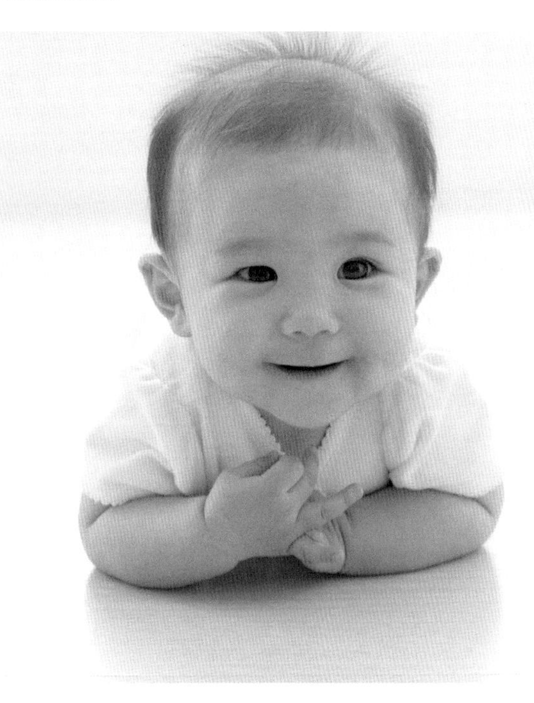

眼瞼下垂症

眼睛睜開是靠眼睛上的上瞼提肌完成的，如果該肌肉功能弱，就會患上眼瞼下垂症。患眼瞼下垂症的多是兒童，由先天因素引起，因上瞼提肌發育異常導致。各種原因如外傷、神經損傷等導致的動眼神經麻痹，或者肌無力，都可導致後天性眼瞼下垂症。

主要症狀

不能充份睜大眼睛

眼瞼下垂症可發於單眼也可發於雙眼。患病後，上眼瞼不能完全抬起，而是蓋住幾乎一半眼球，看靠上一些的物體需要揚起下巴。

治療

手術治療

患病後應該及時治療，兒童患病更是如此，最好在 3 歲前完成。如果長期得不到治療，病眼因為使用不足，視力會逐漸下降，造成兒童視覺神經發育不良。有些情況手術可以根治，而且手術也比較簡單，術後很快就能痊癒。

視網膜剝離症

視網膜最主要的功能是聚焦和成像，其最外層是色素上皮層，如果其內層即神經上皮層跟外層分離了，就叫做視網膜剝離。視網膜剝離時，外層接收到的信息無法傳導到內層，就會影響視力甚至失明。視網膜剝離與眼球老化、高度近視、眼睛炎症和腦腫瘤等都有關係，眼睛外傷、白內障手術也可導致視網膜剝離。

主要症狀

感覺眼前有黑影

如果患了視網膜剝離，會感覺眼前有黑影遮擋，剝離得少，黑影小；剝離得多，黑影大；如果全部剝離，眼前就一片漆黑了。這種疾病可發於任何年齡，病症發展快的，幾小時就全部剝離了，慢的可能要持續幾年。

治療

手術治療

視網膜剝離症應該盡早看醫生，必須用手術治療，手術可以把視網膜破裂或者穿孔的部位修補好。但要盡早做手術，手術越早，效果越好，並能完全根治。剝離嚴重的時候手術可能會留下後遺症，影響以後的視力，還容易復發。治療期間及治療後都不要有強度過大的運動或勞動。

色覺異常

色弱和色盲同為色覺異常，色弱是辨認顏色的能力降低，而色盲是辨色能力消失，但人們更加注意到的一般是色盲。色盲主要是遺傳因素導致的，且男性遠多於女性。後天的一些眼部疾病包括某些視網膜、視神經損傷如黃斑病變也可能導致色盲。

主要症狀

辨不清特定顏色

色覺異常沒有任何自覺不適，只是跟別人看到的不一樣而已。幾種顏色混合時，區分不出特定顏色，紅綠色盲區分不出同樣深度的紅色和綠色，綠色盲區分不出與其他顏色同樣深度的綠色，全色盲眼裏沒有色彩，只有明暗。色覺異常患者看色盲測試卡時往往不能正確看出其中圖案。

治療

無法徹底根治，但可佩戴矯正眼鏡

如果是後天才出現色盲，要對症治療眼部疾病。如果是先天性的，目前沒有治療方法，但是有一種色盲眼鏡，可以幫佩戴者「看到」真實的色彩。不過這只是輔助手段，不是治療手段。

中心性漿液性脈絡膜視網膜病

中心性漿液性脈絡膜視網膜病是常見眼底病，發病後視網膜內會積蓄液體，從而影響視線。治療後偶爾有復發，如頻繁發作會影響視力。病因主要是疲勞過度、精神緊張、睡眠不足造成的。從事腦力勞動的 40 歲左右男性最容易患該病。

主要症狀

視線模糊、看不到中央、成像不實

患病後，液體蓄積在視網膜內，眼睛看物體就像透過一層水霧一樣模糊，只能看清輪廓，看不清中央，有時只能看清遠處、卻看不清近處，形成暫時性遠視。另外，液體蓄積情況不同，對成像也有影響，有的事物變小，有的直線變得彎曲。

治療

藥物治療、充份休息

本病是自限性疾病，可在 3-6 個月內自癒。患病後只要注意休息，防止過度疲勞和睡眠不足，另外放鬆心情即可自癒。此外也可用激光治療或者照射紅外線、服用藥物促進蓄積的液體吸收，幫助該病更快痊癒。但需要注意，激光治療如果使用不當，比疾病本身危害更大，必須慎重選用。

視力下降

排除疾病因素，一般來説，視力下降是因為身體功能衰退了。所以，年齡增大、長期疲勞都會導致視力下降。不過，視力出現下降的時候，不要只認為是疲勞或者年紀大導致的，應該首先考慮是否為疾病引起的，這樣才不耽誤治療。

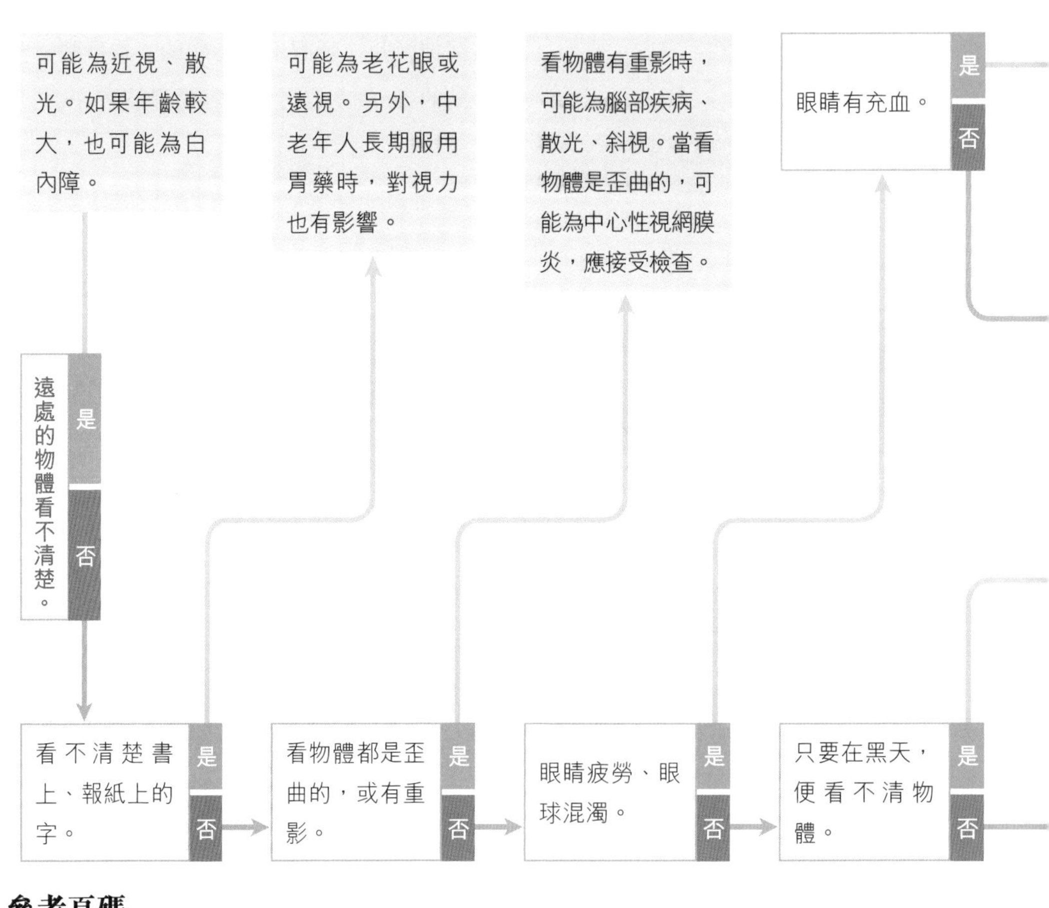

參考頁碼

高血壓……P47	老花眼……P96	飛蚊症……P99
斜視……P91	遠視……P97	白內障……P103
視網膜剝離症……P92	近視……P97	糖尿病……P128
中心性漿液性脈絡膜視網膜病……P93	散光……P98	

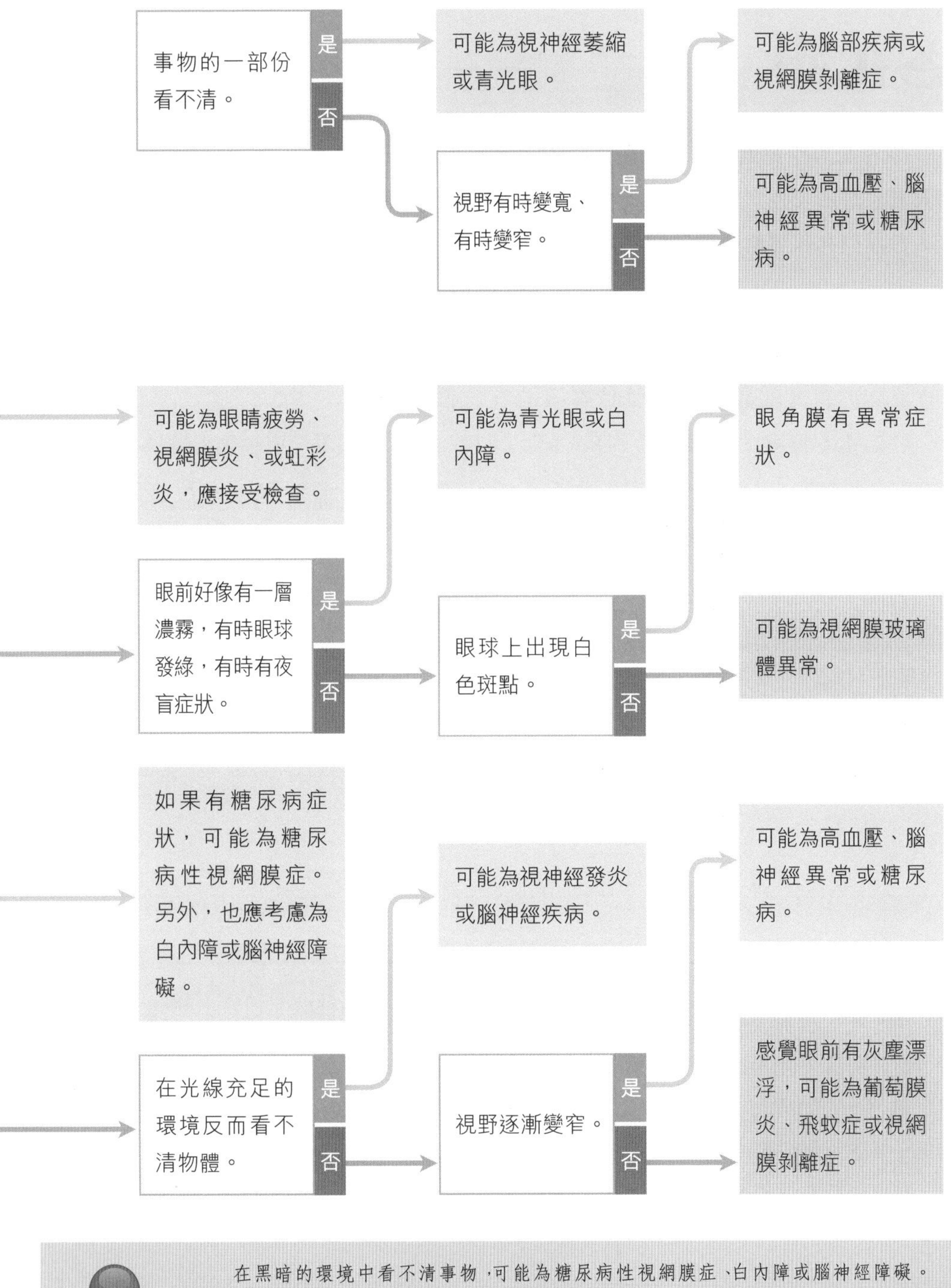

紅色警報

在黑暗的環境中看不清事物，可能為糖尿病性視網膜症、白內障或腦神經障礙。如果出現視線模糊，可能為視神經萎縮或青光眼。如果出現視力範圍模糊、眼球發綠，可能為青光眼或白內障。如果眼球中除了眼白以外的黑色部份出現白色斑點，可能為角膜疾病。出現以上情況時，應立即就醫。

老花眼

老花眼與年齡增長密切相關，一般出現在 40 歲以上的人群中。年輕時，眼睛晶狀體具有良好的彈性，可以隨着所視物體的位置調整焦距，使物體清晰成像。但年齡增長後，晶狀體和眼周肌肉調節能力都有所下降，變焦能力也跟着降低，老花眼就出現了。

主要症狀

看近處的東西困難、調節反應遲鈍

老花眼典型症狀就是視近困難，針線、書報要拿在遠處才能看清楚，所以得老花眼的人都會後仰着看書報或穿針線。而且也不能看太長時間，看書報時間長了就會出現串行、重影等，進而引起頭暈、惡心等不適感。另外一個主要症狀就是調節反應遲鈍，當正在看遠處物體時突然看近處細小物體時會出現暫時性的模糊，正在看近處時突然看遠處也一樣。

治療

佩戴眼鏡

老花眼是一種生理退變現象，只要佩戴老花眼鏡就可以。一般老花眼的度數和年紀密切相關，大體上一個年齡段適合一個度數的眼睛，但也不能隨便在路邊買老花眼鏡，還是要到醫院檢查，佩戴合適度數的眼鏡。眼鏡如果不適合，視物時間長了也會出現噁心、頭暈現象。

自我保健

● 菊花枸杞茶滋肝補腎、清肝明目，很適合老花眼患者飲用。可每天用白菊花、枸杞子各 5 克用開水沖泡，每日 1 杯，堅持飲用 3 個月。

● 冷熱敷眼。每天早上用冷毛巾和熱毛巾交替敷眼，促進眼部肌肉血液循環，對延緩、改善眼部老化有好處。

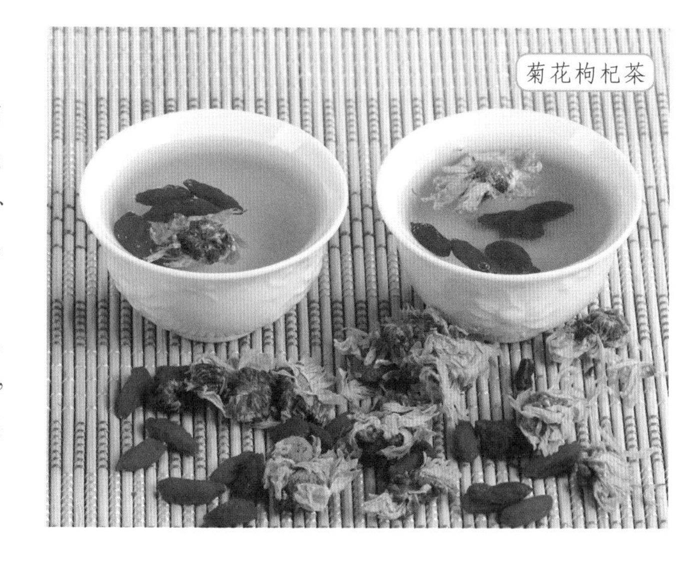
菊花枸杞茶

遠視

正常視力下，外界物體會在視網膜上成像，如果是遠視，成像就在視網膜後面了，引起看東西模糊。這是晶狀體折射率出現變化、折射能力下降導致的。年輕時，遠視會因為眼周肌肉有效調節而症狀不明顯。年齡增大後，眼周肌肉的調節能力下降，遠視症狀就慢慢出現了。

主要症狀

看近處、遠處事物都模糊

如果患了遠視，看近處事物會感覺很模糊，看遠處其實也不清楚。只是看遠處時沒有看近處那麼模糊而已。在這種情況下，如果長時間看書看報，就會出現視力疲勞、視力下降、眼睛充血等問題，眼睛還容易流淚。

治療

佩戴眼鏡

遠視只要佩戴遠視眼睛，糾正事物在視網膜上的成像位置即可。如果患遠視的是兒童，年齡小的可以不用管，隨着發育成熟，遠視問題就會消失。但如果在 5~6 週歲患有高度遠視，則必須佩戴眼鏡。兒童佩戴眼鏡可以促進視力好轉，預防出現弱視。

近視

與遠視基本相反，患近視的時候，遠處物體在眼睛裏成像是在視網膜前面的。這種情況下，看近處物體比看遠處物體要清晰。近視具體的發病機制還不清楚，但與遺傳、發育、環境等因素相關。後天形成的近視主要是長時間近距離用眼導致的。如果光線偏暗，就更容易形成了。

主要症狀

看不清遠處事物

如果患了近視，就只能看清楚近處的事物，看不清遠處事物。隨着近視加深，能看清楚的距離會越來越短，到高度近視的時候甚至要近距離貼在物體上才能看清。

治療

佩戴眼鏡、手術治療

近視只要佩戴眼鏡就能矯正視力。眼鏡的度數要和近視的程度相符，不要刻意降低度數，避免近視程度迅速加深。如果不願意戴眼鏡，也可以進行手術治療。手術治療後要特別保護視力，注意合理用眼，否則近視會再次發生。

散光

散光是眼睛角膜各個區域厚度不一致，或者彎曲度不均勻，使得進入眼睛的光線不能聚焦於一個焦點上，事物無法在視網膜上成像，因此而出現的一系列視力問題。散光有先天性的，也有各種眼部疾病帶來的，眼睛外傷、眼瞼疾病、角膜潰瘍、瘢痕或晶狀體受壓太大都會導致散光。

主要症狀

視物模糊、重影

如果患了散光，物體在視網膜上不能正確成像，患者看到的事物就是模糊的、有重影的或者歪曲的圖像。如果程度輕微，視力受影響不大；如果程度較重，看物體時間長了就會出現視線模糊、視力疲勞、頭痛、經常流淚、眼睛充血等症狀。如果發現自己總是不經意地通過偏頭、歪頭來看清物體，就要注意了，這也是散光引起的。

治療

佩戴眼鏡

大部份散光只要佩戴眼鏡就能糾正，但配鏡前必須經過專業檢測，確定度數。如果是不規則散光，角膜表面凹凸不平，進入光線呈現漫反射的狀態，佩戴框架眼鏡很難糾正，反而是隱形眼鏡更合適。隱形眼鏡鏡片與角膜之間的空隙被眼淚填滿，漫反射可被有效消除，不規則散光就得到有效糾正。另外，成年人如果散光嚴重，也可以通過角膜屈光手術進行治療。

自我保健

● 平時看手機、電腦、平板電腦的時候要注意調整距離，眼睛最好離屏幕 50 厘米以上，且屏幕應略低於視線 10~20 厘米，這樣眼球暴露在空氣中的面積小，且角度及距離能降低對屈光的要求，可以避免眼球過於疲憊，有利於預防散光。

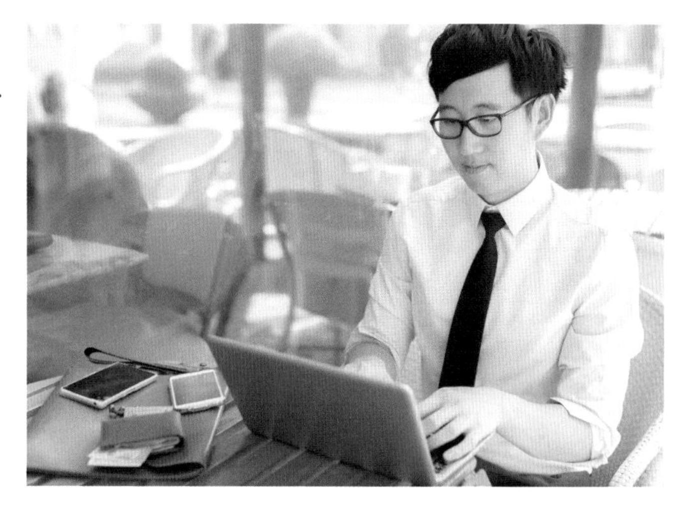

飛蚊症

飛蚊症指的是眼前有黑色影子飄動，像有蚊子在眼前飛一樣的症狀。飛蚊症有些是生理原因——玻璃體內生成液體或者纖維引起的，這種情況可以不用管。但是也有一部份是因為玻璃體發炎或出血引起的，這種就比較危險，可能會導致視網膜剝離、變形或者葡萄膜炎。

主要症狀

眼前有小黑斑飄動

如果患有飛蚊症，眼前就會有小黑斑、黑色的細小線條等飄動，看白色明亮的背景時，比如看白色的牆壁時會更明顯。轉動眼球的時候也能看到黑色斑點飄來飄去。一般情況下黑斑都不會太多，不影響視物，視線也不模糊。但如果特別多，已經影響到視線了，就要注意了，說明飛蚊症比較嚴重。

治療

充份休息、對症治療

如果查明並非疾病引起的，晶狀體、視網膜、玻璃體都沒有病變，飛蚊症就是生理原因引起的。生理性的飛蚊症目前沒有甚麼特效療法，只能多休息，注意避免眼睛疲勞過度。如果長時間不見好轉，且已經形成視力障礙，要盡快到醫院做檢查，及時發現視網膜病變等疾病，對症治療引起飛蚊症的病變。

自我保健

● 生理性的飛蚊症雖然不是病，但是也會讓患者心理敏感，這時候要盡量放輕鬆，對「飛蚊」做到「視而不見」。不要有心理壓力。

● 熱水袋裝滿 60℃的熱水輪流放在兩隻眼睛上進行熱敷，每邊敷 15 分鐘，每天兩次，熱敷後 3 分鐘再睜開眼睛。促進血液循環，可一定程度上緩解飛蚊症。

熱水袋

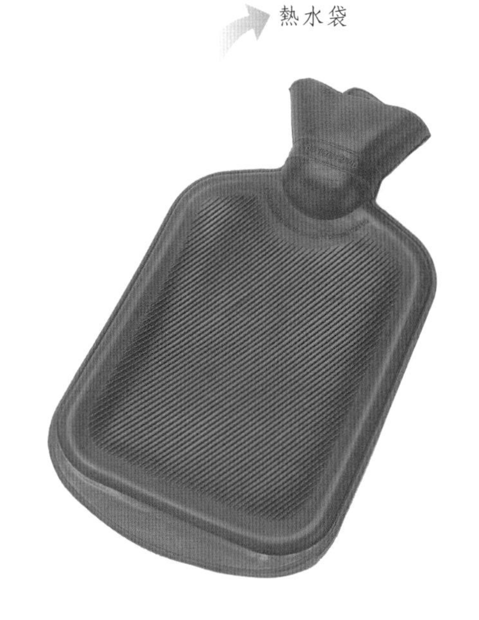

視疲勞

視疲勞可以是單純用眼過度引起的，也可能是一些眼部疾病引起的。如果通過休息、按摩就能消除眼部疲勞感，就沒甚麼問題。如果不適症狀長時間不能改善，就要到醫院檢查，預防嚴重眼部疾病。

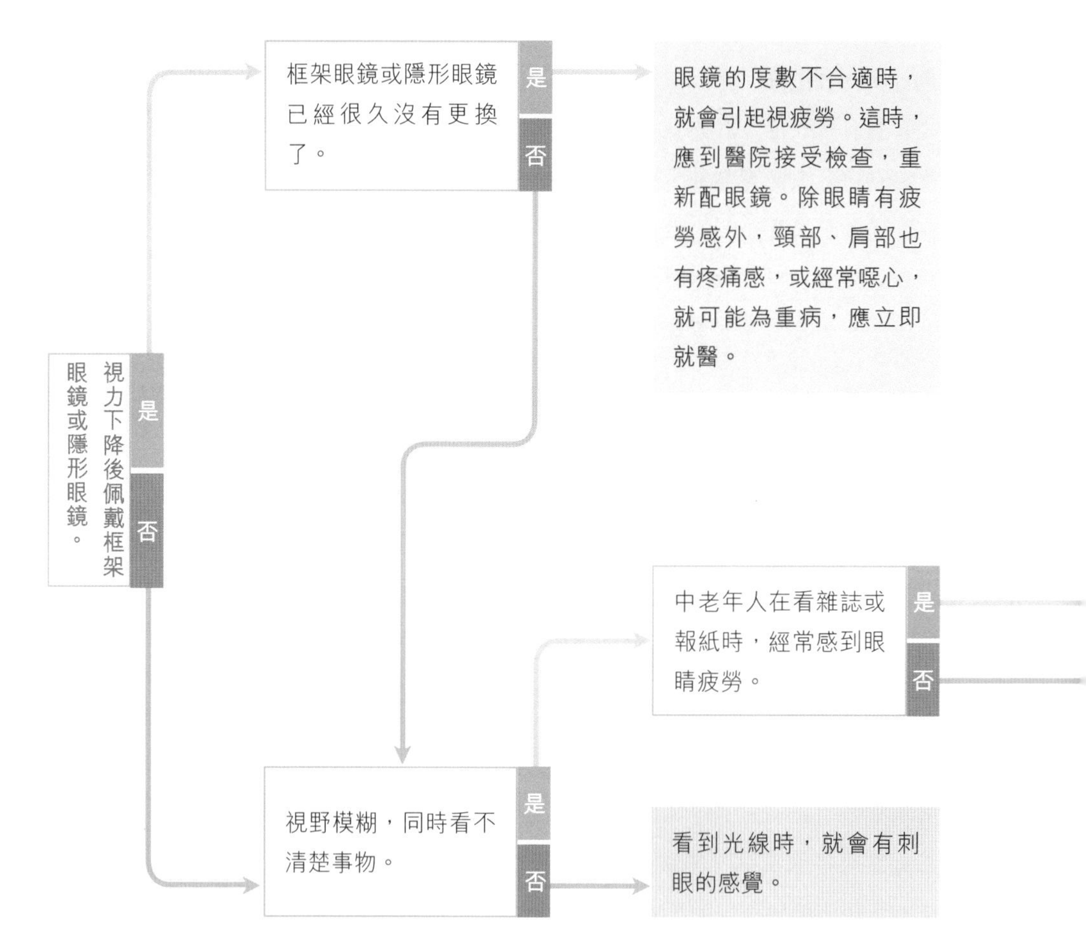

參考頁碼

老花眼……P96
眼睛疲勞……P102
白內障……P103

缺乏睡眠會引起眼睛疲勞，在充份休息或補充睡眠後，症狀還不見好轉的，可能為白內障。
如果視物時感到視野不正常，應接受檢查。

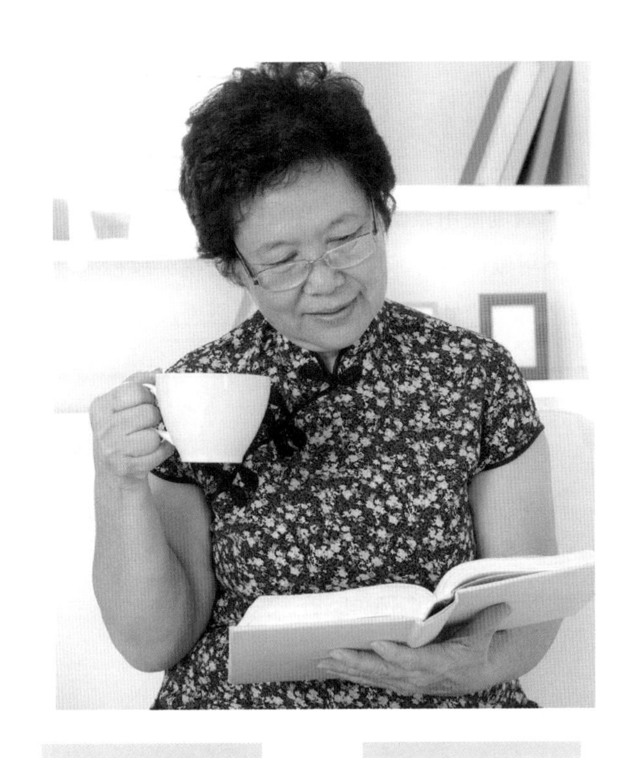

這是老花眼的徵兆。

經常有肩部抽筋、頭痛等症狀。
是 → 可能為壓力、緊張、抑鬱等精神因素引起的，在充份休息後，症狀不能好轉的，可能為眼睛疲勞症或折射異常。如果持續一段時間了，應接受檢查。
否 → 經常有頭痛、噁心等症狀。

經常有頭痛、噁心等症狀。
是 → 可能為青光眼，應接受檢查。
否 → 光線昏暗、身心過度疲勞，都能引起眼睛疲勞。如果不是以上原因引起的，也不見好轉，可能患有眼疾，如視網膜疾病或眼部神經痛。

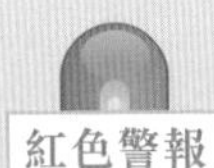

紅色警報

眼部有異常狀況，並伴有肩痛、頭痛、嘔吐等症狀，且以上症狀較嚴重的，可能為重病，其中也包括視網膜疾病、眼部神經痛或青光眼，應立即就醫。青光眼是因眼內壓力上升，使視神經受損而引起的疾病，如果不及時治療，可能導致失明。

眼睛疲勞

過度使用眼睛是引起眼睛疲勞的主要原因，讀寫的字跡過小，或者在光線很暗的環境下用眼都容易導致眼睛疲勞。近視、遠視或者斜視、老花（老視）的患者更容易出現這種情況。另外精神壓力大、用腦過度、缺乏鍛煉、營養不良也可導致眼睛疲勞。

主要症狀

雙眼痠痛、眼皮沉重

如果感覺眼睛痠痛、眼皮沉重，視線也變得模糊，就是眼睛疲勞了。如果不敢直視光線，看某一個物體時間稍長就出現不適症狀，甚至感覺全身疲勞、心跳加快、頭部疼痛等，就説明情況比較嚴重，應該盡早調整。

治療

讓眼睛充份休息

眼睛痠痛、乾澀的時候最好馬上休息，可以閉上眼安靜待一會，同時用手指輕輕揉一下眼睛，做做眼保健操，也可以搓熱雙手蒙在眼睛上，相當於熱敷。另外，也可以往遠處看，左右活動眼球，達到放鬆效果。此外就是要注意多放鬆和補充營養了，動物肝臟、胡蘿蔔中所含的維生素 A 對眼睛健康有保駕護航的作用，可常吃。

自我保健

● 近視戴眼鏡的患者應該定期去檢查視力，調整眼鏡度數，合適的眼鏡能預防眼睛疲勞。

● 小米有很好的保健功效，用小米泡茶比煮粥方便，保健效果卻不差，常喝對眼睛有好處。可以先把小米放入鍋中翻炒，炒出香味後加入適量白糖，炒至焦糖色即可。每次取少量泡開水燜一會就可以飲用了。

● 用柿子葉茶、決明子茶敷眼睛，緩解疲勞效果也很好。泡好茶後，略晾一會，然後浸濕毛巾，閉上眼睛，把毛巾敷在眼睛上 15 分鐘左右即可。

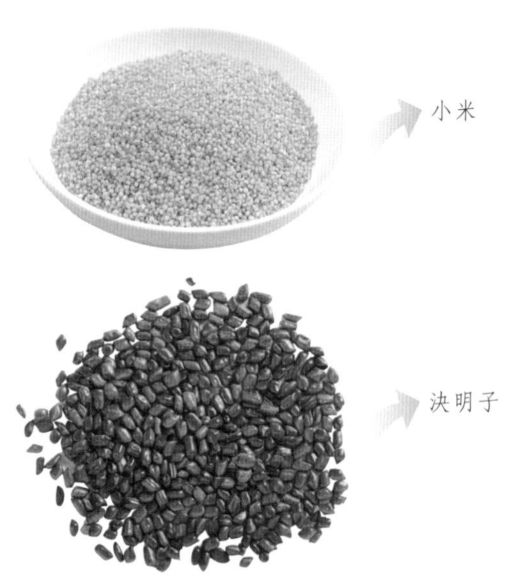

白內障

當晶狀體出現病變、損傷，光線無法正常通過晶狀體投射在視網膜上，這就是白內障。患白內障後，視線就會變得模糊。老年人、多年糖尿病患者更容易出現白內障。當然也有遺傳因素導致的兒童白內障，但具體的致病原因目前還不清楚。

主要症狀

視力下降、視野模糊、重影

如果患了白內障，看到的物體不能在視網膜上形成完整影像，所以看到的東西都是模糊的，感覺眼前好像被濃霧籠罩。有的人則是視物有重影。如果突然被光線照射，瞳孔瞬間收縮，就甚麼都看不見了。

治療

手術治療

白內障要及時治療，否則容易引起青光眼，最佳的治療方法是手術。白內障手術目前技術很成熟，成功率很高，視力恢復很快，手術後也不會再復發。白內障手術後，要避免劇烈運動，特別是不能撞擊到眼部周圍和頭部。如果是老年患者手術前應接受檢查，預防手術過程中突發高血壓或心臟病。

自我保健

● 老年人要多喝水、多吃富含維生素的蔬菜、水果，充足的營養攝入能提高晶狀體的營養水平，對預防白內障有利。

● 紫外線對晶狀體有一定的損害，是引起白內障的原因之一。所以陽光強烈的時候，外出最好戴太陽鏡，特別是夏天正午時或者在海邊的時候。

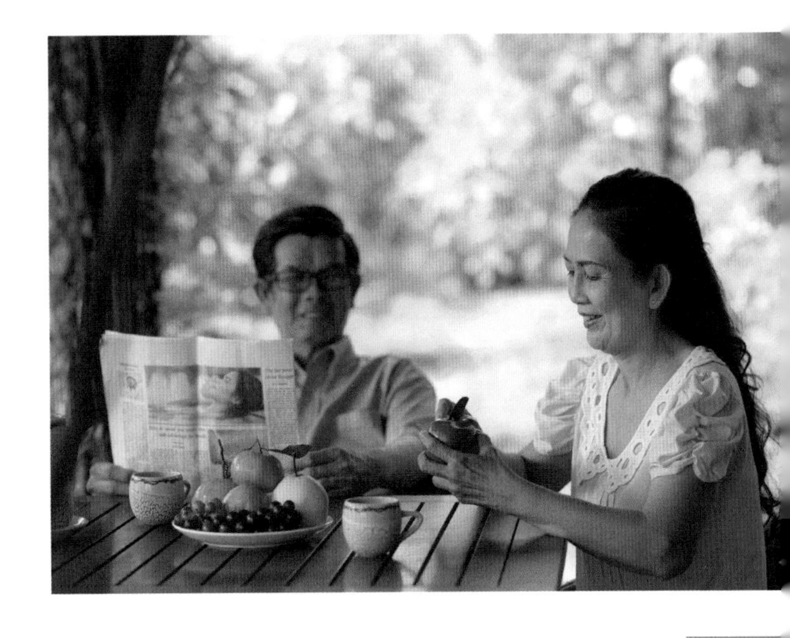

眼部疼痛

眼睛感染、發炎、充血、乾燥，以及眼睛進異物、眼外傷都會引起眼部的不適與疼痛，有時這僅是用眼過度、勞累所致，有時則是疾病引起的。

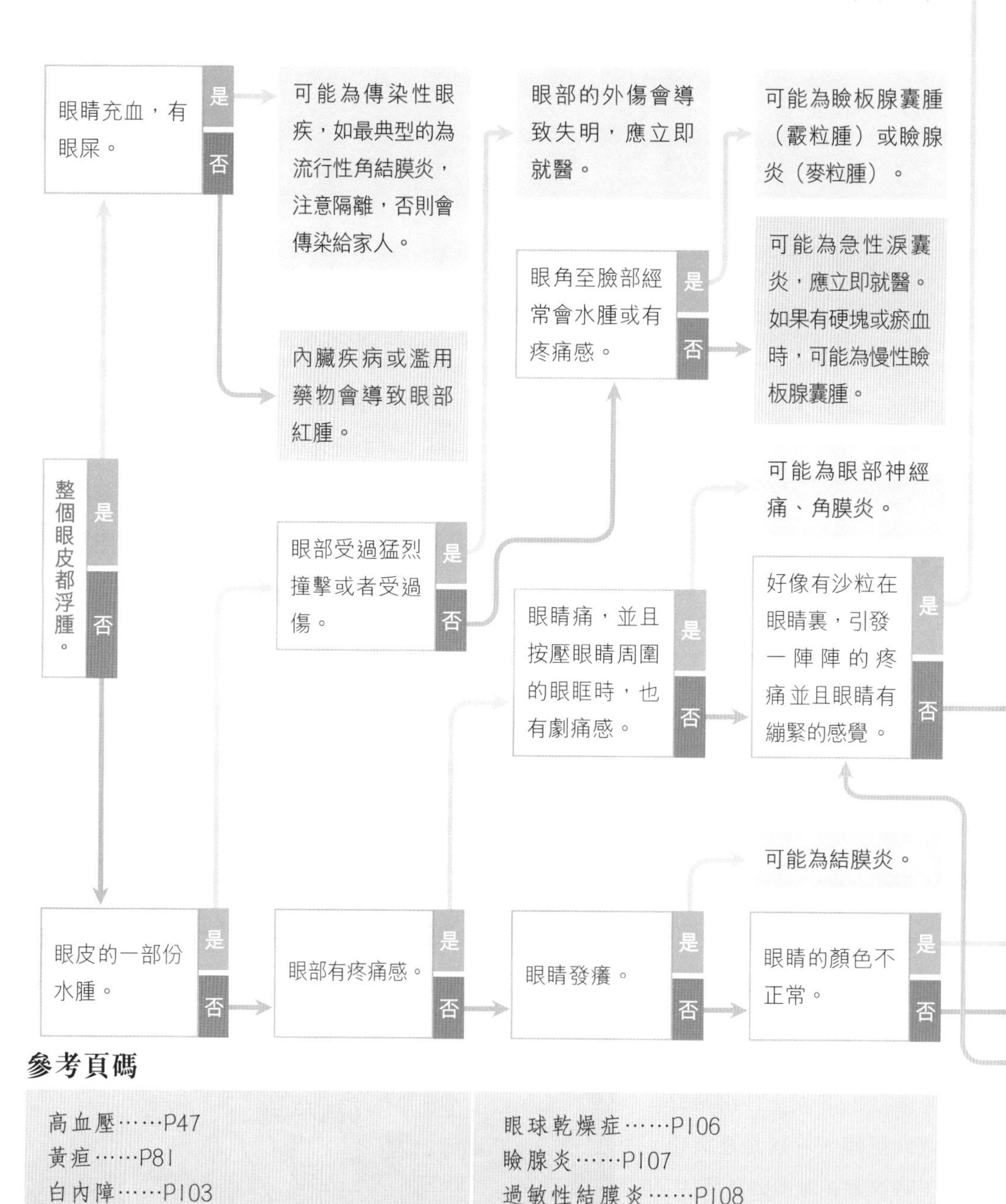

參考頁碼

高血壓……P47
黃疸……P81
白內障……P103
眼球乾燥症……P106
瞼腺炎……P107
過敏性結膜炎……P108

可能為眼球乾燥症。有時受辣味、煙等刺激時會突然流淚，應及時治療，否則會發展成角膜炎。

有頭痛、嘔吐症狀時，可能為青光眼。如果看光線時，有刺痛感可能為虹彩炎。應立即就醫，否則可能出現失明。

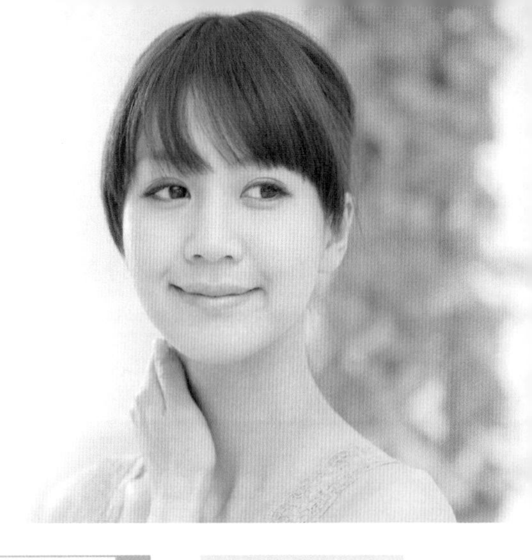

感覺眼睛裏面痛。
是 → 有頭痛、嘔吐症狀時……
否 → 慢性疲勞和過度疲勞都能引起眼睛痛，如果已經持續很長時間了，應接受檢查。

眼球中除了眼白以外的黑色部份看起來發紅。
是 → 可能為角膜炎。
否 → 如果眼白的部位從眼皮內部開始充血，可能為結膜炎。另外，高血壓也會引起導致眼白部位出現出血症狀，應接受檢查。

如果視力模糊，可能為白內障；如果眼睛的黑色部位出現混濁的綠色，可能為青光眼，應立即就醫。

如果眼白的部位發黃，可能為黃疸病。

眼球中除了眼白以外的黑色部份模糊，或者呈現混濁的綠色。
是 → 如果視力模糊，可能為白內障……
否 → 眼白部位嚴重充血。

眼白部位嚴重充血。
是 → 眼球中除了眼白以外的黑色部份看起來發紅。
否 → 如果眼白的部位發黃，可能為黃疸病。

缺乏睡眠、經常熬夜，都容易引發白內障。如果這個症狀反覆出現，應接受檢查。

可能為過敏性結膜炎。

經常流淚或有眼屎。
是 → 眼睛疼痛，並且眼睛會流出混濁的液體或膿水。

眼睛疼痛，並且眼睛會流出混濁的液體或膿水。
是 → 可能為過敏性結膜炎。
否 → 稍微看到一點光線時，就會感覺很刺眼。

稍微看到一點光線時，就會感覺很刺眼。
是 → 缺乏睡眠、經常熬夜，都容易引發白內障……
否 → 可能為慢性淚囊炎。

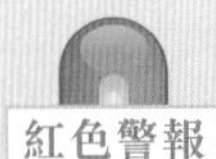

紅色警報

如果眼睛有眼屎、充血、眼皮水腫等症狀，可能為流行性結膜炎。如果眼部受過外傷或嚴重的撞擊，可能會失明。只看到一點光線，眼睛就有刺痛感，可能為虹彩炎。如果眼睛內部痛，或伴有頭痛、嘔吐等症狀，可能為青光眼。有以上幾種情況時，都應立即就醫。

眼球乾燥症

眼淚有滋潤眼球、保持濕度的功效，當眼淚分泌量太少、排出通道不暢，或者分泌的眼淚大量被排出眼睛外，都可能讓眼球得不到滋潤而無法保持濕度。淚囊萎縮就會引起這種疾病，中年女性和老年人容易患這種病。雙眼皮手術、長期服用高血壓藥物也可導致這種狀況。

主要症狀

眼睛有異物感、灼痛、乾澀

眼球乾燥症患者，下午症狀一般更加明顯。眼球會感覺乾澀，眨眼時有灼痛、異物感，好像裏面進了東西一樣。如果處在大風、煙霧或者空調環境下，症狀就會更嚴重。另外，長時間用電腦或者做其他需要用眼的活動，會感覺到更加不適。

治療

人工淚液、封閉淚點、增加濕度

人工淚液可滋潤眼球，對眼球乾燥症既有預防作用也有緩解作用。不過最好先去醫院看醫生，預防有別的疾病。如果僅僅是眼淚缺乏導致，還可以用淚點封閉的方式來治療。淚點封閉可以避免太多眼淚外流，減少眼淚損失，緩解眼球乾燥症。另外要保持空氣濕潤，可在室內放個加濕器，同時增加水的攝取量。

自我保健

● 調低電腦顯示器等電子產品的屏幕亮度，這樣有助於眼球放鬆，減少眼球裸露面積，預防乾眼。

● 用眼時，建議每 1 小時放鬆 1 次眼睛，把頭後仰不停眨眼睛，這樣可以保持血液暢通，還能讓眼球及時得到眼淚滋潤。

● 眼睛乾澀難受的時候，用枸杞或者菊花泡一杯茶，眼睛睜大放在水杯上方眨動，能有效緩解不適。

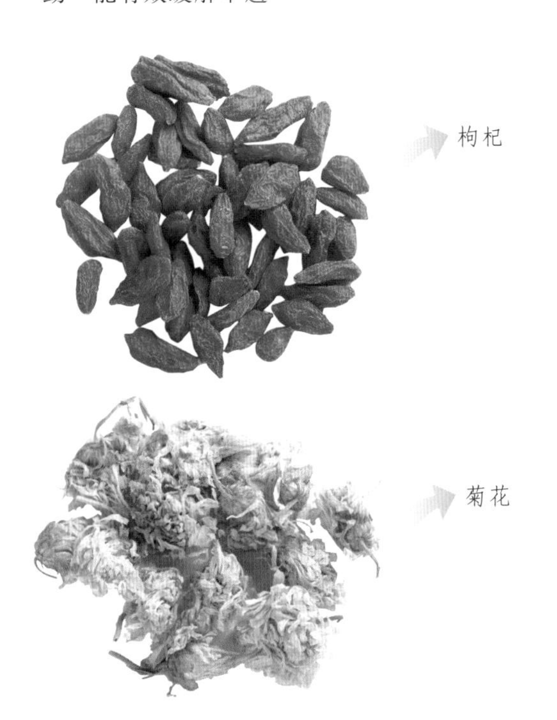

枸杞

菊花

瞼腺炎

瞼腺炎俗稱針眼、麥粒腫，是細菌感染睫毛根部引起的急性化膿性炎症，眼睛接觸不乾淨的物品是引起麥粒腫的主要原因，如經常用髒手揉眼睛或用被感染的化妝品、化妝工具化妝，都特別容易導致麥粒腫。

主要症狀

眼瞼局部紅腫、化膿、癢痛

如果患了瞼腺炎，剛開始眼瞼上會有一處明顯的凸起，像小紅豆一樣。眼睛感覺腫脹、癢痛，還有異物感和燒灼感。過幾天瞼腺炎可自行消退，但也有可能會化膿。不過化膿後，只要膿水排出就痊癒了，所以化膿階段離痊癒就不遠了。如果病情較重，會出現全身性症狀，如畏寒、發熱、淋巴結腫大等。

治療

抗生素治療、敷眼睛

瞼腺炎初起時，不要用手觸碰，更不要擠壓，以免炎症加重或者向內擴散。可先觀察幾天，同時用 2% 硼痠水擦拭發炎部位，或者用濕毛巾先冷敷眼睛，然後再熱敷，看是否有自癒的可能。如果化膿了，最好去醫院切開排膿，不要自己擠膿，以免引起感染。如果出現了全身性症狀，需要使用抗生素。

自我保健

● 女性用的眼妝產品、化妝工具以及卸妝產品，質量都必須過關，不要使用粗製濫造的產品。患病痊癒之前不能化眼妝，以免引起嚴重感染。

● 車前草的葉子放在火上烤軟，敷在患處，用繃帶或者創可貼固定，可促進膿液排出。

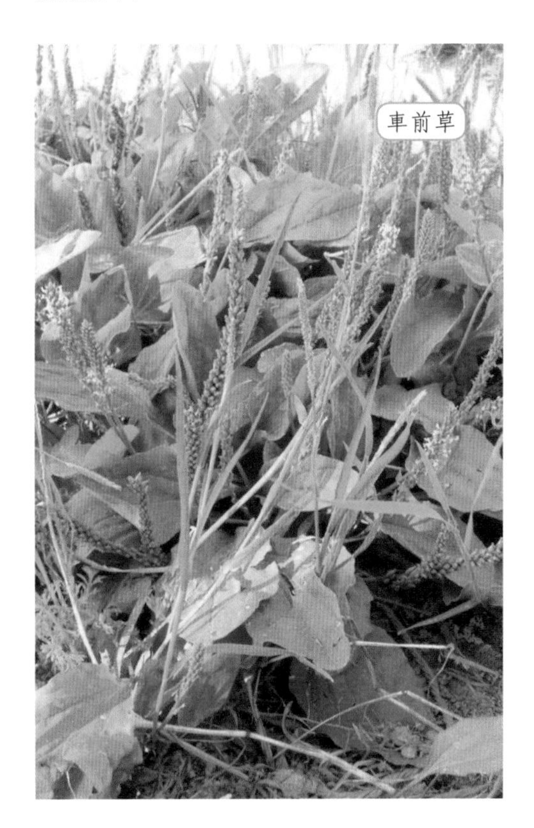

過敏性結膜炎

能引起其他過敏症狀的物質都能引起過敏性結膜炎，如花粉、枯草、真菌、染色劑、化妝品、蟎蟲、動物皮屑等都是過敏原。治療後會有好轉，但只要過敏原存在就會再次復發。一般來說，青年女性更容易患該病。

主要症狀

眼睛癢、乾澀、充血

如果患有過敏性結膜炎，最常見的症狀就是眼睛發癢，幾乎所有患者都有此症狀。另外還有流淚、灼熱感、畏光，還可能出現大量黏性分泌物，較嚴重的過敏性結膜炎甚至會影響視力。因為癢、澀等不適感，患者會忍不住揉眼睛，眼角、眼瞼、眼球會因為揉搓而變得充血、紅腫、疼痛。

治療

避免接觸過敏原、藥物治療

患過敏性結膜炎後可用抗組胺藥物或者類固醇藥物等消除症狀，必須在醫生指導下使用藥物。同時建議做個過敏原的測試，找出過敏原，避免接觸就能避免再復發。

自我保健

● 外出時建議戴墨鏡，可阻擋部份致敏物侵襲眼睛，預防加重病情。

● 經常用冷水泡毛巾濕敷眼睛，能緩解癢、澀等不適，還可緩解充血。

● 枸杞、決明子有促進過敏性結膜炎痊癒的功效，可以用枸杞、決明子配合菊花泡茶喝。先把決明子小火炒熱，再中火炒至外表焦黑並散發出咖啡味為止，冷卻後保存於密封罐中。飲用時取出一勺，再加 5 朵乾菊花、10 顆枸杞，用熱水沖泡即可。

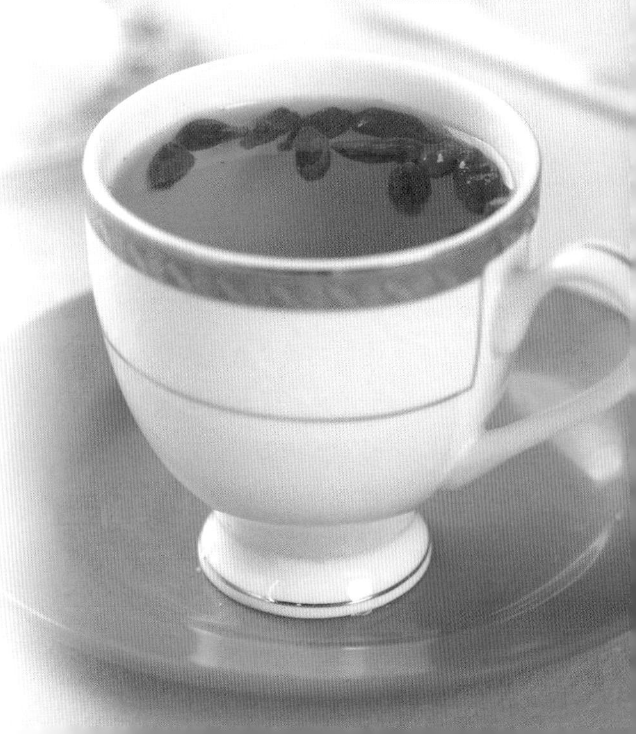

枸杞決明子菊花茶

護眼生活小細節

保護視力很簡單，只要平常注意用眼衛生，不過度用眼，特別是 10~15 歲年齡段的孩子，平時注意以下細節。

■ 環境明亮，光線舒適

看書、用手機、玩電腦時環境要明亮。特別要注意不要在關燈後玩手機，手機強光和周圍黑暗環境的對比非常傷眼睛。但是也不能太明亮，刺眼的光線也會傷害視力，如果手機、電腦、電視屏幕太亮了，應該調低些，以眼睛感到舒適為好。

■ 用眼時間不能太長

一次性用眼時間不能太長，如果已經感覺眼睛乾澀、視線模糊了，就説明用眼時間太長了，需要馬上休息。

■ 用眼姿勢要正確

用眼時要保證身體直立，不要躺臥、趴着看書、看手機。

■ 用眼距離控制好

眼睛與所看的書要距離 30 厘米以上，與電腦盡量保持 50 厘米左右距離。

■ 不要揉搓眼睛

手上細菌比較多，不要用手去揉眼睛，以免引起感染。更不要大力揉搓，以免晶狀體受壓過度。

■ 電子產品盡量減少使用

孩子使用電子產品的時間建議一天不要超過 1 小時，成人休閒時光盡量不要用電子產品打發。

■ 主動放鬆眼睛

長時間用眼時要不定時地向遠處眺望，轉動眼球，緩解眼睛疲勞。還要隔段時間就快速眨動眼睛幾十下，增加眼球濕度。另外要多做眼保健操或者用熱毛巾敷眼睛，促進眼部血液循環。

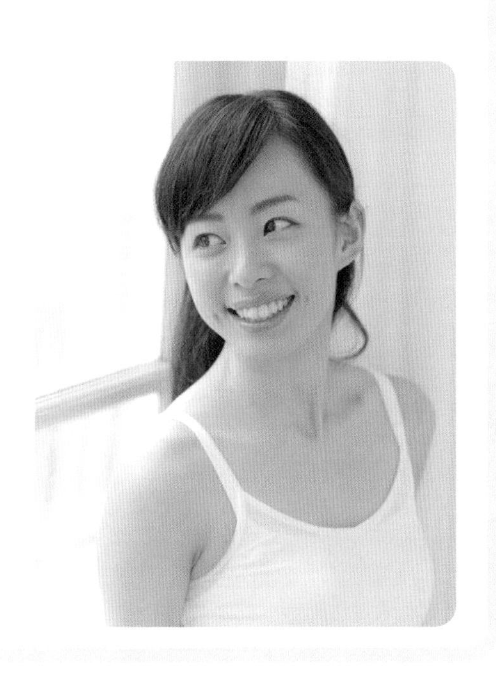

耳痛

耳痛有可能是耳部疾病引起的，也有可能是鄰近部位如嚥鼓管、鼻、口腔、喉嚨等處的疾病引起的。感冒、鼻竇感染或者過敏、蛀牙都可加重耳痛。

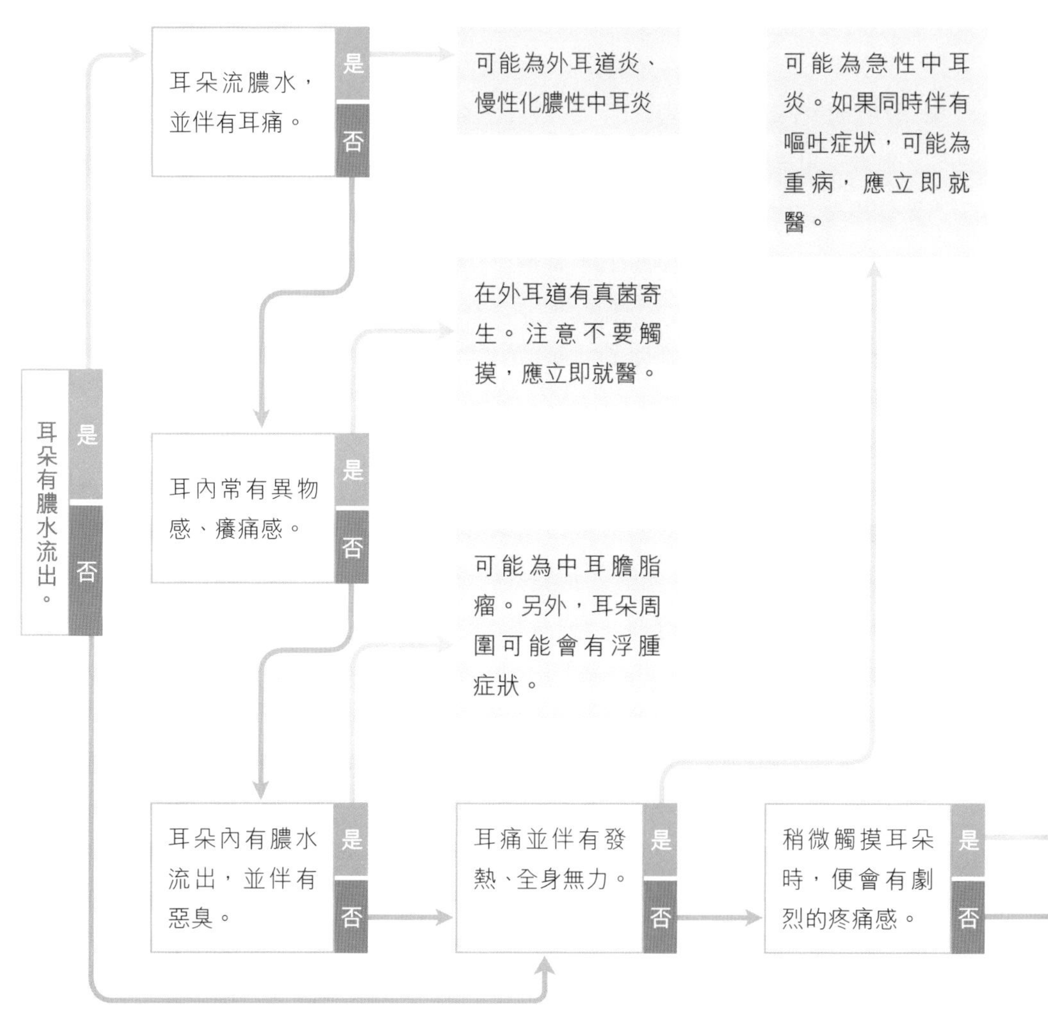

參考頁碼

急性嚥喉炎……P21
三叉神經痛……P67
中耳炎……P73
腮腺炎……P112
外耳道炎……P114
真菌性外耳道炎……P115
顳顎關節炎……P116
急性扁桃腺炎……P134
蛀牙……P330
口腔炎……P368

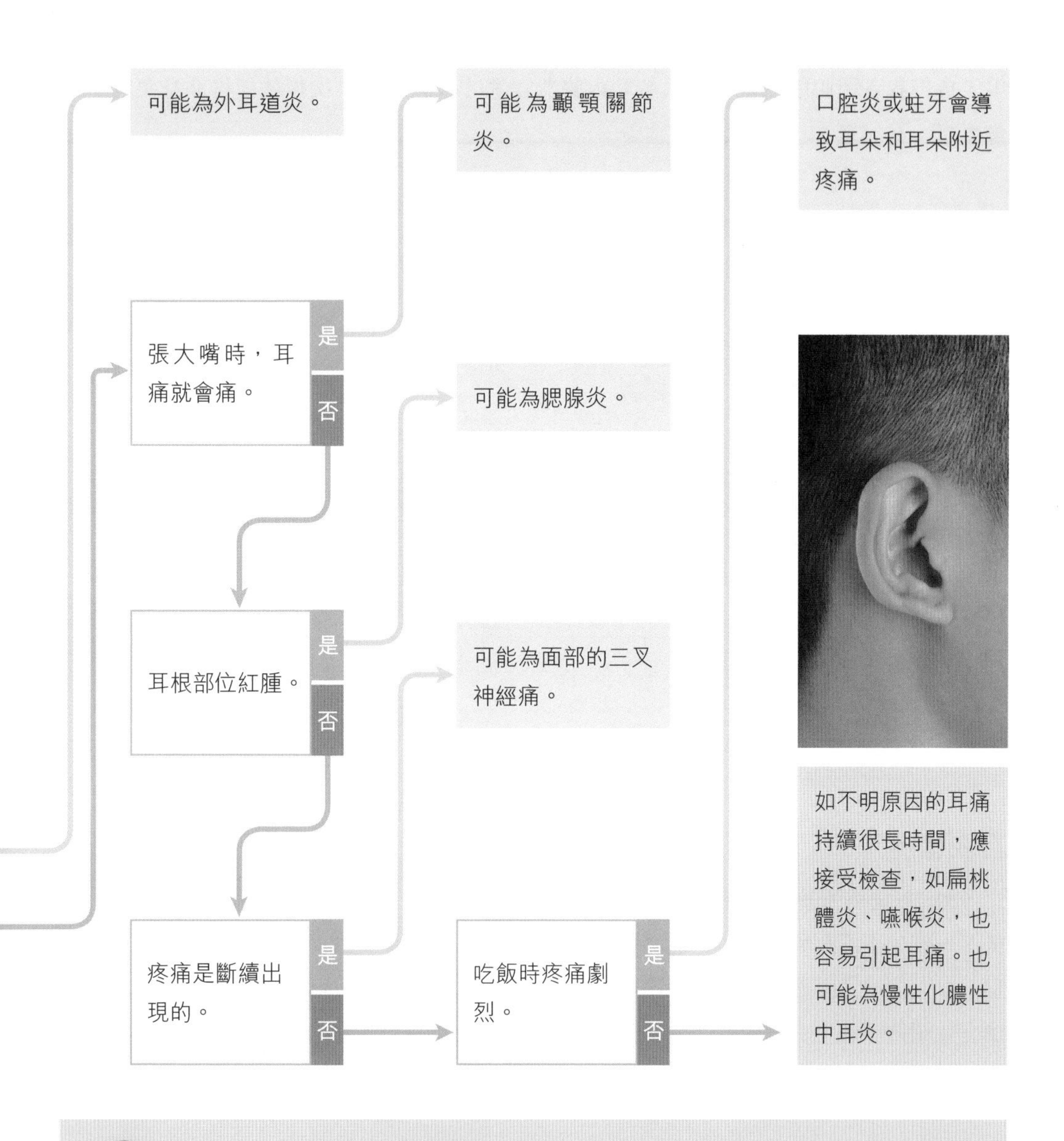

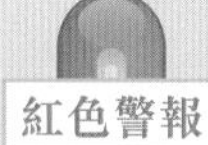

耳痛的同時並伴有高熱、全身發軟等症狀，可能為耳朵發炎。外耳道真菌症也屬於慢性中耳炎，能引起腦膜炎或內耳炎。耳朵周圍有水腫症狀，或耳朵裏流出的膿水帶惡臭，可能為慢性化膿性中耳炎。耳痛並伴有嘔吐時，可能為重病。以上幾種情況都應立即就醫。

腮腺炎

腮腺位於兩側面頰近耳垂處，腮腺炎大多是被病毒感染導致的。腮腺炎病毒可通過唾液傳染，傳染性很強，而且可引起多種併發症如腦膜腦炎、睾丸炎、胰腺炎、卵巢炎等，會侵犯各種腺組織及神經系統、內臟器官等。該病患過一次後就獲得終身免疫，不會再患。在兒童 5~10 歲最易受感染。

主要症狀

耳根周圍腫脹、發熱

腮腺炎多單側發病。疾病初起時，症狀不明顯，腮腺區僅有輕微疼痛，無腫脹，同時出現低熱、頭痛、疲倦等症狀，一兩天後耳根開始腫脹，腫脹表面紅亮、發熱，略微觸摸就可感覺劇痛，吞嚥時也會疼痛。同時開始發高熱。

治療

隔離、熱敷

腮腺炎是被腮腺炎病毒感染引起的，沒有甚麼特效藥，一般情況下發病後三四天就會自然好轉。如果超過 1 週沒有痊癒，並且化膿了，一般是細菌感染了，需要去醫院切開排膿，並使用抗生素治療。在患病期間要將患者隔離起來，預防疾病大面積傳播。疼痛嚴重時可以用毛巾熱敷患處或者使用鎮靜劑、解熱劑鎮痛。

自我保健

● 一定要給孩子接種腮腺炎疫苗，一般在孩子出生後 8 個月之後接種一次，在 18~24 個月再接種一次就能有效預防了。

● 患腮腺炎時，可取一塊仙人掌，去掉皮和刺，搗成爛泥，用雞蛋清調勻，敷在患處，每天一次，連用兩三天。清熱解毒，可促進腮腺炎痊癒。

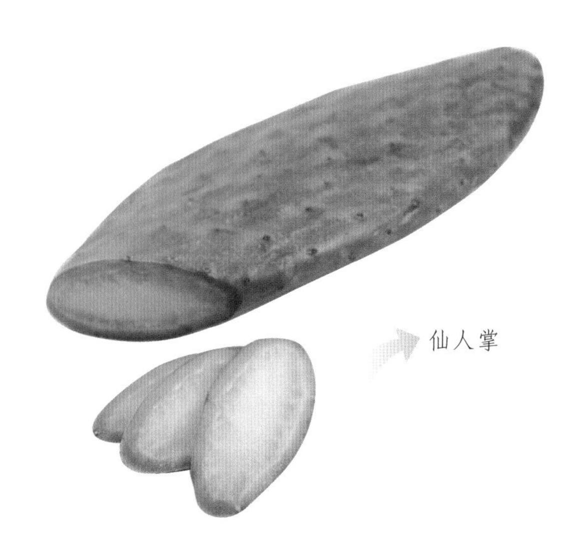

仙人掌

腮腺炎的家庭療法

鮮蒲公英等敷貼

鮮蒲公英、鮮馬齒莧、鮮敗醬草、鮮生地黃、鮮芙蓉花葉任選一種，也可選兩種合用，搗爛後敷貼在患處，可以緩解腮部腫痛。每日1~2次。

六神丸、跌打丸敷貼

取2粒跌打丸、10粒六神丸一同研成細末，再用醋調成糊狀，塗抹在黑膏藥上，貼敷患處，每日換1次，3~5天腫塊便可消退。

大蒜醋療

將等量的陳醋和去皮的大蒜一起搗成糊狀，敷貼在患處，現搗現敷，每日1~3次，有消炎的功效。

鮮蒲公英醋療

選一把鮮蒲公英，整顆清洗乾淨，搗爛，加20毫升醋調勻，外敷患處，藥物乾後，換藥再敷。

吸入治療

用防風、蒲公英、鴨跖草、金銀花、桂枝各12克，炙甘草、薄荷各5克。將上述各藥放砂鍋中用水煎沸，離火，用嘴吸入霧氣，每日5次。

清火瀉毒藥茶

將30克板藍根、10克金銀花、5克薄荷一同研成粗末，放入砂鍋內，加1升水煎沸20分鐘，取汁，分3次服用。每日一劑。有清火瀉毒的功效。

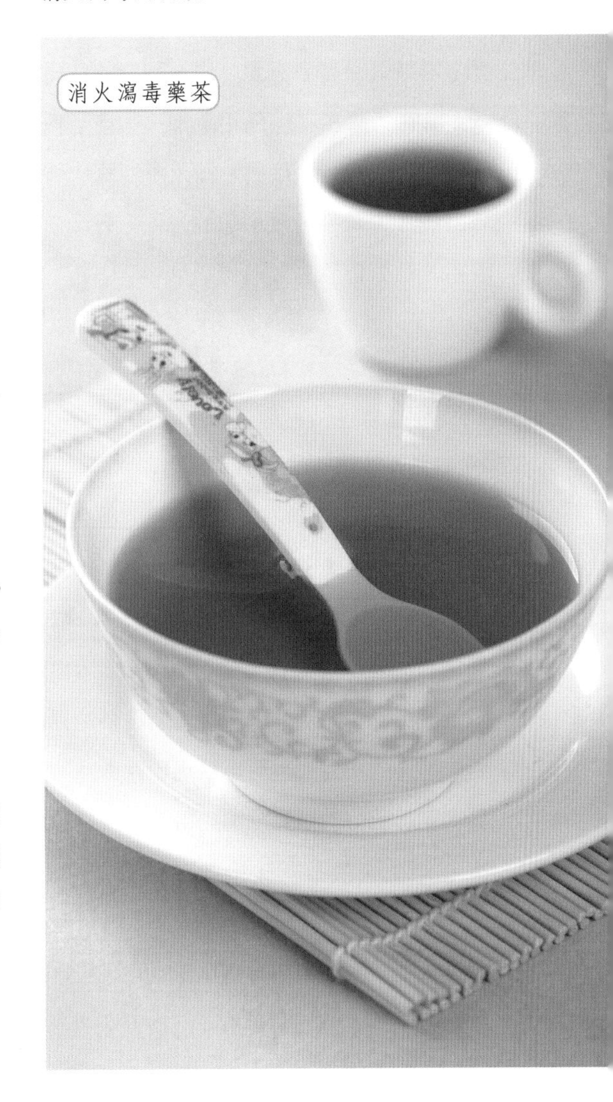

消火瀉毒藥茶

外耳道炎

外耳道炎多是外耳道皮膚損傷，之後被細菌感染引起的。掏挖耳朵不當、洗澡、游泳進水導致的外耳道積水，都會引起外耳道皮膚損傷。另外，中耳炎、糖尿病也可引起外耳道炎。

主要症狀

耳痛、聽力減退

患了外耳道炎，牽拉耳朵、按壓耳屏或者咀嚼時耳朵都會感覺疼痛。剛開始疼痛輕微，隨着病情加重疼痛相繼加重，甚至輕摸耳朵也可引發劇烈疼痛。幾天後外耳道破潰流出膿液。耳道腫脹嚴重的時候，外耳道被阻塞，聽力會發生暫時減退。

治療

鎮痛劑、局部清洗

患外耳道炎後，如果特別疼痛，可以服用鎮痛劑止痛，還可以用天南星的根磨粉，然後拌入醋，用棉棒蘸着拌好的天南星粉擦拭患處。如果患處有波動感，就是化膿了，需要切開排膿。如果自覺流出膿水，直接清潔患處並消毒就可以。平時可以將浸了消炎藥的棉栓塞到外耳道內。另外也可以用毛巾熱敷。其間不要掏挖耳朵，也不要反覆、粗暴地擦拭耳內膿水。洗澡、游泳要塞住耳孔，不要讓耳朵進水。

患病中睡眠時，病耳應在下側，但是不能受壓迫，身體與床面成 45° 角的半側臥姿最適合。

自我保健

● 灰菜清熱利濕，可在患外耳道炎時用一些灰菜煮湯，餐前 30 分鐘飲用，每天 3 次，有促進痊癒作用。

● 有些食物會使炎症惡化，患外耳道炎的時候不要吃這些食物，包括海鮮、魚蝦、奶酪、白糖、巧克力等。

蝦

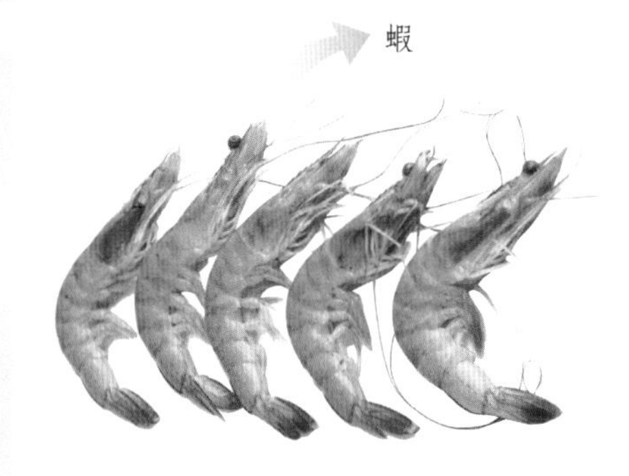

巧克力

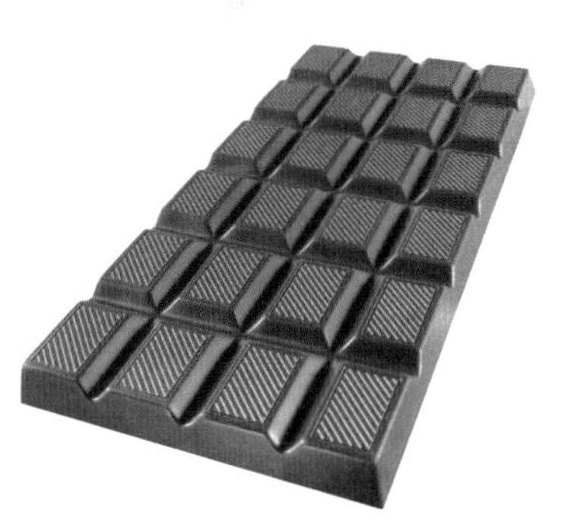

真菌性外耳道炎

當外耳道潮濕時，比如洗澡、游泳進水後或者發炎流出膿液時，黏在外耳道內的真菌特別是曲霉菌等就會在此大肆繁殖，由此形成真菌性外耳道炎。如果身體抵抗力差，外耳道更容易被真菌感染，患上真菌性外耳道炎。

主要症狀

耳朵癢、痛、悶脹感、異物感

如果患有真菌性外耳道炎，耳朵會非常癢，奇癢難耐，外耳道及耳朵周圍也會又癢又痛。另外，耳朵內會生成大量耳屎，這些耳屎使得耳朵有嚴重的異物感和悶脹感。有的患者耳內還會分泌少許水樣物質。

治療

清除異物、局部清洗

感覺耳朵癢痛時一定要看醫生。患了真菌性外耳道炎，需要醫生清除耳內異物，並用酒精擦洗外耳道，清除真菌。另外，醫生會開一些含有殺菌劑的滴耳劑或者軟膏，每天滴兩三次滴耳劑或者往外耳道塗抹軟膏，病情很快就會好轉。滴入滴耳劑的時候，要把耳屏向上向後拉起，滴入之後按住耳屏壓一下，這樣滴入的藥液分佈會更均勻，藥效發揮會更好。

耳內異物感強烈也不要用力摳耳朵，以免導致耳朵出現新的損傷或者摳破鼓膜，真菌繁殖會更快，讓病情更嚴重。

自我保健

● 洗澡後要馬上用棉棒擦拭外耳道，保持外耳道乾燥。游泳時最好用耳塞塞住耳朵，不要讓污水進入耳朵。

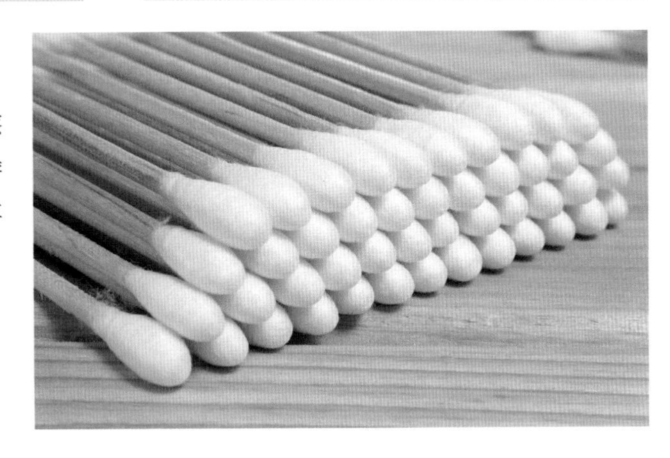

顳顎關節炎

顳顎關節就是我們張口閉口時會活動到的關節。20 歲左右的年輕女性比較容易患顳顎關節炎，主要是由上下牙齒咬合不正或者經常磨牙、單側咀嚼食物引起的。如果患有風濕性關節炎或者該關節受了外傷，都會導致顳顎關節炎。此外，精神壓力大也會誘發和加重該病。

主要症狀

耳痛、張嘴時關節有響聲、張嘴困難

如果患了顳顎關節炎，張嘴的時候關節會出現響聲，下頜很難打開，張嘴受限。發炎初期，只要不張嘴就不會疼痛。隨着病情加重就會出現關節痠痛感，還會伴有耳痛、耳鳴、眩暈、額頭疼痛、口乾舌燥等症狀。病情加重後關節或者關節周圍還會出現水腫，伴有輕重不等的壓痛。

治療

矯正牙齒、糾正不良習慣

顳顎關節炎沒有甚麼有效的治療方法，治療上主要以緩解疼痛為主。先確定引起顳顎關節炎的原因，對症處理。如果是牙齒咬合不正常引起的，可以通過矯正牙齒咬合。如果是因為磨牙引起的，睡覺的時候可以戴牙齒保護套。同時要養成兩側輪流咀嚼食物的習慣，避免過度張口，打哈欠時要控制張口幅度。持續耐心地治療一段時間病情就會好轉。同時還要注意緩解精神壓力。

自我保健

● 從中醫角度講，體有內熱者更容易患顳顎關節炎，所以應少吃熱性食物，滋補類的紅參、鹿茸不宜食用，刺激性的大蒜、葱、韭菜、辣椒都要少吃。患病期間吃這些東西不利疾病恢復。

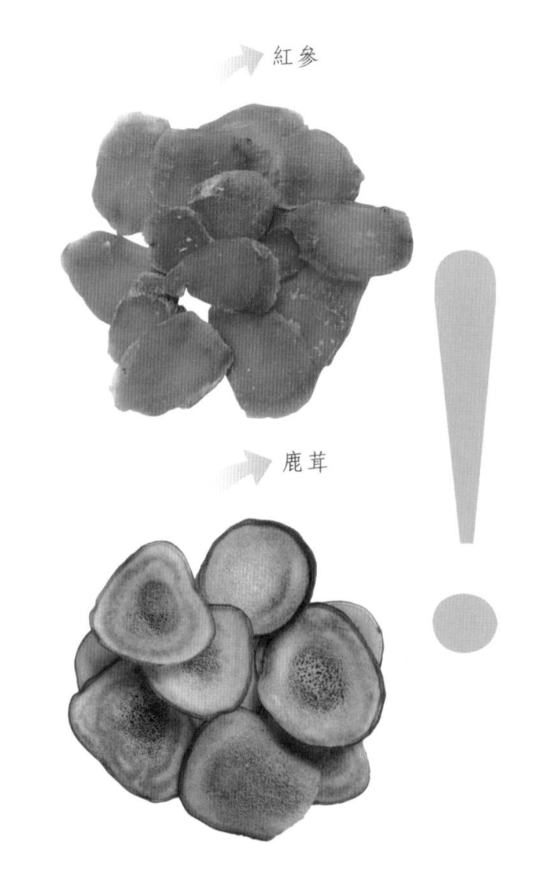

護耳生活小細節

聽力其實很脆弱，除了疾病會損傷聽力，一些習以為常的習慣和行為也會對聽力造成影響，平時應該注意保護自己的耳朵以及聽力。

■ 不過度掏挖耳屎

耳屎有保護作用，過度掏挖耳屎，不但會損害這種保護功能，還可能損害耳內皮膚黏膜。耳內環境被破壞，很容易引起感染，有可能會損害聽力。平時掏耳屎只要將「洞口」清理乾淨即可，不要往裏深挖。

■ 遠離噪音

長時間處在嘈雜環境中，聽力會逐漸下降，突然出現的巨大聲音如爆炸聲會讓人瞬間喪失聽力。如果居住環境嘈雜，盡量做隔音處理，不得不長時間處於嘈雜環境時最好佩戴降噪耳塞。讓孩子遠離鞭炮、氣球等的爆炸聲。

■ 正確使用耳機

用耳機聽音樂，音量要調低，必須要能聽到耳機以外的聲音才行。耳機盡量選頭戴式，少用入耳式。使用耳機時間不要太長，建議 1 小時左右要休息一會。

■ 不用力拍打耳朵

耳朵受到打擊、嚴重磕碰，耳鼓可能會破裂，因此要避免。家長千萬不能打孩子耳光。

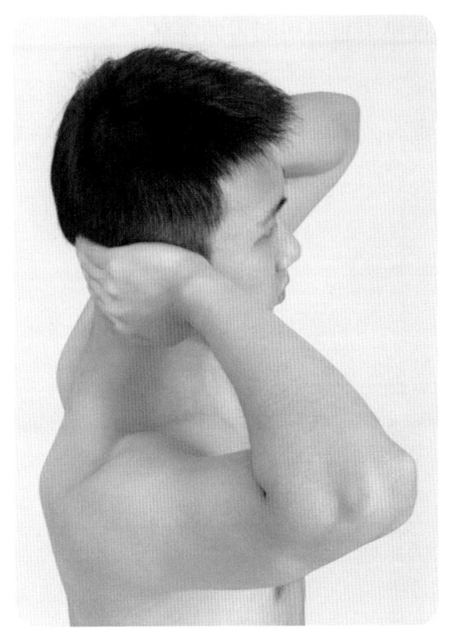

■ 按摩耳朵，保護聽力

有時間的時候就從上下左右各個方向拉拉耳屏，可促進內耳血液循環，有助於保護內耳環境。另外，經常做捂耳朵的動作，捂緊耳朵後再鬆開，通過改變耳內壓力增加耳鼓彈性，都有利於保護聽力。

■ 不濫用藥物

有些藥物特別是有些抗生素會影響聽力，孩子用後傷害更大，如果需要用藥一定要諮詢醫生，不要自行決定。

舌頭疼痛

舌頭非常敏感，只要有不適，就會讓人非常不安。而舌頭肌肉、神經、黏膜、血管，無論哪部份被損傷都會引起舌頭痛。導致舌頭疼痛的原因和疾病也有很多，有時候過重的心理壓力也可引起舌頭疼痛。

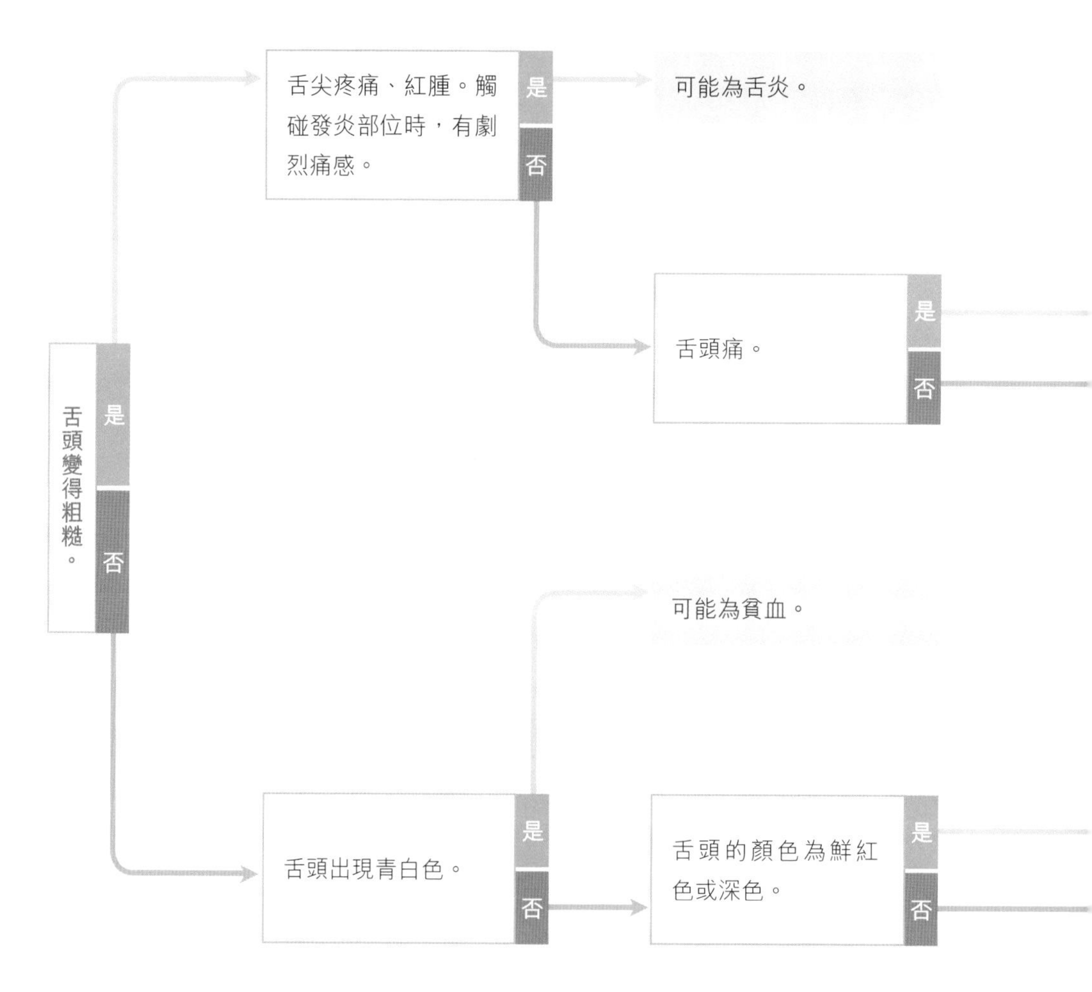

參考頁碼

舌部潰瘍……P120
舌炎……P121
鵝口瘡……P368
地圖狀舌症……P371

吃東西困難，說話時帶尾音。同時伴有舌頭劇烈疼痛時，可能為舌部潰瘍。如果同時伴有舌部的毛細血管紅腫、充血、潰爛時，可能為口腔炎。

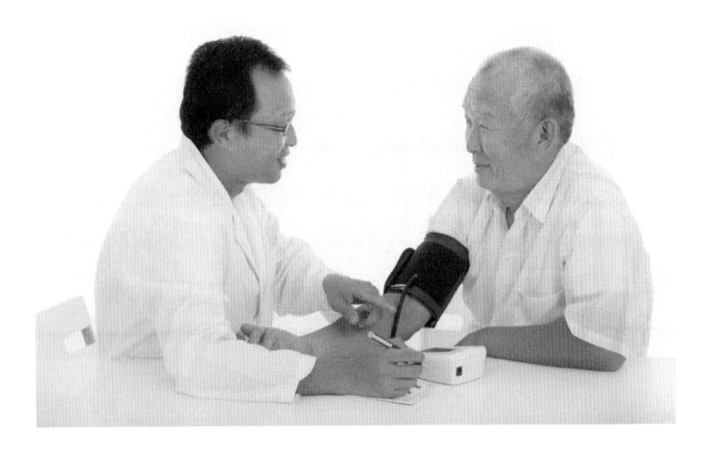

在臉頰內側黏膜或舌頭表面出現白斑，可能為鵝口瘡。

可能為補鐵劑、藥物、鋁中毒症狀。

可能為地圖舌，如果同時伴隨疼痛，應接受檢查。

舌頭上有褐色舌苔時，可能是胃部有異常狀況。當中老年人舌頭變厚時，可能為嚴重疾病，應及時就醫。

可能為惡性貧血症的早期症狀。也應考慮為慢性肝炎、胃腸障礙或維生素 B_2 攝入不足。

在舌頭的表面有大塊白斑。 是 / 否

誤服過藥物，或者服用過含鋁成分的藥物或補鐵劑。 是 / 否

舌頭的表面和邊緣都佈滿有白邊的紅斑。 是 / 否

可能為激素或抗生素引發的症狀。

紅色警報

舌尖紅腫，同時吃東西很困難時，可能是舌部潰瘍。當舌頭出現青白色時，可能為貧血。舌頭痛並伴有口乾時，可能患有糖尿病。中老年人舌頭變厚，出現白斑時，可能為重病。有以上情況時，應立即就醫。

舌部潰瘍

舌部潰瘍是口腔潰瘍的一種，是復發性阿弗他潰瘍的輕症表現。具體發病機制不明確，一般認為是由更年期、貧血、藥物過敏、維生素 B12 缺乏、精神壓力大等所致，也與自身免疫相關，還有一定的遺傳性。另外鋒利的牙齒摩擦損傷舌部，也會引發壓瘡性潰瘍，並反覆發作。該病具有週期性、自限性特點，一般 7~10 天即可自癒。不過復發率很高，給患者造成較大痛苦。

主要症狀

舌部疼痛

如果患了舌部潰瘍，可能看到明顯的潰瘍傷口。傷口可在嘴唇內側、臉頰內側、軟齶、齒齦等任何地方，可單個也可多個，呈圓形或者橢圓形，表面覆蓋灰白或者黃色膜，中央凹陷，周圍紅腫。也可能看不見傷口，不過舌尖會有明顯的紅腫、發麻，進食可引發劇烈疼痛。另外說話的時候會帶有尾音。

治療

對症處理、補充營養

如果反覆發生舌部潰瘍，就要到醫院詳細檢查，明確致病原因，確定是否是因為牙齒不光滑、藥物過敏或者是精神壓力大、營養缺乏等原因導致的，並對症處理。另外，缺乏水份也可引起舌部潰瘍，平時要多喝水。還要補充 B 族維生素，多食用粗糧食物，不要只吃精米精麵。

自我保健

● 平時多用淡鹽水漱口，可減少舌部潰瘍的發作。潰瘍發作時改做蜂蜜漱口，含一口蜂蜜，過兩三分鐘嚥下，兩三天後潰瘍即可痊癒。

● 中醫理論認為舌部潰瘍是「上火」所致，蓮子、甘草清熱降火，對促進舌部潰瘍痊癒很有好處。可以把蓮子 15 克、甘草 2 克、綠茶 5 克一起放入杯中泡水喝。

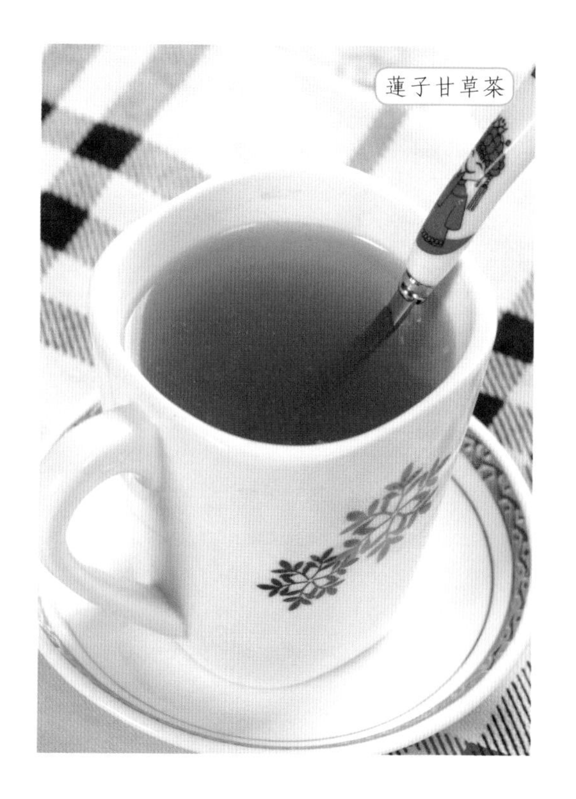
蓮子甘草茶

舌炎

舌炎一般發病於舌部前半部份，特別是舌尖。營養不良、過度疲勞或者大量攝取刺激性食品都可引起舌炎。另外如果舌頭有外傷也容易被細菌感染而發炎，這種情況容易發生在牙齒排列不整齊或者有蛀牙的時候，燙傷後、咬傷後也可能出現。其中，大量攝取刺激性食品如辛辣、煙酒是最直接和主要的原因。

主要症狀

舌尖發紅、疼痛

如果患有舌炎，舌尖或者舌緣就會發紅，而且伴有疼痛、麻木感，特別是進食的時候，一接觸到食物就會劇烈疼痛。舌頭碰到發炎部位時也會引起疼痛。病情加重後舌頭上會出現水皰、裂縫、白色舌苔等，而且會有嚴重口臭。有時候也伴有唾液減少問題，因而有口乾症狀。

治療

抗生素治療、增加 B 族維生素攝入

患了舌炎，需要用抗生素，用法、用量要遵醫囑。此外要注意攝入 B 族維生素，多吃 B 族維生素含量豐富的食物，如牛奶、雞蛋、堅果、糙米、小米、大豆、香菇、胡蘿蔔等。疼痛嚴重的時候可以含冰塊鎮痛。

自我保健

● 容易患舌炎的人平時要避免吃刺激性食物，太辣的、太酸的、太燙的都要少吃，以免造成外傷，引起舌炎。

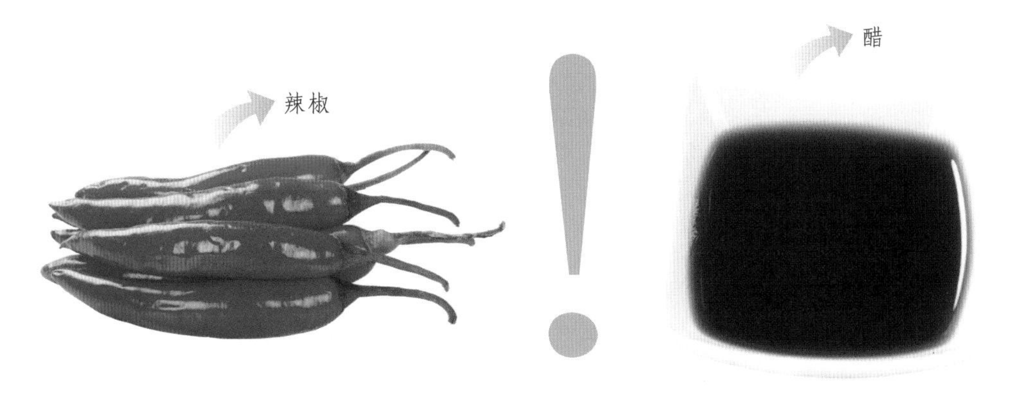

口腔疼痛

口腔疼痛可能是很單純的問題，如維生素缺乏、病毒感染、黏膜損傷、肌肉勞累、蛀牙等，但也有可能是嚴重疾病引起的，心臟病、血液病、三叉神經痛、顱內腫瘤、口腔腫瘤都可引起口腔疼痛。所以口腔疼痛時也要注意。

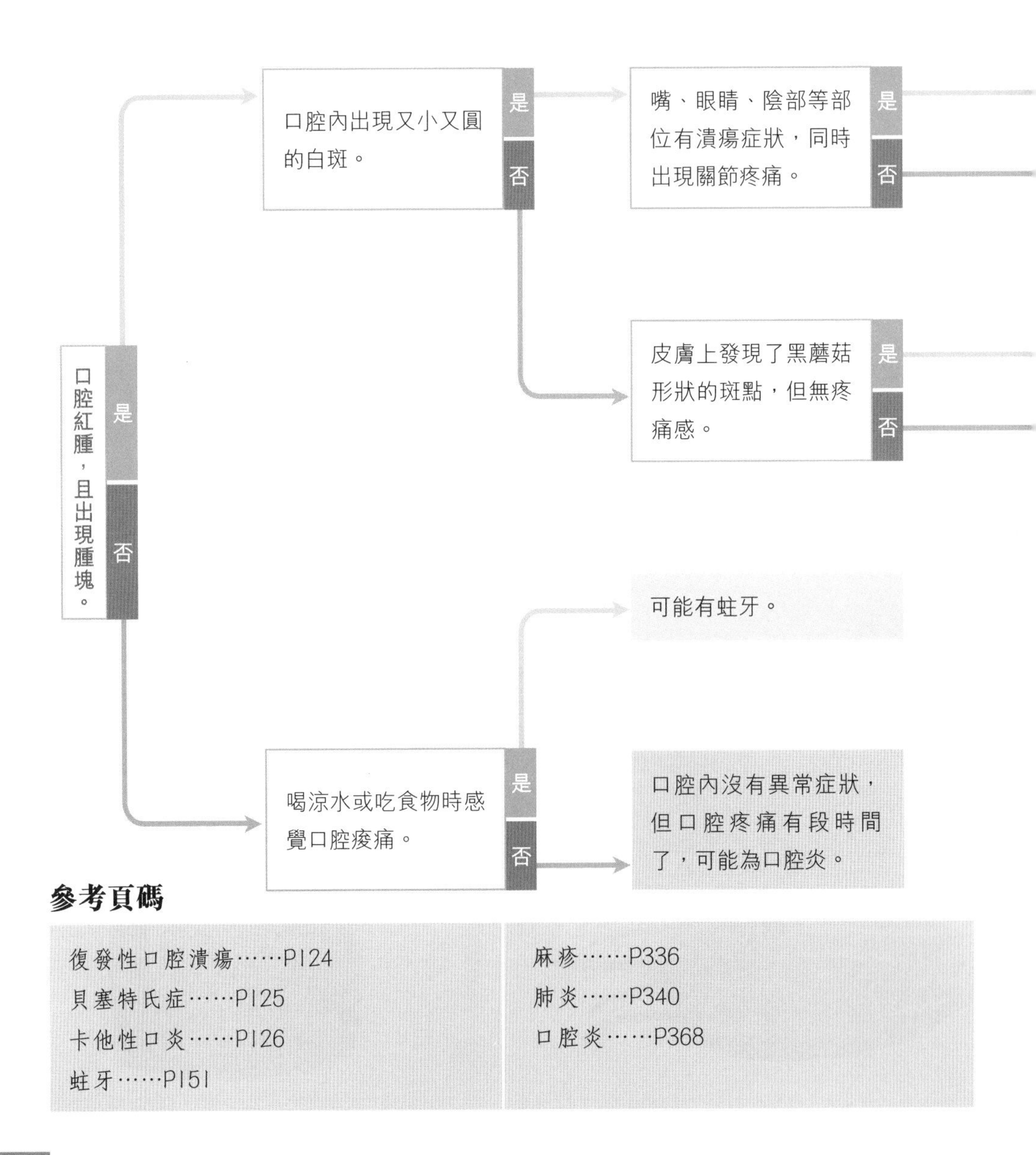

參考頁碼

復發性口腔潰瘍……P124
貝塞特氏症……P125
卡他性口炎……P126
蛀牙……P151
麻疹……P336
肺炎……P340
口腔炎……P368

可能為貝塞特氏症。

可能為復發性口腔潰瘍。

可能為腎上腺皮質功能亢進症。

可能為復發性口腔潰瘍或卡他性口炎。

舌頭表面或臉部內側黏膜上有潰瘍症狀。當用硬物觸摸潰瘍面時就感覺到劇烈疼痛。

是

否

不明原因的口乾症狀持續很長時間，應就醫檢查。如果同時患有白血病、蕁麻疹、肺炎等疾病，可能為口腔炎。

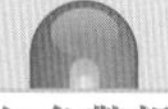
紅色警報

口腔疼痛並伴有視力異常時，應立即就醫檢查。如果口腔內有斑點、水腫，並伴有眼睛混濁、關節痛、發熱、皮膚斑等症狀，可能為貝塞特氏症。有以上情況時，應立即就醫。如果潰瘍在口腔內擴散並融合，並且潰瘍也出現在性器官周圍，就會引起劇烈的疼痛。當病情嚴重時，眼睛周圍也會有劇痛感，甚至會引發虹彩炎，導致失明。

復發性口腔潰瘍

復發性口腔潰瘍又稱作復發性阿弗他潰瘍，可在 1~3 個月內反覆出現，一年四季均可發生。發病時口腔黏膜上會出現圓形潰瘍。普通感冒、消化不良、過度疲勞、精神壓力都可引起該病，但是最主要的原因，可能還是免疫系統紊亂造成的。

主要症狀

牙齦、口腔黏膜內出現潰瘍

疾病初起時，臉頰內側黏膜、舌頭表面或者嘴唇上、牙齦上一小塊地方發紅、充血，很快變成圓形或者橢圓形潰瘍，輕症時直徑幾毫米，反覆發作後可以達到一兩厘米。輕型可有兩三處，潰瘍上覆蓋白色或黃色膜，邊緣發紅。嚴重時一般只有一處潰瘍，呈暗紅色或紫紅色。發紅或潰瘍的地方疼痛感較重。發作次數越多，疼痛會越加重。輕症時過 7~10 天自然好轉，不留瘢痕，反覆發作後恢復比較難，病程可達 1 月餘，痊癒後留下瘢痕。重症會伴隨疲勞、發熱、惡心、煩躁、淋巴結腫大等全身症狀。

治療

藥物治療、口腔清潔

患病後，治療主要以消炎、促進恢復、止痛為主，嚴重的需要遵醫囑服用抗生素。另外如果是女性患者，可能與生理週期有關，可在醫生指導下服用雌激素治療。除了藥物治療，保持口腔清潔對治療也很重要。口腔不清潔會加重病情。如果牙齒不光潔，應該治療牙齒。

自我保健

- 將茄子烤熟、烤乾，磨成粉，用蜂蜜攪拌成泥，把茄子蜂蜜泥塗在發炎部位，可減輕疼痛。
- 用蓮藕、決明子或者甘草煮湯，然後用湯來漱口，能促進痊癒。

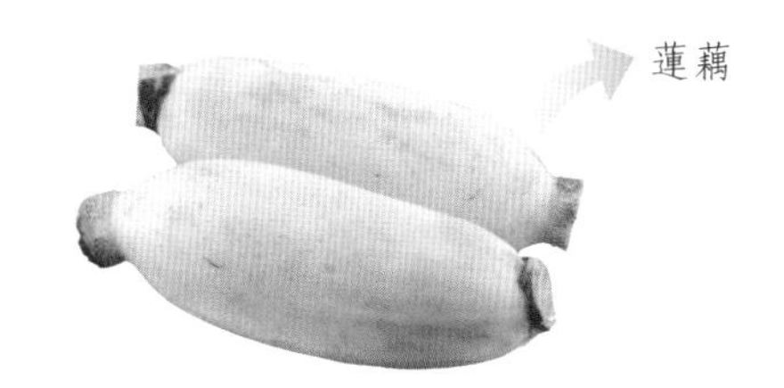
蓮藕

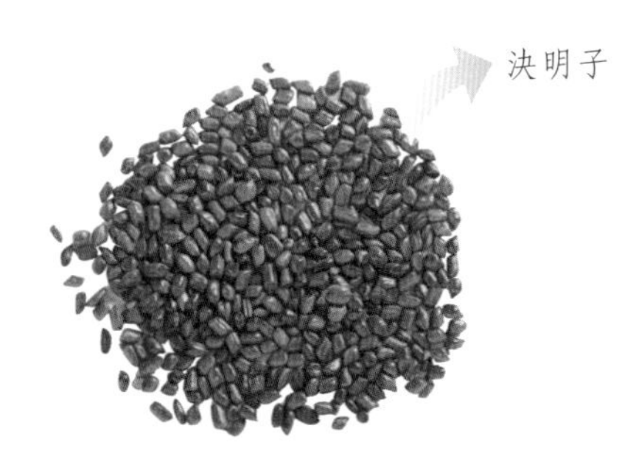
決明子

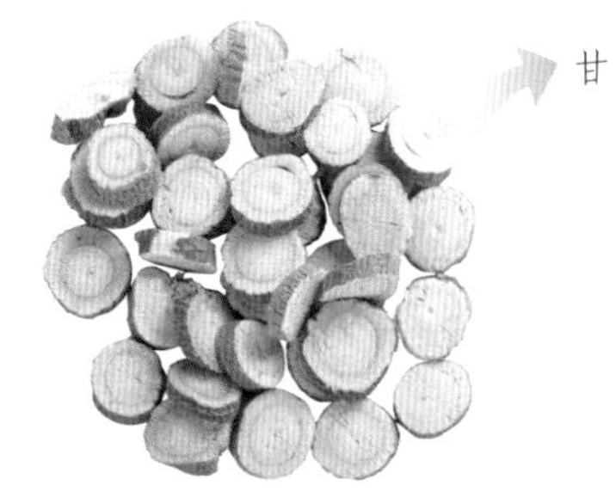
甘草

貝塞特氏症

患貝塞特氏症時，全身血管及黏膜組織都可出現發炎症狀。疾病初期表現為口、眼、皮膚病變；後期時，關節、神經、心血管系統都會受影響。貝塞特氏症目前還沒發現確切的病因，但與免疫系統功能紊亂密切相關，另外與感染也有關，而且貝塞特氏症遺傳性很強。

主要症狀

口腔、眼睛、外陰發炎、潰瘍

如果患了貝塞特氏症，口腔潰瘍會反覆出現，一年可達 3 次以上。除此之外，眼睛和外陰部也會經常發炎並潰瘍。皮膚上則會出現麻疹。貝塞特氏症有一種是腸道性的，潰爛發生在腸道，嚴重時會發生穿孔、出血等，所以除了口腔潰瘍還可出現腹痛、腹瀉、便血等症狀。當貝塞特氏症發展到後期，會併發關節炎，出現關節疼痛、僵硬等症狀。

治療

塗抹類固醇軟膏、清潔口腔

貝塞特氏症症狀出現在口腔內、皮膚、眼睛、外陰部位時，可以在潰瘍面或者發炎部位塗抹類固醇軟膏減輕疼痛，加快恢復。另外一定要認真清潔口腔，早晚刷牙，飯後漱口，也可以用漱口水，必須保持口腔內的清潔，否則會減緩恢復速度。如果潰瘍發生在腸道，目前有新型的生物製劑可以穩定病情，具體用藥應諮詢醫生。

自我保健

● 虎耳草祛風清熱，涼血解毒，對口腔潰瘍有良好療效。準備一些虎耳草，擠出汁，加入小量鹽，含入口中，含一會吐掉或者嚥下去都可以。

● 柿子含有丹寧，有消炎、止血的作用，用柿子葉泡水做漱口水，能促進潰瘍痊癒。

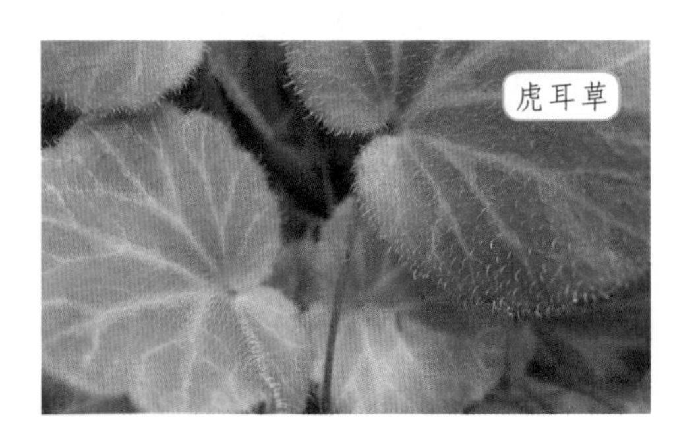

虎耳草

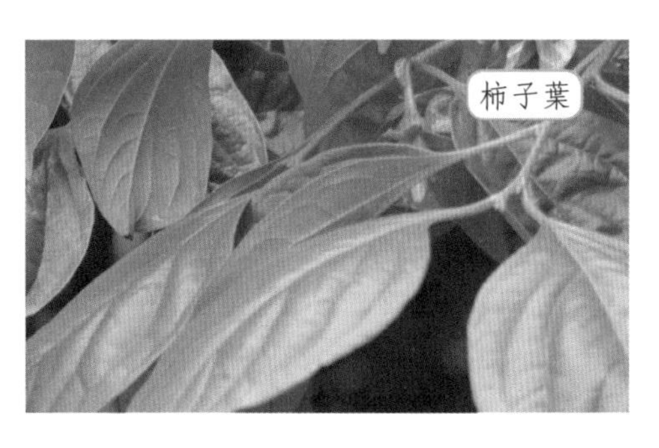

柿子葉

卡他性口炎

卡他性口炎是口腔黏膜比較輕的炎症反應，但可引起嚴重的炎症病變。該病是由細菌感染引起，身體抵抗力下降或營養不良時容易患病，口腔不潔則起到推波助瀾的作用。另外研究結果顯示，如果缺乏維生素 B，也容易引起卡他性口炎。一般嬰幼兒更容易患該病。

主要症狀

口腔紅腫、疼痛、大量流口水

患了卡他性口炎的時候，口腔裏面包括舌頭、臉頰內側、牙床、顎及唇部幾乎都會紅腫，而且有燒灼感、疼痛感，無法進食，還經常流口水。如果症狀加重還會出現發熱。嬰幼兒如果不停流口水，同時不停哭鬧，無法進食，可能就是患卡他性口炎了。

治療

抗生素治療、保持口腔清潔

卡他性口炎如果不是很嚴重，平時要多喝水，並注意保持口腔清潔，同時用無刺激性的淡鹽水、0.05% 高錳痠鉀溶液等漱口水漱口，預防感染即可。但如果嚴重了必須用藥，需要在醫生指導下口服抗生素或者塗抹藥膏。卡他性口炎嚴重影響進食，影響身體營養狀況。進食不佳、營養不良反過來又會加重口炎症狀，因此要設法多吃一些。飲食要盡量減少對口腔黏膜的刺激，食物要加工成容易吞嚥的性狀，應溫涼、軟，不要太熱、太硬。如果患病的是嬰幼兒，要多餵水並勤給奶瓶、奶嘴消毒，同時遵醫囑用藥。

自我保健

● 可可能提高黏膜再生能力，用一些蜂蜜拌可可粉弄成糊狀，塗抹在發炎、潰瘍部位，可促進口炎恢復。

● 決明子泡茶，一天數次漱口可促進痊癒。

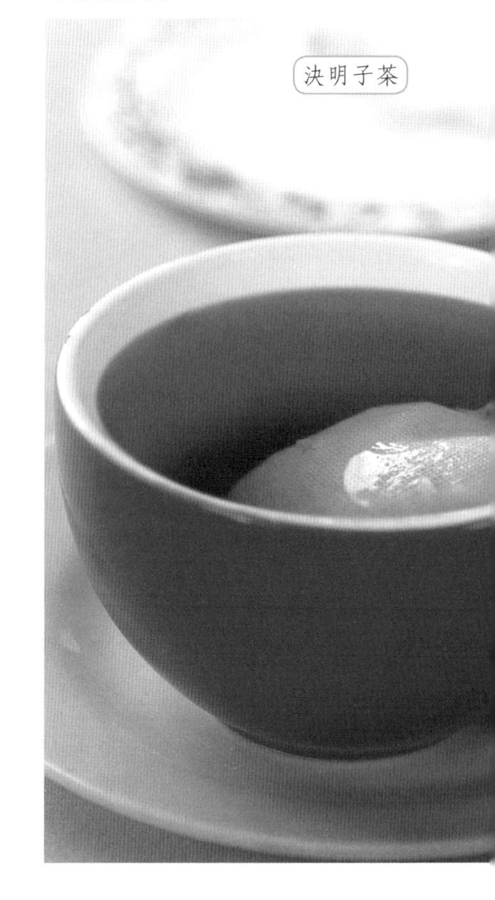

決明子茶

口腔乾燥

通常情況下，在短時間內大量出汗、長時間不喝水、精神憂慮或服用某些藥物如利尿藥物等，都會導致口腔乾燥。另外，有些口腔乾燥則是疾病的徵兆，應該引起重視，要到醫院檢查。

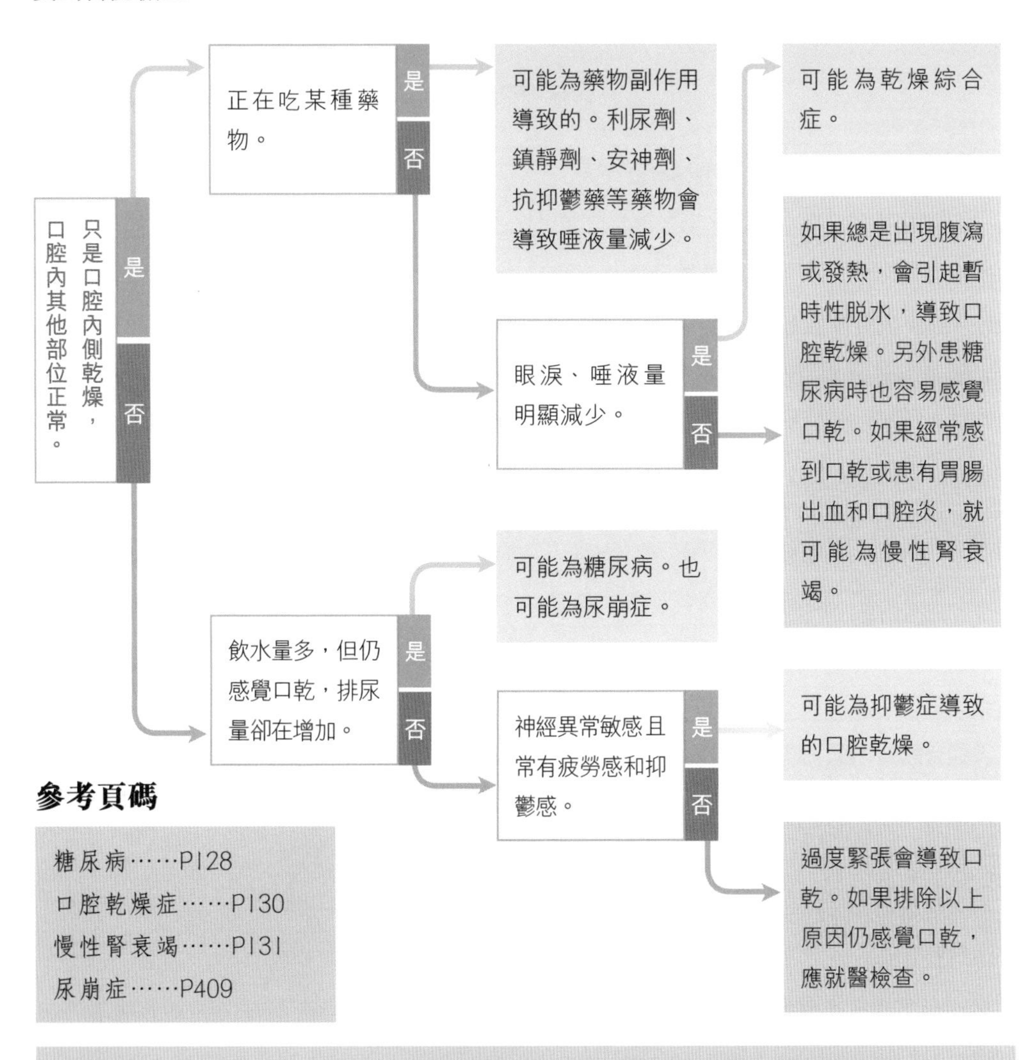

參考頁碼

糖尿病……P128
口腔乾燥症……P130
慢性腎衰竭……P131
尿崩症……P409

紅色警報

在喝水量大且尿液增多的情況下，仍然感覺口乾，可能為尿崩症、糖尿病。如果感覺口乾，且唾液和眼淚的分泌也減少了，可能為乾燥綜合症。以上情況發生時，應立即就醫檢查。另外，神經症狀或抑鬱也會引起口乾，也應就醫檢查。

糖尿病

糖尿病與遺傳有很大關係，如果父母都患有糖尿病，子女出現糖尿病的概率為60%。另外進食過多、運動量不足、精神壓力大等也可導致糖尿病。不僅如此，甲狀腺功能亢進、妊娠、腮腺炎、胰腺疾病也可引起糖尿病。該病的可惡之處在於會引起很多組織、器官包括眼、腎、心臟、血管等的慢性損害。

主要症狀

口乾、尿頻、多食、體重異常

糖尿病患者喝水很多，但是因為尿頻，水份都隨尿液排出了，所以還是會經常口乾。如果夜裏要起來兩次上廁所，每次排尿後都要喝水，就要警惕糖尿病。另外，有些糖尿病患者吃得很多，但是仍然會不斷消瘦，有些糖尿病患者則是過度肥胖。

治療

藥物療法、控制飲食

控制飲食是治療糖尿病各種方法的基礎，如果病情較輕，單靠飲食調節就可控制。糖尿病患者要諮詢醫生，算出自己一天的合適攝取量，嚴格遵循醫囑安排飲食。同時要適當運動、減輕壓力。壓力大、疲勞過度也會影響糖代謝。糖尿病比較嚴重的時候就需要使用藥物，最有效的方式是注射胰島素，一定要在醫生指導下用藥。

飲食控制是糖尿病治療的一部份，應控制澱粉類食物攝入，因為澱粉類食物進入人體後消化轉化成糖，升糖指數比較高。少吃油膩食物和甜食，多吃蔬菜、海藻類和蘑菇類食物。

糖尿病患者因為不能很好利用糖，糖從尿中排出，所以容易餓，一定要注意控制飲食，不能餓了就吃，否則容易進入惡性循環。越餓越吃，血糖越高。建議少吃多餐，將一天飲食分為4~5餐，並且多以纖維素含量大的食物為主食，少吃細糧。餓的時候可以吃一些粗糧食物如綠豆餅乾、蕎麥麵等作為加餐。

自我保健

● 糖尿病患者應購置一台小型家用血糖監測儀，方便經常自行監測血糖，根據監測結果在醫生指示下調節用藥量。

● 常喝霜桑葉茶，清熱生津止咳，可緩解糖尿病引起的口乾症狀。去中藥店購買冬桑葉也稱霜桑葉，每天取 10~20 克，用 90℃ 的開水沖泡，當茶飲用。

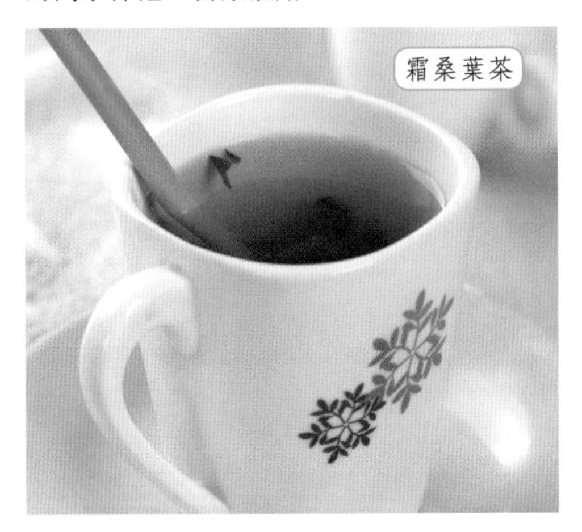

● 山楂麥芽飲有軟化血管、消除積滯的作用，常喝可促進消化，起到保健作用。準備 10 克乾山楂、10 克麥芽，一起放到鍋中炒至微黃，放入杯中，開水沖泡，靜置 30 分鐘後再煮 15 分鐘，當茶飲用。

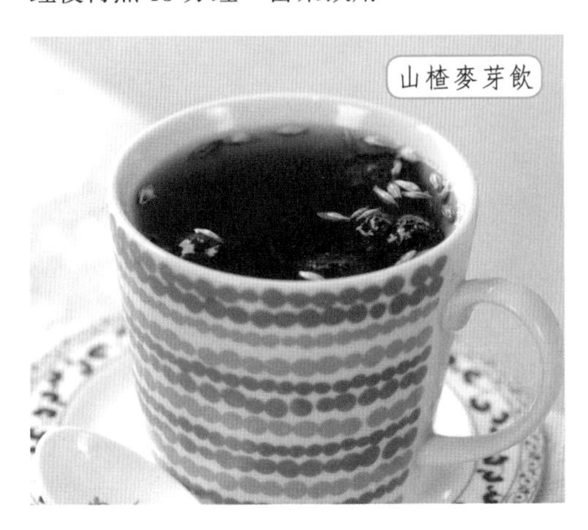

● 艾灸控制血糖。糖尿病的病變在臟腑，主要在肺、胃、脾和腎，尤以腎為關鍵。艾灸可補充人體的元陽，調節臟腑功能，對控制血糖有良好效果。用艾條溫和灸，或者用艾灸盒灸關元穴 10~15 分鐘，隔天 1 次。艾灸應由他人操作，以皮膚微紅就應停止，注意燙傷。如果已經出現了糖尿病足或其他皮膚破損，則不宜艾灸。

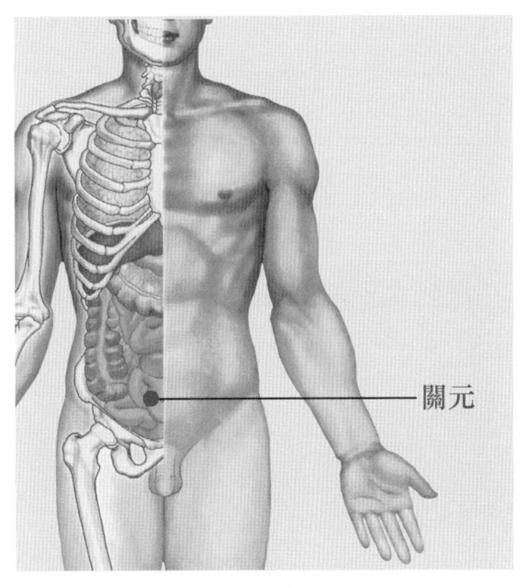

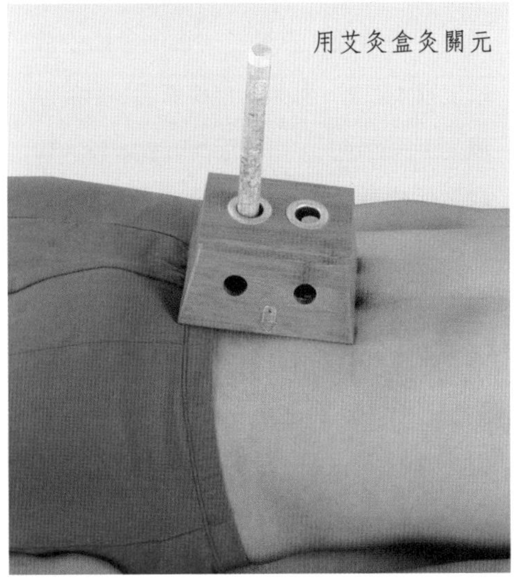

口腔乾燥症

患口腔乾燥症的，多為老年人，特別是老年女性，這是因為老年人身體功能下降，唾液分泌量減少導致的。另外，貧血和維生素不足也是引起此病的常見原因。某些藥物如高血壓藥物、抗抑鬱藥物，服用時間長了，也可引起該病症。

主要症狀

口乾、舌頭活動不靈活、蛀牙

如果患了口腔乾燥症，口乾是很明顯的，舌頭活動自然也不靈活。而且因為唾液分泌太少，牙齒得不到水份沖刷，很容易出現蛀牙。蛀牙的狀況會非常嚴重。另外，患該病後，容易喪失味覺，吃甚麼都味同嚼蠟，使生活質量嚴重下降。

治療

對症治療、刺激唾液分泌

患口乾症時應該找醫生檢查，不要認為是小問題而忽視了，否則會給生活造成很大影響。如果是疾病原因，對症治療。疾病控制好，口乾症狀就會好轉。如果單純是因為唾液分泌減少，可多喝水，並常喝一些酸性飲品、吃一些酸性食物，增加唾液分泌。另外嚼口香糖效果也不錯，建議選無糖口香糖。如果以上方法刺激唾液分泌的效果不佳，也可在醫生指導下使用人工唾液，以緩解口腔乾燥或者採用刺激療法，增加唾液分泌。

自我保健

- 口腔乾燥症患者適合食用滋陰食物，包括蛙肉、蚌肉、蜂膠、蜂蜜、百合、蓮子、青魚、鯽魚、胡蘿蔔、芥菜、荸薺、黃瓜等。
- 常喝枸杞粥可預防口腔乾燥症。平時用大米煮粥時加一小把枸杞就好。

枸杞粥

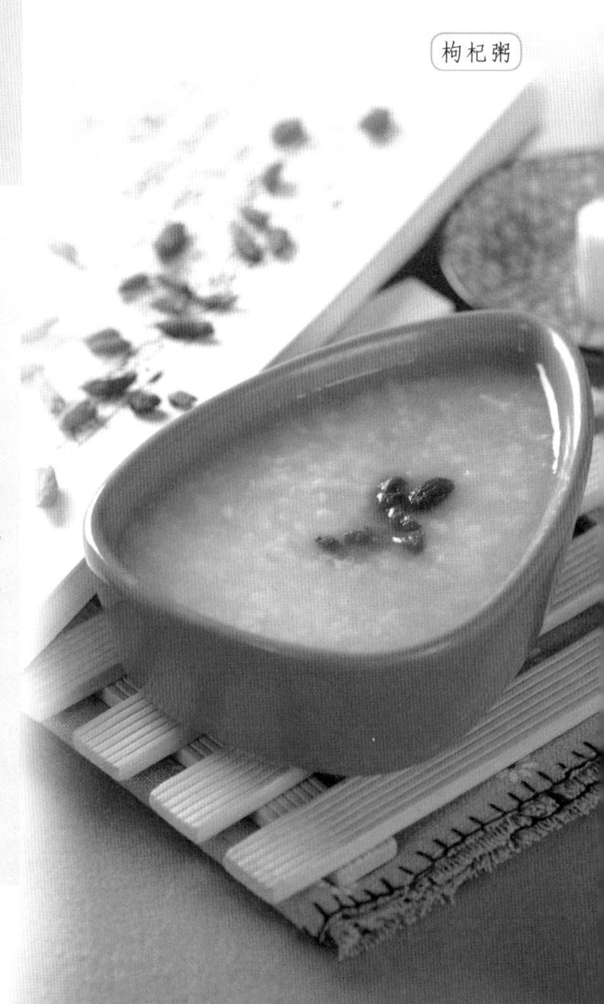

慢性腎衰竭

患了慢性腎衰竭，腎臟的活動會逐漸變得緩慢，呈現衰竭狀態。各種腎病可以引起慢性腎衰竭，如腎小球腎炎、慢性腎盂腎炎、高血壓腎小動脈硬化等，還有糖尿病、痛風也可引起慢性腎衰竭。慢性腎衰竭治療不當，最終可導致尿毒症。

主要症狀

口腔乾燥、食慾缺乏、抵抗力衰退

患了慢性腎衰竭，口腔會乾燥，這只是症狀之一。還有很多症狀，多數為全身性症狀，比如食慾缺乏、容易困倦，另外噁心、嘔吐、腹瀉等症狀也很常見。而且抵抗力衰退嚴重，特別容易患上支氣管炎、肺炎、口腔炎等。此外視力、聽力都會下降。臉色很不好，如發黑、臉部水腫。還會出現貧血、排尿困難、骨質疏鬆等症狀。

治療

藥物治療、透析治療、腎臟移植

患了慢性腎衰竭，服藥只是為了緩解症狀、減輕痛苦、減少併發症。康復還需要進行腎臟移植。腎臟移植成功後，患者可以完全康復。在移植之前需要透析治療一段時間，待病情穩定後進行腎臟移植。平時生活要盡量減少活動，即使病情好轉也不能增加活動量。

自我保健

● 生活中應避免勞累，需要耗費較大力氣做的事，應請人代勞，如洗澡可讓人幫忙擦一下。

● 積極預防感冒和皮膚感染，平時少與外人接觸，室內最好每天消毒，比較方便的消毒方法是食醋熏蒸，食醋熏蒸可以用酒精爐與小鍋。

● 口渴要馬上喝水，但不能喝太多，預防水中毒。

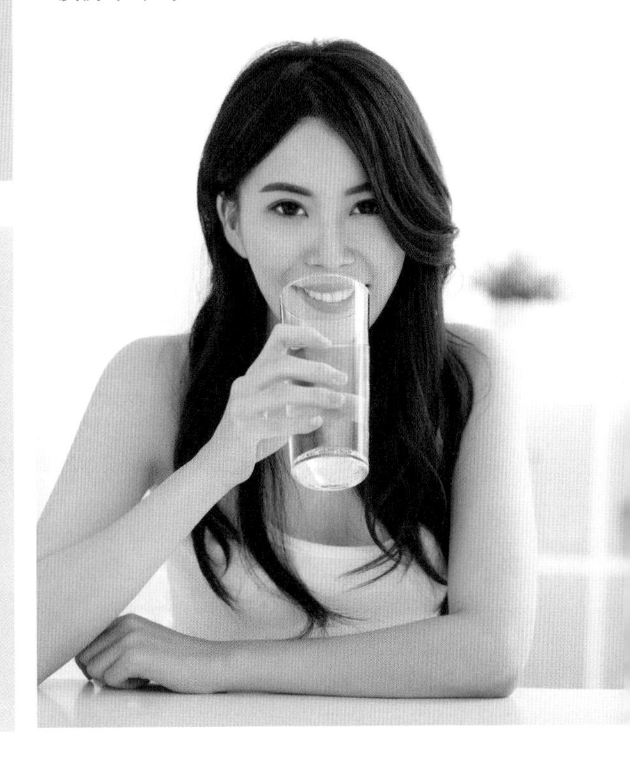

喉嚨疼痛

在日常生活中，喉嚨疼痛很常見，疾病或炎症引起的如感冒、扁桃腺炎、鼻竇炎、嚥喉炎等，還有一些危重症如心肌梗塞也會引發嚥喉痛。所以，喉嚨痛時，如不明原因，最好就醫檢查。

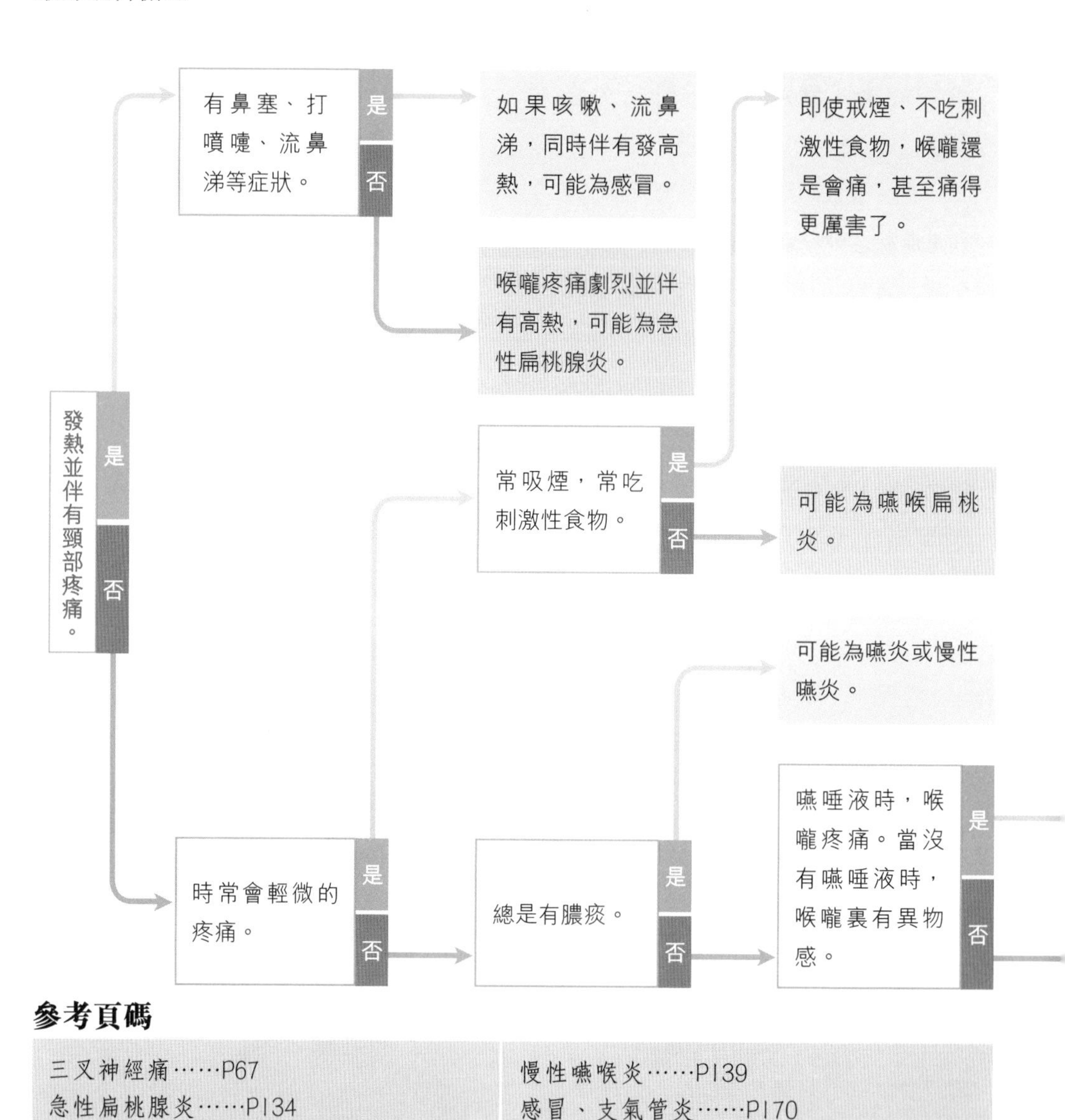

參考頁碼

三叉神經痛……P67
急性扁桃腺炎……P134
慢性喉頭炎……P135
慢性嚥喉炎……P139
感冒、支氣管炎……P170
腦中風……P207

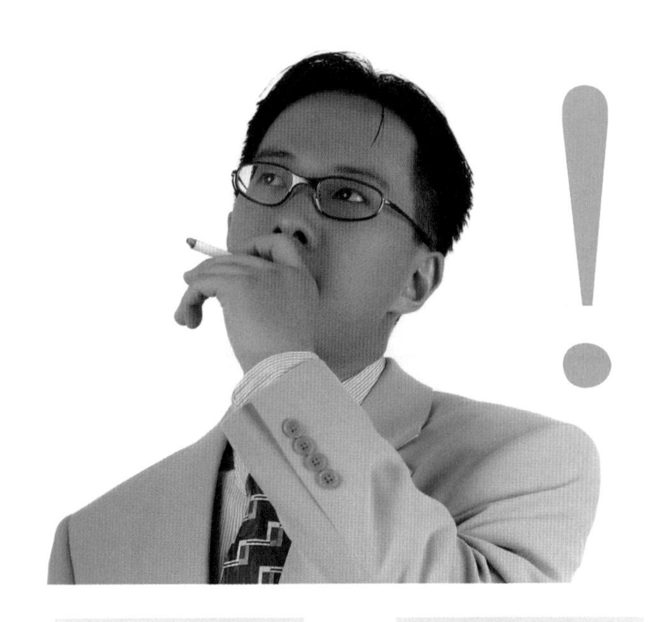

吃堅硬的食物或鮮魚後，感覺喉嚨痛。

是 → 可能喉嚨內有傷口，或是卡了魚刺。

否 ↓

吞嚥食物時，有異物卡住喉嚨的感覺。

是 → 如檢查結果正常，喉嚨痛症狀依然出現，可能為慢性喉頭炎。如果為慢性喉頭炎，只是喉嚨有異物感，沒有其他症狀時，不必過多擔心。如果持續一定時間了，應接受檢查。

否 → 如有不明原因的疼痛，應就醫檢查。另外，腦中風等腦神經系統疾病，也有吞嚥困難的症狀。反流性食管炎或急性扁桃腺炎，都會有喉嚨痛、吞嚥困難等症狀。

→ 如臉部時常疼痛，可能為三叉神經痛。

紅色警報

如果近期反覆出現喉嚨痛、低熱和膿痰，可能為嚥炎或嚥喉扁桃腺炎。有以上症狀時，應立即就醫。當反覆出現急性疾病時，就會引起慢性疾病，一旦形成慢性疾病，治療起來就很困難。

急性扁桃腺炎

扁桃腺本具有防禦細菌深入呼吸道的功能，因此當有細菌侵入呼吸道時，它就成了首先被細菌侵犯的部位。當身體疲勞過度、抵抗力下降或者氣溫突然降低時，扁桃腺就容易被細菌感染而發炎。另外，感冒也可引起急性扁桃腺發炎。急性扁桃腺炎要積極治療，治療不及時可引起鼻竇炎、中耳炎等疾病或者轉為慢性。

主要症狀

吞嚥食物、唾液時喉嚨痛、高熱

如果患了急性扁桃腺炎，喉嚨會劇烈疼痛，特別是在吞嚥食物時很痛，吞嚥唾液也痛。開始是一側疼痛，逐漸雙側都疼痛。疼痛還可累及耳部。嚴重時，張開嘴對着鏡子，自己可以看到扁桃腺紅腫，扁桃腺表面則會出現白色斑點。另外還會發高熱，可能還會有手臂和腿部痠痛的症狀。

治療

抗生素治療、鎮痛藥

應在醫生指導下用抗生素治療，這是主要的治療方法。另外最好用些鎮痛劑，減輕疼痛感。同時，可以用漱口水，也可用 1% 食鹽水或者硼酸水清洗喉嚨，每天 3~4 次，有利於病情好轉。如果過了很多天病情沒有好轉，需要再次去醫院接受治療。如果已經出現膿腫，需要切開排膿。

自我保健

● 患急性扁桃腺炎的時候要多喝水，水流可沖刷患處，促進痊癒。但是不能喝過熱的水，最好是溫開水。

● 去中藥店買些金菊或者桔梗、甘草等煮水，加些冰糖飲用，緩解喉嚨疼痛的同時能幫助消炎。

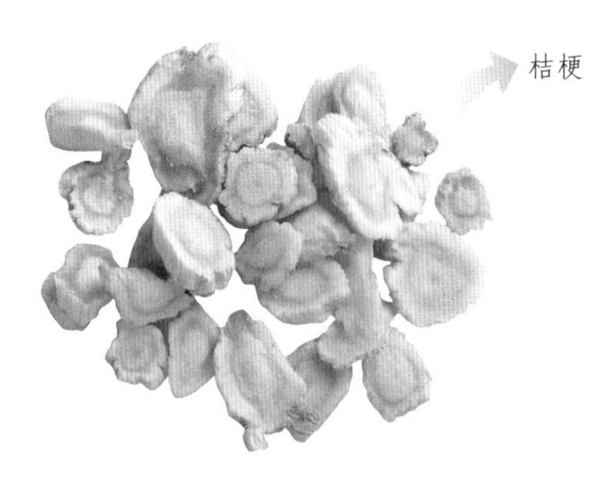

桔梗

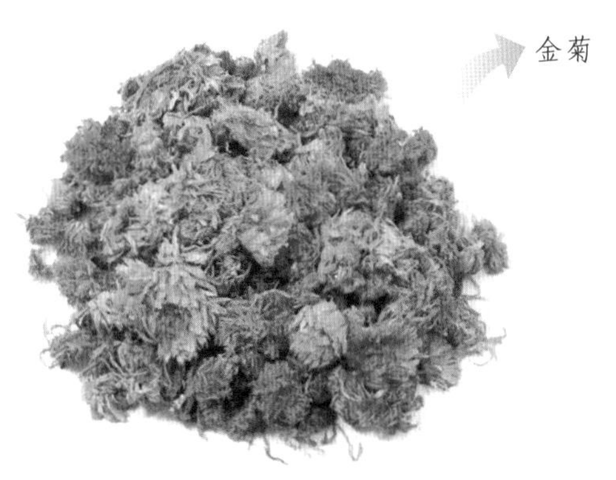

金菊

慢性喉頭炎

慢性喉頭炎表現為主觀上感覺嚥喉部有異物，感覺這個東西就在嚥底部，並引起脹滿、受壓或者阻塞等不適感，中醫稱為梅核氣。這是因過重的精神壓力、恐懼心理造成的，總是擔心自己身體健康的人特別是更年期女性，因為心思敏感，容易出現這種不適感。另外，患了嚥炎、扁桃腺炎、慢性鼻炎等的人也容易有這種感覺。

主要症狀

喉嚨異物感、脹滿感、胸悶

如果患了慢性喉頭炎，喉部異物感是主要症狀，甚至是唯一症狀，有時候也會出現灼燒或者輕微疼痛的感覺。還有些患者會出現胸悶感覺。另外，該病還有一個主要特點，就是吞嚥唾液時很困難，有阻塞感，但吞嚥食物幾乎沒有任何阻塞。

治療

心理治療、藥物治療

慢性喉頭炎的患者必須有意識地減輕自己的壓力，自己的心態在這時候非常重要。如果擔憂身體健康就去做檢查，排除疾病。如果女性正在更年期，可以服用雌激素進行藥物治療。另外要保持規律的生活，如果症狀嚴重要進行心理治療，並配合藥物。

自我保健

● 多吃水果、蔬菜，特別是菠菜，對改善嚥喉異物感效果明顯。菠菜可以搗碎再加些醋，經常飲用可緩解不適。

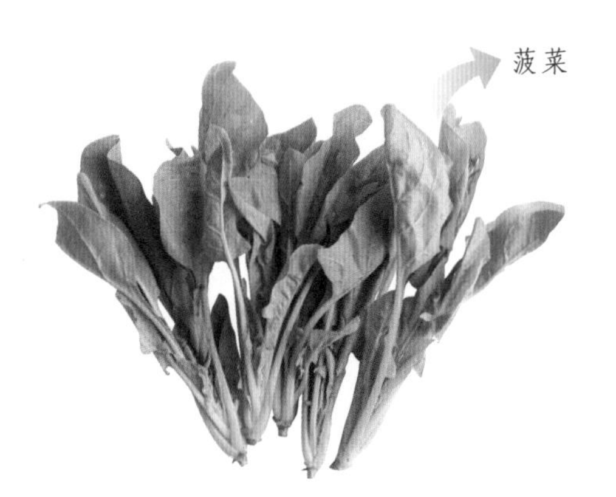
菠菜

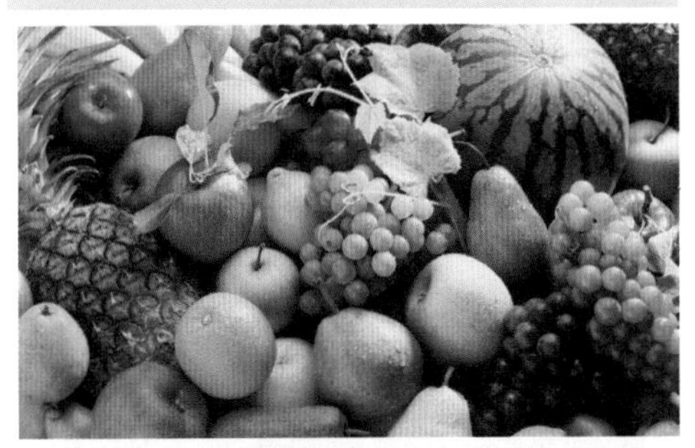

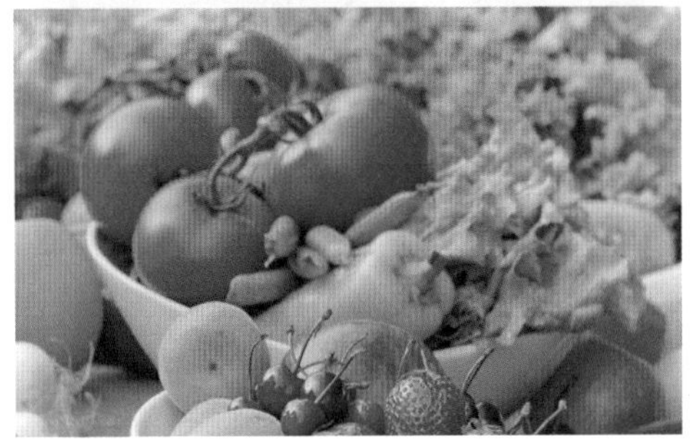

聲嘶和失聲

聲帶震動讓人能發聲，喉嚨感染、腫脹、聲帶疲勞、受傷，都會讓聲帶受損，導致聲嘶，甚至失聲。大多數情況下，當炎症消除了、聲帶休息好了，就會恢復。但如果持續時間很長，就應該到醫院就診。

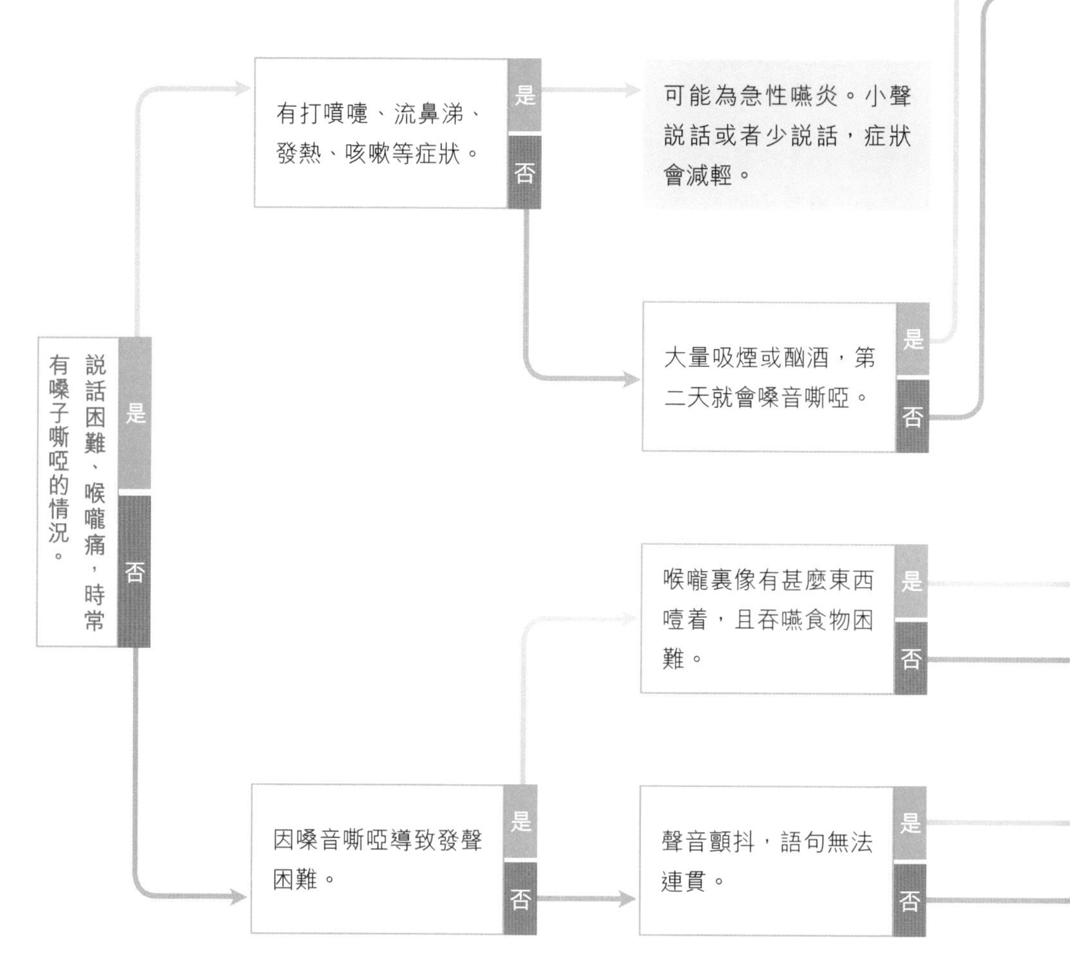

參考頁碼

急性嗌喉炎……P21
聲帶小結……P138
喉癌……P139
慢性嗌喉炎……P139
感冒、支氣管炎……P170
動脈硬化……P274

可能為吸煙、酗酒導致的嘁炎。如果排除這個原因後症狀不見好轉，應就醫檢查。

說話過多，或唱歌過多。

是

可吸入蒸汽，或者含水清洗喉嚨，同時要少說話。如果這種症狀有很長時間了，應就醫檢查。

否

如果嗓音嘶啞症狀持續一個多月了，並伴有呼吸困難，可能為喉癌，應立即就醫。

這是嘁喉部有異常狀況。如果已經有一個多星期了，應就醫檢查。

總是用頸部工作。

是

因發聲太多導致聲帶小結。

否

可能為過度使用喉嚨或環境因素引起的。也可能為慢性嘁炎。

如果只是暫時症狀，不用擔心。如果有持續的腿腳發抖情況，可能為帕金森氏症。

說話吃力，並伴有判斷力和注意力下降。

是

可能為腦血管障礙、腦動脈硬化、失語症。

否

嗓子不痛，但嗓音突然嘶啞。

是

可能為復發性神經麻痹，應立即就醫。

否

過度緊張和休克都會導致這種情況出現，如果已經出現一段時間了，應就醫檢查。

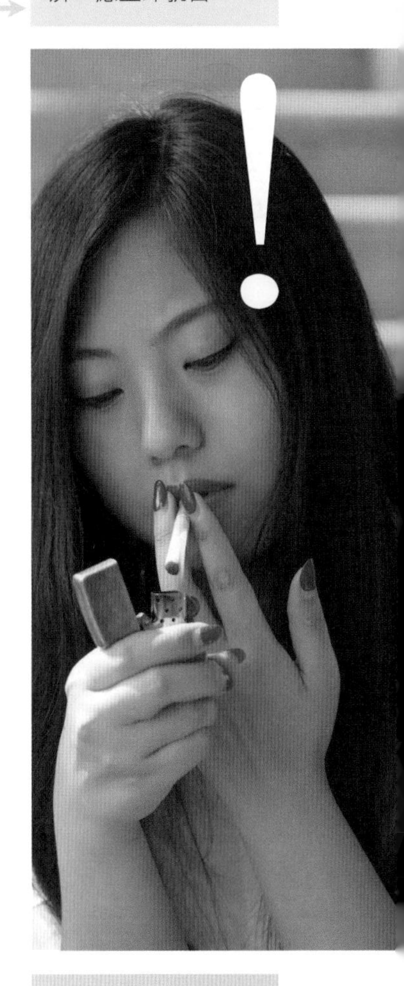

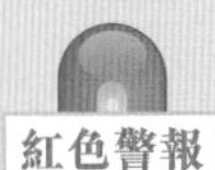

紅色警報

有嗓子嘶啞和失聲時，應考慮可能患有腫瘤等重病。如果判斷能力和理解能力都下降，有時會出現語無倫次的現象，可能為腦血管障礙、腦動脈硬化或失語症。如果出現腿腳和聲音都發抖的症狀，並持續一定時間了，可能為帕金森氏症。如果喉嚨不痛，卻突然無法說話，可能為復發性神經麻痹。另外，平時吸煙、喝酒的人，如果連續一個月以上有發生嗓音嘶啞，可能為喉癌。有以上情況時，都應立即就醫。

聲帶小結

聲帶是發聲器官，在兩側聲帶的中央如果長了息肉，就是聲帶小結，這是由慢性炎症引起的。如聲帶使用過於頻繁、過度就會發炎，教師、歌手的聲帶就容易長聲帶小結，兒童過度喊叫也會長。另外上呼吸道感染也對聲帶小結起到推波助瀾的作用，在患上呼吸道感染的同時，過度使用聲帶最容易患聲帶小結。

主要症狀

聲音沙啞、喉嚨易疲勞

患病初期，聲音只是稍微粗糙些，也有可能基本正常，主要是喉嚨容易疲勞，用一會嗓子後，就出現嗓音沙啞或回音等症狀，且多數在發高音時出現改變。只要休息充份，情況就可改善。但病情嚴重時，休息也不能改變，發低音時也出現嘶啞。如果不及時治療，當聲帶小結嚴重時，可導致呼吸困難。

治療

讓聲帶休息、手術治療

患病初期，結節小，只要讓聲帶充分休息 6~8 週就能恢復。這期間要保持絕對的沉默，不說話、不唱歌、不喊叫，結節就能消失。期間要服用藥物並吸入蒸汽給予保護。如果結節已經比較大了，沉默療法無法讓它消失就需要用手術方法消除。

自我保健

● 生病時特別是患感冒、嚥喉炎等疾病時，應該少說話。不要用咳嗽來清嗓子，對聲帶損傷比較大，可以在需要時喝口水慢慢嚥下去。

● 外出時應圍圍巾、戴口罩，保護喉嚨，避免突然受到外界冷空氣刺激。

● 學着改變用嗓的部位，像唱歌時，假聲和真聲交替着進行，能讓聲帶得到保護。

● 如果喉嚨疼痛，可以用無花果煮湯喝，也可以喝酸梅湯、蜂蜜水或者石榴汁。

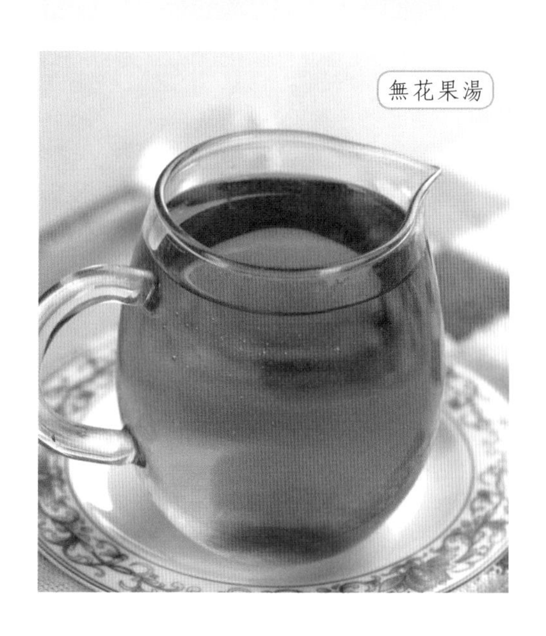
無花果湯

喉癌

喉癌多是原發性的，就是原發部位就在喉部，從其他部位惡性腫瘤轉移過來的屬於少數。原發性的喉癌絕大多數與煙有關，患喉癌的人 90% 有較長吸煙史，男性患者數量大大高於女性患者，比例為 10：1。此外，飲烈性酒、空氣污染、化學毒物等不良刺激也是致病原因。

主要症狀

聲音嘶啞、吞嚥疼痛

如果患了喉癌，初期主要是異物感，能感覺到喉嚨裏有東西，吞嚥食物時會疼痛。另外會出現聲音嘶啞，這是喉癌的典型症狀。如果聲音嘶啞超過 4 週就應該警惕喉癌，盡快到醫院檢查。有時腫瘤破裂吐痰時會混有血液。

治療

抗癌治療、手術治療

喉癌治療比較容易，轉移的可能性也較低，手術後效果比較理想，而且有可能保留發聲功能。早發現、早治療對提高生存率價值很大。如果是早期，放療就可以治癒 90% 以上的喉癌，放療效果不佳可以做喉頭切除手術。

慢性嚥喉炎

急性嚥喉炎反覆發作或者治療不徹底是導致慢性嚥喉炎的主要原因。另外鼻竇炎、扁桃腺炎、支氣管炎等也可引起慢性嚥喉炎。煙酒過度、粉塵、有害氣體刺激等也是常見病因。

主要症狀

嗓子嘶啞、異物感

如果患有慢性嚥喉炎，發聲功能容易出現障礙，所以聲音嘶啞也是慢性嚥喉炎的典型症狀。長時間聲音嘶啞就可能是患了慢性嚥喉炎了。除了聲音嘶啞，患了慢性嚥喉炎還有明顯的異物感，喉嚨會發癢，因此也會咳嗽，有時為了清嗓子會主動輕咳。還有的人會出現噁心症狀。

治療

藥物治療、緩解不適

慢性嚥喉炎治療起來很困難，病程很長。可以服藥，比如含服喉片，但是很難將所有症狀消除。沒有特效藥，所以不要抱着很快就能治好的期望，要耐心對待。平時注意多鍛煉身體，多呼吸新鮮空氣，戒煙戒酒，盡量不要大喊大叫，此外認真清潔口腔，少吃熱、冷、辛辣等刺激食物。

口唇乾裂

皮膚失水、乾燥，口唇就容易乾裂。秋冬季風沙大、空氣乾燥或者身體發熱時，口唇乾裂就比較多見。除了這些因素外，化妝品的刺激、疾病、過敏、營養不良也可引起這類問題。當口唇乾裂時，千萬不要頻繁舔嘴唇，舔嘴唇後水份蒸發會讓嘴唇更乾、更容易開裂。

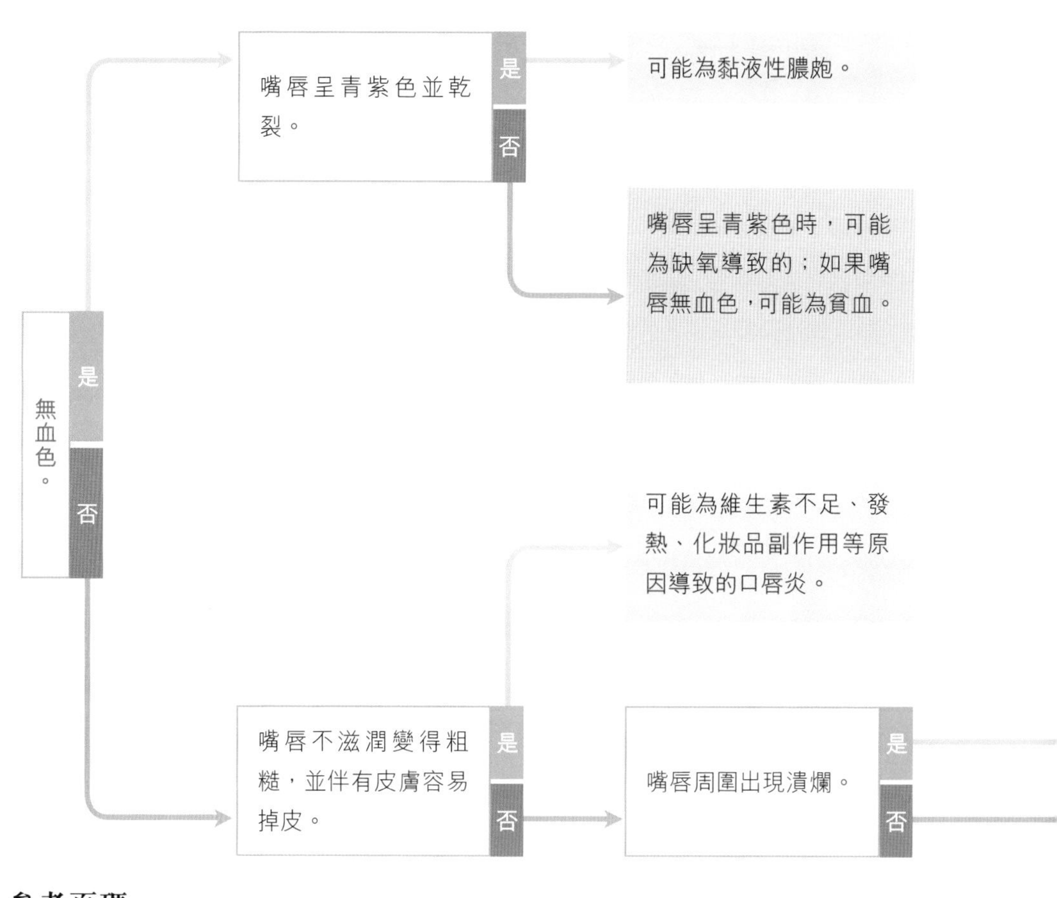

參考頁碼

口角唇炎……P142
口唇炎……P143
口唇皰疹……P143

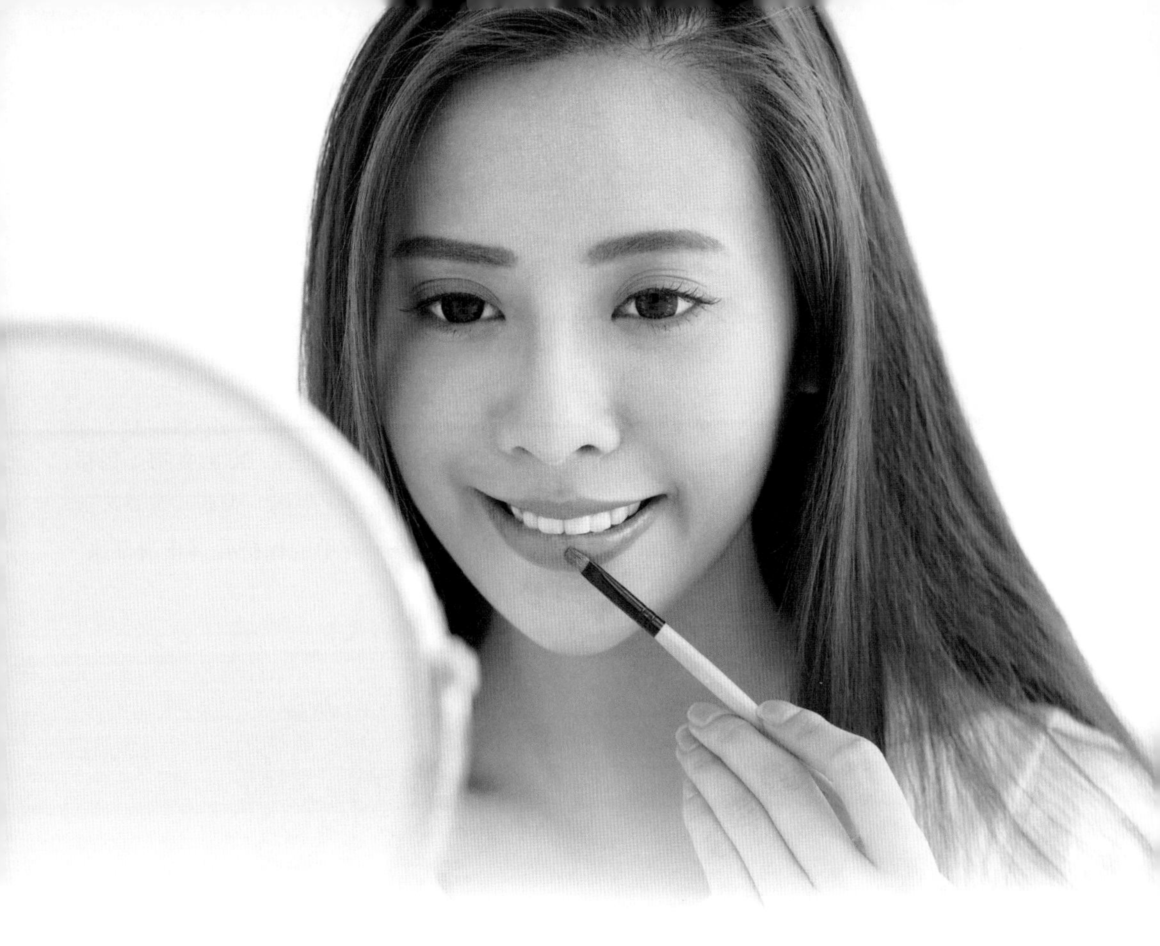

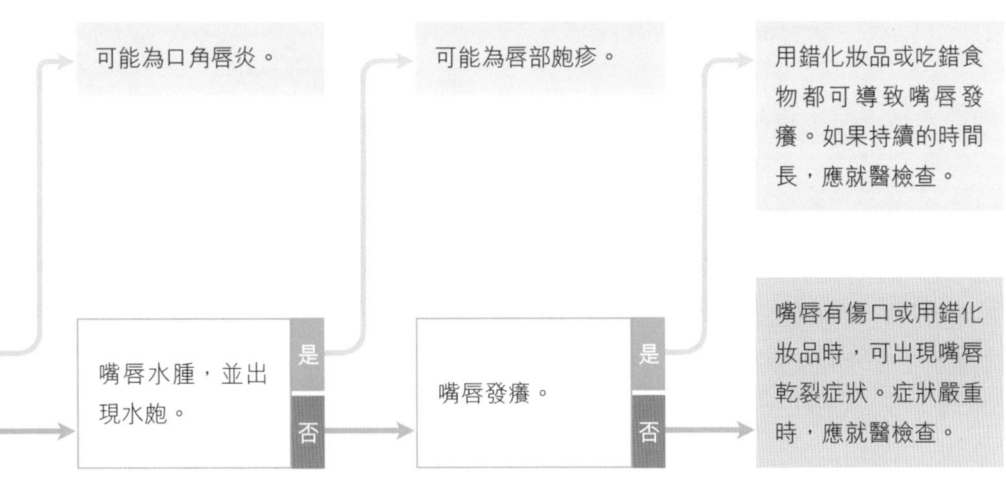

紅色警報

嘴唇呈青紫色且水腫，可能為黏液性膿皰。嘴唇沒有血色，可能為內科疾病。嘴唇發紫可能為缺氧。嘴唇不紅潤，可能為貧血。以上幾種情況都應立即就醫檢查。如果在下嘴唇的內側有半球狀膿皰，且膿皰反覆破裂或水腫，應接受手術治療。

口角唇炎

口角唇炎是指口角兩側皮膚及鄰近黏膜的炎症。好發於兒童和青少年。該病與營養缺乏，特別是維生素 B2 的缺乏和細菌感染有關。另外，機械刺激也可引起口角唇炎。

主要症狀

口角發紅、潰爛、撕裂

如果患上口角唇炎，自己能感覺到乾燥、燒灼感。口角則會出現紅腫，進而撕裂、潰爛，甚至出血，之後結痂。張嘴會引起疼痛，而且張嘴會導致結痂再度開裂。大多數是雙側一起發病，少數為單側。如果發炎嚴重，還會累及口腔內部，並引起扁桃腺、嚥喉發炎，並伴有舌苔增厚等症狀。

治療

局部藥物治療、補充維生素 B_2

患了口角炎，最好去醫院治療，根據不同的情況，醫生會開不同的外用藥物，遵醫囑塗擦就可以。塗抹的藥物一般是乳狀或者溶液的，不是油性藥物。不要自己塗抹凡士林，那樣會加重病情。可以塗抹蜂蜜、可可粉、蜂膠等在口角，病情不重時，有助於口角唇炎痊癒。同時注意不要用手摳痂皮，以防引起感染。如果是缺乏維生素 B_2 導致的，需要遵醫囑口服維生素 B_2。

自我保健

● 多攝入含有維生素 B2 的食物，包括燕麥、番茄、雞蛋、牛奶、香菇、黃豆、菠菜、胡蘿蔔等，有助於保持唇部皮膚健康，預防口角唇炎。

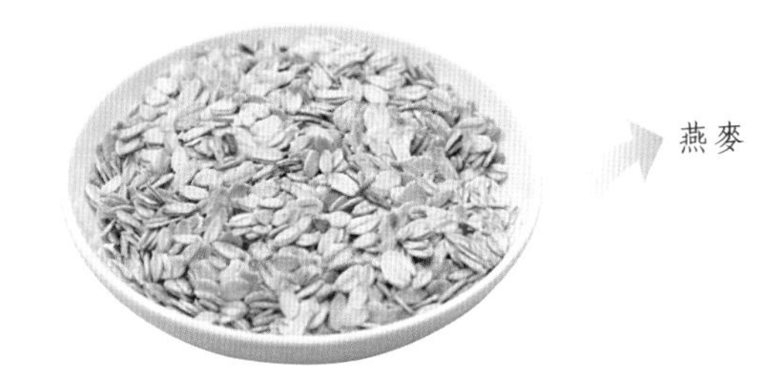

燕麥

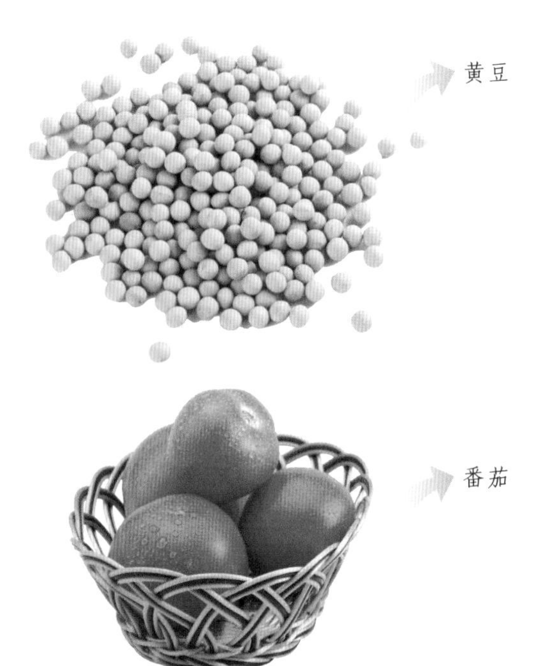

黃豆

番茄

口唇炎

口唇炎指的是嘴唇表皮脫落的現象，有的是因為藥物或者唇膏過敏，或者是經常用嘴呼吸，使得嘴唇皮膚受到過多刺激引起的。還有的是由上呼吸道、扁桃腺發炎引起的。兒童如果患了口唇炎，多數是因為總是吮吸、舔嘴唇導致的。

主要症狀

嘴唇脫皮、周圍水皰

如果患了口唇炎，嘴唇及周圍皮膚都會特別乾燥，之後就經常脫皮，脫皮會引起出血和疼痛感。周圍皮膚則會出現水皰。

治療

局部藥物治療、對症治療

患了口唇炎不要擅自塗抹藥膏，應該到醫院合理治療。如果是由上呼吸道、扁桃腺發炎引起的，先要把這些疾病治好。如果是用嘴呼吸或者經常吮吸嘴唇引起的，要努力改掉這些習慣。如果口唇炎併發睫毛、陰部和肛門相似症狀時，可能為藥物過敏引起的，需要找出過敏原，停止接觸或者接受抗敏治療。單純是口唇炎，塗抹凡士林和甘油都能緩解症狀。

口唇皰疹

口唇皰疹是由皰疹病毒感染導致的。皰疹病毒可潛伏於體內而不發作，但是在感冒、發熱、疲勞、睡眠不足、心情抑鬱、緊張等情況下，身體的抵抗力下降時，潛伏於體內的皰疹病毒就會大量繁殖，借機發作。如果是比較少的幾個，或只有一小簇，就是單純性皰疹，如果呈帶狀，就是帶狀皰疹。

主要症狀

嘴巴周圍小水皰、疼痛

小水皰可出現在口腔、鼻子底下、下巴等處。小水皰爆發之前可感覺到皮膚瘙癢、灼熱感，看上去有些發紅，緊接着爆發水皰，繼而水皰糜爛、結痂，最後脫落，疾病痊癒。一般 1 週左右就可痊癒。

治療

口服或外塗藥物

如果患了口唇皰疹，可以在患處塗抹藥物，在小水皰還沒大量爆發前就應該塗，能減輕水皰的嚴重程度，也可以服用抗病毒藥物配合外用藥膏塗搽。應在醫生指導下用藥，不要盲目塗抹藥膏，以免加重病情。

牙齦出血

在刷牙、吮吸、咀嚼時牙齦出血，這是牙齦炎、牙周炎引起的，也與刷牙習慣不好、口腔不衛生有關。因此，防治牙齦出血，養成良好的口腔衛生習慣很重要。

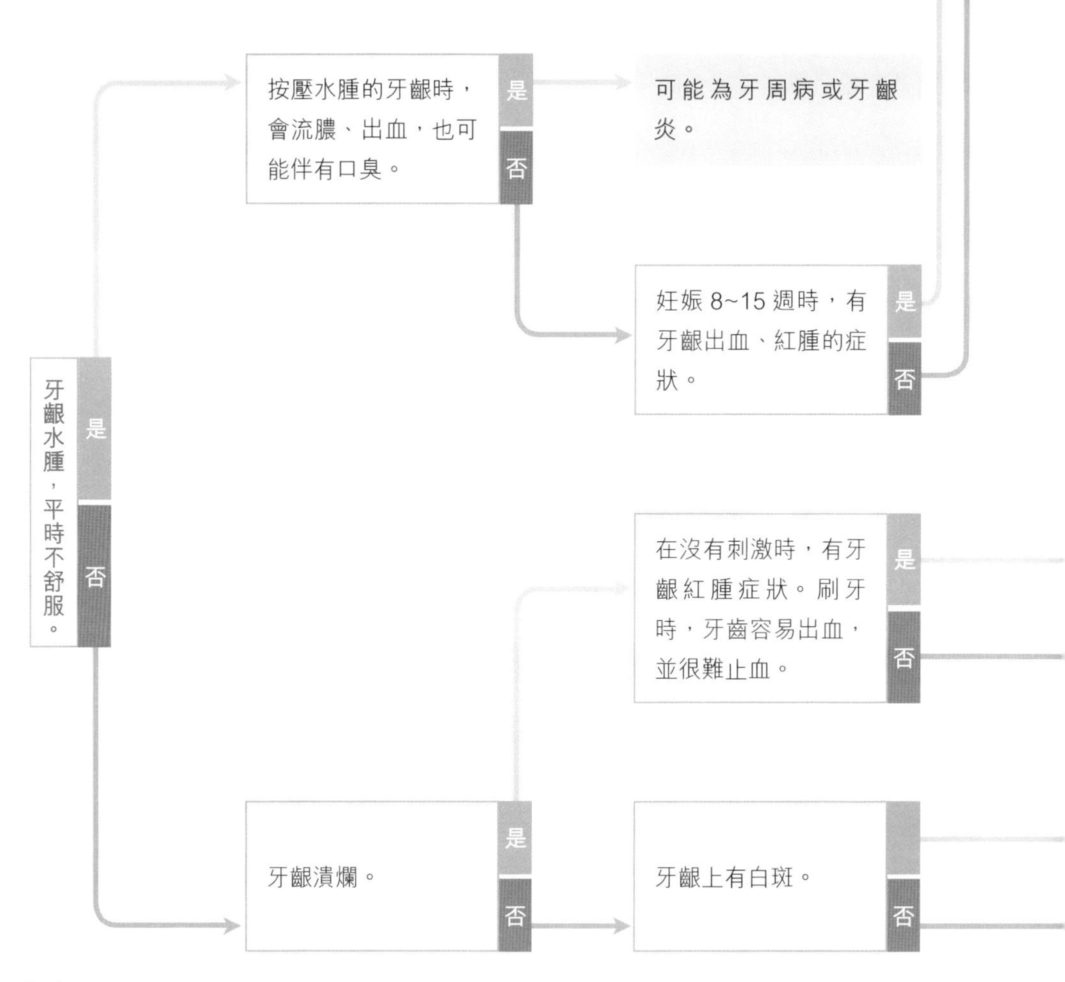

參考頁碼

急性扁桃腺炎……P134	智齒冠周炎……P148	蛀牙……P151
牙齦炎……P146	牙周炎……P149	口腔炎……P368
牙髓炎……P147	紫癜症……P150	

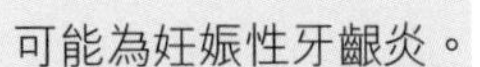

可能為妊娠性牙齦炎。

智齒周圍紅腫嚴重。

是

否

牙齦出血、紅腫，可能為牙齦炎或牙周病。如果症狀持續一段時間了，應接受檢查。

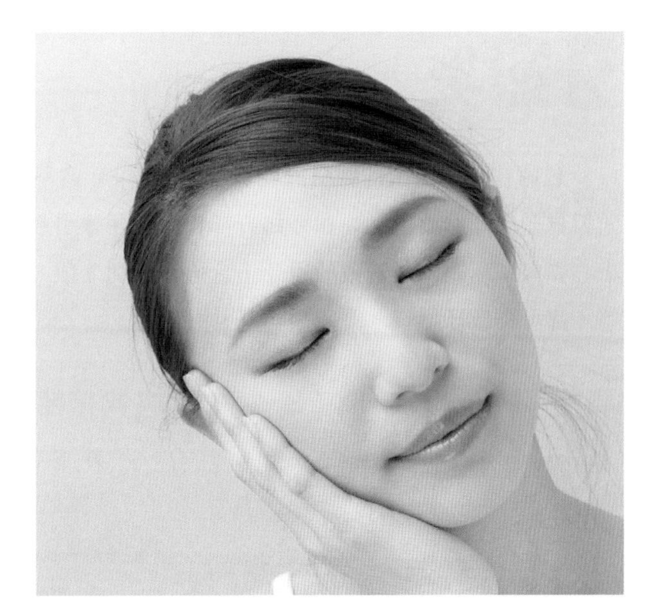

如果牙齦出血，可能為牙周病或牙齦炎。如果牙齦、子宮和鼻子出血，可能為血小板減少症，也有可能為嚴重的疾病，應立即就診。

可能為智齒牙周病。

吃甜食或熱的食品，牙齦有痠痛感。

是

否

可能有牙髓炎或蛀牙。應盡快看牙醫，防止牙痛得更厲害。

可能為口腔炎。

牙齦出血或有嚴重的口臭，可能為潰瘍性牙齦炎。

牙齦出現浮腫且堅硬，可能為牙齦增生症。另外，貧血、白血球減少、藥物中毒等因素也會引起牙齦痠痛。

如果發熱，牙齒就會痛得很厲害

是

否

可能有牙周病或牙齦炎，也可能為嚴重的疾病。

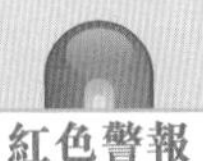

紅色警報

如果牙齦出血，或全身出現紫色皮下出血斑，可能為血小板減少或其他嚴重的疾病所致，請馬上到內科就診。如果伴有發熱、牙痛、口臭、出血等症狀，可能患有潰瘍性牙齦炎。患有牙齦或牙根發炎時，也會伴有疼痛和出血症狀。如果發高熱，就必須馬上到醫院就診。

牙齦炎

包圍在牙齒周圍的軟組織就是牙齦，如果牙齒不乾淨，牙齒上食物殘渣會形成牙垢，牙垢會變成牙結石。牙垢和牙結石都會刺激牙齦引起牙齦炎。另外，如果使用牙籤時不小心弄傷了牙齦，或者戴的假牙不合適，擦刮牙齦，引起細菌感染、體內激素水平變化等，都可導致牙齦炎。

主要症狀

牙齦紅腫、出血

如果患了牙齦炎，牙齦會變得紅腫，本來薄薄地緊貼在牙齒上的軟組織會變厚，並且與牙齒分離。肉粉色的牙齦，也會因發炎變成血紅或者暗紅。而且患病後，牙齦很容易出血，咬硬物時、刷牙時都會出血，甚至吮吸也可導致出血。

治療

清潔牙齒、局部用藥

牙齦炎若治療不及時，會引起牙齦萎縮，牙齦萎縮後是不可再生的。另外，治療不及時，牙齦炎症會擴展到牙周，如果牙周患病就會直接威脅牙齒健康。治療牙齦炎時，首先要清潔牙齒，將附着在牙齒上的牙菌斑、牙結石都清除掉。如果炎症較嚴重，可以局部用藥，在牙齦上塗抹 1% 過氧化氫液、碘製劑等。急性炎症還可配合抗生素治療。

自我保健

● 多吃生蔬菜，生菜、黃瓜、芹菜心、白菜心，生吃味道都不錯。吃生蔬菜可以幫助清潔牙齒、按摩牙齦，有很好的預防牙齦炎效果。

● 如果容易患牙齦炎，日常刷牙要用軟毛牙刷。

● 用蔬菜水刷牙或者漱口。牛蒡煮水當刷牙水或者用蘿蔔汁、薑汁漱口，都能治療牙齦炎。

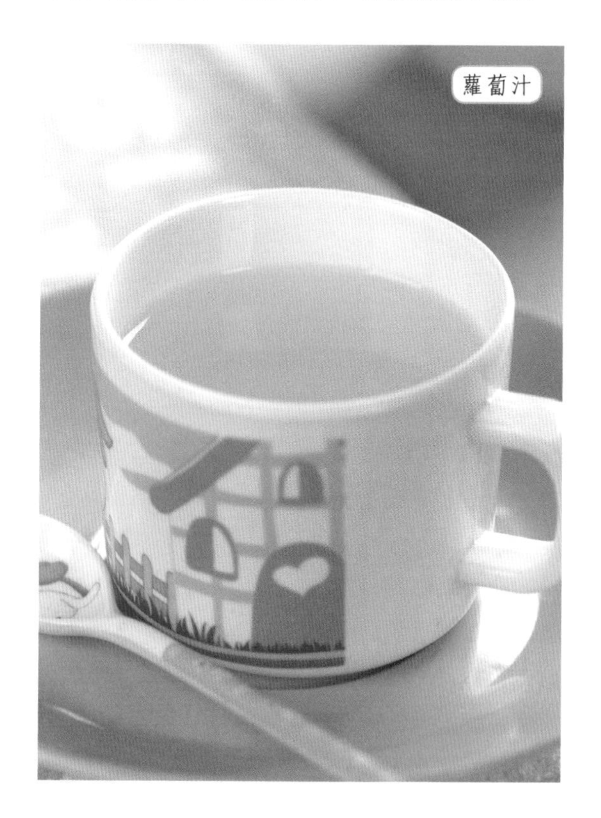
蘿蔔汁

牙髓炎

牙髓位於牙齒內部的牙髓腔內，是牙齒最中心的部位。牙髓發炎主要是因為蛀牙。蛀牙導致牙本質變薄，當蛀牙較深時，導致牙髓暴露，這時一旦細菌進入就會引起牙髓炎。另外，牙齒斷裂也可導致牙髓暴露。還有牙周炎嚴重時，細菌也可進入牙髓腔引起牙髓炎。

主要症狀

劇烈疼痛、疼痛會導致臉部痛

如果患了牙髓炎，牙齒會有痛感。如果是慢性牙髓炎，只有在吃冷食、熱食時會出現刺激痛，也可在咀嚼食物時感覺疼痛，平時沒感覺。如果在急性期，疼痛會很劇烈，連帶臉部、臨近牙齒都會很疼，這時，患者常常無法準確指出是哪顆牙疼。疼的時候無法咀嚼，進食非常困難。有蛀牙、痛感強烈的，都是因為蛀牙比較深，已經發展到牙髓導致的。淺的蛀牙是不會有強烈痛感的。

治療

盡量保留牙齒、鎮痛劑、手術治療

患了牙髓炎要及時治療。如果治療及時，一般情況下，牙齒可以保留。治療時，首先要清理掉齲壞的部份，然後在齲洞內放入止痛、消炎的藥物，同時服用消炎藥物。疼痛緩解後，確定能否保住牙髓、牙齒，然後進行手術治療。

自我保健

● 及時治療蛀牙。如果有蛀牙，及時治療，避免牙本質進一步變薄，還可預防牙髓被侵蝕、感染。

● 用牙線清理牙齒。飯後、睡前最好都用牙線清理一次。牙刷有刷不到的地方，用牙籤對牙齒傷害較大，牙線能更徹底清理還不傷牙齒。

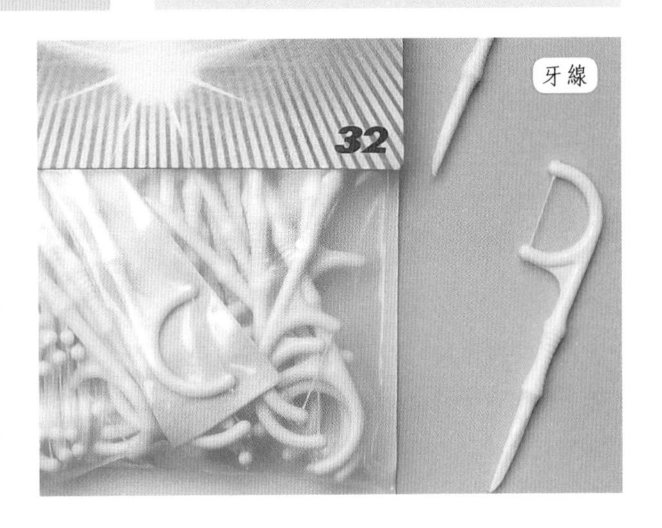

牙線

智齒冠周炎

智齒在所有牙齒的最後面，也是最後萌出的。因為萌出位置不足，所以牙冠通常只有部份露出牙齦，部份埋在牙齦裏面。牙齦和牙冠之間形成一個盲袋，這個盲袋很容易積存食物殘渣，刷牙也無法清潔到這裏。另外，在咀嚼時，附着在牙冠上的牙齦會被摩擦到，容易被食物磨破而發生潰瘍。因此，多種原因都會導致智齒被細菌感染而發炎。

主要症狀

牙齦紅腫、疼痛、發熱

如果患有智齒冠周炎，牙齦就會紅腫並伴有劇烈疼痛。由於腫脹、疼痛，張嘴都會受限，進食也困難，甚至無法進食。有的甚至可引起頭痛、發熱、食慾減退等症狀。另外治療不及時可出現嚴重的口臭。

治療

拔掉智齒、鎮痛劑

人類對智齒的咀嚼功能沒甚麼依賴性，所以患了智齒冠周炎，只要拔掉智齒，一切問題就都解決了。牙齒正發炎時，不能拔牙。在拔牙之前要先消腫、消炎，需要服用消炎藥物，同時服用鎮痛劑鎮痛。炎症消除之後拔掉智齒即可。不過如果不願意拔牙，而且牙位也正，也有對頜的牙齒可咀嚼用，只要做手術切掉一部份牙齦，把牙冠全部露出來就可以了，可以不拔牙。

自我保健

● 多用漱口水。智齒比較靠裏，牙刷有時刷不到，可以常用漱口水，每次刷牙後含漱口水 30 秒，能比較有效地降低智齒發炎概率。

漱口水

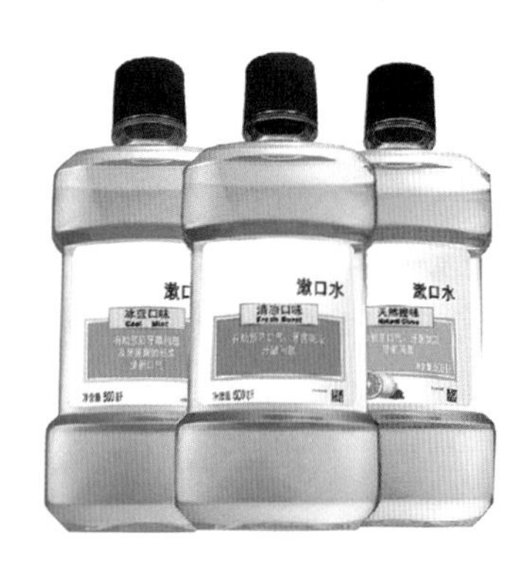

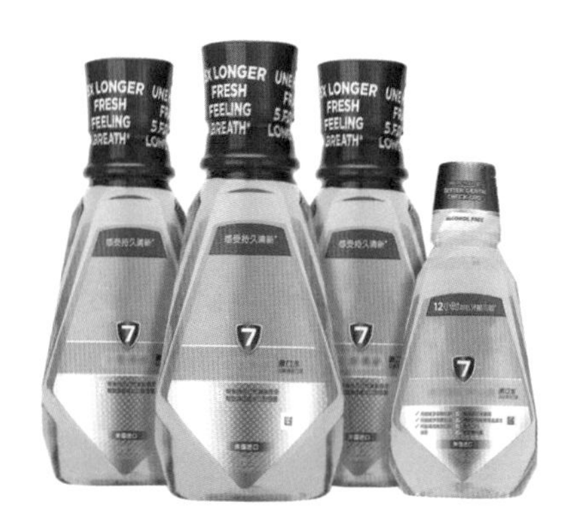

牙周炎

牙齒清潔不到位導致的牙結石和牙垢是引起牙周炎的主要原因。牙齦炎治療不及時，病情擴展也會引起牙周炎。另外，咀嚼食物的方式不對造成牙周受力過大，口呼吸，營養不良如缺乏維生素 C、蛋白質，全身性疾病如糖尿病、性激素缺乏等都可導致牙周炎。

主要症狀

牙齒晃動、疼痛

如果患了牙周炎，剛開始症狀與牙齦炎相似，有牙齦出血、腫脹等症狀，病情加重後，牙齦與牙根之間形成牙周囊袋，就會出現膿性分泌物，輕按牙齦或者刷牙時會有膿液排出。急性發作時，牙齦呈卵圓形突起，發紅腫脹，有嚴重痛感，還可能伴有體溫升高。牙周炎症狀嚴重後，口臭會加重。另外，因為牙齦腫脹與牙周囊袋的存在，牙齦和牙齒會分開。之後，牙齒缺乏支撐，逐漸開始晃動。

治療

洗牙、局部治療

治療牙周炎先要清除牙結石，不過刷牙無法清除，必須找專業醫生先洗牙。之後再處理牙周袋的問題，如果有膿腫需要切開排膿；牙齒鬆動的，需要做牙周夾板，無法保留的需要拔除。如果全身症狀嚴重，還需要在醫生指導下服用抗生素。

自我保健

● 常按摩牙齦。刷牙的時候手指上沾點鹽或牙膏輕輕打圈按摩牙周，可有效預防牙周炎。

● 定期做牙齒檢查。一般情況下，每隔半年應該看一次牙醫，如果有牙結石、牙菌斑就要洗牙處理掉。

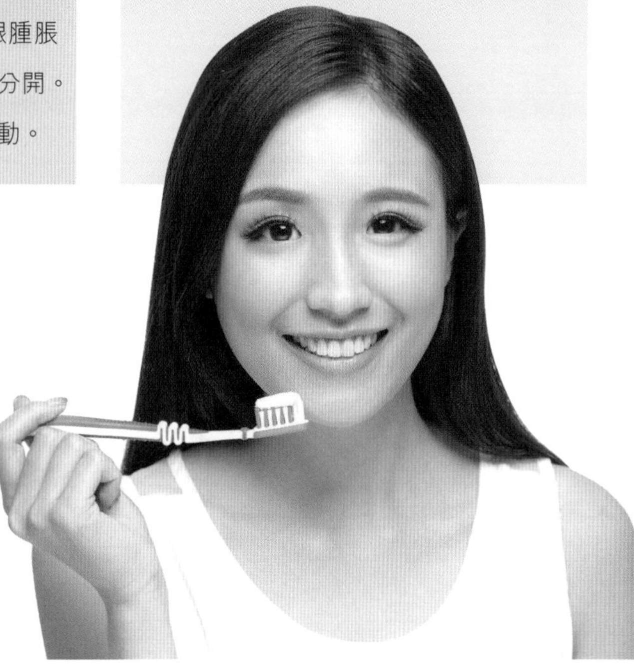

紫癜症

紫癜是自身免疫系統紊亂所致。機體產生了不正常的抗體，抗體攻擊自身血小板，最終使得血小板大量減少，血液無法凝集，致使皮下毛細血管出血，這就出現了紫斑。另外過敏性血管炎、皮下組織和血管壁脆弱、藥物等，也會引起紫癜症。

主要症狀

牙齦出血、皮膚紫斑

如果患了紫癜症，身體很多部位都會出血，皮膚、牙齦、鼻子、眼睛、子宮都會出現紅斑並出血。尿道、腸道也都可能會出血，必須及時治療。如果出血擴展到了腦部，可能致命。視力會因為眼底出血而有所下降。除此之外，紫癜症還會伴有高熱、食慾缺乏、頭痛等症狀。也可能伴有關節痛、腹痛等症狀。

治療

激素治療、輸入血小板

患了紫癜症，首先要控制出血，必須輸入血小板提升凝血功能，同時遵醫囑服用類固醇。有效治療下，紫色斑點會在兩週內變成褐色，三四週後恢復正常。但有些患者紫癜症比較頑固，很難消除，就需要長時間治療，必須耐心遵醫囑長期用藥。

要避免把紫斑誤認瘀青而耽誤治療，紫癜症是點狀分佈，而瘀青是一整塊的皮膚變色。

自我保健

● 牙齦出血時，可以準備一些魚腸草粉，用來按摩牙齦，止血效果良好。

● 把生蓮藕洗淨，榨成汁，經常飲用，能預防紫癜症引起的牙齦出血。

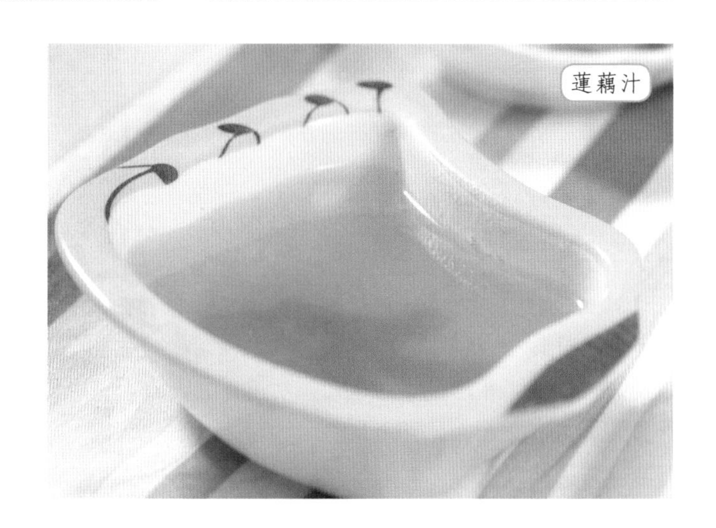

蓮藕汁

蛀牙

正常牙齒最外面有一層牙釉質，這層牙釉質起到保護牙本質及更裏面的牙髓的作用。當口腔衛生差，食物殘渣，最主要的是糖和澱粉類食物經常大量附着在牙齒上，細菌等在此繁殖，這些附着物就會不斷產酸，腐蝕牙釉質，經過一段時間後（1~2 年），就會形成牙菌斑、齲洞，蛀牙。不過，是否會形成蛀牙與牙齒本身的質地也相關。

主要症狀

牙齒敏感、疼痛

蛀牙程度有輕有重，輕的僅在牙齒表面看到發白、發黃或者發黑色，沒有任何不適，如果再發展下去，只要受冷熱酸甜刺激就會出現疼痛，但仍然沒有齲洞，繼續發展就會出現齲洞了，對刺激反應很大。單純齲洞只在有刺激時疼痛，無刺激時疼痛就會消失。但是齲洞會導致牙齒周圍炎症，使得局部腫脹、疼痛、無法咀嚼等，嚴重時可累及臉頰，引起頭痛等。

治療

補牙或者拔牙

蛀牙發展比較慢，如果能在出現發白、發黃、發黑時就處理，蛀牙就能被及時阻止，不會再發展。即使已經發展到有齲洞了，只要及時清理被腐蝕的部份然後進行修補就可以。如果已經侵犯牙髓了，則需要清除牙髓，再補牙。如果補牙也無濟於事了，就需要拔牙，裝上義齒即可。

自我保健

- 每天早晚刷牙，飯後漱口。飯後清理口腔很重要，應該隨身攜帶牙線，牙線清理完後用漱口水漱口就更好了。
- 盡量每半年看一次牙醫。
- 少吃糖，少喝飲料，特別是碳酸飲料更要少喝。糖更容易被細菌分解成酸，而酸性物質直接腐蝕牙釉質。

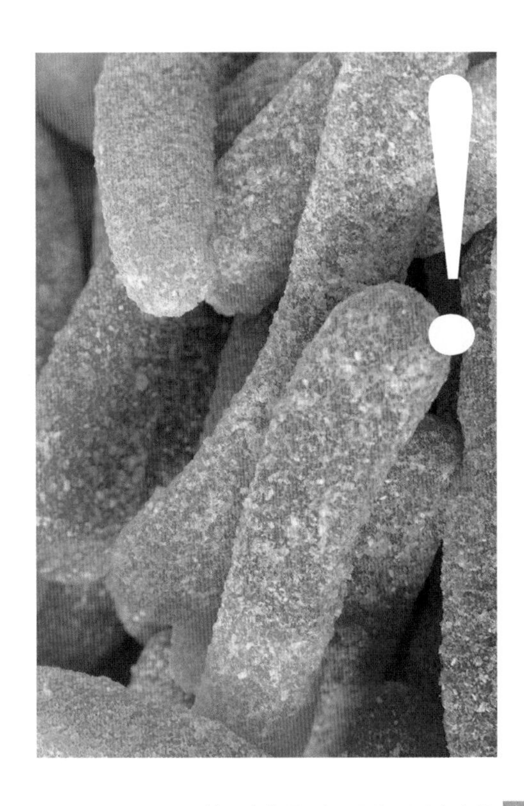

鼻塞或流涕

鼻腔受到刺激，進入異物、冷空氣或者吃熱食的時候，都會流鼻涕或者打噴嚏，空氣乾燥，就會感到鼻塞或者有鼻屎，都是自然現象。但是如果長期流鼻涕、頻繁打噴嚏、鼻塞就要警惕了，應該是病態。如果不及時治療可能會造成一些慢性疾病。

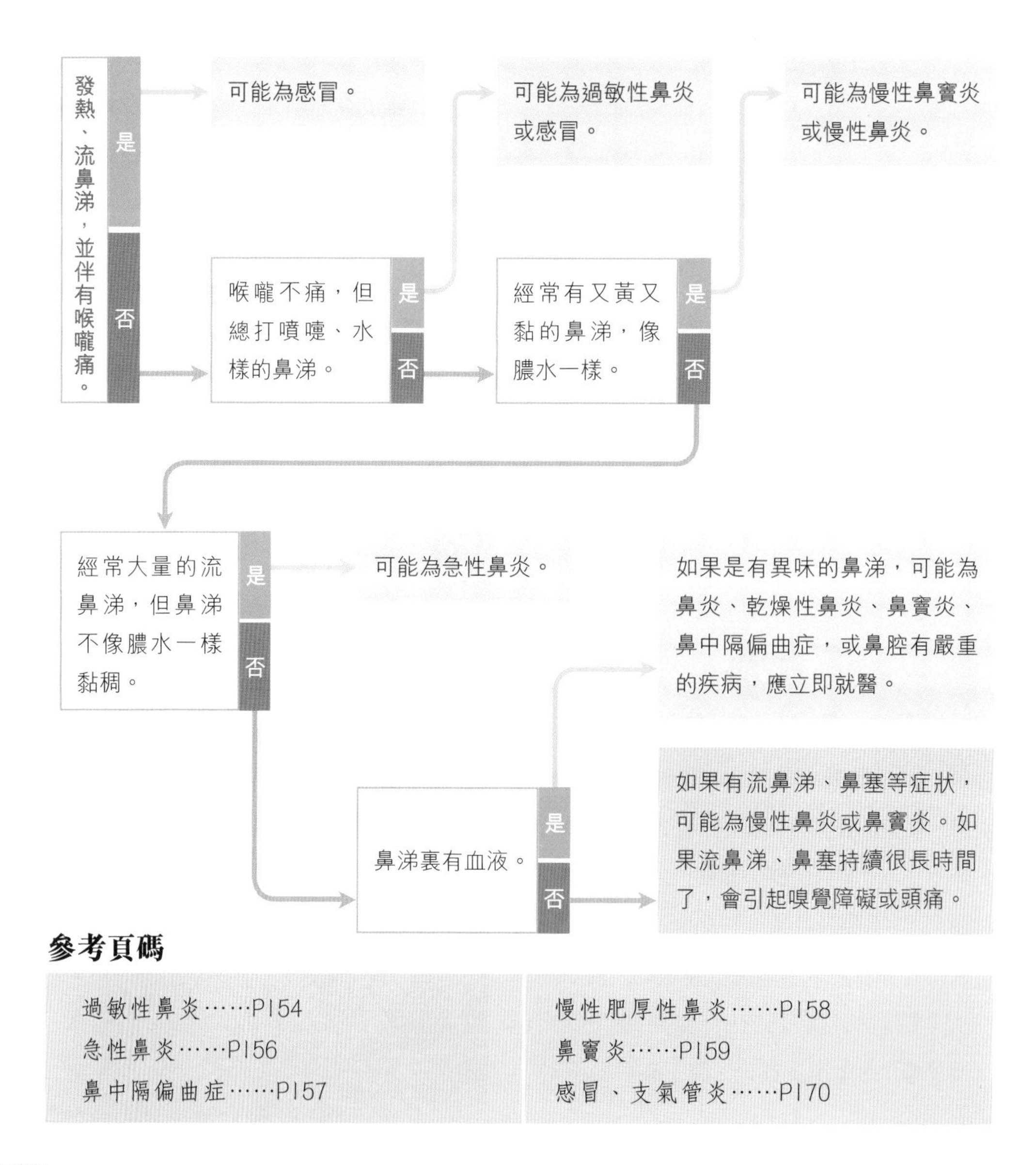

參考頁碼

過敏性鼻炎……P154
急性鼻炎……P156
鼻中隔偏曲症……P157
慢性肥厚性鼻炎……P158
鼻竇炎……P159
感冒、支氣管炎……P170

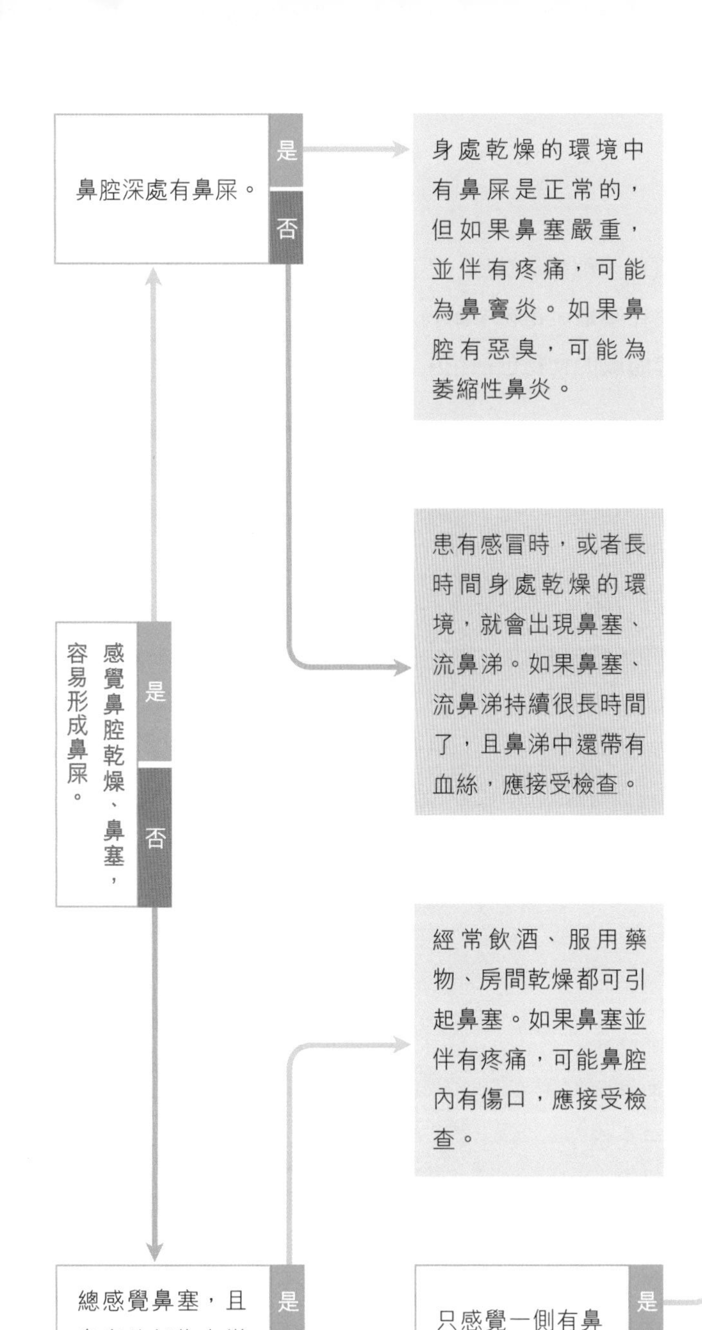

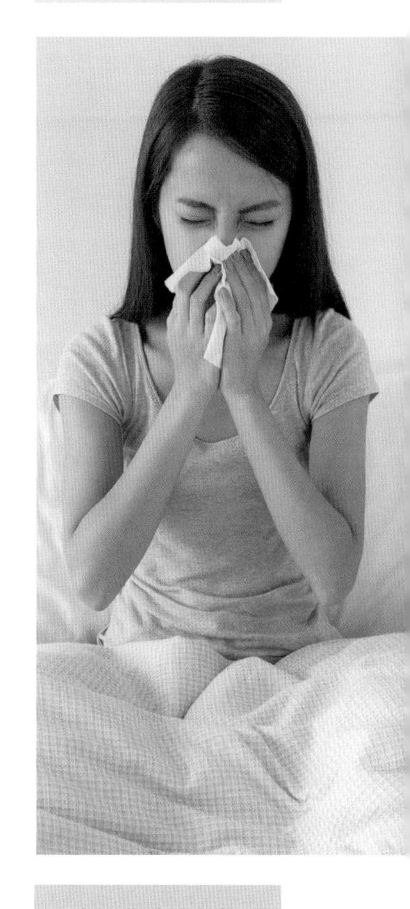

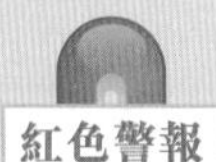

如果鼻涕中帶有血絲，可能為重病。如果鼻涕有異味並有血絲，可能為鼻炎、鼻竇炎、嚴重的乾燥性鼻炎、鼻中隔偏曲症，也可能鼻竇或鼻腔內有腫瘤，或有其他嚴重的疾病，以上這幾種情況都應立即就醫。如果感覺鼻腔深處有鼻塞，並伴有異味，可能為嚴重的鼻竇炎或萎縮性鼻炎，也應就醫檢查。

過敏性鼻炎

過敏性鼻炎是人體對特定物質的一種過敏反應，不同的人對不同的物質有不同的反應。引起過敏反應的物質主要集中在塵蟎、花粉、動物皮毛、空氣變化等，有些食物也可引起某些人過敏反應，容易引起過敏的食物包括花生、堅果、牛奶等。

主要症狀

水樣鼻涕、鼻塞、頻繁打噴嚏

如果患了過敏性鼻炎，一般都會有鼻塞和鼻涕多的症狀，鼻涕像水一樣不停地流出，有時還會不自覺從鼻孔滴下。同時還會頻繁打噴嚏，每次打噴嚏都是連續三五個。大多數患者在春秋或者換季的時候症狀更嚴重。另外，很多過敏性鼻炎患者會伴有眼睛癢、結膜充血等症狀。

治療

找出過敏原、抗組胺藥物治療

過敏性鼻炎理論上只要遠離致敏物質即可，但是確切找出致敏原很困難，而且即使找到過敏原而實現完全迴避，也有難度。比較好的方法是做皮膚反應檢查，在皮膚上開個小傷口，塗抹各種可能過敏的物質，找出過敏原，然後向體內注入少量過敏物質，這樣可逐漸提高免疫力。但是有些患者無法做這樣的檢查，就需要服用抗組胺藥物，或者滴入鼻炎藥物對抗過敏。嚴重者還可服用激素藥物，不過這些藥物只能緩解症狀，不能根治。

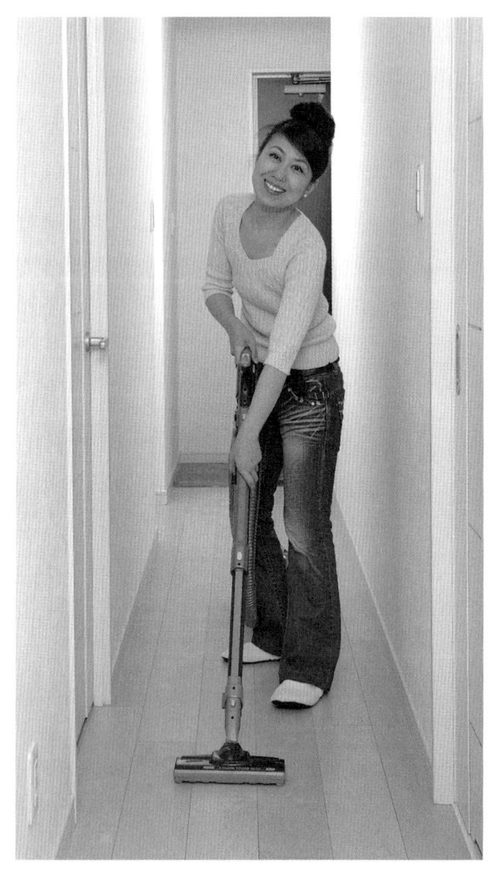

自我保健

● 勤打掃房間，窗簾、床單、沙發套要勤洗，經常用濕布擦拭傢具，這是減少塵蟎的有效方法。

● 如果對動物皮毛過敏，家裏最好不要養小動物。對花粉過敏的，室內最好不要擺放會開花的盆景。

鼻腔保健生活小細節

堅持做好鼻腔的日常保健，不僅能預防鼻子本身的疾病，還有利於預防感冒。首先生活中需要避免傷害鼻腔的行為：平時不要頻繁挖鼻孔。頻繁挖鼻孔容易損傷鼻黏膜，有可能引起鼻出血，手上的細菌還可能感染黏膜。也不要剪鼻毛。鼻毛如果長出鼻子外面了，只要剪去外面的就行，不要剪裏面的，更不要用鑷子拔鼻毛，以免傷害鼻黏膜。而且鼻毛有阻擋灰塵、病菌侵入呼吸道內部的作用。另外，最好做鼻腔的保健、保養，可預防相關疾病。

■ 按摩鼻子

每天按摩鼻子，可促進鼻部血液循環。內部、外部都可按摩。做內部按摩時，用拇指和食指捏住鼻中隔軟骨輕輕向下拉幾次。做外部按摩時，拇指和食指夾住鼻根兩側用力上下拉幾次，也可以上下滑動，讓鼻子兩側發熱。

■ 多戴口罩

戴口罩可以減少病菌、灰塵、冷空氣等進入鼻腔，刺激鼻腔黏膜，霧霾天、風沙大的天氣都應戴口罩。

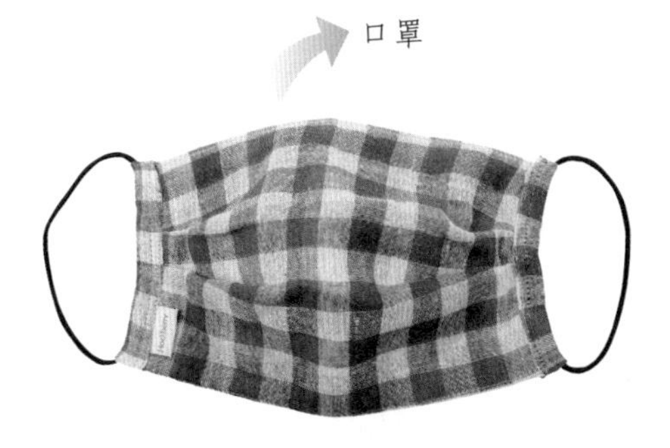

口罩

■ 冷水洗鼻子

早上洗臉時用冷水拍拍鼻子，可改善鼻部血液循環，促進鼻腔健康。

■ 保持室內濕度

乾燥的空氣會增大鼻腔的不適感，易損傷鼻腔黏膜，所以，在乾燥的季節，每天適當開一會加濕器，或者在室內放置水盆、濕毛巾等增加濕度。

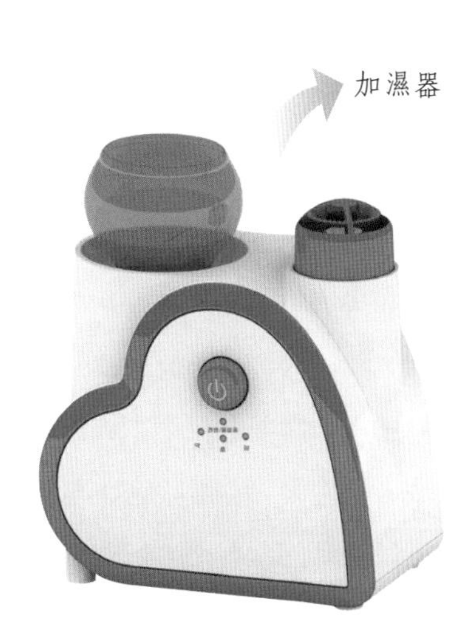

加濕器

急性鼻炎

急性鼻炎為常見病，感冒等上呼吸道感染都可引發急性鼻炎，任何人都可能患上，而且不止一次。另外，流感病毒、蕁麻疹及刺激性氣體、藥物等都可導致急性鼻炎。

主要症狀

鼻腔發癢、流涕

如果患了急性鼻炎，一般最早會出現打噴嚏現象，會連續不停地打噴嚏。同時，會感覺鼻腔又乾又癢，之後開始流鼻涕。開始時，鼻涕稀薄、量大，慢慢變成膿性鼻涕，鼻涕量有所減少，最後消失。病程會遷延 7~10 天。

治療

感冒藥治療、鼻炎藥治療

急性鼻炎要及時治療，治療不及時很容易轉成慢性鼻炎。慢性鼻炎很難根治，還會帶來一系列不適症狀。疾病初起時，只服用感冒藥即可，大部份急性鼻炎隨着感冒好轉逐漸好轉，不需要特別用藥。如果病情較重，鼻塞嚴重、大量流鼻涕，或者感冒早已經痊癒了，鼻炎還比較嚴重，需要在醫生指導下使用鼻炎藥或者抗生素。需要注意，鼻炎藥不要剛患病就用，那樣不利於炎症恢復，反而會加重鼻炎。

自我保健

● 在綠茶中加入小量鹽，把鹽茶水滴入鼻腔或者把胡蘿蔔汁小量滴入鼻腔，都能緩解鼻塞。

● 把乾的西瓜藤炒熟，磨成粉用溫水沖泡飲用或者把新鮮的西瓜藤加水煮湯飲用，都可以減少鼻涕。

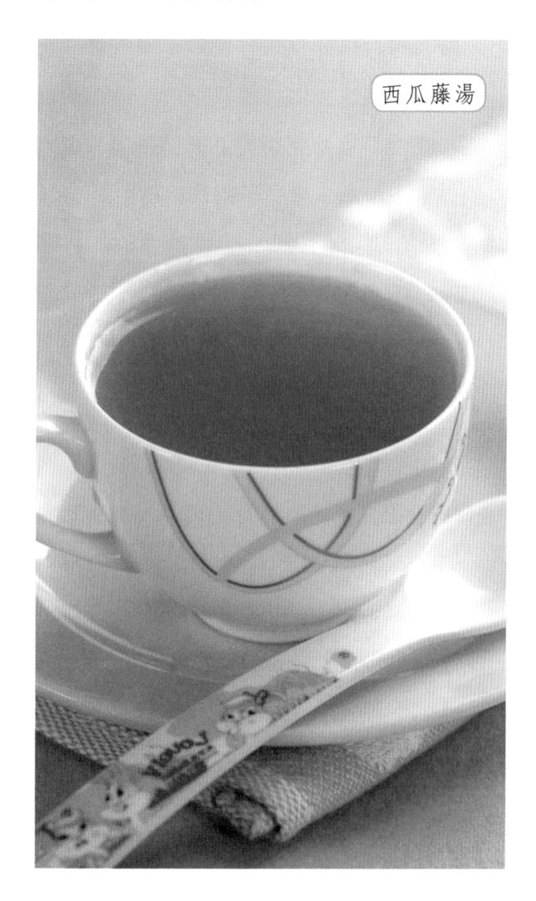

西瓜藤湯

鼻中隔偏曲症

鼻中隔指的是分隔左右鼻腔的軟骨和其上的薄膜。鼻中隔偏曲可能是外傷引起的，當外部撞擊引起軟骨脫位、骨折，沒有及時修復，就可引起鼻中隔偏曲症；也可能是發育異常，雖然大多數人的鼻中隔都不是筆直的，都有一定程度的偏曲，只是沒有任何生理影響，如果出現了功能障礙，就是鼻中隔偏曲症了。另外，鼻內腫瘤也可壓迫鼻中隔導致偏曲。

主要症狀

鼻塞、鼻出血、流膿涕

如果患有鼻中隔偏曲症，鼻功能受影響，會交替性出現或者持續出現鼻塞、流膿涕症狀，其中一側總是很容易流鼻血。另外，因為呼吸受阻，鼻中隔偏曲症可能還伴有頭痛、注意力下降、記憶力衰退、偏頭痛等症狀。

治療

手術矯正

大多數人的鼻子都有一定程度的偏曲，只要不影響功能就不用理會。如果出現明顯症狀如連續性鼻塞、經常鼻出血，應該先檢查，確定引起鼻中隔偏曲的原因。單純的鼻中隔偏曲症治療很簡單，方法也唯一，只要手術矯正即可。如果鼻內有腫瘤或者患了鼻竇炎了，要先治療相關疾病再考慮矯正。

自我保健

● 患有鼻中隔偏曲症，會經常流鼻血，要正確處理。流鼻血時，不要向後仰脖子，以免血液流入氣管，引起嗆咳。正確的做法是低下頭，用手壓住出血一側鼻翼，壓迫止血。效果不佳時，可以用冷水拍擊額頭，很快就會止血。

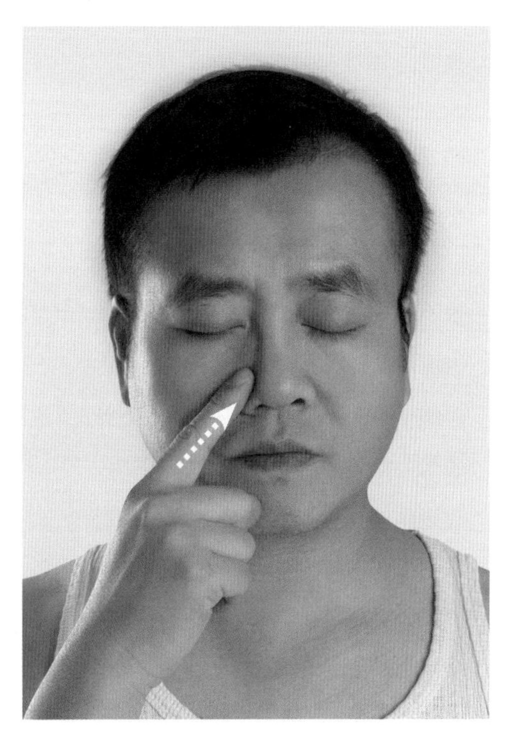

慢性肥厚性鼻炎

急性鼻炎治療不徹底，或者反覆發作就容易引起慢性肥厚性鼻炎。這時，鼻黏膜會嚴重水腫並堵塞鼻腔，導致患者不停流鼻涕。另外，感冒、鼻竇炎、扁桃腺炎、鼻中隔偏曲症、糖尿病、癲癇、心臟病、血液病等疾病，甚至外界刺激，包括物理、化學刺激，都可引起慢性肥厚性鼻炎。

主要症狀

鼻塞、流鼻涕

如果患了慢性肥厚性鼻炎，幾乎經常性地出現鼻塞、流鼻涕，但鼻涕不多，多為黏液性或者黏膿性。患該病後，患者常常需要張口呼吸，並感覺嗉部有異物。另外，多數伴有嗅覺減退，説話帶鼻音。病情嚴重者還會出現頭痛、頭暈、失眠、精神萎靡等症狀。

治療

手術治療

藥物治療慢性肥厚性鼻炎，療效不佳。另外還有激光治療、冷凍治療、電凝治療法等。不同的病人、病情，效果不一。比較徹底的方法還是手術。不過手術前必須找到引起該病的病因，並對症治療引起該病的疾病，如糖尿病、心臟病、鼻中隔偏曲症、扁桃腺炎等，然後再手術治療肥厚性鼻炎。

自我保健

● 做好鼻腔衛生。每天早晚用洗鼻器裝滿溫熱的淡鹽水或者清水沖洗鼻腔，幫助鼻纖毛擺動，可緩解病情。

● 飲食要清淡，戒煙戒酒。

● 注意保暖，體溫下降會加重病情。天冷要多穿衣服，另外可以多吃能讓身體發暖的食物，如大葱、生薑、羊肉、紅薯、胡蘿蔔等。

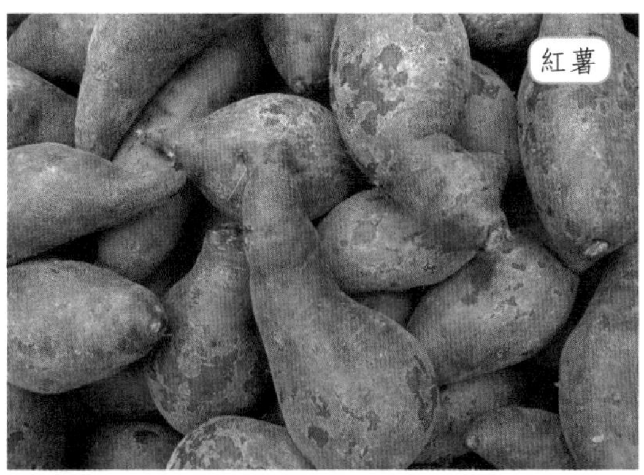

紅薯

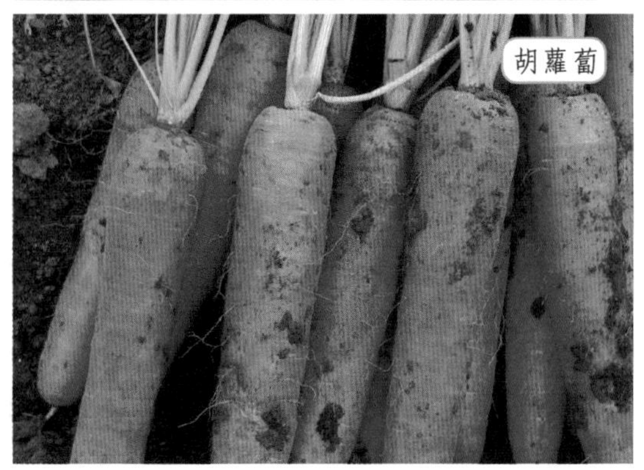

胡蘿蔔

鼻竇炎

鼻竇是鼻腔周圍含氣的骨質腔，共有四個部份，即上頜竇、額竇、篩竇、蝶竇。鼻竇炎就是這些鼻竇中的一個部份或者多個部份發炎了。鼻竇炎分為急性和慢性，一般來說患慢性鼻竇炎的較多。長期感冒或者反覆感冒是引起鼻竇炎的主要原因。猛烈擤鼻涕或者有異物、污水深入鼻腔也會引起鼻竇炎。鼻竇炎中的膿液進入喉嚨可向肺部運動，引起肺炎。

主要症狀

鼻塞、頭痛、流膿鼻涕

如果患有鼻竇炎，鼻竇裏會蓄積大量膿液，不斷產生的膿水大多從鼻腔排出，所以會出現流膿鼻涕、鼻塞的症狀。另外，患鼻竇炎會引發頭痛。如果是急性的，頭痛和鼻子痛都比較劇烈，如果是慢性的，頭痛一般是鈍痛，不太劇烈。除此之外，還會打呼嚕，並有注意力下降的問題。有時候膿水會進入喉嚨引起咳嗽。

治療

抗生素治療、局部清洗、手術治療

患了鼻竇炎，必須由醫生進行專業治療。需要服用抗生素或消炎藥，同時配合局部清洗。局部清洗前需要用針扎破鼻竇抽出膿水，然後用藥物清洗。之後服用抗生素或消炎藥。如果長期治療無效需要考慮手術。另外如果同時患有慢性扁桃腺炎或者甲狀腺功能減退，鼻竇炎也很難痊癒，這時候就需要先治療這些疾病。

自我保健

● 準備一些蝸牛粉，炒熟，飯前食用，能預防膿水蓄積。另外也可以飲用車前草湯，有同樣的功效。

● 鼻塞難受的時候，用單手拇指、食指按摩鼻孔兩側，從上往下滑動，多按摩一會，讓熱氣進入鼻竇內部，能緩解症狀。

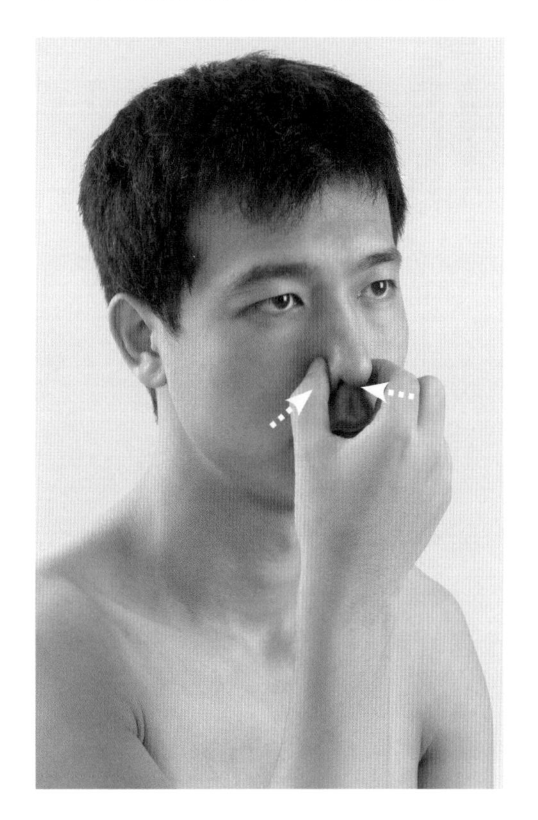

脫髮

頭髮脫落再生是正常的生理過程，不過如果頭髮脫落過多，脫落遠多於新生頭髮就是病態了。不良生活習慣、精神壓力太大、營養不良或者護理方法不當、遺傳等因素都可引起脫髮。也有部份脫髮是疾病導致的。脫髮時應該認真調整生活習慣、飲食習慣，另外最好去看醫生。

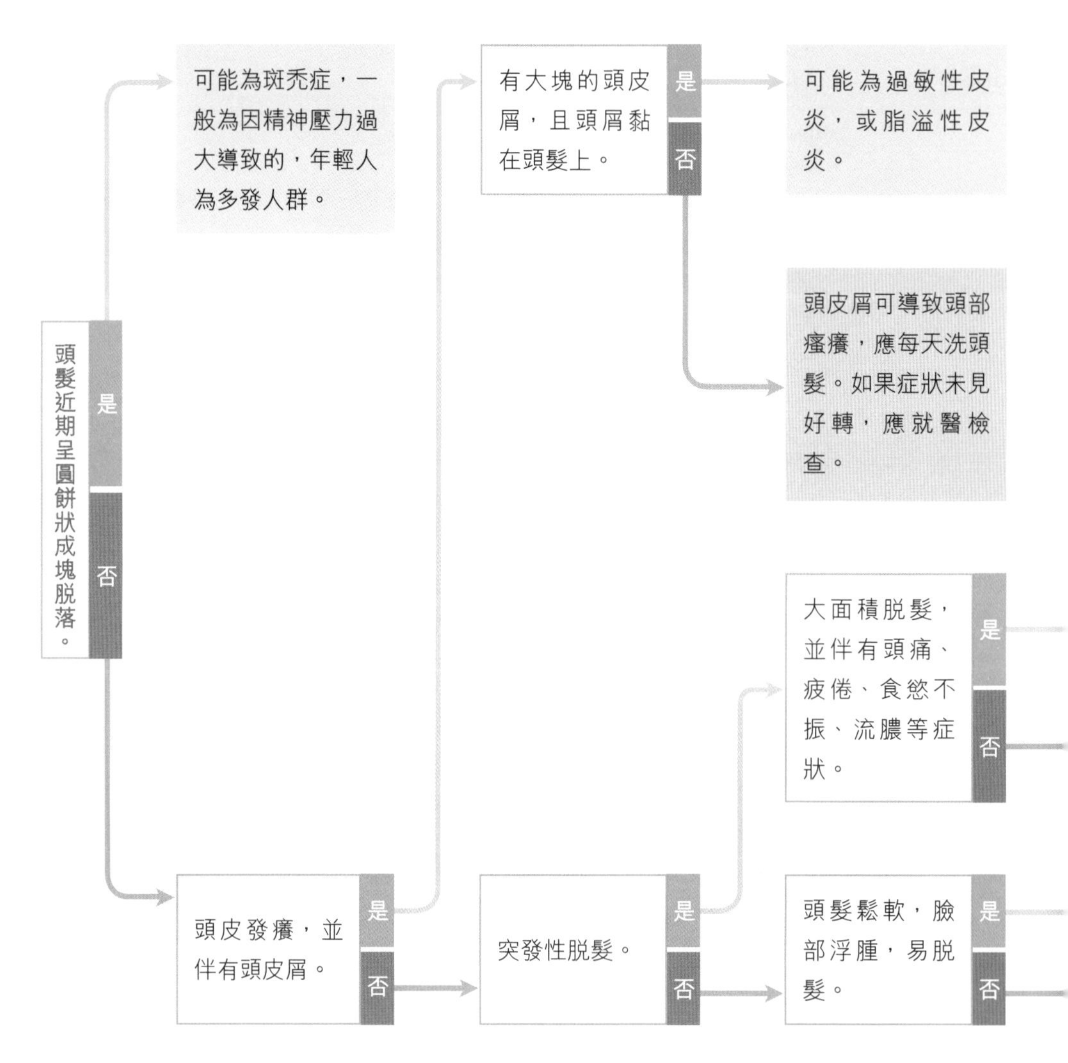

參考頁碼

甲狀腺功能減退……P42	脂溢性皮炎……P163
斑禿……P162	膠原病……P165

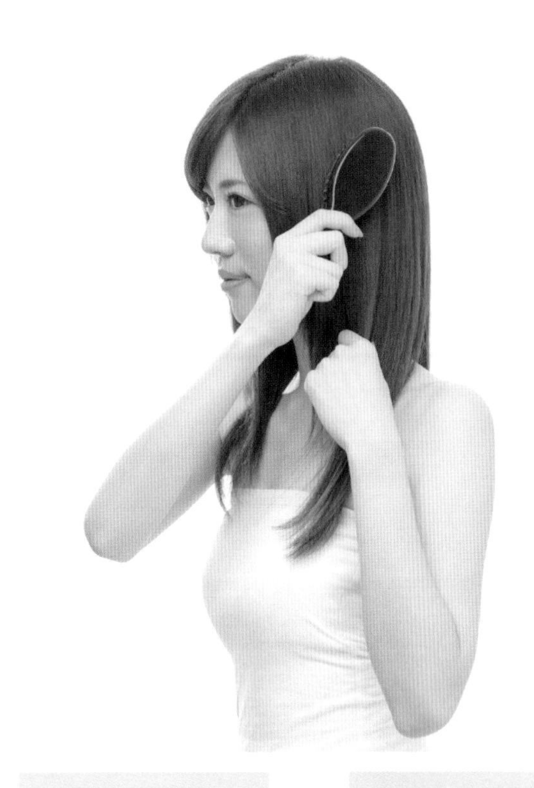

可能有全身疾病，這只是症狀的一部份，應就醫檢查。

如果正在服用藥物，可能為藥物副作用引起的。

可能為膠原病。

可能是年齡大引起的。如果年輕人脫髮，應考慮是激素或遺傳因素異常引起的。

可能為黏液性水腫，應就醫檢查。

可能為慢性肝病、甲狀腺功能減退症、營養不良或缺鐵性貧血，應就醫檢查。若為女性，也應考慮是頭髮扎得太緊導致的脫髮現象。

手或者臉部有紅色斑點，但斑點處不痛也不癢。 是 否

男性。 是 否

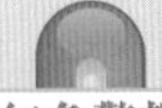

紅色警報

如果大面積脫髮，並伴有食慾缺乏、全身無力、頭痛、流膿，應立即就醫檢查。另外，脫髮也可能為全身疾病引起的部份症狀表現，也應予以重視，去醫院接受檢查。如果不明原因的脫髮，可能為缺鐵性貧血、慢性肝病、營養不良、甲狀腺功能減退症等疾病。

斑禿

斑禿就是平常說的「鬼剃頭」，目前沒有找到確切的發病原因，主要與精神壓力大、營養不良、妊娠等因素有關。過敏、局部感染、炎症等也可能是造成斑禿的原因。另外，患甲狀腺疾病、糖尿病、白斑症也都可引起斑禿。

主要症狀

成片脫髮

如果患了斑禿，某個部位的頭髮會毫無徵兆地突然一整片全部脫落，露出光滑、柔軟、潔白的頭皮。雖然斑禿不疼、不癢，但特別影響美觀，也會給患者造成很大的心理壓力。

治療

局部用藥、服用維生素

患了斑禿，大多數可自行恢復。若反覆發生，需要看醫生。醫生會找出致病原因，在治療斑禿的同時治療引起該症狀的疾病。治療斑禿局部用藥效果比較明顯，可以在脫髮部位塗抹藥物或者注射藥物，很快就能生出頭髮。也可以進行全面治療，服用穩定劑或者維生素。

自我保健

● 保證充足睡眠，緩解精神壓力，有助於預防疾病加重，也為頭髮再生提供支持。

● 多吃牛奶、雞蛋、海藻類和蔬菜類食品，為頭髮提供明膠和蛋白質。明膠和蛋白質是頭髮的主要構成成份。

● 勤洗頭，減少頭皮油脂和頭皮屑堆積。但不要太頻繁地梳頭，頻繁梳頭也可引起脫髮。

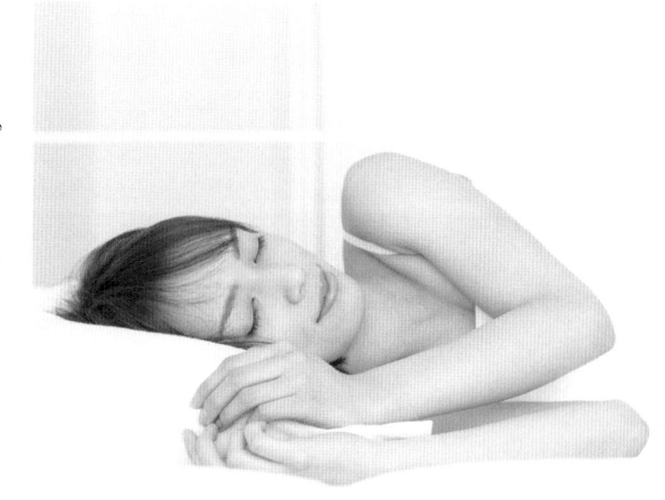

脂溢性皮炎

脂溢性皮炎是因為皮膚過度分泌皮脂導致的。皮脂腺分泌過於旺盛，容易出現脂溢性皮炎。因為頭皮聚集皮脂多，所以，容易沾染、聚集大量細菌，從而導致發炎。同時厚厚的皮脂還會阻塞毛孔、皮脂腺，進而影響皮膚血液循環，引起脫髮。

主要症狀

脫髮、頭皮癢、頭皮皮疹

如果患了脂溢性皮炎，有的患者頭皮上先會出現紅斑，紅斑上面覆蓋白色皮屑，伴有瘙癢。用手抓的時候頭皮屑紛紛落下。脫落的頭皮屑很難清除，都黏膩地黏在頭髮上。有的患者則是頭皮上出現皮疹、水皰，抓撓後會糜爛、滲液，之後結成黃色的痂皮。脂溢性皮炎長時間不治療，久了就會出現嚴重的脫髮，脫髮主要集中在頭頂部位。

治療

補充維生素、正確洗頭

皮脂分泌過度與消化和代謝都有關係，改善營養狀況對改善病症有好處，每天服用 2 片復合 B 族維生素片可有效預防脫髮。同時要控制糖攝入量，少吃甜食。糖攝入過多會增加皮脂分泌。另外建議用硫化硒香皂或硫黃軟皂洗頭，每週一兩次，去脂、殺菌、消炎效果良好。如果不適感很嚴重，應該看醫生，使用一些外用塗抹的藥物。

自我保健

● 側柏葉、桑樹皮有治療脫髮的功效。選一些新鮮側柏葉，浸泡在 60% 酒精中，七天後取汁，一天三次塗擦脫髮部位。桑樹皮則可以用水煎，然後用來洗頭。

● 盡量避免陽光過度直射頭髮，陽光強烈的時候避免外出，外出時要打傘，避免刺激皮脂分泌。

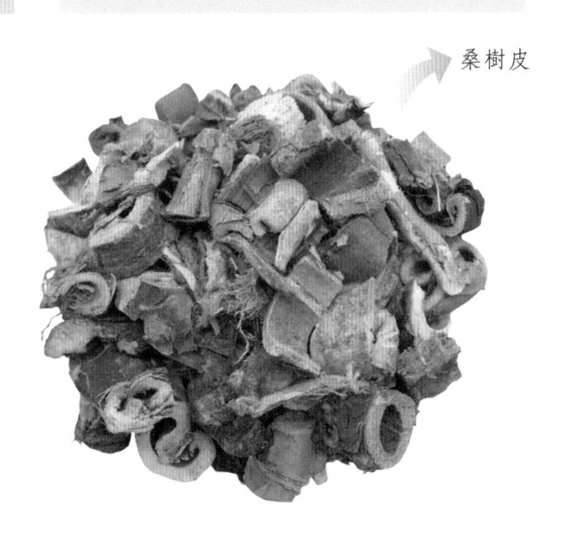

桑樹皮

護髮生活小細節

一頭烏黑的頭髮與好身體是分不開的，要想頭髮好不能單單在頭髮上用心思，營養和生活規律也要注意。

首先是營養要均衡、充足。人體的營養系統非常微妙，組成身體的任何部份需要的營養都非常多，所以保養頭髮不是只吃一些黑芝麻、黑豆等就可以的，而是要更加全面和充份的營養，不挑食、不節食。其次是生活要規律，特別是不要熬夜。不熬夜對身體功能的維護和提升作用很大，也包括頭髮。另外，在對待頭髮上也要關注各種細節。

■ 勤洗頭

頭髮、頭皮平時會沾染很多灰塵，頭皮也會分泌很多油脂，長時間不清潔會影響頭髮、頭皮的正常代謝。

■ 正確梳頭髮

梳頭不要太用力，也不要太頻繁，都會損傷髮質。另外頭髮濕的時候不要梳，這時候頭髮毛鱗片都是張開的，梳頭很傷髮質。

■ 洗髮水、吹風機溫度不要太高

都以溫熱為宜，不要太燙。

■ 勤用護髮素、髮膜等

護髮素、髮膜能給頭髮集中的營養和護理，盡量每次洗髮都用護髮素，一兩週用一次髮膜，能起到很好的順滑和防乾燥效果。

■ 經常按摩頭皮

空閒的時候五指成梳，反覆按摩頭皮可促進頭皮血液循環，維護毛囊健康。

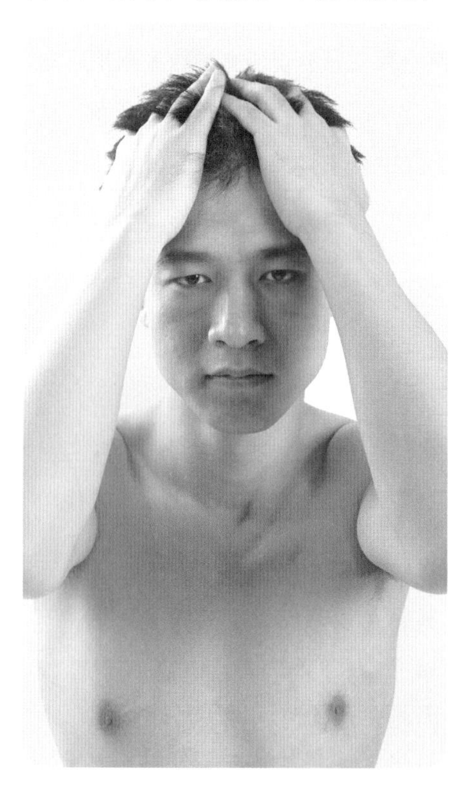

膠原病

膠原病就是結締組織病。結締組織存在於身體各種組織中，骨骼、軟骨、肌腱、肌肉、神經中都有，其中充滿膠原纖維，這些膠原纖維有損傷、發生變性，會引起各種證候，脱髮也是其中證候之一。膠原病的具體發病機制、發病原因目前還不明確，自身免疫紊亂可能是主要原因。

主要症狀

皮膚僵硬、關節水腫、脫髮

如果患有膠原病，皮膚會變得粗糙、僵硬，表現在頭皮上，就是頭皮變得非常光滑，從而引起頭髮脱落。脱落的頭髮無法再生。脱髮只是膠原病的表現之一，該病還有很多症狀，包括不明原因的發熱以及四肢及臉部、胸部出現紅色斑點、身體僵硬、體重減輕、疲倦等。

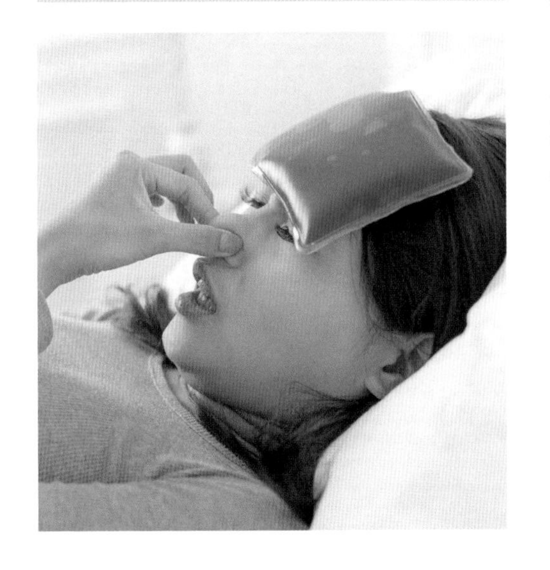

治療

移植毛囊、日常保養

膠原病因為沒有發現確切病因，所以也沒有有效的治療辦法。如果脱髮了，髮根就受傷了，不能自癒，不能再生新髮，如果特別介意可以移植別處皮膚毛囊。移植毛囊也就是平常所説的植髮。一般是移植後枕骨部位的毛囊。移植存活下來的毛囊就會長出新的頭髮。新的頭髮一般不會再脱落。

結締組織病很難徹底根治，日常保養很重要，平時要注意觀察皮膚彈性及顏色的變化，避免皮膚出現破損，一旦出現要積極預防感染。另外要注意防寒保暖，保護肢端血液運行通暢，這樣可以減輕症狀。

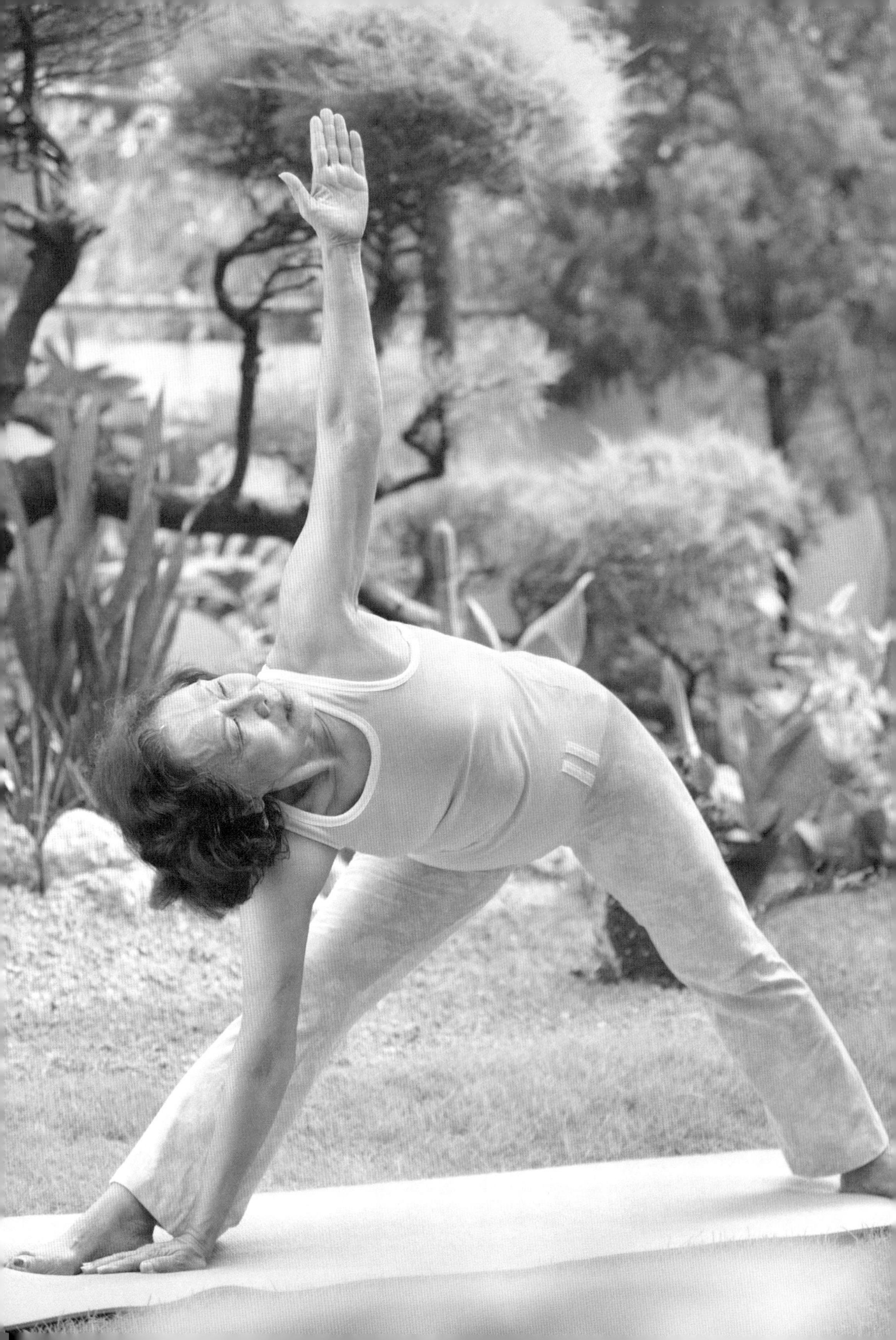

第三章

胸腹部不適與症狀

人體所有內臟器官都集中在胸腹部，胸腹部是除了頭頸部之外最要害的部位。因為胸腹部組織、器官多種多樣，構造複雜，所以發生在胸腹部的疾病也多種多樣，不過相對來説這些疾病很少疑難雜症，一般都比較容易發現，也方便對症治療。

咳嗽

咳嗽是身體為了排除異物的一種自然反應。當異物進入鼻腔、喉嚨、支氣管或者肺部就會引發咳嗽。一般咳嗽也被視為身體的自我保護機制，不用特別處理。如果持續、劇烈咳嗽或者伴有胸口痛、呼吸困難時，就要重視，最好去醫院檢查，確定引起咳嗽的原因並進行治療。

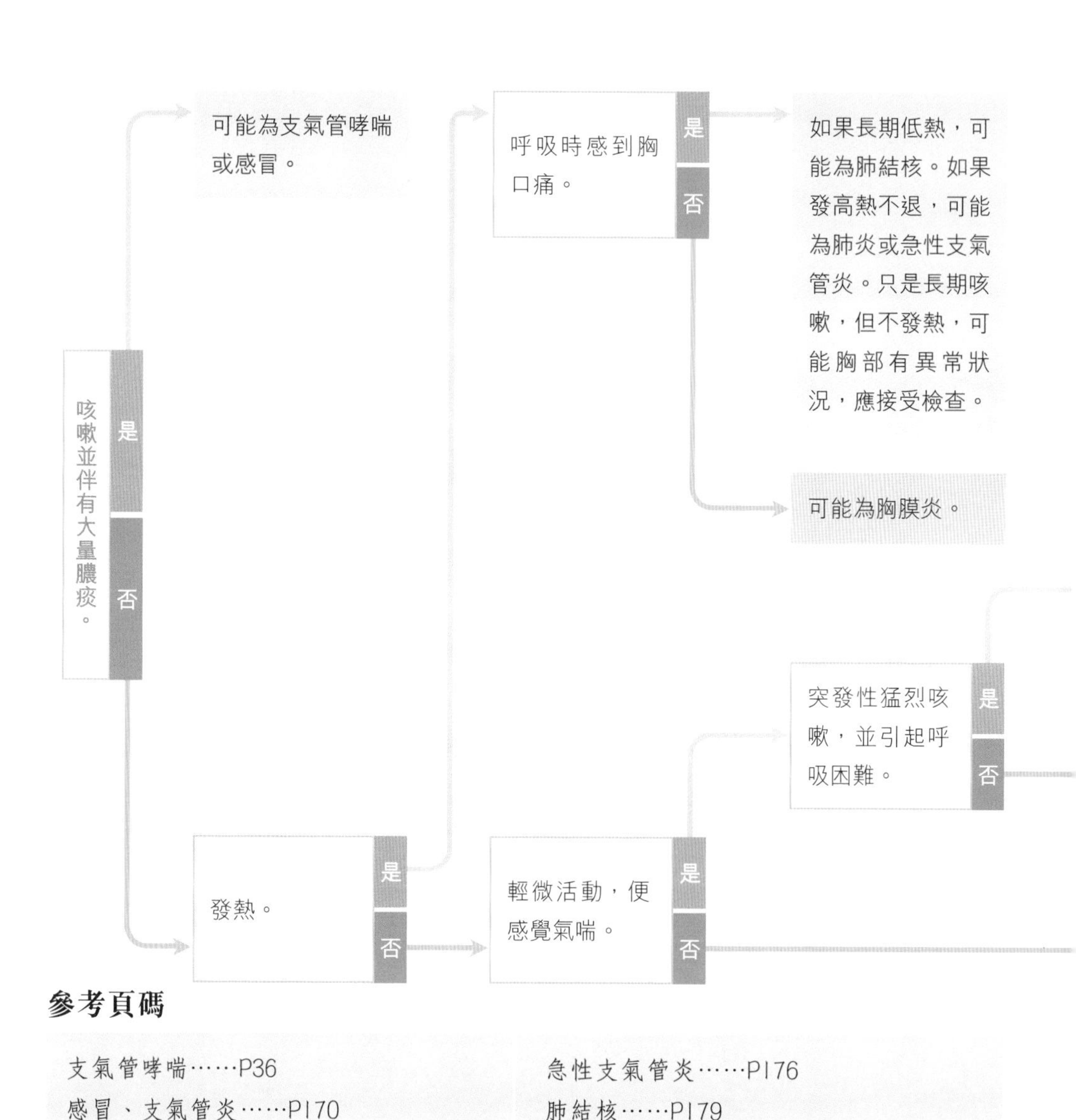

參考頁碼

支氣管哮喘……P36
感冒、支氣管炎……P170
哮喘……P171
肺炎……P172
急性支氣管炎……P176
肺結核……P179
胸膜炎……P184

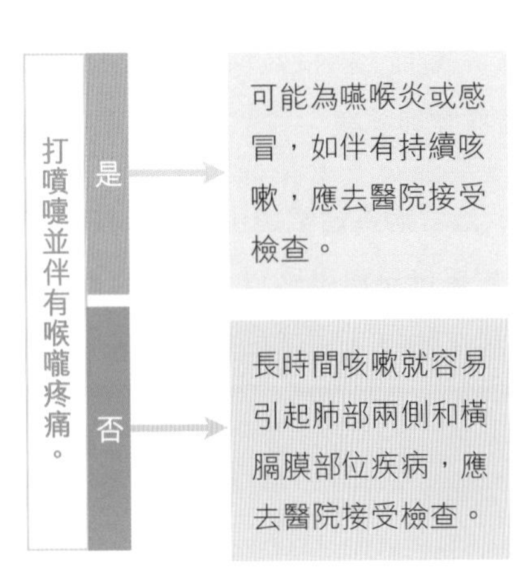

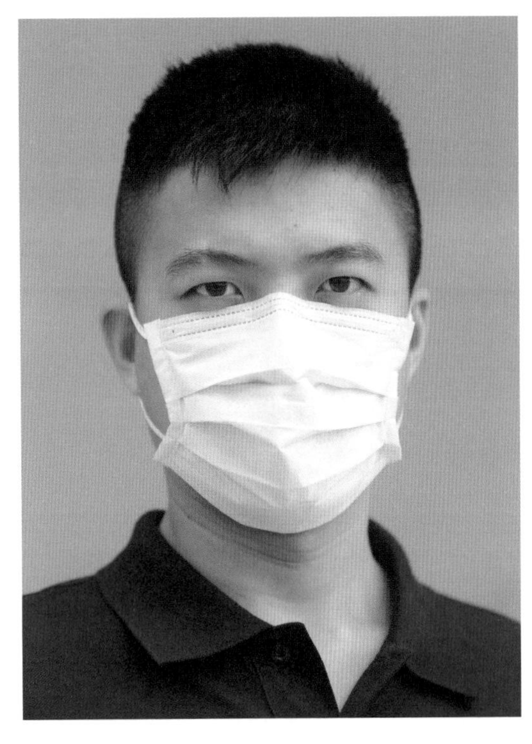

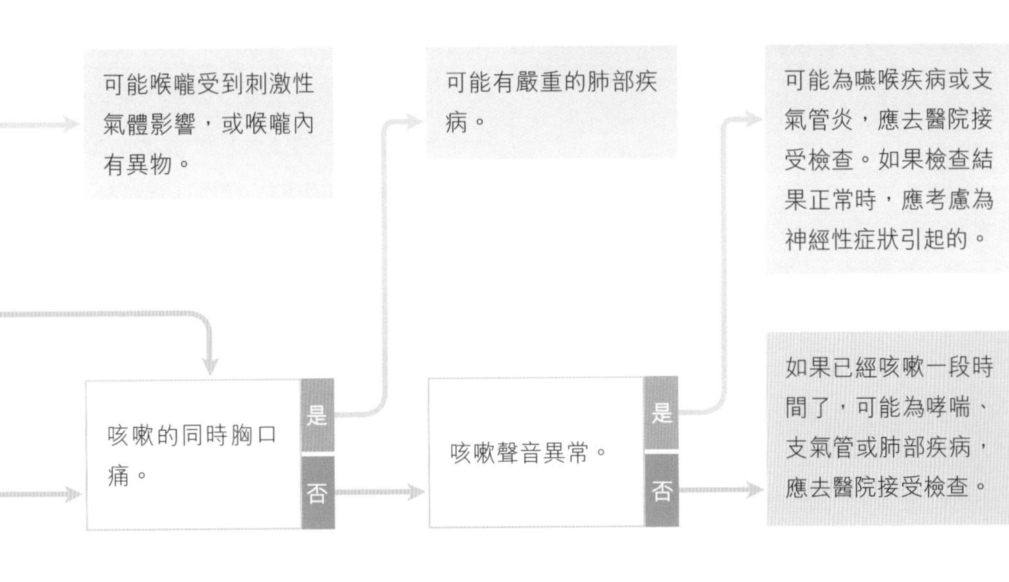

紅色警報

呼吸或咳嗽時伴隨胸口痛，應考慮為肺部疾病，必須立即就醫。咳嗽很嚴重，甚至導致呼吸困難，可能是吸入了刺激性氣體，或者喉嚨內有異物，也應立即就醫。一般情況下，只要咳嗽時伴有疼痛，就應立即就醫。

感冒、支氣管炎

感冒多是由病毒感染導致的，並常伴有支氣管炎。感冒病毒通常經由噴嚏、咳嗽在人群間傳播。溫差較大時，抵抗力降低時，便容易被病毒侵犯而患感冒。而身體健康、抵抗力強的人，就能對抗感冒病毒，很少感冒，即使患了感冒，症狀也較輕微。所以，平常應多鍛煉身體，同時遠離感冒患者。

主要症狀

咳嗽、流鼻涕、打噴嚏

患感冒時，症狀較輕的，僅會流鼻涕、打噴嚏，也會出現喉嚨疼痛以及輕微的咳嗽，如果感冒比較嚴重，就會出現發熱、頭痛、咳嗽，甚至四肢無力、胃口不佳等症狀。另外還會有鼻塞、鼻腔潰爛等不適症狀，嘴唇還會長水皰。

治療

充份休息、多喝水

理論上說，感冒在 1 週左右會自癒，但是如果自身抵抗力太差，感冒可遷延不癒，並牽連到其他器官，引起支氣管炎、中耳炎、腦膜炎、肺炎等嚴重疾病。同時因為引起感冒的病毒太多，所以沒有一種藥能做到藥到病除。患感冒後最重要的是要充份休息，維持體力，提高對抗病毒的能力。另外就是多喝水，喝水可促使病毒盡快排出，促進感冒痊癒。

自我保健

● 感冒引起的咳嗽，輕微時候可在開水裏加些白糖，喝糖開水。白糖可以穩定受刺激黏膜，緩解咳嗽。

● 咳嗽可以食療，橘子皮泡茶，大葱、生薑、大蒜熬湯，核桃粥、石榴汁、蘿蔔汁、梨汁都有很好的緩解咳嗽效果。

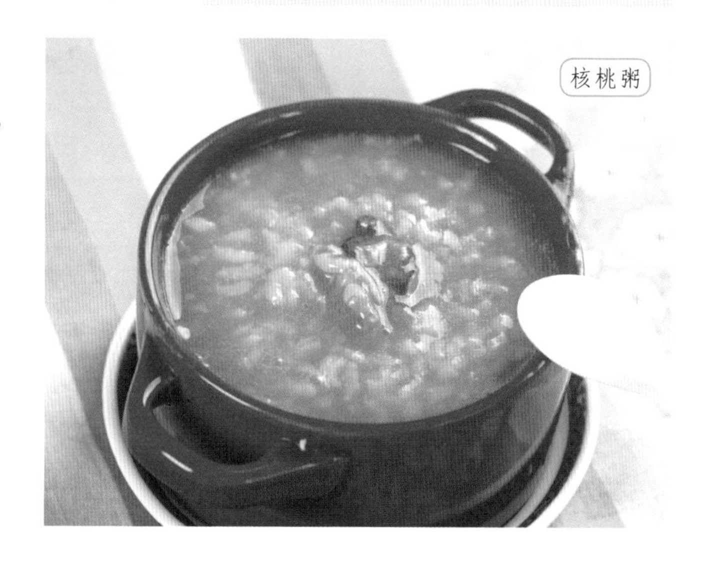

核桃粥

哮喘

哮喘是氣管的一種慢性炎症，是因為支氣管過於敏感導致的，只要有刺激性物質進入氣管就會引起咳嗽。過敏性哮喘者是對灰塵、塵蟎、花粉、動物皮毛等特定物質有反應，非過敏哮喘者對刺激性氣味、冷空氣、運動、部份食品或藥品等有反應。

主要症狀

咳嗽、喘息、氣促

如果患上哮喘，就會出現咳嗽、喘息症狀，多數在夜間和凌晨發生。嚴重的時候，引起哮喘的物質會引起支氣管平滑肌收縮，致使氣管變窄，會出現氣促、呼吸困難。另外發病時，呼吸時聲音比較大，伴有鼻塞聲音。

治療

避免刺激、支氣管擴張劑

哮喘一旦患上基本上會伴隨一生，不過只要細心一點就能跟它和諧相處。最主要的一點就是要遠離刺激物質。如果是過敏性哮喘，要勤洗床單、被罩，勤用濕布擦拭傢具、床墊，不養小動物，不養花草，外出盡量在早晨、傍晚。同時要隨身攜帶一支支氣管擴張劑，急性發作時只要噴入口腔就能緩解症狀。如果有痰，還可在醫生指導下配合祛痰劑治療。

自我保健

● 有些易致敏食物會加重哮喘，生活中應該避免食用，牛奶、蝦、雞蛋、巧克力、花生、堅果、芒果等，這都屬於這類食物。

● 蘇子淫羊藿飲可治療哮喘：將 6 克蘇子和 12 克淫羊藿放入砂鍋中，加 3 碗水。大火燒開，然後轉成小火，煎至 1 碗即可。每天 1 劑，分 2~3 次服。

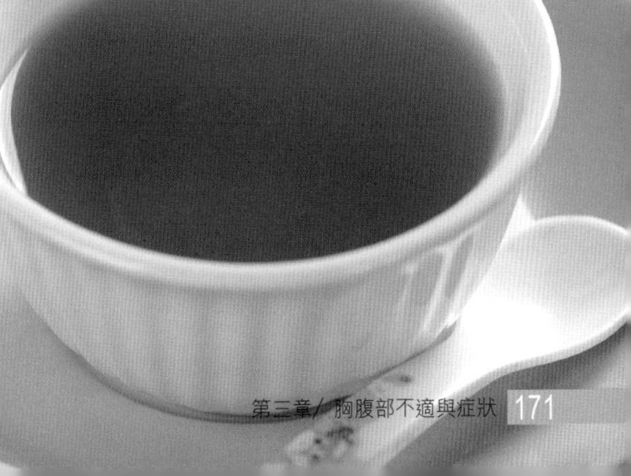

蘇子淫羊藿飲

肺炎

支氣管末梢、肺泡、肺介質上發生炎症，就是肺炎。肺炎多數是由細菌感染引起的，少數為病毒引起。另外寄生蟲也可以引起肺炎。有的患者是在感冒之後患上肺炎，有的患者直接就是肺炎。肺炎發展很快，因此患病後要盡快採取正確措施治療，預期引起其他致命的併發症。

主要症狀

咳嗽、膿痰、發熱

如果患有肺炎，一般會咳嗽並伴有膿痰，而且會發高熱。與其他原因引起的咳嗽明顯區別為：肺炎會伴有胸口疼痛和呼吸困難。如果呼吸困難嚴重時，臉部和指甲會因為缺氧而發紺。小嬰兒患肺炎比較特殊，可以不咳嗽、不發熱而出現其他全身症狀比如精神萎靡、食慾下降等，需要觀察呼吸及其他全身表現而發現疾病。

治療

住院治療、抗生素療法、臥床休息

患肺炎後，一般都需要住院治療。先要確定病因，如果是病毒引起的，主要是對症治療，減少不適感，降溫、止痛、清痰、多休息，給予充足水份、營養，並密切觀察有無併發細菌感染。一旦併發細菌感染，需要用抗生素治療。

如果是細菌感染引起的，要馬上給予抗生素進行治療。如果呼吸困難嚴重，需要吸氧。咳嗽時，應該幫助患者拍背，有助於痰液咳出，緩解咳嗽。

自我保健

● 體質較差的人包括老人、幼兒、兒童或者久病的成人，建議每年接種肺炎疫苗、流感疫苗，雖然不能完全杜絕肺炎，但還是能起到一定的預防作用。

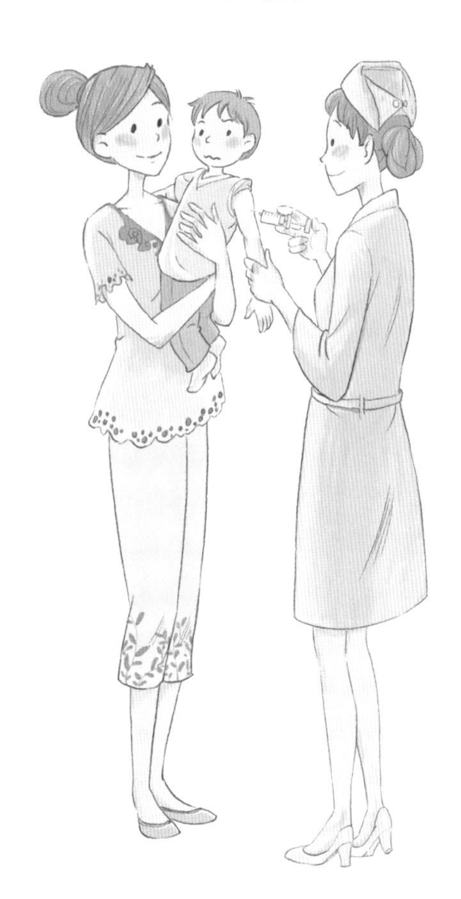

肺炎家庭療法

肺炎在中醫為「肺閉」病證，一般因操勞過度、寒溫失調、飲食不節而致邪毒內侵於肺部導致的。雖然發病的部位在肺，但病機為邪侵人體的衛氣。拔罐可以行衛氣祛表邪，對肺炎有很好的療效。

取穴方法

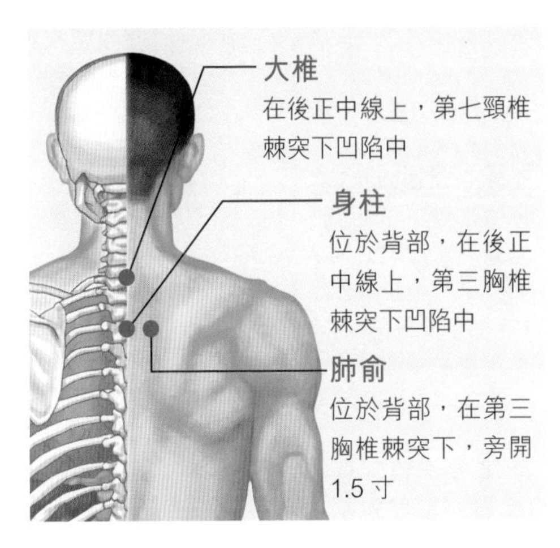

拔罐方法

1. 按摩時，讓患者取俯臥位，對大椎、身柱、肺俞周圍皮膚進行消毒，在此過程中要緩解患者緊張情緒，以免影響治療。

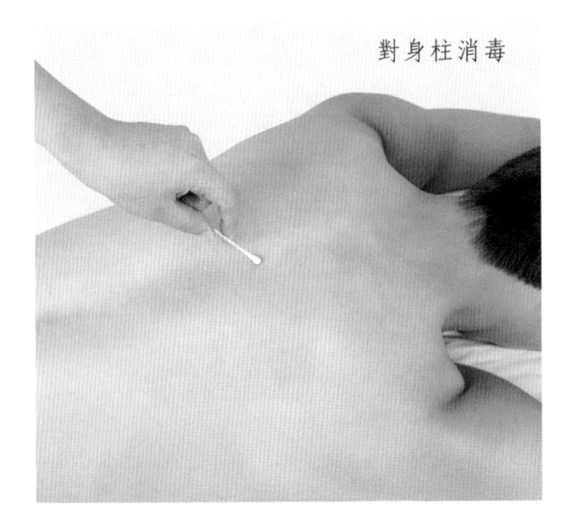
對身柱消毒

2. 消毒後，用三稜針點刺步驟 1 中穴位周圍的皮膚，以微微出血為度。此步操作要求施罐者有一定醫學知識，否則易產生不安全因素。

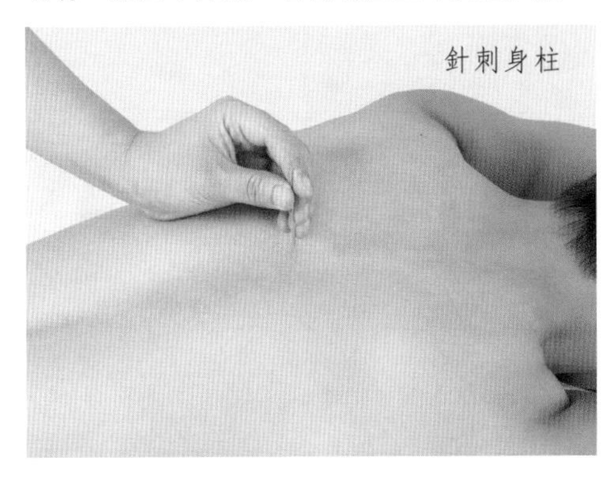
針刺身柱

3. 將罐拔在點刺過的穴位上，留罐 10~15 分鐘，以拔出血 1 毫升左右為度。起罐後要擦去血漬，對穴位皮膚進行消毒，每日 1 次。

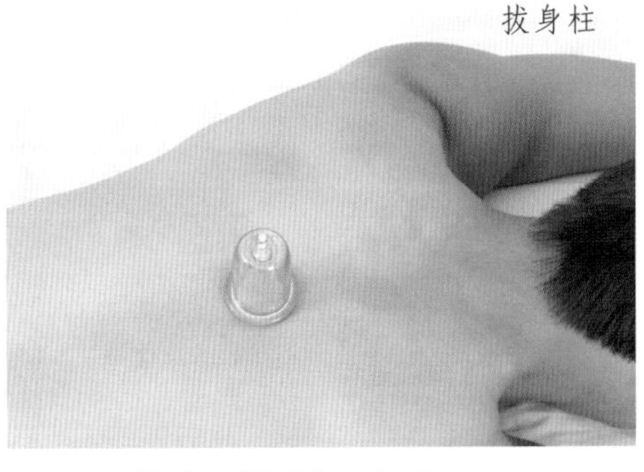
拔身柱

魚腥草根飲治肺炎

將 200 克新鮮魚腥草根洗淨，水滾煎去渣。加入 200 克白糖，攪拌均勻。分兩次服用。患病期內可常服。適用於咯血鮮紅、小便黃赤者。

膿痰

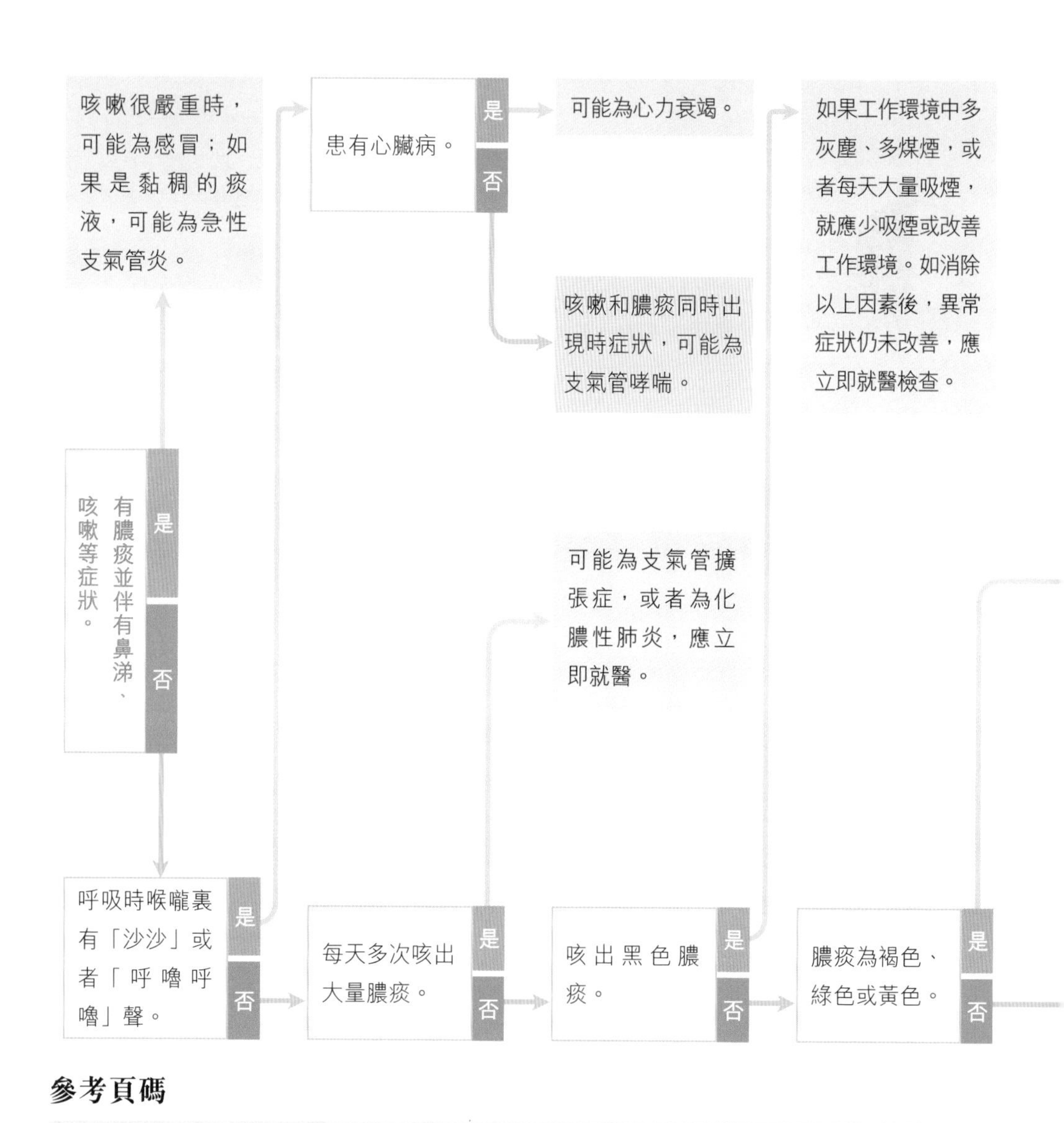

參考頁碼

支氣管擴張症……P35
心力衰竭……P39
感冒、支氣管炎……P170
肺炎……P172
急性支氣管炎……P176
肺水腫……P177
心臟瓣膜病……P178
肺結核……P179

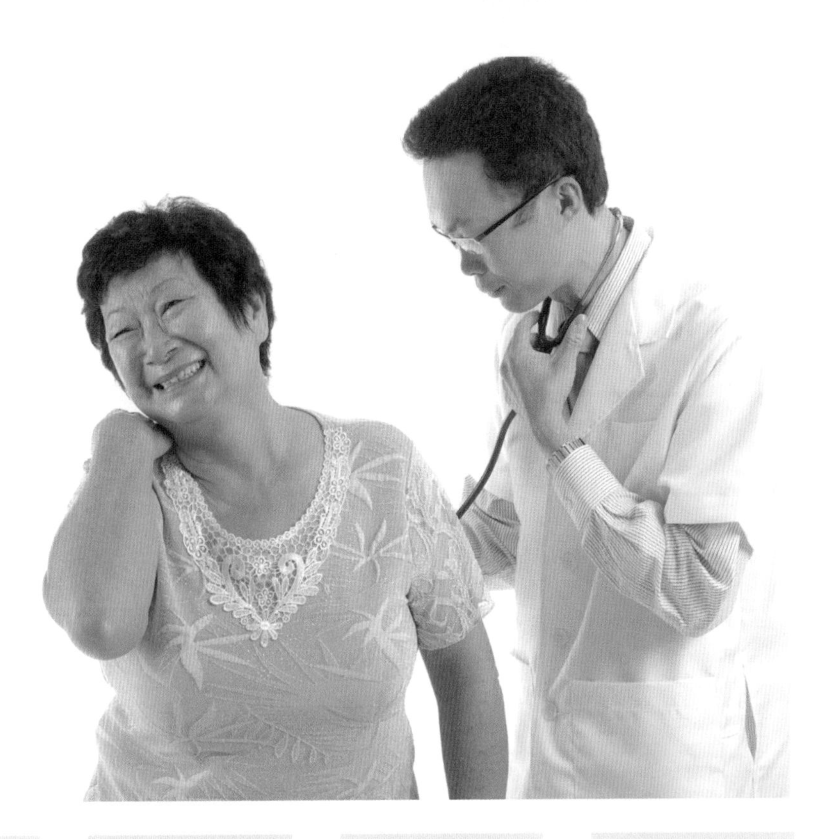

可能為心臟瓣膜病或肺炎。

暗紅色或紅色膿痰。 是 → 可能為肺炎、肺結核或鼻竇炎。如果伴有胸口疼痛，就是危險徵兆，應立即就醫。

否 ↓

經常咳出膿水一樣的黏痰。 是 → 可能為支氣管炎、肺炎或鼻竇炎。

否 ↓

膿痰裏有大量的泡沫。 是 → 經常發現痰裏含有大量泡沫，可能為肺水腫。如果為心臟病患者發現肺功能異常，應立即就醫。

否 → 如果痰裏只有唾液就不必擔心，如果總是咳出膿痰，應立即就醫。

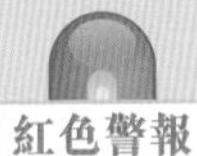

如果膿痰裏帶血液，就為重病。如果已經患有肺炎、支氣管擴張症、肺化膿症等疾病，再出現磚紅色或暗紅色的膿痰，就應立即就醫。肺水腫時，會有帶血液的膿痰，還會伴有呼吸困難症狀。出現以上各種情況，會有生命危險，應立即就醫檢查。

急性支氣管炎

感冒是引起急性支氣管炎的主要原因。引起感冒的細菌、病毒進入支氣管就可能引起支氣管炎。除此之外，着涼、吸煙、各種化學物質、大氣污染也會引起急性支氣管炎。

主要症狀

咳嗽、膿痰

急性支氣管炎發病時，往往先有感冒症狀，如打噴嚏、流涕等。起病初期，咳嗽不嚴重，受到刺激才咳嗽，無痰。一兩天後，咳嗽逐漸嚴重，同時伴有黏稠的膿痰，一般在早上起床時咳嗽最嚴重。有時候睡覺改變體位或者受到冷空氣刺激，也會劇烈咳嗽。咳嗽劇烈時可伴噁心嘔吐。

治療

支氣管擴張、抗生素治療

咳嗽劇烈有膿痰的時候，應該盡快看醫生，不要自行服用止咳藥。止咳藥會妨礙支氣管內有害物質排出，加重病情。這時應該遵醫囑，使用支氣管擴張劑，促進支氣管內痰液排出。同時檢查是否細菌引起，如果存在細菌感染情況就需要使用抗生素治療。急性支氣管炎要盡快治療，並徹底治好，避免反覆發作引起慢性支氣管炎。

自我保健

● 吸煙對支氣管的危害較大，如果戒煙就能減少急性支氣管炎發作。同時也要拒絕二手煙。要注意環境衛生。如果空氣污染嚴重，在家裏要開空氣淨化器，出門要戴口罩。

● 將銀杏果加香油炒熟，每次吃 5-10 顆對治療急性支氣管炎有效。

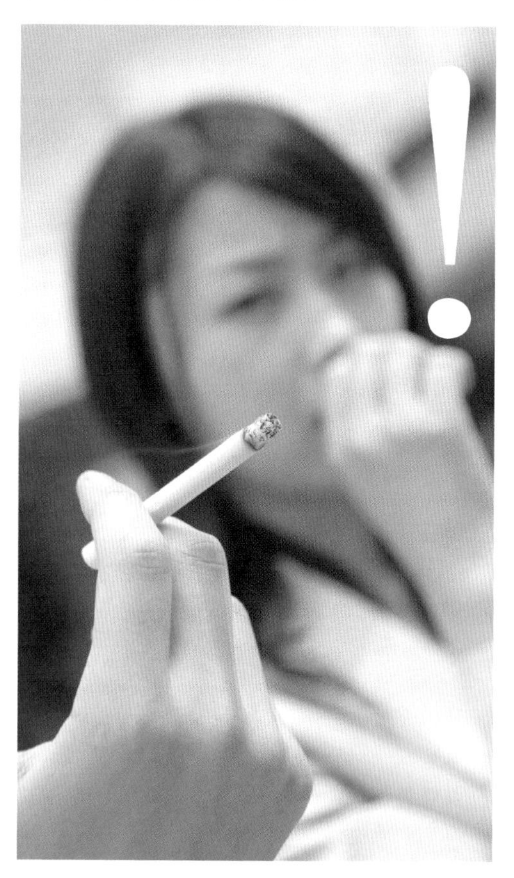

肺水腫

肺內存在一些組織液，正常情況下，這些組織液會被肺內的組織吸收。但有些時候因為某種原因，這些組織液不能被吸收，並從毛細血管外滲，然後積聚在肺泡、肺間質和細小支氣管內，這就形成了肺水腫。這時，肺部會急速水腫，呼吸功能會嚴重受阻。引起肺水腫的一般都是比較嚴重的疾病，比如動脈硬化、心臟瓣膜病、高血壓等。

主要症狀

呼吸困難、白色或粉紅色泡沫膿痰、發紺、大汗

患了肺水腫後，呼吸會非常困難，而且必須坐着呼吸才容易一點。因為吸入氧氣不夠，皮膚會發紺。咳嗽在剛開始的時候不嚴重，只是乾咳，之後逐漸出現膿痰，痰中有大量泡沫，且泡沫越來越多，痰液中因含有血液而變成粉紅色。同時患病者會全身大汗淋漓。

治療

吸氧、減少靜脈回流

急性肺水腫是急症、危症、重症，心臟疾病引起的肺水腫是最多見的。如果是心臟疾病引起的，必須治療心臟病。在治療心臟疾病的同時減輕肺水腫症狀，輪流用止血帶緊縛四肢，減少靜脈回流向心臟的血液，或者抽出一部份靜脈血，可減輕肺部壓力，減少肺內瘀血。同時要吸氧。

患肺水腫時，患者必須坐着或者站着，要讓上半身直立，避免躺臥，這樣呼吸會更容易一些，感覺會比較舒服。另外可以把雙腿在床邊下垂，可減少靜脈回流，減少肺部血液蓄積。

自我保健

● 芡實、山藥、茯苓、薏苡仁、蓮蓬等有排除水腫的功效，常吃對預防水腫有一定的功效。

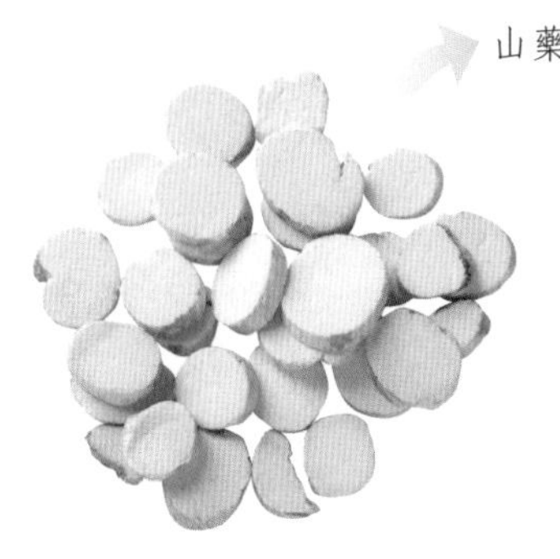

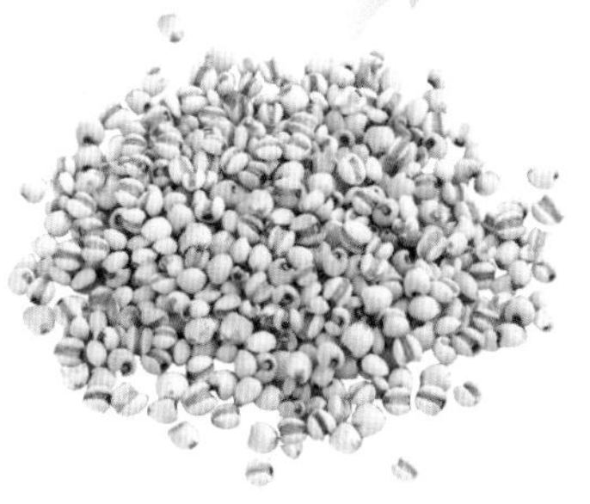

心臟瓣膜病

心臟有四個瓣膜，是血流入、流出心臟的閥門，控制着血流的方向。如果心臟瓣膜出現問題，變僵硬或者變狹窄，血流就不能正常運行，身體就會出現一系列症狀。心臟瓣膜病有先天的，也有後天的。後天的心臟瓣膜病大部份是風濕性的。另外，梅毒、動脈硬化等都可引起該病。

主要症狀

膿痰帶血絲、呼吸困難、容易疲勞

心臟瓣膜剛出問題的時候，患者一般是感覺不到的，這時候還沒有甚麼症狀。但時間長了，症狀就會明顯並越來越嚴重，很容易呼吸困難、心跳加快，而且很容易疲勞。另外伴有咳嗽和頭暈的症狀。咳嗽會非常猛烈，夜間一般更重，還伴有大量膿痰，膿痰中帶着血絲。心臟瓣膜病很容易引起心室肥大、心力衰竭等問題。

治療

藥物治療、手術治療

現代先進的檢查手段很容易診斷心臟瓣膜病，X 光、心電圖、超聲心動圖都是有效手段。特別是超聲心動圖，可以判斷心臟瓣膜病的病變部位、嚴重程度甚至病變性質，可直接指導接下來的治療。如果不是很嚴重，可以用藥物緩解各種不適症狀，並適當限制鈉水攝入，同時注意預防感染，預防出現心力衰竭。如果已經出現心力衰竭，應該積極考慮手術治療。

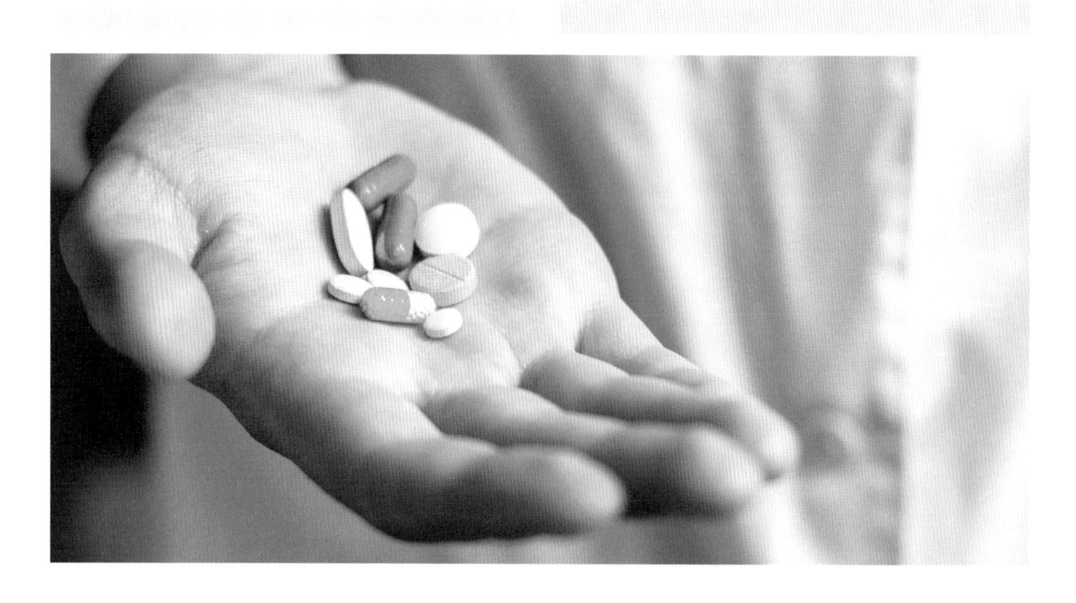

肺結核

肺結核是由結核桿菌感染導致的，該病有傳染性，患病後，患者就成了傳染源。剛開始被感染的時候，不會出現甚麼症狀。但當身體抵抗力下降，細菌就在身體內大量繁殖，引起炎症反應，出現症狀。

主要症狀

貧血、帶血膿痰、發熱

患了肺結核後，全身症狀比較明顯，會出現乏力、盜汗、食慾下降、消瘦、貧血等症狀，另外，會發低熱，多數在午後發熱。此外還有呼吸道症狀如咳嗽、帶血膿痰、胸痛、胸悶、呼吸困難等。痰中帶血是肺結核一個很典型的症狀，有這樣的症狀就應該去醫院。

治療

服用抗結核藥

結核菌抗藥性較高，所以患了結核病，需要聯合用藥，要同時服用兩種以上的抗結核藥物，並且還需持續服用半年以上。這樣結核菌才能被徹底殺死，不容易再復發。一般來説，服用抗結核藥物兩週，結核菌就不活躍了，不具有傳染性了，但是還沒有徹底殺死，不應該停藥。如果停藥，病情很容易反覆，而且很容易形成抗藥性，要徹底治癒難度就更大了。

另外，患了結核病，要自動隔離，以免大面積傳染。確保不會再傳染了才能正常活動。患病期間室內要經常通風。

自我保健

● 將水芹菜榨成汁，混合溫水喝，有止咳功效，還能輔助治療肺結核。另外可常吃酸梅、大蒜等具有強烈殺菌作用的食物，對治癒肺結核也有利。

● 黑豆雪梨飲：將 1 個雪梨洗淨切片，入鍋內，加清水適量。鍋中加入洗淨的 30 克黑豆，一同燉至爛熟。每天兩次，15 天為 1 個療程。

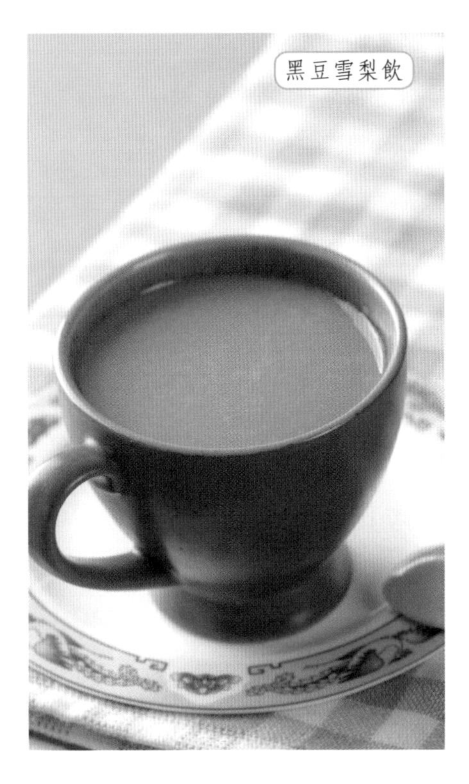

黑豆雪梨飲

胸口疼痛

有些胸口疼痛是因劇烈運動與嗆咳引起的，在稍事休息後症狀就會緩解。但有些是因疾病引起的如心肌梗塞、膽囊炎、氣胸等，休息後症狀不能緩解，應就醫檢查。

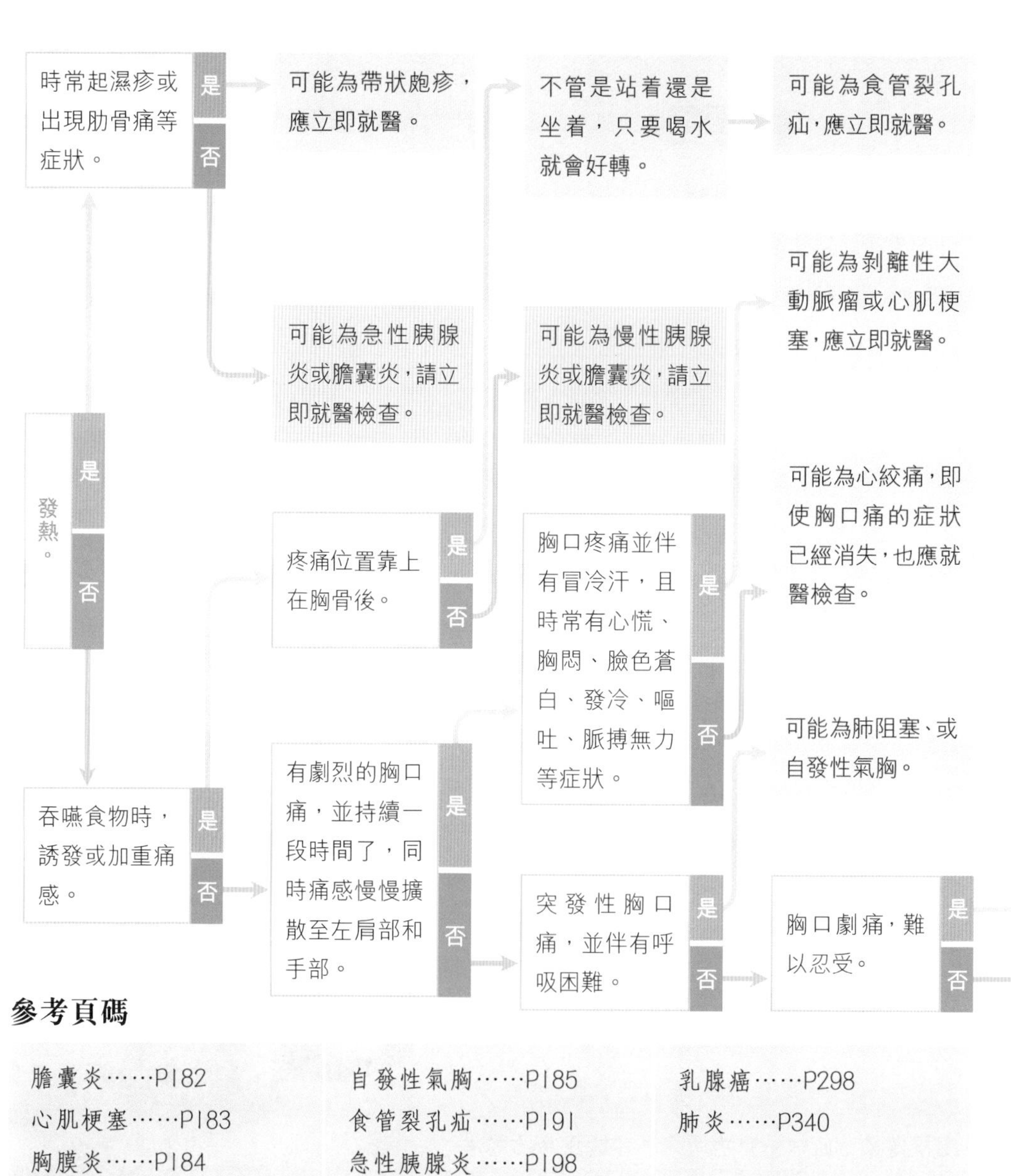

參考頁碼

膽囊炎……P182
心肌梗塞……P183
胸膜炎……P184
心絞痛……P184
自發性氣胸……P185
食管裂孔疝……P191
急性胰腺炎……P198
急性乳腺炎……P297
乳腺癌……P298
肺炎……P340

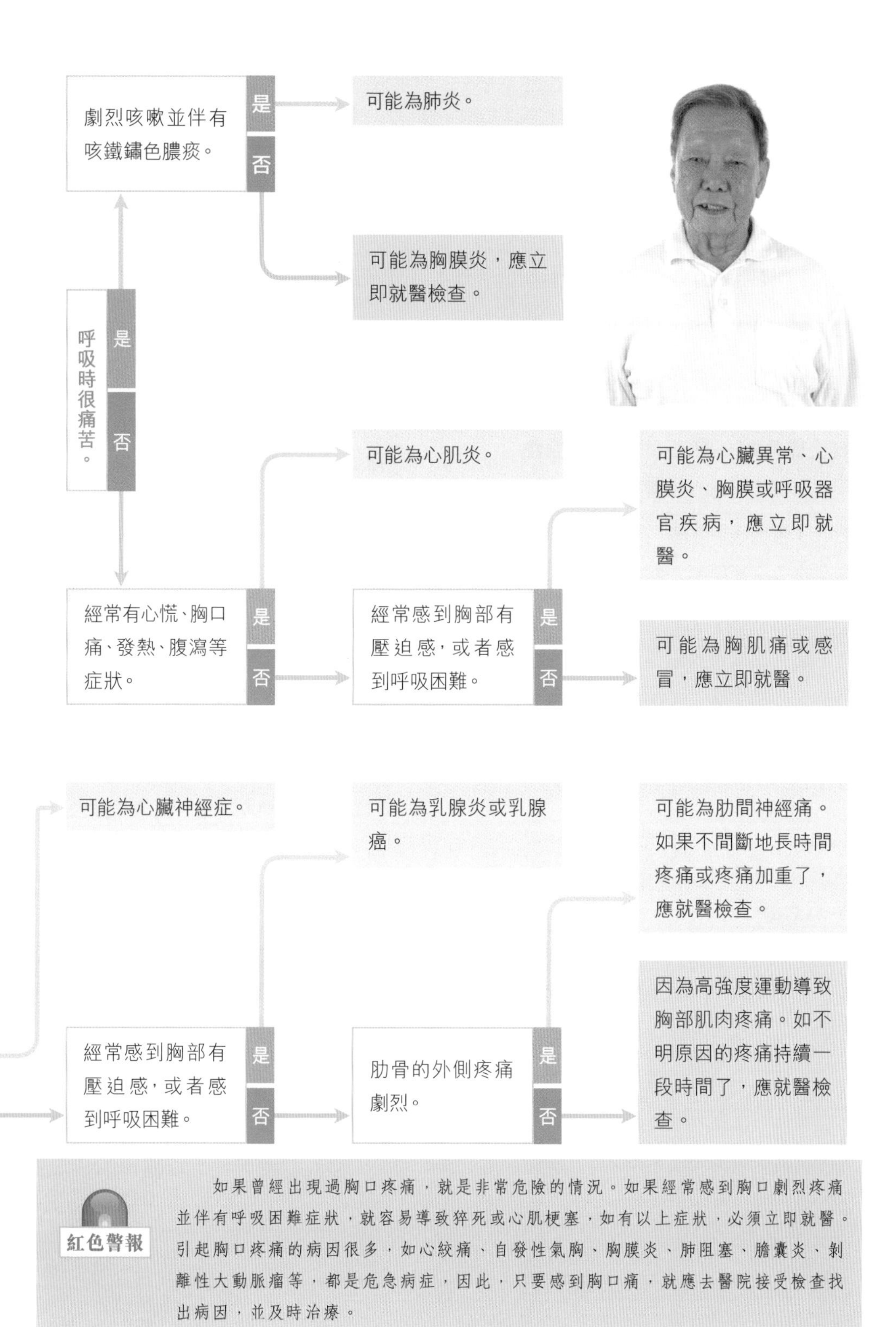

紅色警報

如果曾經出現過胸口疼痛，就是非常危險的情況。如果經常感到胸口劇烈疼痛並伴有呼吸困難症狀，就容易導致猝死或心肌梗塞，如有以上症狀，必須立即就醫。引起胸口疼痛的病因很多，如心絞痛、自發性氣胸、胸膜炎、肺阻塞、膽囊炎、剝離性大動脈瘤等，都是危急病症，因此，只要感到胸口痛，就應去醫院接受檢查找出病因，並及時治療。

膽囊炎

膽囊內結石堵塞了膽汁留出的通道，使膽汁無法流出膽囊，就會導致細菌感染，引起膽囊炎。膽囊炎有急性的，也有慢性的，急性發作的時候症狀非常明顯，右上腹疼痛很強烈。慢性的膽囊炎一般症狀輕微或者根本感覺不到。

主要症狀

右上腹疼痛、惡心、嘔吐、發熱

如果患有急性膽囊炎，右上腹部會出現劇烈的疼痛，或者絞痛，不能觸碰。疼痛多發生在多吃了油膩食物之後，且多在夜間發病。疼痛可向右肩部、右肩胛骨下角擴散，呈現放射性，而且疼痛可持續很長時間，並伴有嘔吐、發熱。如果是慢性膽囊炎，疼痛雖然持續，但不劇烈，有的時候甚至不出現症狀。

治療

手術治療

膽囊炎惡化後可引起腹膜炎，應盡早治療。一般性治療就是注意飲食衛生、起居勞逸有節、少食多脂食物。藥物治療必須在醫生的指導下用藥，多用清利肝膽濕熱的藥物。對急性膽囊炎，會施行膽囊切除手術。在切除膽囊前要做內科治療，而且要禁食，同時服用抗生素、鎮痛劑，然後選擇合適時機，以防手術出現太大風險。如果心、肺、肝部等有嚴重疾病不能手術的，需要堅持內科治療。

自我保健

● 攝入過多脂肪會使膽汁分泌增加，加重膽囊負擔，所以，少吃含油脂高的食物，可預防、減輕膽囊炎症狀。

● 平時應注意飲食衛生，飯前洗手，蔬菜要徹底清洗，能煮熟的盡量煮熟吃，避免引起膽道寄生蟲病。膽道寄生蟲也可引起膽囊炎。

● 不吃早餐，分泌的膽汁沒有用武之地，也可聚集在膽囊內形成結石，導致膽囊炎。所以，膽囊保健很重要的一點是一定要吃早餐。10點前最好吃點。

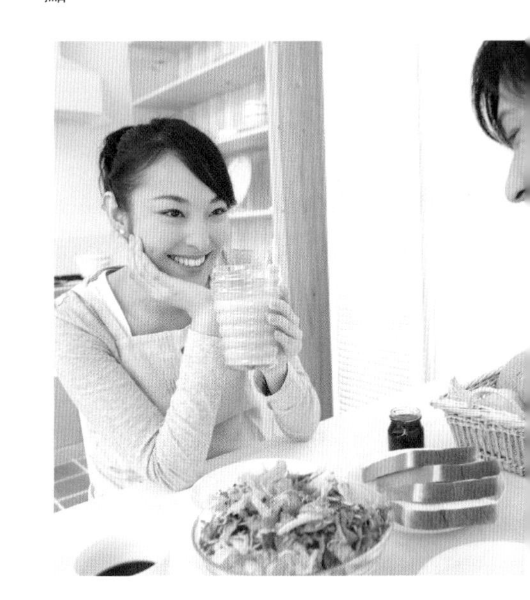

心肌梗塞

心肌梗塞是發生在冠狀動脈粥樣硬化的基礎上，當冠狀動脈粥樣硬化的斑塊破裂，形成血栓，阻塞冠狀動脈腔，心臟得不到血液供應，心肌梗塞就會發生。過勞、激動、便秘、暴飲暴食、寒冷刺激、吸煙、大量飲酒等都可誘發動脈粥樣斑塊破裂。心肌梗塞是嚴重疾病，救治不及時可致死亡。

主要症狀

劇烈疼痛、呼吸困難

心肌梗塞發生前大部份有前兆，在發病前一兩週或者一兩天出現。之前沒有心絞痛的出現或者之前有心絞痛，但現在持續時間變長，疼痛程度變劇烈了，可能還伴有噁心、嘔吐、大汗、氣促等，含服硝酸甘油也不能起到緩解疼痛的作用，此時就要警惕心肌梗塞。患了心肌梗塞，心肌會缺血、損傷，甚至壞死，伴有劇烈疼痛。疼痛先出現在胸骨後或者心前區，之後左肩和手臂也會出現。同時血壓會下降，脈搏也變得微弱，因為疼痛劇烈，患者會冒冷汗並且臉色蒼白，甚至休克。患者自己會有瀕死感。如果得不到及時救治就會出現心衰，有時還會引起腦梗死，造成死亡或者癱瘓。

治療

綜合治療

如果出現胸口劇烈疼痛，應該馬上就醫，特別是冠心病、心絞痛患者，應該有這樣的意識。醫生會給予綜合治療，吸氧、溶栓、介入等，努力減小梗死面積，並盡早使冠狀動脈再通。同時也會用藥物緩解疼痛、升高血壓等。只要治療及時，兩三週後即能基本恢復生活自理。

自我保健

- 心肌梗塞發病後，兩三天內只能食用流質食品。平時的飲食應低鹽、低脂、少量多餐。
- 保持排便通暢，便秘時不要用力過大。太用力排便可引發心肌梗塞。
- 很多心肌梗塞發生在洗澡時，洗澡要特別注意，不要在飽餐或飢餓情況下洗澡，洗澡時間不能太長，水溫不能太冷或太熱，建議要跟體溫相當。如果病情較嚴重，應在別人幫助下進行。
- 過度勞累、精神過度激動都可引發心肌梗塞，患有心絞痛或者冠心病的患者要注意休息並且控制好自己的情緒。

胸膜炎

胸膜是覆蓋在肺部上、胸廓內的一層漿膜，如果被細菌、病毒感染會出現炎症。出現炎症後，胸腔內可能有液體積聚，這是滲出性胸膜炎。也可能沒有液體積聚，這是乾性胸膜炎。肺炎最容易引起胸膜炎，此外外傷、肺腫瘤、結核、肝腫瘤等疾病都可引起該病。一般男性青年更容易患該病。

主要症狀

高熱、咳嗽、胸痛、呼吸困難

如果患了胸膜炎，會長時間地持續發高熱，還會咳嗽、氣喘甚至呼吸困難。另外還會出現乏力、食慾不振等全身症狀。不同的人有不同的胸口疼痛感，有的不明顯，有的只有呼吸和咳嗽時會有疼痛感，有的則會是劇痛，但也有的只是感覺輕微不適，沒有疼痛感。

治療

抗生素治療、緩解症狀

有一類胸膜炎是因為結核菌感染引起的，治療時必須使用抗結核藥物。除此之外要對症解決不適，用鎮痛劑、解熱劑、止咳劑等緩解咳嗽、疼痛、氣喘等症狀，用激素可促進胸腔內積液吸收。如果積液太多，嚴重影響呼吸，需要在胸腔內插入導管，抽出胸腔內的積液。

心絞痛

心絞痛是因為冠狀動脈粥樣硬化，使冠狀動脈腔變狹窄，心臟供氧量減少了，使心肌出現暫時性的痙攣，進而導致胸口疼痛，心絞痛常因情緒激動、勞累、飽餐、炎熱或寒冷誘發。

主要症狀

胸口痛、胸口悶

如果患有心絞痛，胸口會出現陣發性疼痛，並伴有悶脹感覺，胸口像被壓了一塊石頭，或綁緊了一根帶子。疼痛時間較短，根據病情輕重，每次發作會持續 2-10 分鐘，不過可能一天發作數次，也有可能幾天才發作一次。疼痛可向左肩、左臂擴散，甚至直達無名指、小指，嚴重的還會出汗。

治療

藥物治療、常備硝酸酯、手術治療

患了心絞痛，症狀較輕的需要服藥治療，擴張動脈的製劑、減少心肌耗氧的藥物以及阻止冠狀動脈粥樣硬化惡化的藥物都有效，應該在醫生指導下用藥。必要時還可以吸氧。另外應隨身攜帶硝酸酯製劑，這屬於急救藥物，可迅速緩解心絞痛。如果病情較重，需要手術治療。

自發性氣胸

自發性氣胸指的是肺部和支氣管內的空氣進入胸膜腔的情況，是因肺組織和臟層胸膜破裂、肺大泡等自行破裂而引起的。肺氣腫、肺結核患者容易出現這種情況，胸部或周圍外傷也可引起該病。

主要症狀

胸口劇痛、呼吸困難

氣胸發生時，不管病情輕重胸口都會出現刀割樣、尖銳性刺痛感。也會伴有呼吸困難，但在不同人群表現不同，年輕人患慢性自發性氣胸時，可能感覺不明顯，急性的、老年人患病呼吸困難比較明顯。另外，有時候會伴有刺激性咳嗽。急性氣胸可能出現血壓下降、心悸、四肢發涼等症狀，得不到及時救治則可能會休克甚至死亡。

治療

抽出空氣、手術治療

如果積氣量比較少，可等待其自行吸收，如果積氣量大必須進行引流，用氣胸針將積氣抽出，同時服用抗生素預防感染。如果氣胸反覆發作、不易痊癒，需要進行手術。

自我保健

● 氣胸容易發生在瘦高型的人身上，所以平時要注意飲食營養，避免身體過於消瘦。

● 要控制上肢用力。上肢活動力量過大時可引起肺部組織擴張過度而引起氣胸。

● 胡蘿蔔、陳皮、番茄、梨、菠菜、菜花、山藥、藍莓、蓮子、杏仁、大棗、枇杷等都有增強肺部功能的作用，應該常吃。

● 多練習腹式呼吸，吸氣時腹部鼓起，胸部凹陷，呼氣時胸部鼓起，腹部凹陷，這樣可以讓更多空氣進入體內，有助於增強肺功能。

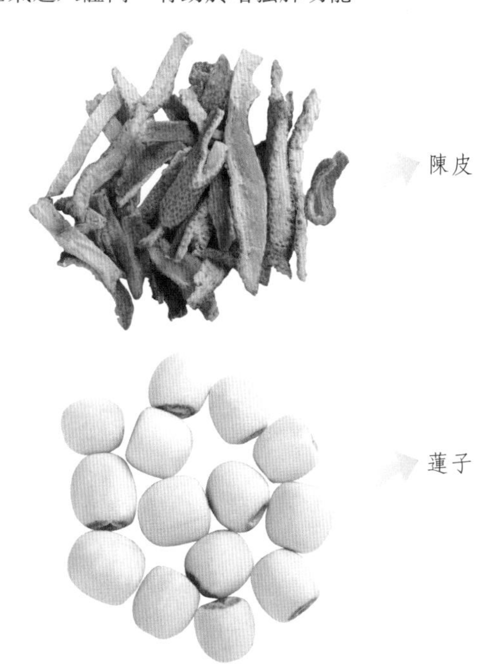

胃脹

胃功能正常的情況下，只要不是吃得太多就不會感到胃脹。如果在進食 4 個小時以後，胃部還是有脹滿的感覺，應該就是有問題了。胃部疾病如發炎、蠕動異常或者胃液分泌異常都可引起這種症狀。

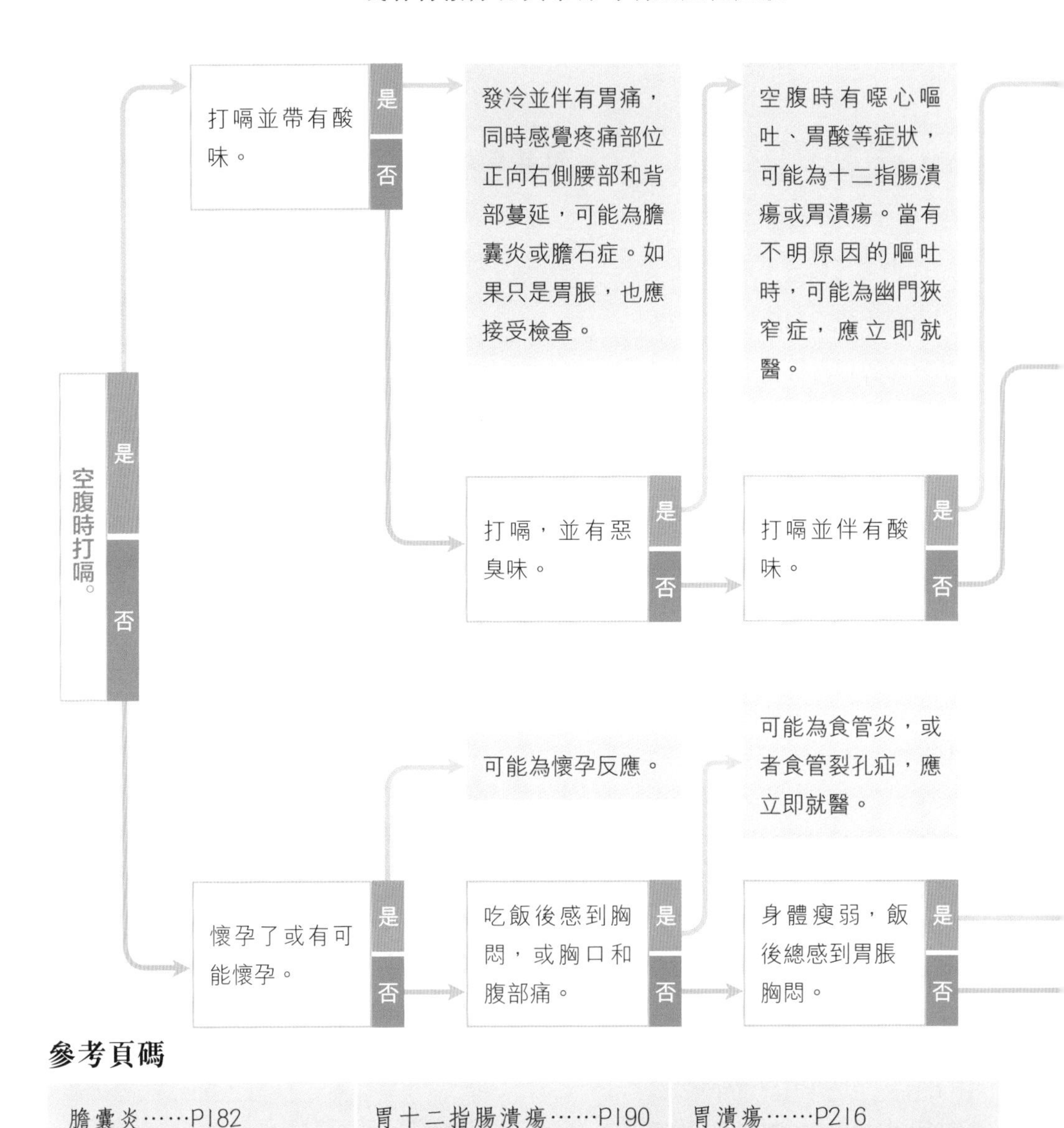

參考頁碼

膽囊炎……P182
心肌梗塞……P183
心絞痛……P184
慢性胃炎……P188
胃十二指腸潰瘍……P190
食管裂孔疝……P191
胃下垂症……P192
反流性食管炎……P193
胃潰瘍……P216
膽結石……P246
先天性肥厚性幽門狹窄症……P350

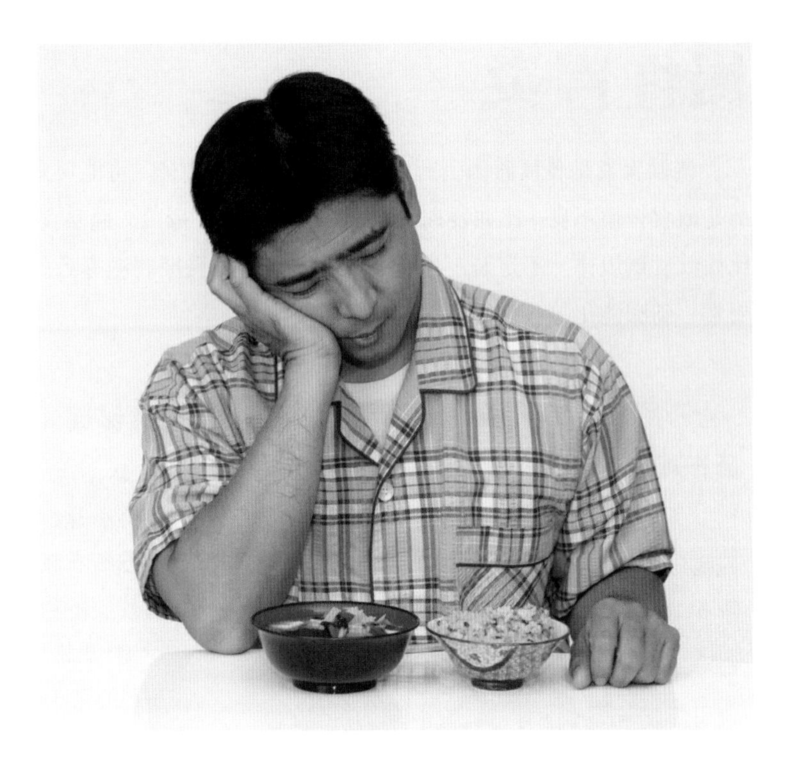

胃酸過多、胃炎都會導致打嗝帶有酸味。

飽食後打嗝為正常現象，但空腹打嗝，就應接受檢查。

可能為胃無力症或胃下垂症，應立即接受檢查。

可能為反流性食管炎、胃炎或者其他胃腸疾病，應就醫檢查。

可能為心肌梗塞或心絞痛。

可能為神經性胃炎，如果症狀不能通過自我調整而改善或消失，應接受檢查。

飯後胃部有飽脹感，且胸口下方直到腹部都感到疼痛。 是 / 否

中老年人常有噁心、胸悶症狀。 是 / 否

過度疲勞，壓力大，並伴有失眠、抑鬱、焦慮等症狀。 是 / 否

胃病與生活習慣息息相關。吸煙的人在戒煙後，病情沒有好轉，就應接受檢查。

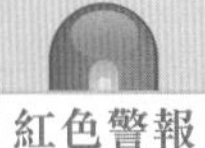

紅色警報

如果噁心並伴有胃脹，可能為反流性食管炎或胃炎。打嗝並有惡臭，同時胸口痛，可能為十二指腸潰瘍或胃潰瘍。身體很瘦弱，卻經常感到胃脹，可能為胃下垂。飽食後胸口痛或胸悶，可能為食管裂孔疝。另外，不明原因的反覆嘔吐，可能為幽門狹窄症。有以上情況時，都應立即就醫。

慢性胃炎

慢性胃炎是各種原因引起的慢性胃黏膜炎症病變，可能與幽門螺桿菌感染有關。有的是飲食習慣不良，比如長期大量食用辛辣刺激、過冷、過熱食物，或者生活習慣不良，比如飲食無規律、不定時，暴飲暴食等不良習慣長期刺激導致的。另外壓力大、內分泌異常、動脈硬化等疾病也可引起慢性胃炎。

主要症狀

飯後胃脹、胃疼、眩暈

如果患有慢性胃炎，飯後常常會有胃部飽脹、疼痛的感覺，還會出現打嗝、噁心等現象。飯後三四小時後，胃排空了就會出現嚴重的胃疼現象。另外，如果慢性胃炎嚴重，還可能出現頭暈、頭痛、全身無力、貧血、消瘦、嘔血等症狀。

治療

調整飲食習慣、藥物治療

慢性胃炎可逆轉，即使比較嚴重也能好轉，一定要堅持治療。慢性胃炎服用藥物就可以，但是必須諮詢醫生，不同程度的胃炎需要用不同的胃藥。治療同時很重要一點就是調整飲食習慣，戒煙酒，並定時定量吃飯，不要飢一頓飽一頓，不要暴飲暴食，不要吃太多甜食和脂肪含量大的食品，還要少吃辛辣、寒涼等刺激性食品。食物應以鬆軟為主，多吃半流質食物，硬的、韌性大的食物都要少吃，比較難消化。睡前兩三小時內盡量不吃東西，以免加重胃壓力。

自我保健

● 注意胃部保暖，特別是夏天，建議穿小背心，最好不要穿露出胃部或者腰部的衣服。寒冷會刺激胃收縮，增加胃酸，不利於胃炎好轉。

● 艾蒿、海帶、蘆薈可緩解慢性胃炎引起的胃疼。艾蒿可以選嫩葉，與麵粉和勻烙餅，每天早晚空腹食用。海帶打成粉沖水喝。蘆薈可以買乾蘆薈泡茶喝。

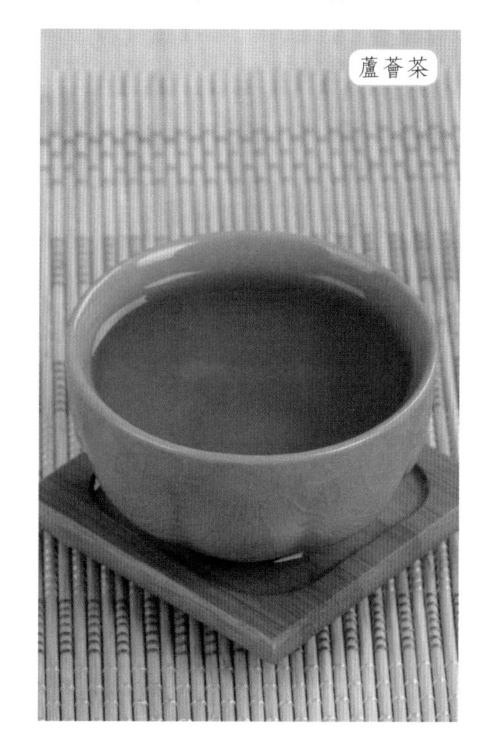
蘆薈茶

慢性胃炎食譜

砂仁黃芪豬肚

材料 砂仁 6 克、黃芪 20 克、豬肚 1 個，鹽適量。

做法 1. 將豬肚洗淨，將黃芪、砂仁裝入豬肚。

2. 將豬肚放入鍋中，加水蓋過豬肚，煮至豬肚熟透，加入鹽調味即可。

黃芪內金粥

材料 薏苡仁 10 克、赤小豆 10 克、黃芪 12 克、雞內金粉 7 克、糯米 80 克。

做法 1. 將黃芪放入水中煮 20 分鐘，撈出黃芪。

2. 將薏苡仁、赤小豆、糯米淘洗乾淨，放入黃芪水中煮成粥。

3. 將雞內金粉加入粥中即可。

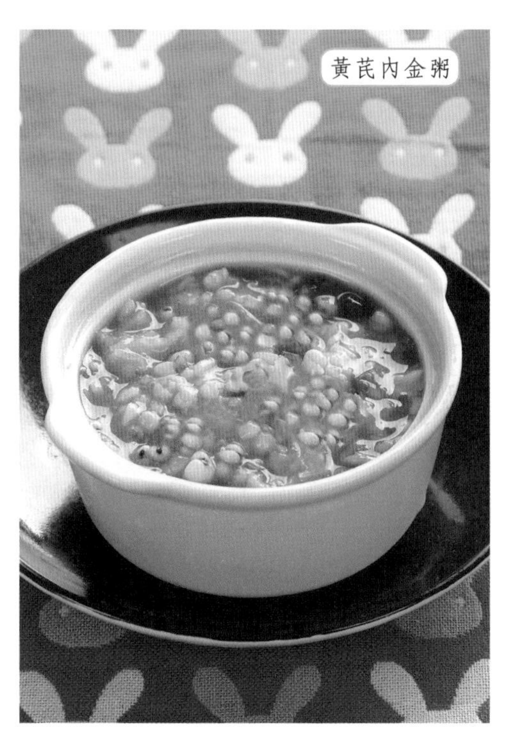
黃芪內金粥

淮山蜂蜜煎

材料 淮山 30 克、雞內金 9 克、蜂蜜 15 克。

做法 1. 將淮山去皮、洗淨，放入鍋中，加水，加入雞內金粉，煮至淮山熟，水燒乾即可。

2. 調入蜂蜜即可。

木瓜鯇魚尾湯

材料 木瓜 1 個、鯇魚尾 100 克，薑、植物油各適量。

做法 1. 木瓜削皮、切塊。薑洗淨切片。鯇魚尾清洗乾淨。

2. 鍋中放油燒熱，放入鯇魚尾煎片刻，倒入適量清水。

3. 將木瓜、生薑片放入鍋中，煮一小時左右即可。

參芪猴頭燉雞

材料 母雞 1 隻、猴頭菇 100 克、黃芪 10 克、黨參 10 克、大棗 10 克，葱、薑、料酒各適量。

做法 1. 母雞去頭、去腳，剁成塊，猴頭菇洗淨、去蒂，將水擠出，切成片。葱洗淨切段，薑洗淨切片。

2. 將猴頭菇、雞塊放入鍋中，將黃芪、黨參、大棗、葱段、薑片、料酒等加入，加適量水，煮至雞肉熟爛，加入鹽調味即可。

胃十二指腸潰瘍

正常情況下，胃液中的胃酸只夠消化吃進去的食物，不會刺激胃黏膜和十二指腸，但是有些情況會導致胃酸分泌過多，這是胃十二指腸潰瘍的主要原因。另外，經常食用刺激性食物或者營養不均衡、精神壓力大、遺傳因素、自主神經失調等也可引發胃十二指腸潰瘍。

主要症狀

空腹時胃痛、噁心

胃十二指腸潰瘍有的發生在胃部，有的發生在十二指腸部，潰瘍的佔比比較少。如果發生在胃部，空腹時會經常出現胃痛，在上腹部，多為鈍痛、隱痛。如果發生在十二指腸，除了上腹部疼痛外，表現的症狀還會有噁心、嘔吐、反酸、胸口痛等。另外也可能發生出血，比如吐血、排黑便等。

治療

藥物治療、飲食調整

患了胃十二指腸潰瘍，應該遵醫囑服用中和胃酸的藥物，保護胃、十二指腸，減輕症狀。但還要注意調整飲食結構，選擇容易消化的食品，不吃刺激性食品，少吃多餐。另外，要注意控制情緒，情緒穩定、精神積極對治療胃十二指腸潰瘍很有幫助。如果疼痛嚴重或者有出血現象時，應該盡快看醫生。病情嚴重時需要手術治療。

自我保健

- 自製馬鈴薯蜂蜜膏對胃十二指腸潰瘍有較好療效。先把馬鈴薯打成泥，放入鍋中熬成糊，加入等量的蜂蜜可熬成膏狀，每天早晚各 1 勺。
- 常喝椰菜粥對胃十二指腸潰瘍有好處。把椰菜放入鍋中加水煮，煮半小時後撈出菜，放入米煮成粥，每天兩碗。

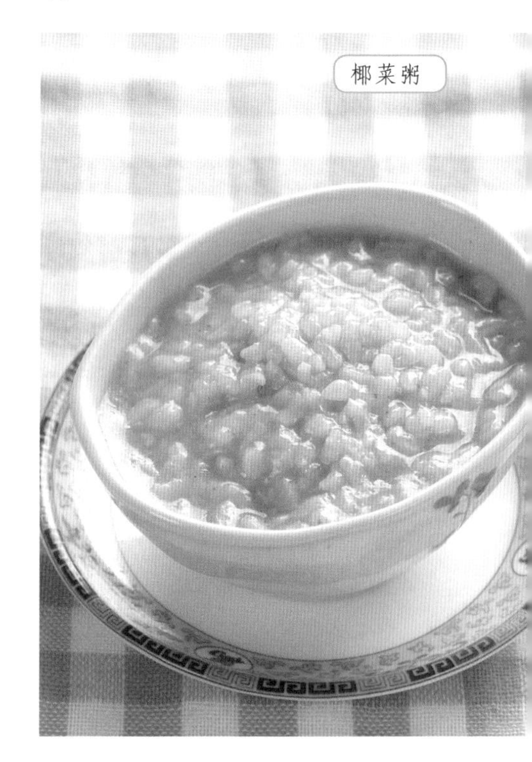

椰菜粥

食管裂孔疝

當胃的一部份通過膈食管裂孔進入了胸腔並壓迫胸部後，就會發生食管裂孔疝。先天發育不足、衰老、膈食管裂孔大時，很容易發生這種情況。另外，外傷導致脊柱變形影響到裂孔開口，或者體重增加都可引發食管裂孔疝。如果發生了腹腔積水或者經常便秘，腹腔內壓力上高，也會導致食管裂孔疝。

主要症狀

上腹飽脹、反酸、噯氣、胸口疼痛

食管裂孔症輕微時，基本沒甚麼症狀，當發生食管炎、胃潰瘍等消化道疾病的時候，才會發現該病，此時會出現反酸、噯氣、胸口疼痛等症狀。

無症狀的時候，因為部份胃嵌入食管裂空，影響食管、胃等的功能，所以也可引起食管炎、胃潰瘍、貧血等疾病。

治療

服用制酸劑或阻止胃酸逆流的藥物

單純的食管裂孔疝基本感覺不到症狀，也可以不用特別治療。如果出現了消化道症狀如嘔吐、消化不良、胸口痛、噯氣、反酸等問題，對症治療胃炎、反流性食管炎、胃潰瘍等疾病就行，可以遵醫囑服用制酸劑和阻止胃酸逆流的藥物。但是如果因此而引起食管狹窄，就需要進行手術矯正。

自我保健

● 預防肥胖。少吃甜食、油膩食物，晚上不要吃得太晚、太多，不要吃太多零食，嚴格控制體重。

● 預防便秘。便秘增加腹壓會引起或加重食管裂孔疝。平時多喝水，多吃含纖維豐富的綠葉蔬菜，並養成定時排便的習慣。

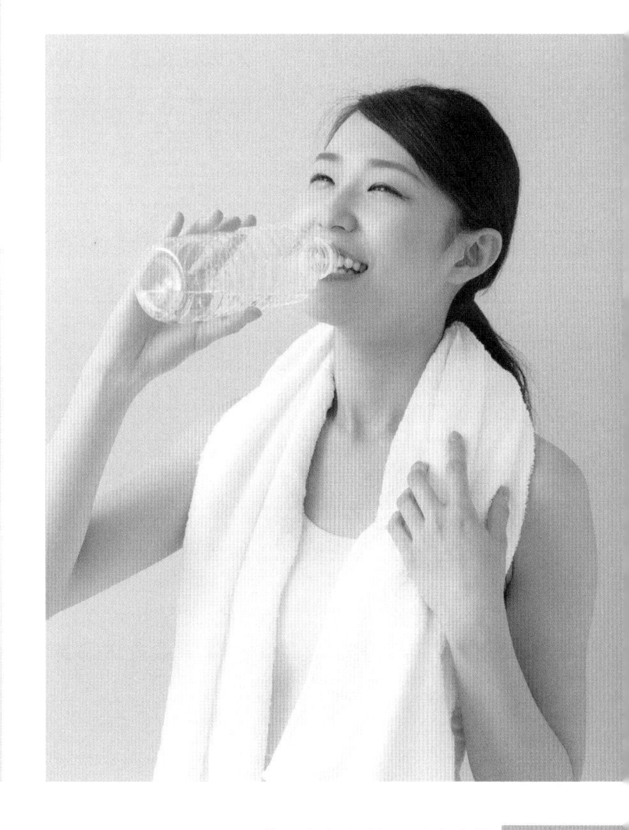

胃下垂症

胃是靠膈肌、韌帶、腹內壓共同支撐而懸在腹腔左上方的。如果這些組織的支撐力下降，就會發生胃下垂。胃下垂以後，胃會下移到肚臍下方並出現一些功能上的缺陷。經常穿緊身衣、暴飲暴食、過度疲勞、年齡大、胸部狹窄、體格偏瘦、腹部肌肉鬆弛的人都容易患胃下垂。

主要症狀

消化不良、腹脹、上腹部不適、噁心

胃下垂以後，胃壁會變得鬆弛，胃部活動會減弱，胃液分泌會減少，因此胃下垂患者會出現消化不良並且容易腹脹，飯後還可能會有胃部沉重感、壓迫感以及隱隱的腹痛感覺等。這些不良感覺可以在平臥休息一會兒後好轉。如果進食過多還會引起噁心、嘔吐。患病時間較長，患者可出現頭暈、失眠、心悸、乏力等症狀。

治療

藥物緩解症狀、調整飲食規律

患了胃下垂，可以服用增加胃動力、促進胃液分泌的藥物，緩解不適。另外最主要的是調整飲食規律。不要給胃部太大壓力，不要吃得過多，飯後最好側臥休息二三十分鐘，讓胃內容物消化一下。食物盡量選擇容易消化的。另外要注意鍛煉身體，增加身體肌肉力量。

自我保健

- 平時吃完飯特別是吃得很飽的情況下，不要立刻站起來，更不要馬上開始劇烈運動，否則胃及支撐胃的膈肌、韌帶會承受過大壓力。應該安靜坐三五分鐘再活動。
- 山楂、馬鈴薯、蘆薈都有健胃、促進消化的功效。平時可以多吃山楂或者用山楂熬湯喝。馬鈴薯要生吃，可以榨成汁飲用。蘆薈泡茶喝。
- 空閒的時候，按摩一下中脘、足三里、上巨虛、下巨虛、脾俞穴位，可增強胃功能，輔助治療胃下垂。按摩中脘、足三里、上巨虛、下巨虛、脾俞可以補中益氣、健脾和胃，治療胃下垂。

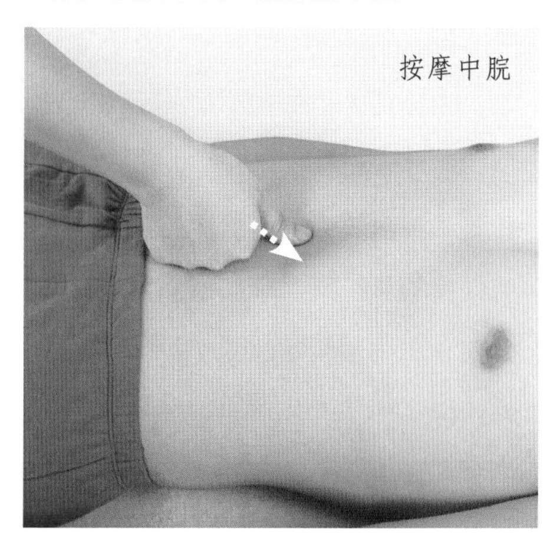
按摩中脘

反流性食管炎

胃酸具有強腐蝕性，反流入食管並刺激食管黏膜，就會引起炎症。正常情況下，胃酸是不會進入食管的，但如果食管下方的括約肌無力、鬆弛、裂孔或者賁門被切除、賁門腫瘤、幽門梗阻等，就可導致胃酸進入食管，引起反流性食管炎。

主要症狀

上腹部劇痛、燒灼感

如果患了反流性食管炎，腹部上方或胸口下方會出現燒灼感，以及劇烈的疼痛，多發生在飽餐後或者深夜平臥睡眠時。疼痛甚至會連帶頸部、雙臂和肩部也感到疼痛。發炎嚴重的時候食管會變窄，這時就會出現胸悶現象。

治療

藥物治療、手術治療

患了反流性食管炎，可用制酸劑中和胃酸並降低胃蛋白酶的活性，如果是胃排空延長引起的還可以使用增強胃動力的藥物。如果藥物無效就需要手術治療。

自我保健

● 飯後不要立刻躺下，睡眠時抬高頭部 10~15 厘米。睡前兩小時內不要進食，晚餐不要吃得過飽。

● 避免一切可能引起腹壓上升的動作，盡量少彎腰，不提重物，不穿緊身衣。

● 肥胖患者應該積極減肥，肥胖時胃部受到的壓力比正常體重時要大，這也增大胃酸反流的機會。

● 多攝取可中和胃酸的食品，薏苡仁茶、牡蠣殼茶可以經常食用。

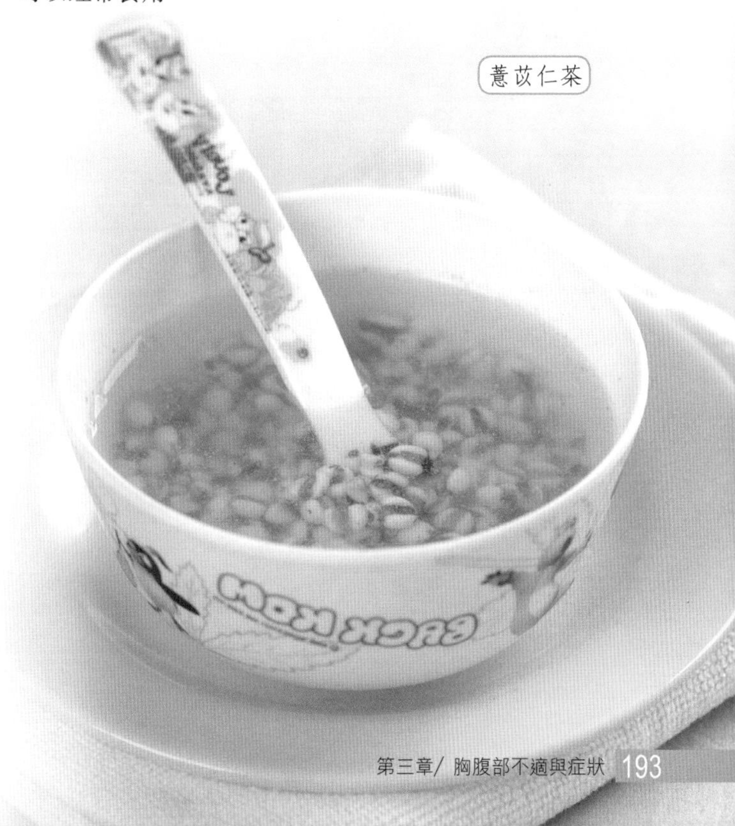

薏苡仁茶

急性腹痛

輕微的食物中毒引起的急性腹痛，腹瀉幾次症狀就會消失。但有些驟然起病、疼痛劇烈的腹痛則屬於急症、重症，應立即就醫，不能耽擱。

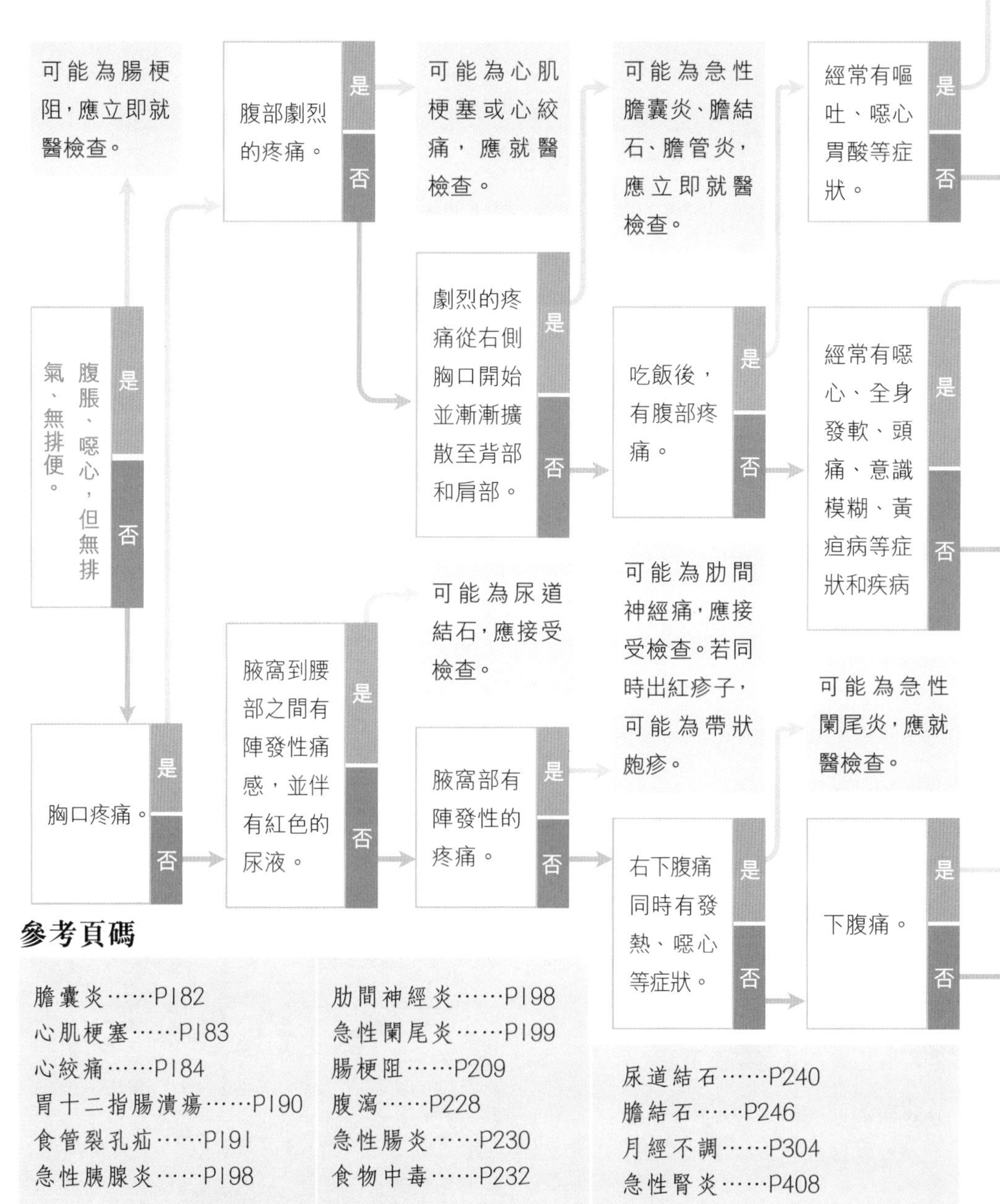

參考頁碼

若站着或坐着喝一些水，疼痛症狀就減輕或消失。

是 → 可能為食管裂孔疝。

否 → 時常腹瀉或嘔吐。

是 → 可能為食物中毒，應就醫檢查。

否 → 可能為急性胰腺炎、膽結石、胃十二指腸潰瘍、急性腎炎，應立即就醫檢查。

腹脹。

是 → 可能為肝膿腫，應立即就醫檢查。

否 → 必須接受檢查。若有痙攣或發高熱症狀，應立即採取急救措施。

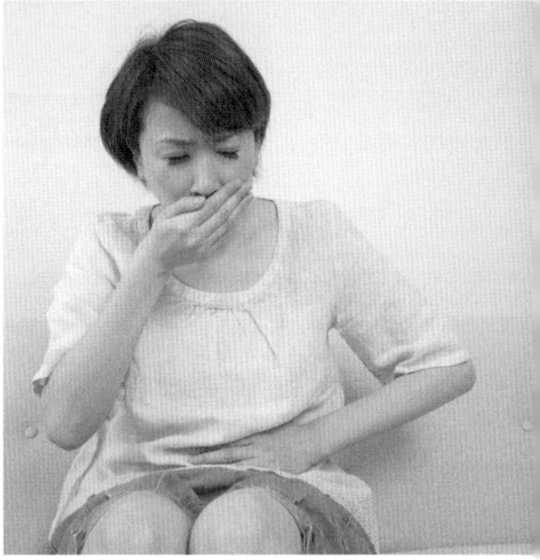

可能為急性肝炎，應立即就醫檢查。

腹脹。

是 → 可能為肝膿腫，應立即就醫檢查。

否 → 必須接受檢查。若有痙攣或發高熱症狀，應立即採取急救措施。

時常腹瀉或者有吐血、發熱下身出血等症狀。

是 → 可能為腹瀉、急性大腸炎等傳染病，應立即就醫檢查。

否 → 若是女性，分泌物中常有血液。

是 → 應考慮子宮有異常狀況，應就醫檢查。

否 → 若女性有此症狀，可能為月經不調症

是 → 有性生活經驗。

是 → 可能為異位妊娠破裂導致的腹痛，必須立即就醫檢查。

否 → 可能為月經病，應就醫檢查。

否 → 應就醫檢查。若不伴有其他症狀，可參考給出的圖示。

若時常感到肚臍附近痛或常腹瀉，可能為急性腸炎；若整個腹部都痛並伴有腹脹、嘔吐，同時排氣和排便困難，應考慮為急性腹膜炎，應立即就醫檢查。

紅色警報

急性腹痛屬於危急的病症，有時可能需要立即手術，如急性膽囊炎、急性闌尾炎、急性腹膜炎。若是女性，可能為異位妊娠或骨盆腹膜炎。如時常發熱、腹瀉、吐血、下身出血，可能為痢疾或潰瘍性結腸炎等傳染病。另外，食物中毒、膽結石、急性胰腺炎、尿道結石，這些疾病也會引起腹痛。有以上症狀要立即就醫。

急性膽囊炎

急性膽囊炎是因為細菌在膽囊內大量繁殖，進而侵犯膽囊引起的。膽囊內之所以會有大量細菌繁殖，主要是因為膽結石堵住了膽囊的出口，在膽囊內的膽汁無法排出，時間久了就會導致細菌繁殖，所以，急性膽囊炎常與膽結石合併發作。但也有小部份急性膽囊炎並不是細菌引起的，是單純性炎症。

主要症狀

胸口、右上腹劇痛、發熱、嘔吐

如果患了急性膽囊炎，胸口和右上腹會出現刀割樣的劇痛，疼痛會向右肩背部放射。嚴重時還會出現發熱、惡心、嘔吐、便秘等。剛開始的時候沒有黃疸，當炎症擴展到膽管或者導致肝門淋巴結腫大時，也會出現黃疸。

治療

手術治療

急性膽囊炎應予抗菌消炎治療，且常需手術治療，將膽囊切除。如果治療不當，導致膽囊穿孔了，會引起腹膜炎、敗血症、腸梗阻等更嚴重的疾病。手術前要禁食，並抽出胃和十二指腸內的食物，減輕胃腸壓力，還要輸液糾正水、電解質異常。

自我保健

● 經常喝些玉米須泡的茶或者煮的水，另外多喝蓮藕汁、酸梅湯等，可以預防膽結石。

● 膽囊炎好發於平時喜靜不喜動的人群，如果多做一些運動，可以預防膽囊炎。實在不喜歡運動的，每天散散步，每次散步半小時、一小時都是好的。

● 飲食要清淡，少食用油膩食物，炸的、烤的食物也要少吃，刺激性食品最好少吃，這些食物都會刺激膽囊收縮，容易引起膽囊炎。

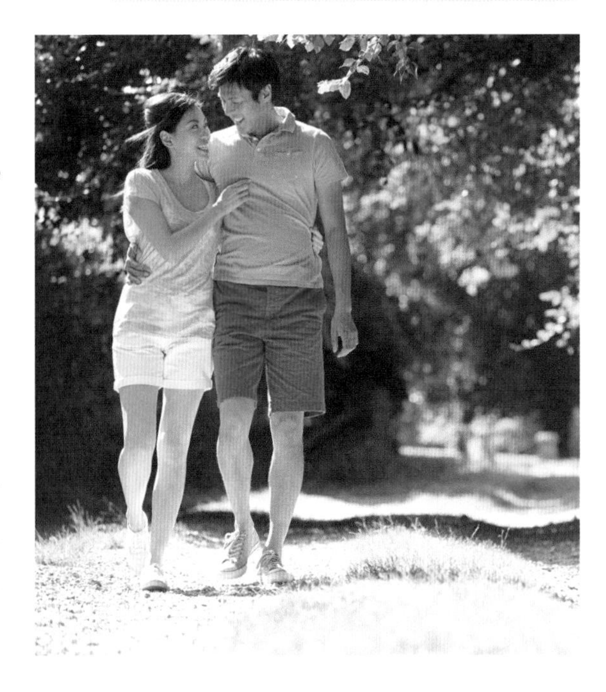

急性腹膜炎

腹膜炎一般是消化道器官被感染後，擴散而來的，如闌尾炎、胰腺炎、膽囊炎都可能引起急性腹膜炎。胃、腸、膽囊穿孔，也常致急性腹膜炎。女性患急性腹膜炎則還有一種原因，就是流產、產後感染可引發腹膜炎。

主要症狀

腹痛劇烈、發熱、嘔吐

如果患了急性腹膜炎，大腸和小腸都會出現擴張，腸壁水腫，所以會出現劇烈的腹痛現象。白細胞會升高，會出現發熱症狀，並伴有嘔吐、腹脹等，排便和排氣都比較困難。病情嚴重時還會出現低血壓。

治療

手術治療、服用抗生素

急性腹膜炎治療不及時可引起全身中毒反應，會導致休克甚至死亡，要盡快就醫治療。腹部疼痛劇烈的時候可先用冰敷疼痛劇烈的部位，緩解疼痛。然後根據誘發急性腹膜炎的疾病及腹膜炎發展程度確定是否要手術。

自我保健

● 急性腹膜炎都是由其他感染性疾病擴散而來的，最好的預防方法就是及時治療各種內臟疾病。只要腹部有疼痛感都應該去醫院檢查治療，這樣做就能預防急性腹膜炎發作。

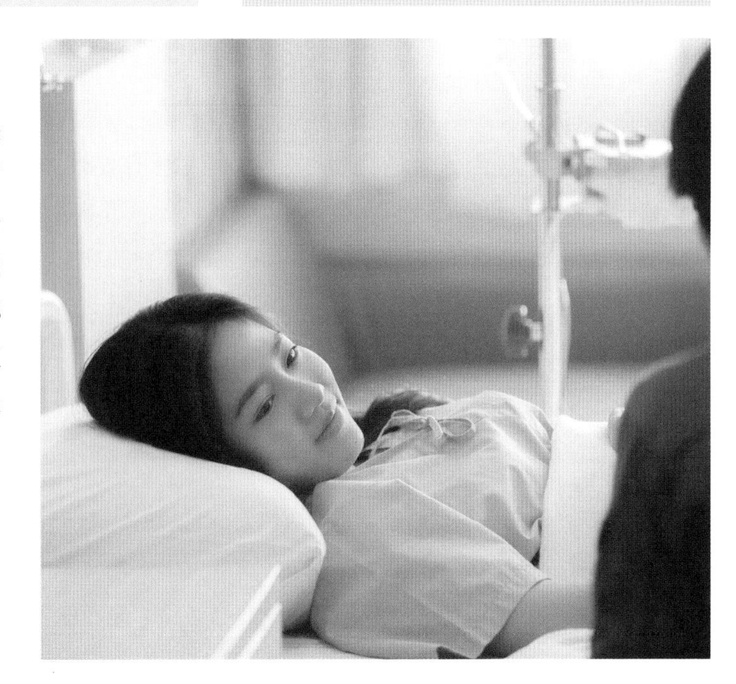

急性胰腺炎

胰液分泌入胰管，並排入膽管，如果倒流進入胰腺內，胰液中的胰酶等就會引起胰腺組織炎症，急性胰腺炎就發生了。大量飲酒、暴飲暴食都可刺激胰酶大量分泌，並引起胰腺泡破裂，使胰酶進入胰腺間質。另外嚴重高脂血症、高鈣血症也可引起這種結果。

主要症狀

腹部、背部、胸口劇痛

如果患有急性胰腺炎，一般上腹部會出現刀割樣劇痛。劇痛多出現在暴飲暴食之後或者特別勞累的時候。疼痛會進行性加重，越來越痛，有時疼痛會向背部和胸部、下腹部擴散。進食、躺臥都會加重疼痛感，彎着腰疼痛可減輕。另外，會頻繁地噁心、嘔吐。因為嘔吐頻繁，所以可能會引起脫水。另外還會伴有腹脹、發熱等問題，還可能出現黃疸。

治療

禁食、營養支持

如果患了急性胰腺炎，進食會促進胰酶分泌，加重病情，所以應該禁食。急性胰腺炎屬於危重疾病，需要住院治療，醫生會用藥抑制胰酶分泌，讓它不分泌或者少分泌，幫助胰臟恢復健康。同時輸液給予營養支持。如果出現了膿腫，多數需要做手術，將滲出液體排出來。

肋間神經炎

肋間神經指的是沿着胸部肋骨，從背後到側腹，最後到胸前的神經。肋間神經痛指的就是沿着這條神經所出現的疼痛感。神經發炎會引起疼痛。另外，有些疾病也可引起這種證候，如果出現椎間盤突出、脊椎壓迫性骨折都可導致肋間神經痛。糖尿病、帶狀皰疹也同樣能引發這種疼痛。

主要症狀

後背或胸口劇痛

如果患了肋間神經炎，後背或胸口會產生劇烈疼痛感，轉身、大笑、深呼吸或者打哈欠，只要牽扯到這條神經都可加重疼痛感。症狀嚴重時翻身都困難。

治療

藥物治療、熱敷

單純的肋間神經炎可自癒，有的可能幾天就會痊癒，但有的需要幾個月甚至幾年才能好轉。發生肋間神經痛後，疼痛強烈時，建議服用鎮痛藥物鎮痛，但不能從根本上解決問題。也可以熱敷疼痛部位，用熱水袋裝滿熱水持續敷在疼痛部位，能有效緩解痛感。最好去醫院接受專業檢查，對症治療，消除炎症，疼痛才能從根本上消除。

急性闌尾炎

闌尾是一條細長的管子，只有一端與盲腸相連，另一端是閉合的。相連的部位堵塞是引起闌尾發炎的主要原因。通道堵塞，闌尾內就會積存分泌物，容易發生感染，引起發炎。引起通道堵塞的可能是糞便、蛔蟲等。飲食生冷、食物不潔、便秘、急速運動、精神緊張都可誘發急性闌尾炎。

主要症狀

右下腹劇痛、噁心、嘔吐

如果患了急性闌尾炎，上腹先會出現劇烈疼痛，並逐漸向右下腹轉移，右下腹部壓痛明顯。劇痛同時會發熱，可能低熱也可能高熱，還會出現噁心、嘔吐等症狀，嚴重時臉色會變得蒼白。

治療

手術治療、服用抗生素

急性闌尾炎關鍵是要早治療，延誤治療時闌尾內部壓力太高了，很容易發生闌尾破裂，導致腹膜炎，危險就更大了。患了急性闌尾炎，需要盡快手術切除闌尾，並服用抗生素抗感染。在做手術前不能吃任何東西，可以用冰袋冷敷疼痛的地方。冷敷不但能緩解疼痛，一定程度上也能降低闌尾內部壓力，所以有預防闌尾破裂的作用。

自我保健

- 慢性闌尾炎雖然疼痛感不強，通過輸液治療能緩解，但是只要沒有手術禁忌，還是手術切除為好，以防不知不覺間發生穿孔。
- 飯後要安靜坐一會，不要立刻做劇烈運動，這對闌尾也起到保護作用。
- 飲食要清淡、清潔，不吃生冷、不潔、辛辣食物，預防腸道痙攣或者寄生蟲，這兩個因素都可引起急性闌尾炎。如果患有腸道寄生蟲病，要盡快服用驅蟲藥。驅蟲藥要選用能麻痹寄生蟲的種類，避免因為服用而引起寄生蟲亂竄。

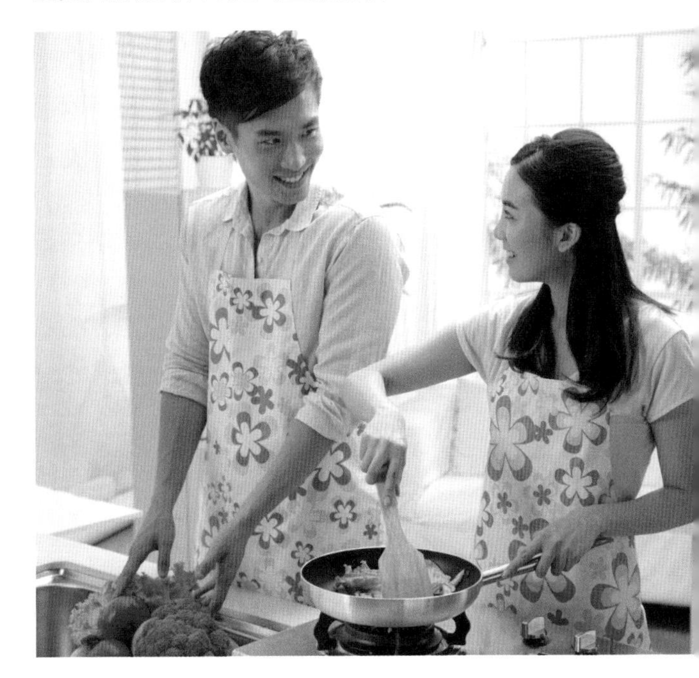

反覆腹痛

腹痛在日常生活中很常見，除急性腹痛外，反覆腹痛的原因也很複雜，由消化系統引起的潰瘍、炎症等，還會涉及其他多器官的器質性病變。所以，不管何種腹痛，都應予以重視。

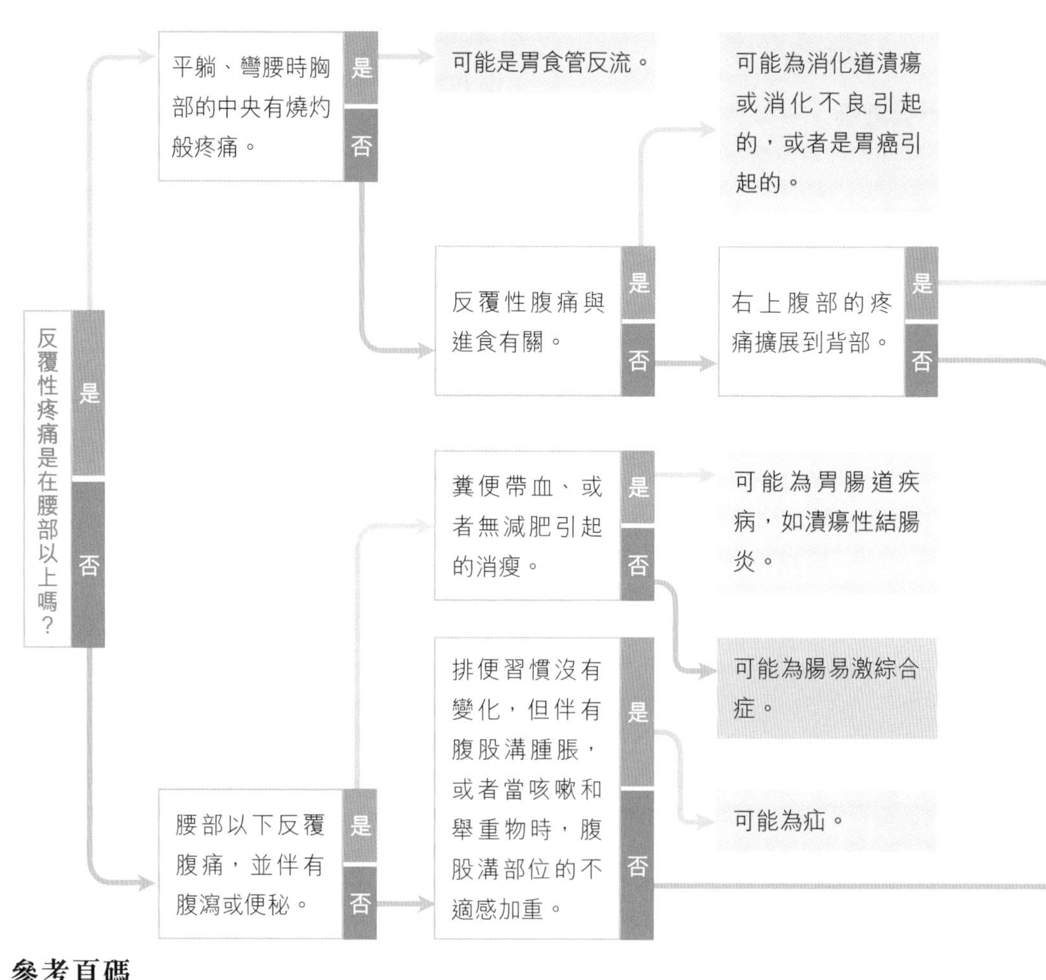

參考頁碼

腸易激綜合症……P202	消化道潰瘍……P212	腎盂腎炎……P255
潰瘍性結腸炎……P217	胃食管反流……P213	
胃癌……P203	膽結石……P246	

可能是膽結石。
可能為泌尿系統感染如腎盂腎炎也可能是腎惡性腫瘤。
可能是補品或藥物引起的。
可能為女性腹痛。
尿中帶血、排尿疼痛、排尿次數增加。
是
否
正服用補品或藥物。
是
否
你是女性嗎？
是
否
如果從這張圖表中無法得出反覆腹痛的原因，應就醫檢查。

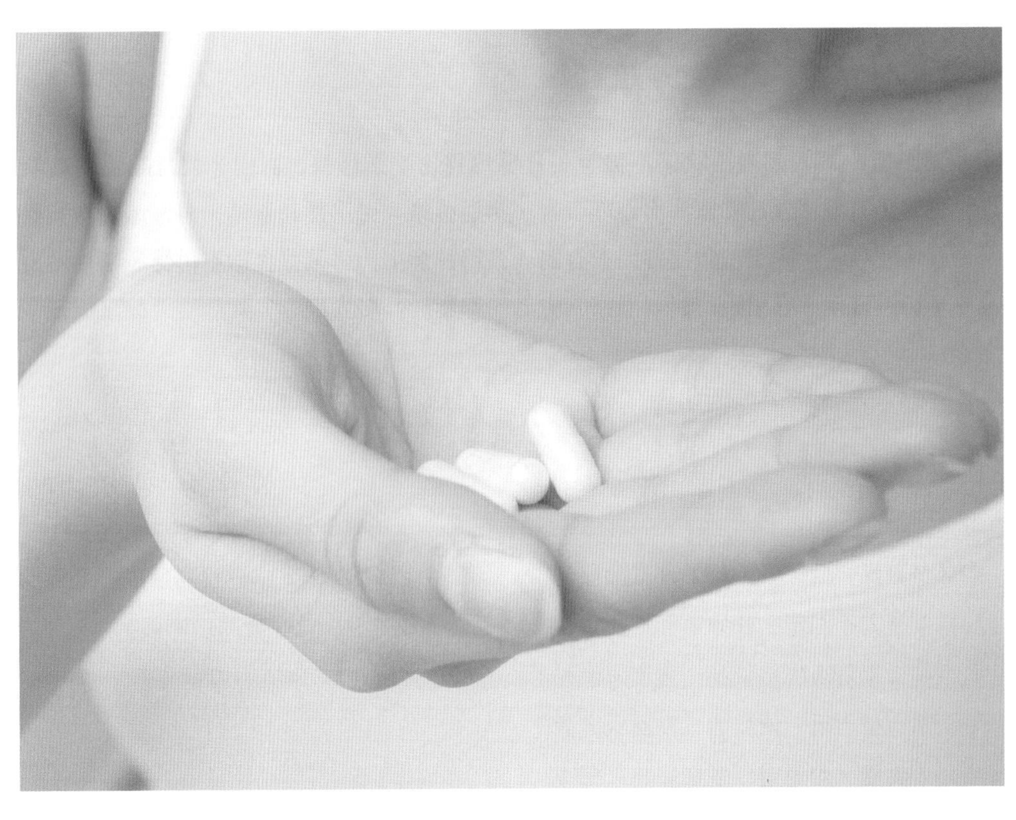

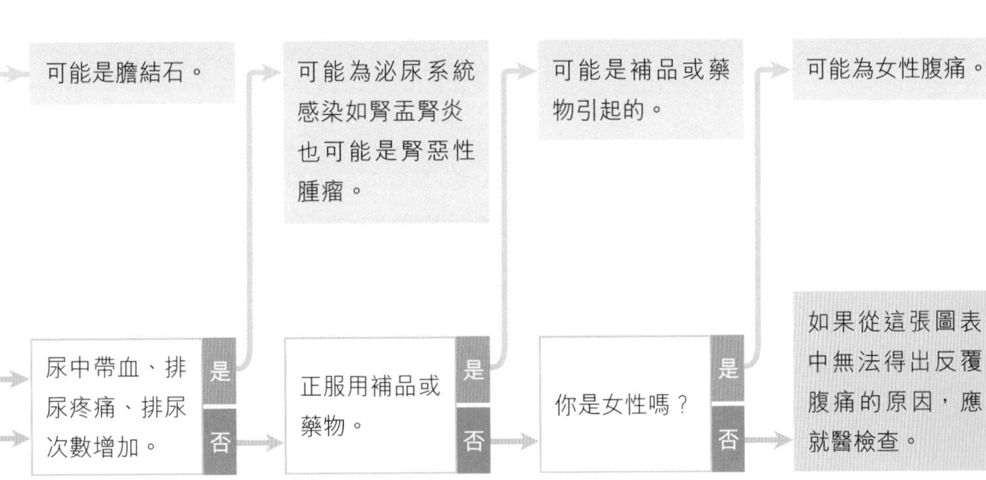

紅色警報

如果糞便長期帶血，並伴有體重減輕，可能是胃腸道疾病如潰瘍性結腸炎或胃腸道腫瘤的可能，應就醫檢查。如伴有泌尿系統症狀，也不排除有腎惡性腫瘤，應立即就醫。當反覆腹痛與進食有關時，除了可能為常見的消化系統疾病外，也要考慮到胃癌，應就醫做相關檢查。

腸易激綜合症

當腸道收縮太劇烈、收縮不強時，會導致食物輸送過快、過慢，就是腸道功能紊亂，也叫腸易激綜合症。該病與心理因素、腸道感染、胃腸運動紊亂、內臟感覺功能異常、食物種類、家庭環境和遺傳因素有關，有精神病史、對某些食物不耐受、精神壓力大、生活不規律、有腸道功能紊亂家族史者，都屬於高發人群。

主要症狀

腹痛、腹瀉、便秘

下腹部，特別是左下腹疼痛和不適，疼痛可游走，但不會進行性加重，發作和持續時間不固定，在排氣和排便後症狀緩解。也可表現為便秘、腹瀉、便秘與腹瀉交替出現。便秘者，糞便為碎糞或如羊糞狀。腹瀉者，多在晨起、餐後有水樣便、黏液便。

治療

無特效藥，醫生會隨症治療

該病目前無特效藥。如症狀嚴重時，醫生會隨症治療，如用解痙藥緩解腹痛。腹瀉較嚴重，醫生會開止瀉藥如洛哌丁胺。治療是為了減輕、緩解症狀。

自我保健

● 目前，中華醫學會消化病分會胃腸動力學組在《腸易激綜合症診斷和治療的共識意見》中提出：「治療目的是消除患者顧慮，改善症狀，提高生活質量。治療原則是建立在良好醫患關係的基礎上，根據主要症狀類型進行症狀治療和根據症狀嚴重程度進行分級治療。注意治療措施的個體化和綜合運用。」

● 心理上，患者要對本病有一個理性的認識，如果有失眠、焦慮等症狀，可以請醫生酌情針對治療。飲食上，要避免敏感食物，避免過量的脂肪及刺激性食物如咖啡、濃茶、酒精等，並減少產氣食物（奶製品、大豆、扁豆等）的攝取。建議適量食用富含膳食纖維的食物（如全麥食物），可以刺激結腸運動，明顯改善便秘。

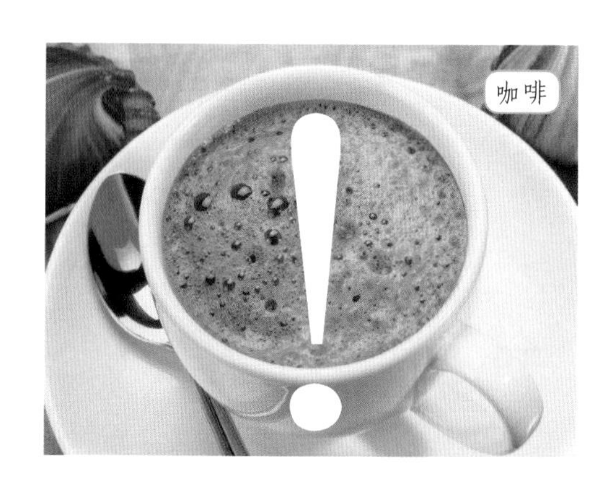

胃癌

正常胃黏膜上皮細胞的生長與死亡是受機體控制的，當它們不受控制地生長時，就變成胃癌細胞。胃癌的發生與遺傳、環境、飲食習慣、幽門螺桿菌感染以及胃部疾病有關。有慢性胃病、飲食習慣不良、長期酗酒吸煙、有胃癌及食管癌家族史、長期心理狀態不佳者為高發人群。

主要症狀

胃痛、腹痛、腹脹、消瘦、黑便

有部份患者早期沒有任何症狀。也有的人會表現為胃脹和不適感，常有一種腹部燒灼、嘈雜感，進食後更明顯。食慾下降明顯、急劇消瘦。上腹部和胃部隱痛，當癌細胞僅破壞胃內的小血管時，糞便變黑或如柏油樣，若侵犯到大血管，可能會嘔血。到晚期時，貧血、營養不良、水腫、消化道出血等症狀都會出現。

治療

手術治療

如果在早期便檢測到癌症，應盡早接受腫瘤切除手術。摘除全部或部份胃以及胃周圍的淋巴結，可防止癌症擴散到淋巴結。如檢測到癌症時，已經擴散到其他器官，醫生會根據患者的身體情況和意願，決定是否採取手術治療。手術後，要進行化療或放射治療。

自我保健

● 注意生活中的細節，不吃過燙、粗糙的食物，不過快進食，可避免損傷消化道黏膜。

● 不吃致癌食物，如鹽醃食物、霉變食物，少吃油炸、烘烤食物。多吃新鮮水果和蔬菜。

● 幽門螺桿菌感染會引起胃癌，因此要預防和治癒幽門螺桿菌感染。

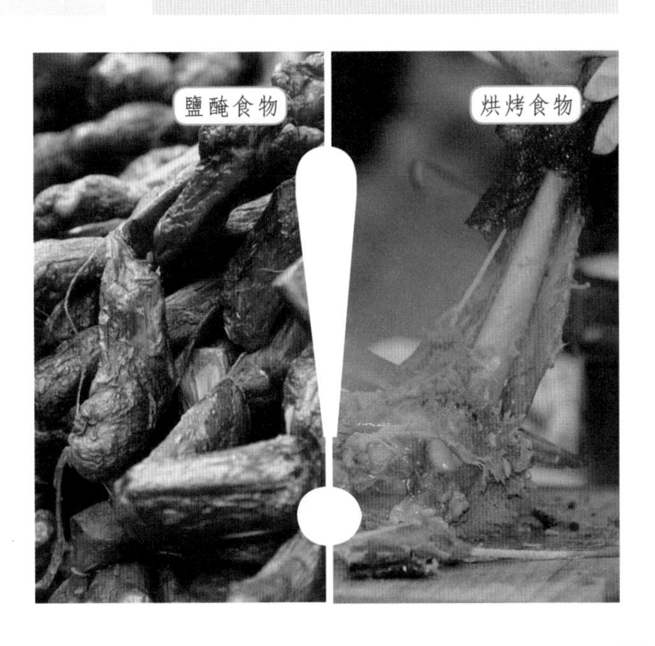

嘔吐

嘔吐是人體自我保護的一種機制，為了把體內有害物質排出而產生的一種反應。如果嘔吐很快就停止了，就沒甚麼問題，有害物質已經排乾淨了。但是如果嘔吐反覆發作、加重或者伴有其他症狀，就要重視，盡快到醫院檢查。

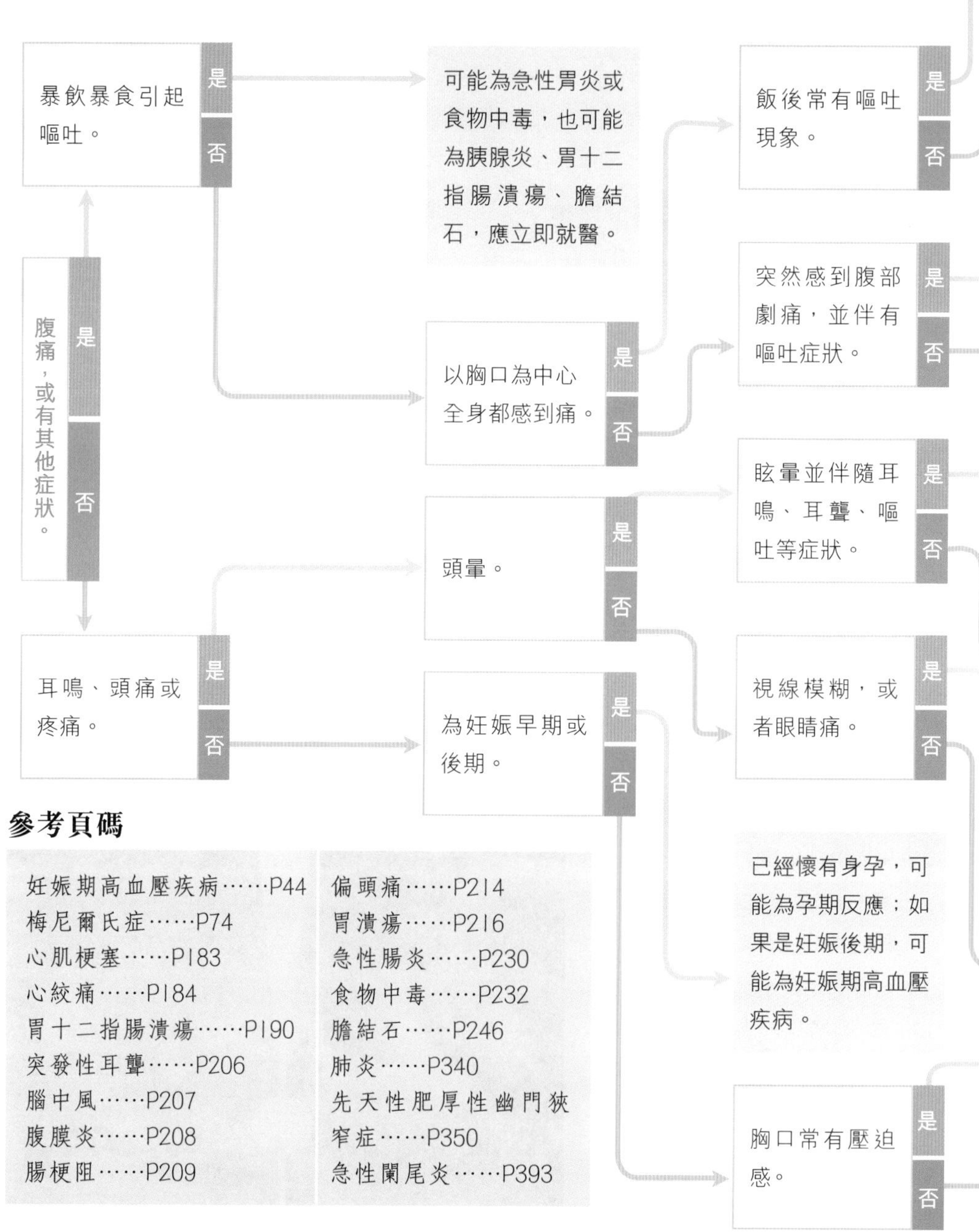

參考頁碼

妊娠期高血壓疾病……P44
梅尼爾氏症……P74
心肌梗塞……P183
心絞痛……P184
胃十二指腸潰瘍……P190
突發性耳聾……P206
腦中風……P207
腹膜炎……P208
腸梗阻……P209
偏頭痛……P214
胃潰瘍……P216
急性腸炎……P230
食物中毒……P232
膽結石……P246
肺炎……P340
先天性肥厚性幽門狹窄症……P350
急性闌尾炎……P393

如果是有惡臭的嘔吐物，可能為心臟病、腦部疾病、腸梗阻、腦部疾病。

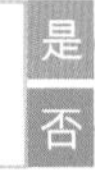

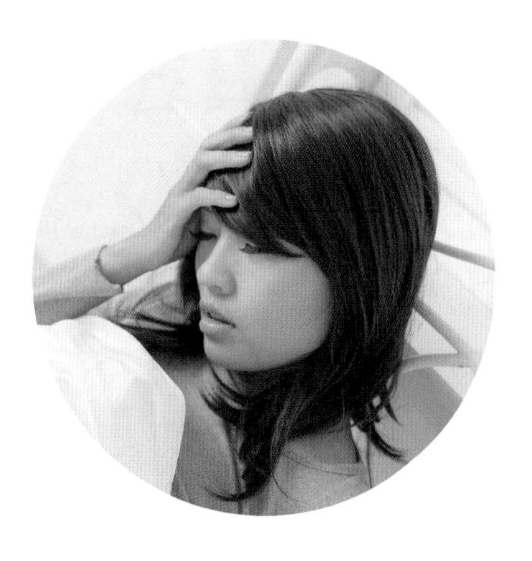

噁心並伴有嘔吐症狀。 是 否

可能為胰腺炎、膽結石、十二指腸潰瘍、胃潰瘍、幽門狹窄症。

可能為心絞痛、心肌梗塞、肺栓塞、肺炎、急性胃炎、闌尾炎等疾病，應立即就醫。

可能為腸炎、肝硬化、膽結石，應立即就醫。

如果症狀很快就消失了，就不必過多擔心，如果症狀反覆出現，應就醫檢查。

長期腹痛或發熱。 是 否

可能為突發性耳聾，或梅尼爾氏症。

可能為飲食相關的疾病或食管炎。

可能為腦中風或偏頭痛。

大腦內有出血，或有頭部外傷，應立即就醫。

流行性感冒、感冒都可引起嘔吐。

可能為青光眼，即便沒有其他症狀，也會導致突然失明，應立即就醫。

可能為藥物中毒，但有劇烈頭痛症狀時，可能為腦中風或更嚴重的疾病。

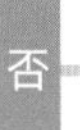

發熱並伴有咳嗽流鼻涕、打噴嚏。 是 否

頭部近期受過撞擊，或頭部以前受過傷。 是 否

可能為與食管有關的疾病。

如果不再嘔吐，就不用擔心，否則應立即就醫。

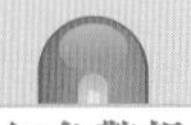

紅色警報

吃一點食物就嘔吐，且嘔吐物有惡臭，並伴有嚴重的慢性腹痛，耳聾或視力急速下降，如果有以上任何一種伴隨症狀，都應立即就醫。這可能為腹膜炎、腸梗阻、突發性耳聾、腦中風、偏頭痛等疾病。

突發性耳聾

突發性耳聾是指原因不明、突然發生的耳聾。病毒感染、聽神經腫瘤、血液循環障礙等都可能是導致突發性耳聾的原因。另外，排便如果導致大腦壓力、內耳淋巴液壓力過高時，也可能導致突發性耳聾。

主要症狀

突然耳聾、嘔吐、眩暈

突發性耳聾一般單側發生，患病後耳朵有堵塞感，還會有耳鳴，感覺耳邊有「嗡嗡」聲。聽力迅速下降，快的幾分鐘至幾小時下降到最低點。耳鳴可在耳聾同時出現，也可在耳聾後出現。有的患者還會出現眩暈、噁心、嘔吐等症狀。有的在疾病進程中出現，有的在耳聾後出現。

治療

綜合治療

有一部份突發性耳聾能自行痊癒，但是還是有大部份無法自行痊癒，所以最好到醫院治療。而且突發性耳聾預後與治療時間密切相關，應該盡早就診，一般能在 7-10 天內就診的，預後效果較好。治療時，要綜合各種手段，根據病情和發病原因不同，可能會用到血管擴張劑、類固醇、維生素製劑等藥物。如果有嚴重的眩暈症，要注意避開強光、噪聲等容易加重症狀的因素。

自我保健

● 平時多按摩耳朵，可起到保健作用。先用手指從上向下滑動按摩耳朵前方，再按摩耳朵後方，各按摩 10 下。然後雙手掌用力捂住耳朵再放開，做 10 次，可保護聽力。

● 如果患病耳朵聽力恢復較差，要盡量保護好健康的那隻耳朵，避免受到碰撞、過大噪聲、耳毒性藥物等刺激。

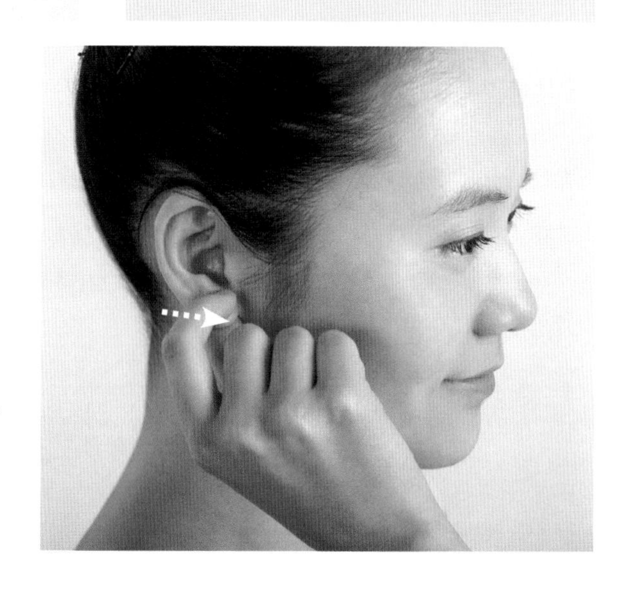

腦中風

腦中風是大腦血液循環出問題導致的，如大腦血管出現栓塞，血液循環不順暢，當大腦缺血時便會導致腦中風。腦中風也可以是大腦血管爆裂，腦內聚集的血液引發的。另外，高膽固醇、高齡、糖尿病、心臟病都是引起腦中風的可能因素，但最主要的是高血壓。

主要症狀

頭痛、嘔吐、昏迷、偏癱

腦中風不管是栓塞造成的，還是出血造成的，都可出現頭痛，同時伴有嘔吐、眩暈、耳鳴等症狀，嘔吐是噴射狀的。另外身體一側或者面部一側肌肉會出現鬆弛、活動受限或癱瘓，而且視覺也可能出現障礙，嚴重的會突然昏迷、意識不清。

治療

正確急救、手術治療

一旦發生腦中風，應該盡快送醫。在送醫之前要採取正確的急救措施，患者應該平臥，墊高肩部，使下巴抬高，同時打開領帶、腰帶，保證呼吸順暢。頭應偏向一側，預防嘔吐再發生誤吸。如果有假牙，要把假牙取下。在腦中風出現後千萬不要搖晃患者或者拍打臉部，以免加重出血。送醫後，一般需要手術治療。

自我保健

● 預防腦中風，應該留意短暫性腦缺血發作。發作時出現一側手和胳膊麻木、行動不便，還可能出現語言不利、口齒不清的症狀，但 24 小時後自行緩解。短暫性腦缺血發作後很容易發生腦中風，在腦中風前就應該認真檢查、治療，能有效預防腦中風。

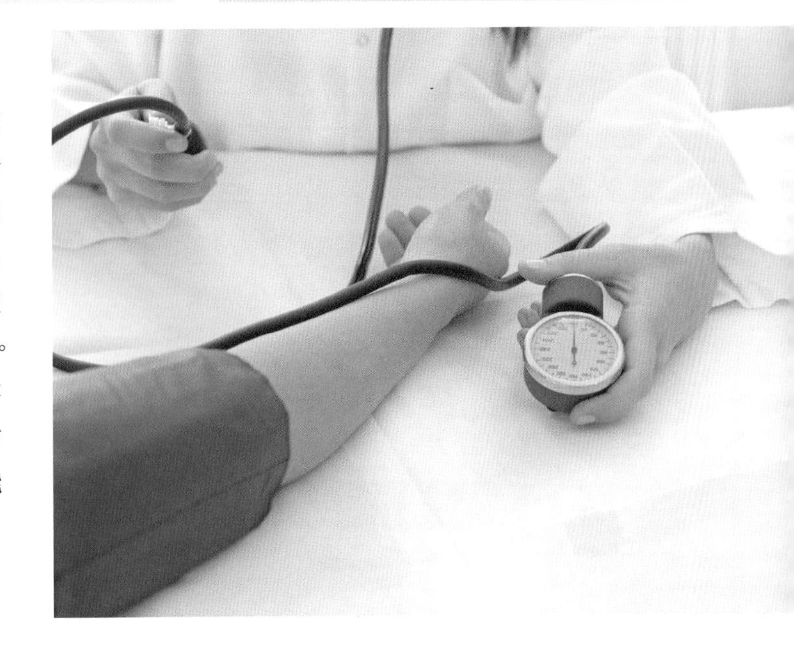

腹膜炎

腹部各器官外包裹着一層膜，就是腹膜，起到保護腹腔內臟的作用。腹膜炎大多數由腹腔內其他器官感染連累而起，如闌尾炎、膽囊炎、流產後感染、胰腺炎等都可引起腹膜炎。大腸桿菌、葡萄球菌是引起腹膜感染的主要病菌。結核和性病也可引起腹膜炎。腹膜炎治療不及時可引起休克、死亡。

主要症狀

腹痛、嘔吐、發熱

腹膜炎病變面積較小的時候，就會出現噁心、嘔吐、發熱、腹脹等早期症狀。發病部位有劇烈的疼痛，呈持續性。深呼吸、咳嗽、轉動身體都可加劇疼痛。病情加重後，腹痛加劇，原發部位疼痛最嚴重。

自我保健

● 如果懷疑患了闌尾炎、胃十二指腸潰瘍等，要及時治療，預防引起腹膜炎。流產後要特別注意衛生，並要遵醫囑服用抗生素，避免發生流產後感染，流產後感染容易引起腹膜炎。

治療

手術治療

患有腹膜炎必須馬上住院，通過手術治療。手術要先清除腹膜內的污染物、瘀血等，然後進行抗炎治療，需要使用抗生素。在治療期間需要通過輸液補充水份和營養。如果是結核引起的腹膜炎，可能需要長期使用抗生素。

手術後要保證腹部溫暖，不要着涼，這樣有利於血液循環、藥物吸收。另外不要吃容易產生氣體的豆類食品、牛奶製品以及難消化的油膩食品等。

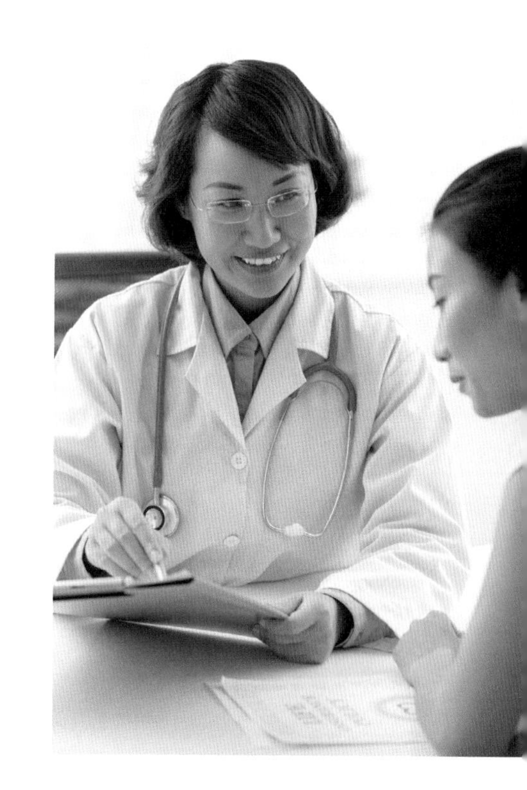

腸梗阻

腸梗阻就是腸道堵塞了，堵塞之後，腸管無法蠕動，腸內容物無法通過，會出現反流、腸管壞死等，由此可導致一些不適症狀。手術後發生的腸黏連、蛔蟲、腸道腫瘤、腸套疊都可引起腸梗阻。另外，剛做完手術會出現短暫的腸道麻痹狀態，這時也可能發生腸梗阻。嬰幼兒、兒童則容易因腸套疊引起腸梗阻。

主要症狀

嘔吐、腹痛

如果患了腸梗阻，會持續嘔吐，剛開始的嘔吐物為胃的內容物，胃內容物吐完後就是腸內容物，這時的嘔吐物像消化不全的糞便。梗阻的部位越靠近直腸，吐出的物質越像糞便。同時會出現腹痛、腹脹症狀，還會全身疼痛。

治療

灌腸、手術

腸梗阻容易引起腹膜炎，還可能導致休克，應該馬上去醫院治療。如果病情較輕，可以用空氣灌腸、溫水敷腹部、吸管抽出腸內容物等方法治療。如果病情嚴重需要手術清除腸內堵塞部份。在治療期間需要禁食，減輕腸道壓力。兒童如果患腸套疊，會伴有陣發性哭鬧、嘔吐、便血、全身無力等，必須馬上去醫院。

自我保健

● 飲食不規律會引起腸道功能紊亂，從而會引起腸梗阻，特別是兒童腸梗阻多數和飲食習慣不良相關。日常應該注意規律飲食，不暴飲暴食，不冷熱不忌。

● 葛根可提高腸功能，還可緩解痙攣，常食用葛根有助於預防腸梗阻。可以用開水沖泡葛根粉飲用，也可以喝用葛根熬的湯。

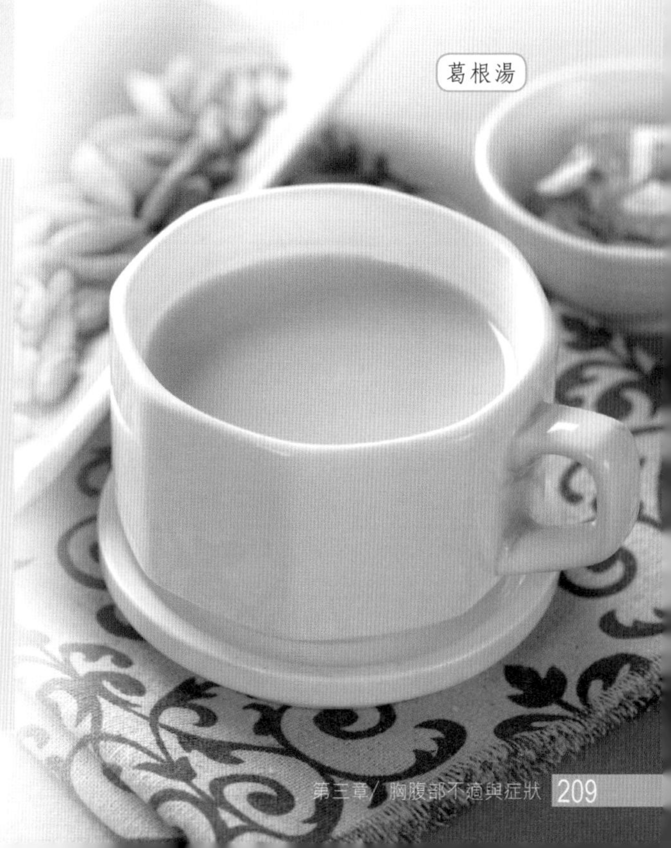
葛根湯

反覆嘔吐

嘔吐是胃部周圍的肌肉突然收縮，把胃裏的東西擠壓了出來。反覆嘔吐時，如果是妊娠期女性，這是妊娠反應的一部份。也可能是消化系統疾病、飲酒過量、服用藥品和補品所致。也有一部份反覆嘔吐，是危急病症的症狀，應立即就醫。

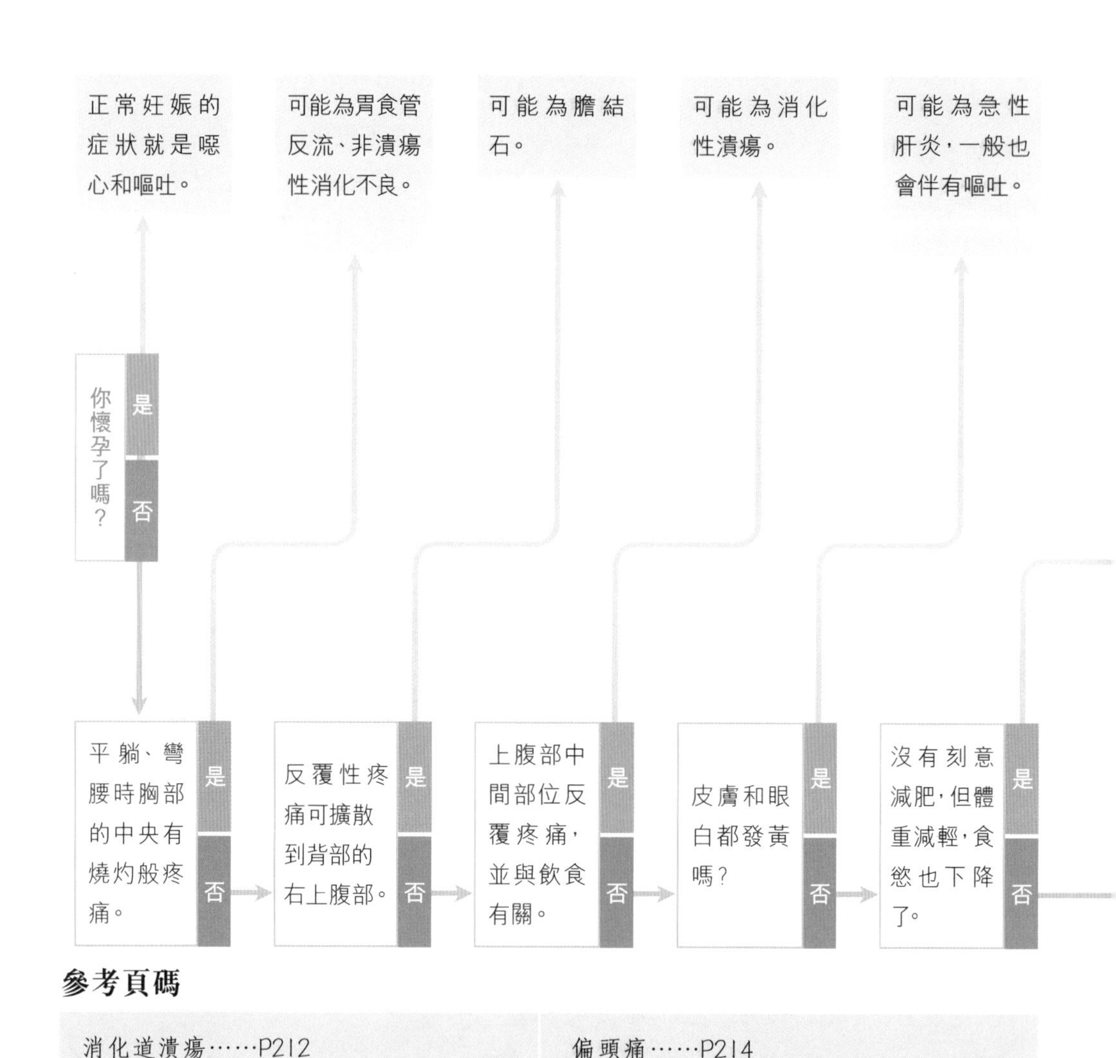

參考頁碼

消化道潰瘍……P212	偏頭痛……P214
胃食管反流……P213	膽結石……P246
硬腦膜下出血……P213	急性肝炎……P385

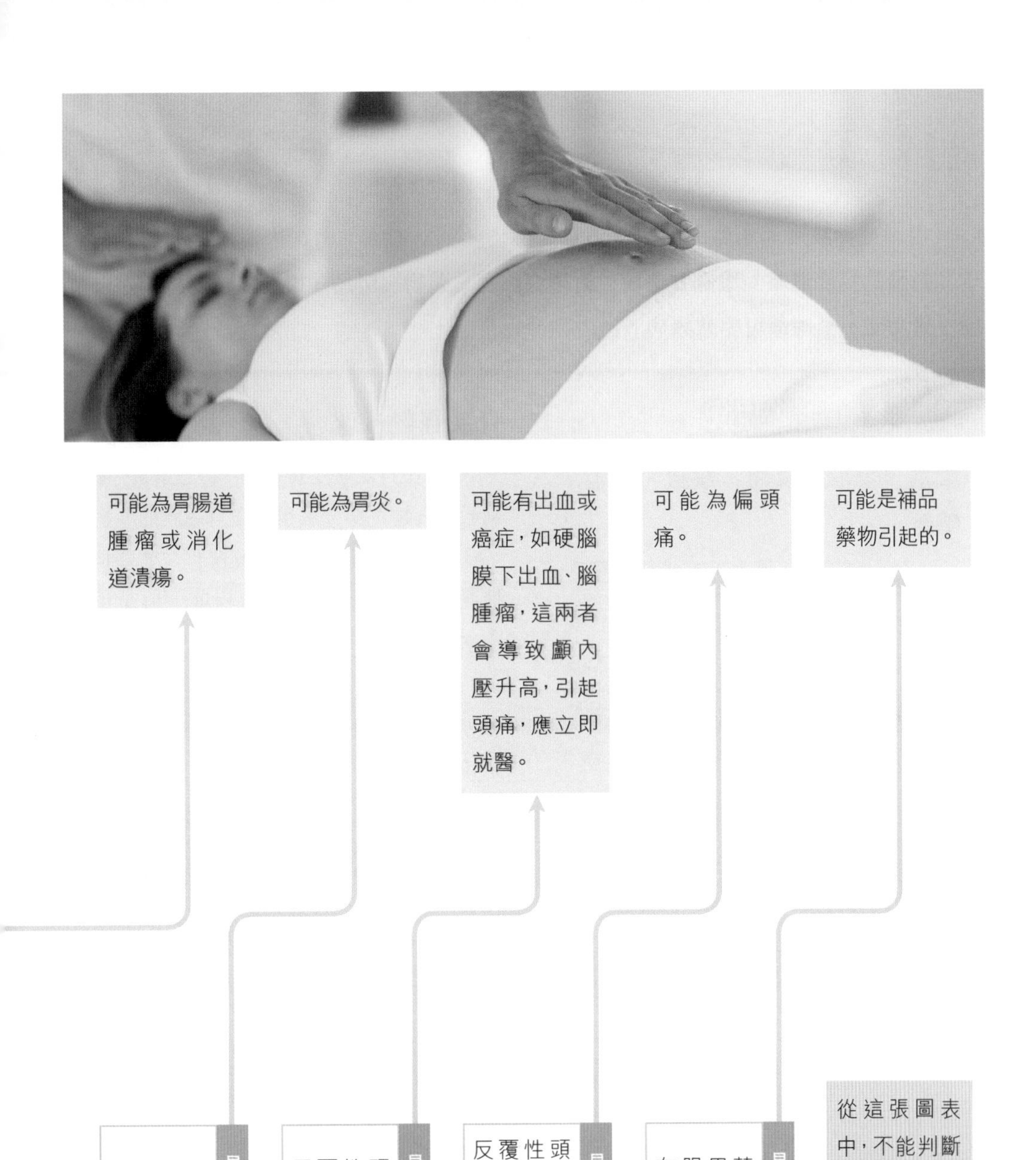

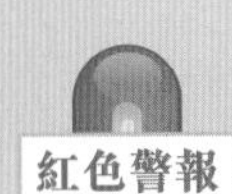

當皮膚和眼白都發黃，並伴有肝區痛、肝大，或者肝區有壓痛和叩痛時，應立即就醫。有反覆性頭痛、嘔吐，但不噁心時，也要立即就醫。若消化道潰瘍的潰瘍面突然穿破，即為穿孔，就會頓覺劇烈腹痛，難以忍受，屬於急腹症，應立即就醫。

消化道潰瘍

皮膚或黏膜表面組織的局部創傷日久不癒，稱為潰瘍。消化道潰瘍主要指在胃和十二指腸的慢性潰瘍。遺傳、環境、情緒、飲食、藥物、吸煙，以及幽門螺桿菌、肺氣腫、腎功能不全等都可導致該病。

主要症狀

腹痛、燒心、反酸、噯氣、噁心、嘔吐

消化道潰瘍的腹痛較有規律，胃潰瘍常在進食後 0.5~1 個小時，劍突下正中或偏左的部位痛，1~2 小時後疼痛緩解，再進食時，疼痛又出現了。十二指腸潰瘍的患者是在飢餓或空腹時腹痛，部位在劍突下正中或上腹偏右。另外，燒心、反酸、噯氣、噁心、嘔吐也是消化道潰瘍的常見症狀。如果消化道有出血時，還會有柏油樣黑便。胃出血大時，會嘔血。

治療

首選抑制胃酸分泌的藥物

治療首選抑制胃酸分泌的藥物，同時要用胃黏膜保護劑，如硫糖鋁等。如果腹痛症狀明顯，可在醫生建議下使用奧美拉唑等抗酸藥。因為幽門螺桿菌也會導致消化道潰瘍，治療上醫生會根據實際情況使用抗生素。

自我保健

● 堅持定時定量進餐，切忌暴食，不吃刺激性食物，避免服用刺激胃黏膜的藥物。

● 若消化道潰瘍反覆發作，應堅持吃抑制胃酸的藥，可在一定程度上避免消化道潰瘍復發。

● 若有體重下降、食慾下降、黑便、打嗝、便血等症狀，要及時檢查，防止癌變，尤其是 40 歲以上的人。

● 保持情緒穩定，避免緊張情緒，也要注意勞逸結合。

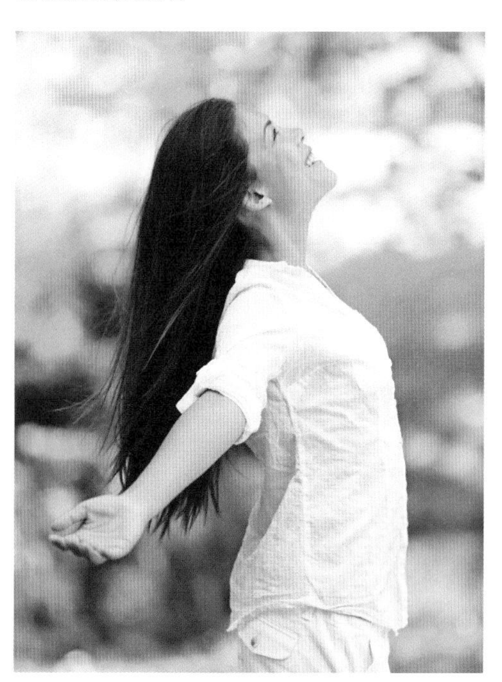

胃食管反流

食管通過賁門與胃相連，當賁門鬆了，進入胃的食物和胃酸等會反流入食管，就是胃食管反流。胃食管反流與不良飲食與生活習慣有直接關係，如飲食高脂肪、高熱量食物，暴飲暴食、過量飲酒、睡眠少、肥胖都會加重此病。

主要症狀

反酸燒心、嘔吐、噯氣

最典型症狀是反酸燒心，有時甚至能感到有東西反到口腔裏，引起嘔吐。當胃酸刺激嘸喉時，嘸喉部會有異物感，吞嘸困難。也有一部份人會感到胸骨後燒灼感或疼痛。

治療

控制胃酸

治療主要是用藥物控制胃酸，減少反流物的酸性，降低腐蝕性，對食管的刺激降低。胃食管反流是一個慢性病，容易復發，在治療上應按需治療，反流嚴重時，就吃幾天藥，當症狀緩解時，便可停藥。具體情況請遵醫囑。

硬腦膜下出血

覆蓋大腦的硬膜與顱骨之間的部位有出血時，即為硬腦膜下出血。一般因顱腦外傷引起，可能是很輕微的外傷或發生在很久以前的外傷。另外，劇烈咳嗽、酒精中毒、癲癇、糖尿病、血管本身病變、凝血功能障礙等因素也會導致該病。老年男性為高發人群。

主要症狀

嘔吐、頭痛、記憶與認知功能下降、行動緩慢

發生硬腦膜下出血時，一般症狀有頭痛、嘔吐，頸強直，一側肢體無力或麻木，失去協調與平衡能力。60 歲以上的人群多表現為偏癱，出現精神症狀如人格改變，認知障礙如記憶力、意識水平下降，認知功能障礙等；60 歲以下的人群以頭痛最為常見。

治療

視血腫大小決定治療方法

治療方案應取決於出血引起的血腫大小，若血腫塊很小時，血塊會被身體吸收，醫生會監控血腫，並採取相應的康復治療。若出血多，血腫塊大，就要通過手術來清除血塊。

偏頭痛

偏頭痛一般是搏動痛，隨着頭部動脈血管的收縮與擴張疼痛緩解又增強。病因目前尚不明確，但大部份偏頭痛的患者都有家族病史，所以，不排除該病的遺傳傾向。同時，內分泌與機體代謝失調、飲食不健康、精神壓力大、過勞、睡眠不良等也可引發該病。另外，女性偏頭痛在月經期容易發作，在妊娠期與絕經後發作減少或停止。

主要症狀

頭部一側搏動性疼痛、嘔吐

偏頭痛都是在頭部一側出現疼痛，剛開始時疼痛較輕微，之後逐漸加重。嚴重的時候會出現嘔吐、眼前發黑、知覺異常、語言障礙、怕光、視線模糊等症狀。大多數患者在嘔吐之後頭痛可有緩解。不同患者偏頭痛持續時間不同，有的幾個小時後就會緩解，有的要持續一兩天才會慢慢消失。

治療

睡覺、鎮痛劑鎮痛

出現偏頭痛後，如果能好好睡一覺，頭痛就會停止。建議在頭痛剛出現的時候就去睡覺，如果頭痛已經比較劇烈了，可能就很難睡着了，越想睡覺越睡不着。頭痛劇烈的時候最好服用鎮痛劑。之後待在安靜、光線偏暗的地方充份休息。

自我保健

● 有些食物會加重偏頭痛，要避免食用，包括咖啡、煙、酒、巧克力、脂肪、橙汁、番茄、洋葱等。

● 用水果片敷太陽穴或者用手指用力滑動按摩疼痛部位，一定程度上能緩解偏頭痛，可以試試。另外還可以嘗試用布帶繞着頭圍緊緊束住，也可緩解偏頭痛。

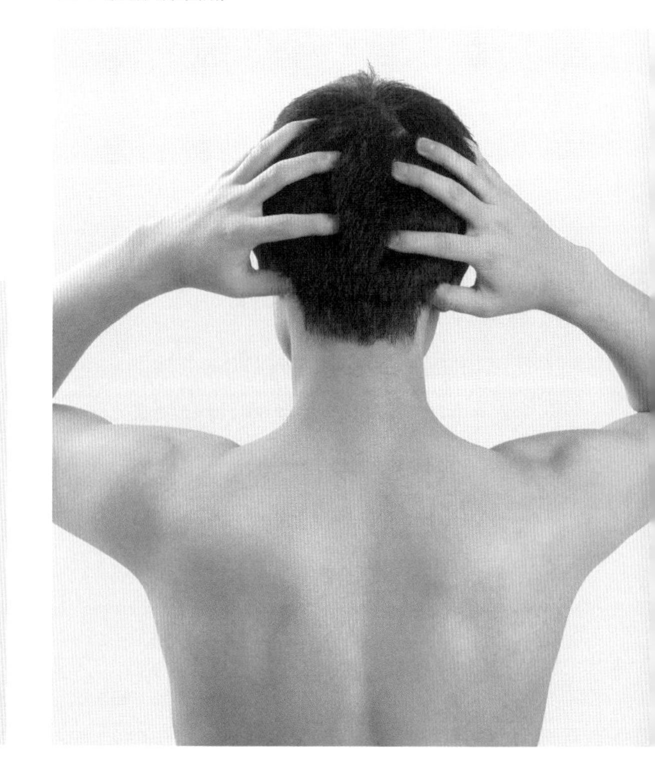

糞便顏色異常

糞便的顏色可以部份反映消化道的健康狀況，每次排便後，應該養成看一看糞便顏色的習慣。如果偶爾出現排便顏色變化，可能與攝入的食物、藥物有關，如果持續幾天都是如此，就應該到醫院檢查，特別是當糞便呈現白色或者黑色時更要重視。

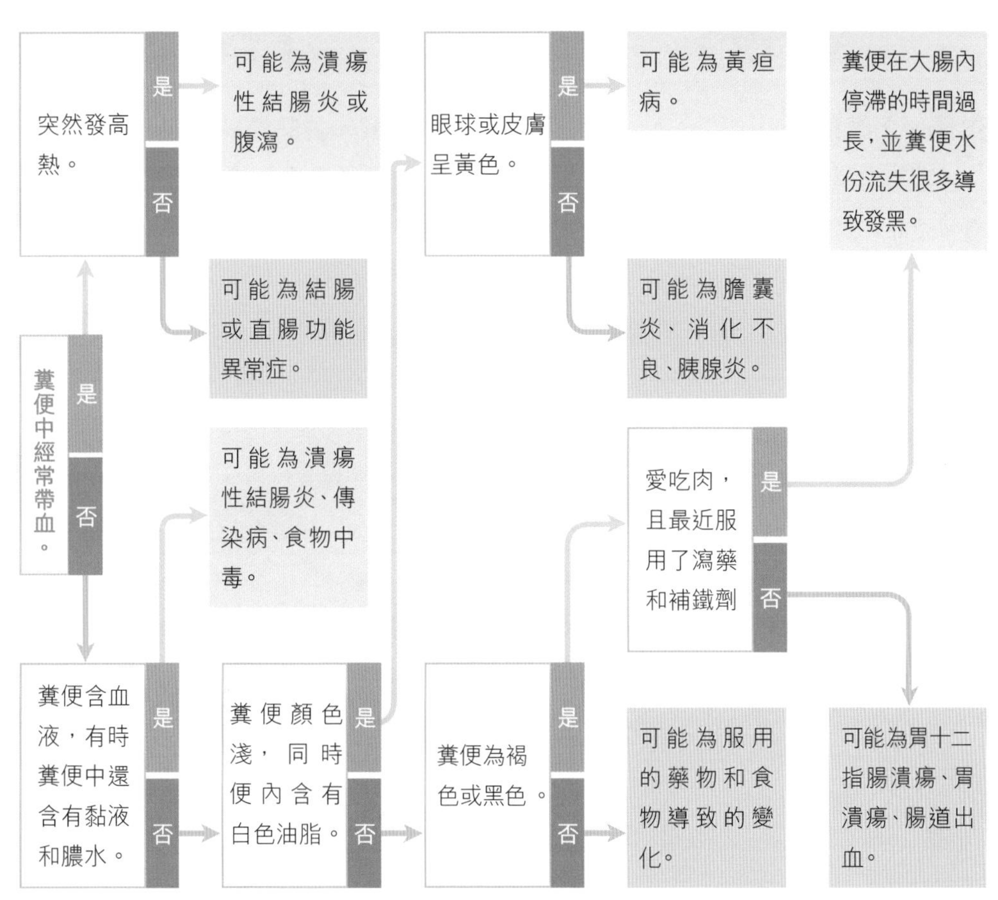

參考頁碼

黃疸……P81
膽囊炎……P182
胃十二指腸潰瘍……P190
急性胰腺炎……P198
胃潰瘍……P216
潰瘍性結腸炎……P217
腹瀉……P228
食物中毒……P232

胃潰瘍

胃潰瘍主要是因為胃酸分泌過多導致的，另外幽門螺桿菌感染也是重要原因。平時飲食不規律、長期攝入刺激性食物都是致病因素。而長期服用某些藥物如阿斯匹靈、激素、抗腫瘤藥等也可引起該病。還有研究表明胃潰瘍與長期的精神壓力和家族遺傳有關。

主要症狀

血便、上腹疼痛

患胃潰瘍時，胃黏膜病變和口腔潰瘍時口腔黏膜病變差不多，胃黏膜會出現糜爛或潰爛，這會引起疼痛。不過，這種疼痛多為隱痛、鈍痛或脹痛感，也可能是燒灼痛。疼痛主要集中在胸口或者左右肋骨下方，一般出現在空腹狀態下，尤其以凌晨一兩點疼痛最為劇烈。疼痛持續一兩小時後逐漸緩解，下餐進食後重覆出現。胸腹痛的同時還可伴有噁心、嘔吐、便秘等症狀。如果病情嚴重就會出現便血。

治療

藥物治療、放鬆精神

胃潰瘍病情發展嚴重可造成胃穿孔、幽門狹窄等症狀，應該盡早治療。平時應該注意放鬆心情，並養成健康的飲食習慣，最好少吃多餐，少吃刺激性食物，過熱、過涼、辛辣都不吃。進食時要細嚼慢嚥。如果出現便血，還需要禁食一兩天，讓胃黏膜休息、恢復。解禁後，開始的時候要食用高蛋白、高能量的食物，慢慢再恢復正常飲食。

自我保健

● 馬鈴薯粉有助於保護胃黏膜。將馬鈴薯粉用溫開水沖泡成糊喝下，每天喝三四次，有助緩解胃潰瘍。沖泡馬鈴薯澱粉要用溫開水，不能用溫度較高的水。水溫太高容易導致澱粉結塊。不想喝馬鈴薯粉糊，也可多吃馬鈴薯，水煮馬鈴薯也行，效果都不錯。

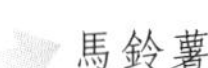
馬鈴薯

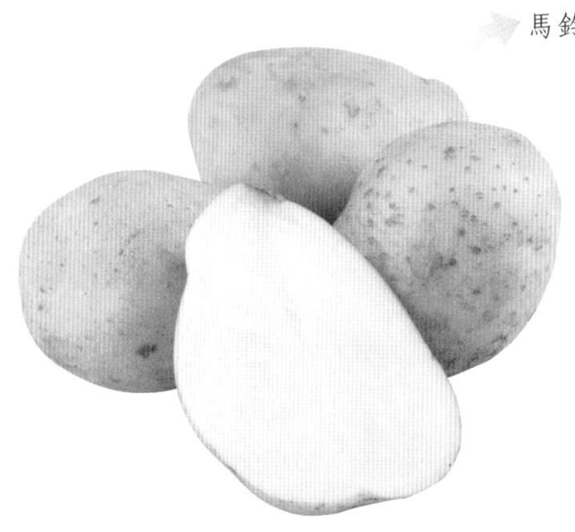

潰瘍性結腸炎

當大腸黏膜及黏膜下層發生糜爛或者潰爛時，就是潰瘍性結腸炎，它是大腸免疫功能紊亂的一種表現。目前還沒發現具體致病原因，可能與遺傳、性格、環境、過敏反應都有關係，另外副交感神經異常，或者精神壓力太大也可能引發該病。

主要症狀

發熱、腹瀉、糞便帶血

如果患有潰瘍性結腸炎，會突然腹瀉，排出的糞便帶有血。時間稍長，會發高熱，並且糞便中除了血液還會含有黏液、膿水等，同時有排不盡的感覺，排便的同時會出現下腹痛。這種症狀持續出現可引起貧血、便秘、體重下降等症狀。

治療

藥物治療、調節飲食、精神

潰瘍性結腸炎長期治療不力，還可能導致大腸破裂、大腸狹窄等問題，如果持續多年則可能發生癌變，所以，應該積極治療。可以應用抑制免疫反應的藥物和消除大腸炎症的藥物。此外，就是要調節飲食和精神狀況，盡量學會減壓，多嘗試一些方法，讓自己放鬆一些。飲食方面要注意多補充水份，吃高營養的食物，並且要少吃多餐，食物要柔軟、精細。粗纖維食物要少吃，油膩、生冷、辛辣等刺激性食品不吃，牛奶也不能喝。

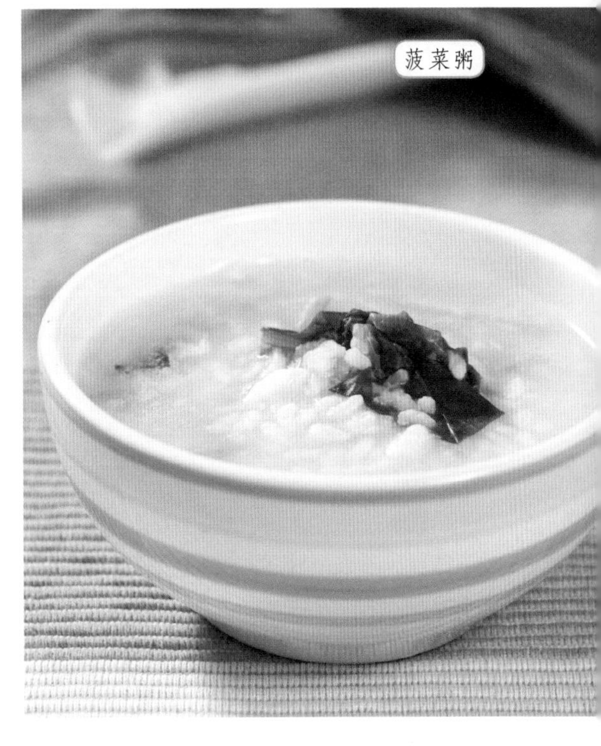
菠菜粥

自我保健

● 頻繁腹瀉會損傷肛門周圍皮膚及黏膜，建議每次排便後要用溫水清洗肛門，充份晾乾或者用吹風筒吹乾。

● 常喝菠菜粥、用大葱根部泡茶或者煮水喝，可幫助補充能力，改善體質，並預防腸道疾病。菠菜煮粥前洗淨，焯下水，然後剁碎，加入已經煮開的粥中，煮至米粒爛熟即可。

便秘

便秘是指糞便乾結、排便困難，常伴有排便耗時長、不規律、排便次數少，甚至三四天不排便等問題。一般與不良的排便和飲食習慣、情緒緊張、疾病等有關。長期便秘可導致痔瘡、直腸癌、肛裂等問題，應該重視。

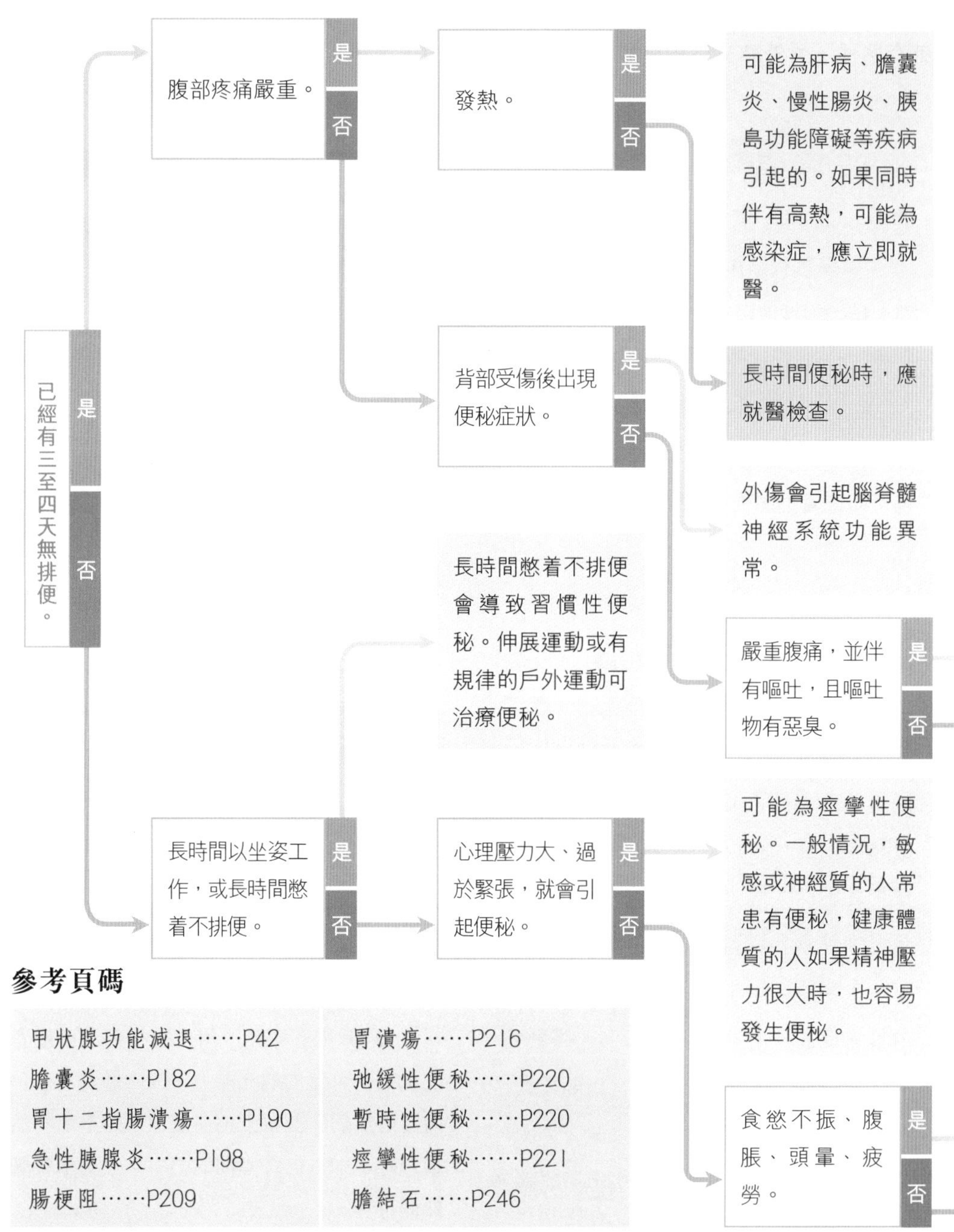

參考頁碼

甲狀腺功能減退……P42
膽囊炎……P182
胃十二指腸潰瘍……P190
急性胰腺炎……P198
腸梗阻……P209
胃潰瘍……P216
弛緩性便秘……P220
暫時性便秘……P220
痙攣性便秘……P221
膽結石……P246

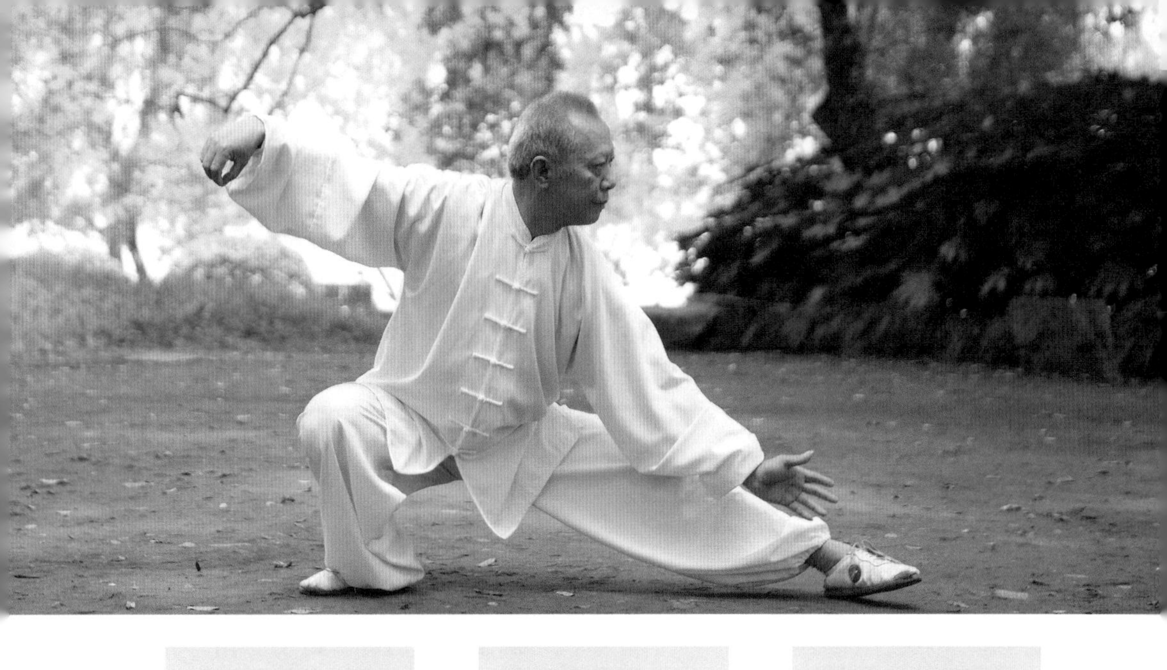

可能為腸梗阻，應立即就醫。

腹部膨脹感嚴重。

是

在起身站立時，有下腹水腫症狀，可能為腹水症。感到腸內有氣體，也應就醫檢查。

否

腹痛，排便後疼痛消失。

是

可能為痙攣性便秘、膽結石、胃潰瘍、十二指腸潰瘍、胰腺炎、婦科疾病，應立即就醫。

否

常偏食或者平時喝水很少，都會引起便秘。另外，慢性疲勞、精神壓力或情緒過度緊張也可導致便秘。若有持續便秘，應接受檢查。

可能為甲狀腺功能減退導致的黏液性水腫。

中老年人如果便秘，可能為腸功能衰退導致的，按摩、輕微的運動可緩解症狀。

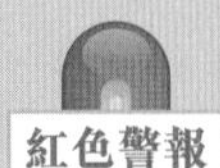

如果腹痛嚴重，並伴有嘔吐，或嘔吐物有糞便氣味，可能為腸梗阻。如果發熱、腹痛時並伴有便秘症狀，可能為膽囊、肝臟或胰腺疾病；如果發高熱，可能為感染症。有以上各種情況時，應立即就醫。

弛緩性便秘

弛緩性便秘屬於功能性便秘，主要原因為促進腸蠕動的肌肉衰弱、張力低下、無力，導致大腸蠕動緩慢，這是身體因素引起的。體質強弱會影響大腸的蠕動功能，體質弱容易便秘，衰老、貧血、缺鈣、缺鉀、緊張都會引起弛緩性便秘。另外胃下垂、內臟下垂、低血壓也可引起弛緩性便秘。

主要症狀

排便困難、便不盡

如果患有弛緩性便秘，腸道蠕動慢，腹部會積累較多的食物殘渣和氣體，所以常常有腹脹的感覺，排氣也多。可能兩三天都不排便。排便時會感覺無力，有物排不出、排不盡的感覺。腹部的不適感會讓患者精神差、食慾差、腹痛等，如果是女性會出現臉色差，皮膚長痘、黑斑等症狀。

治療

刺激大腸蠕動

促進大腸蠕動就能緩解便秘症狀。平時要多運動，還要多順時針按摩腹部，順時針按摩幫助結腸內容物向排便口移動。另外可給予一些強烈刺激，早上起床後喝少量鹽涼水、冷牛奶、汽水、啤酒、果汁等，可促進排便。

暫時性便秘

暫時性便秘一般是由環境變化、心境變化或者生活習慣的突然改變引起的，如出門旅行時生活規律被打亂、飲食結構改變、喝水少等，另外，頻繁更換工作、居住環境、心理壓力大等，都可引起暫時性便秘。

主要症狀

排便規律改變、糞便乾結

暫時性便秘會使排便規律改變，如在慣常的時間沒有便意。當有便意時，排便又困難，排出的糞便往往乾結、粗硬。粗糙的糞便有可能會劃破直腸黏膜而導致糞便表面帶血。另外因為規律改變、排便不暢，患暫時性便秘的患者會感覺很痛苦、煩躁。

治療

恢復生活規律、適應環境

患暫時性便秘，只要恢復生活規律、飲食規律，環境也適應了，就能及時痊癒。最好每天定點排便，不要忍便。飲食要增加粗糧、粗纖維蔬菜、水果等，促進腸蠕動、增加食物殘渣，都有利於促進痊癒。另外，多運動，散步、拉伸、按摩腹部都能緩解便秘。如果有壓力、緊張，要盡快讓自己適應新環境，放鬆下來。

痙攣性便秘

痙攣性便秘是因為大腸黏膜過敏引起的。過敏發生時，腸道會急劇收縮，這時候腸道內容物無法及時通過，自然無法進入直腸，這樣便秘就發生了。很多因素容易導致腸道易受刺激出現痙攣，十二指腸潰瘍、闌尾炎、膽囊疾病、急性胰腺炎、副交感神經興奮、腸壁炎症、腸潰瘍等都可能是原因。

主要症狀

腹痛、腹脹、頭痛、便量少

如果患有痙攣性便秘，大量的腸內容物不向下運動，都聚集在大腸內，會引起比較長時間的腹脹，也會引起腹部痙攣，所以也會伴有腹痛，腹痛往往在剛吃完飯的時候發生。此外還會引發頭痛。但是每次排便只能排出又硬又小的細條狀糞便，便量很少。

治療

減少腸道刺激、建立排便規律

如果患了痙攣性便秘，要注意減少對腸道的刺激，不要濫服瀉藥，不要吃刺激性食品，包括煙酒、咖啡、咖喱、濃茶等，以免刺激腸痙攣。粗纖維食物對痙攣性便秘患者來說也是刺激性食物，因此不能吃得太硬、太粗。吃蔬菜、水果時最好打成汁。細糧更適合痙攣性便秘患者，適合吃的食物有米飯、麵條、白麵包、雞肉、肥肉、魚、熱牛奶等。

便秘嚴重、無法排出時，可以用瀉藥。但是要看醫生，請醫生開藥，並控制用藥，一旦通便馬上停用。不要擅自、經常性用瀉藥。

自我保健

● 便秘患者大腸中普遍乾燥，乾燥更加重便秘。所以一定要多喝水，每天至少 8 杯，多喝水可增加內容物濕度，有利於緩解便秘。不喜歡喝水就多喝果汁、蔬菜汁。

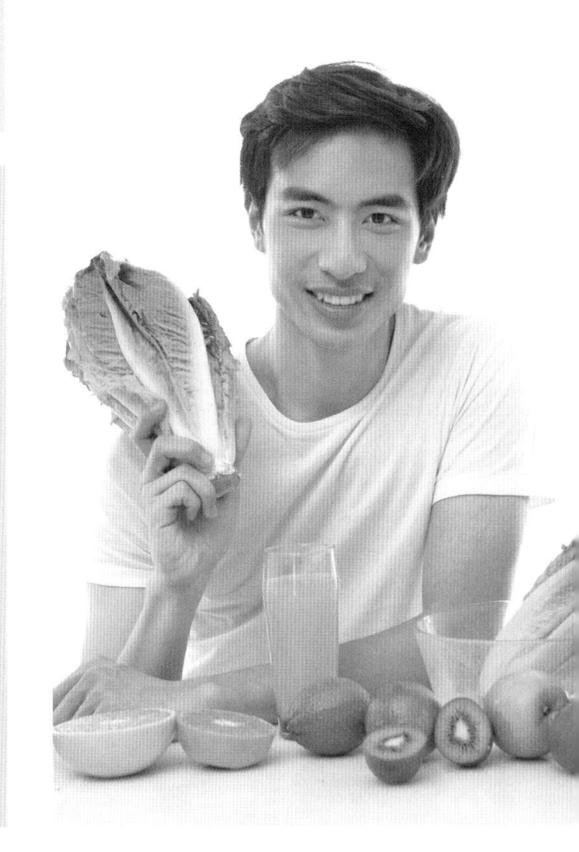

肛周癢痛

肛周皮膚、黏膜經常受糞便刺激，如果排便不正常，肛周就容易出問題。另外坐着的時間長了，直腸受壓迫較大，肛周皮膚出現異常，又疼又癢也很多見。平常要注意飲食合理，多運動，不要長時間坐着，減少對肛周的刺激。如果肛周出現問題，應及時就醫，不要諱疾忌醫。

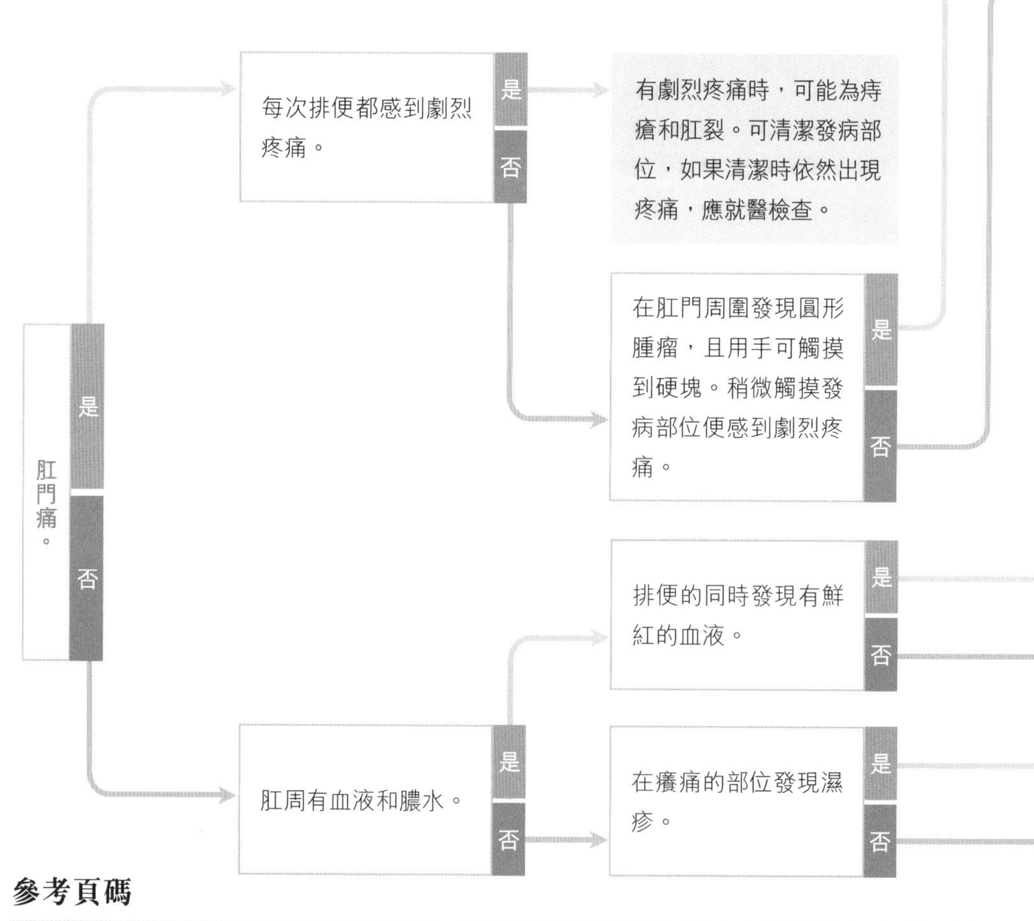

參考頁碼

濕疹……P58
潰瘍性結腸炎……P217
肛裂……P224
肛門瘙癢症……P225
直腸癌……P225
肛周膿腫……P226
痔瘡……P227
膽結石……P246

如果不伴有其他症狀，可能為痔瘡。如果肛門很乾淨，仍然有嚴重的癢痛感，就應接受檢查。如果出血不止，應考慮為嚴重的疾病，應立即就醫。

可能為痔瘡向外突出的絞窄性痔。先用溫水輕擦突出體外的痔瘡，再用手將其推入肛門內。如果突起部位不收縮，應就醫檢查。

肛門腫脹並伴有疼痛。

是

否

如果有發熱、水腫、疼痛等症狀，可能為肛門周圍膿腫。

排便後有疼痛感，且排便後感覺沒有排盡。

是

否

在排便 2~3 小時後，感到肛周疼痛劇烈，可能為肛裂；在肛門上發現突起物時，可能為痔瘡；當排便後感覺沒有排盡時，可能為直腸癌，應就醫檢查。

內褲上沾有膿水或血液。

是

否

可能為血栓性外痔核，日常生活中用溫水坐浴，可減輕疼痛。如果有劇烈的疼痛時，應就醫檢查。

可能為蕁麻疹或濕疹。分泌物可引起肛門癢痛。

可能為腫瘤。

肛門不乾淨時，會引起癢痛。如果癢痛持續一段時間了，可能為內臟疾病，應就醫檢查。如果女性肛門疼痛，可能是卵巢功能低下和分泌物引起的，也應就醫檢查。

會陰部或肛門周圍出現劇烈癢痛，晚間癢痛加重，可能為肛門瘙癢症。平時應注意保持肛門清潔與乾燥。

如果肛周有紅腫、疼痛，並伴有發熱，可能為肛門周圍膿腫。如果肛門有突起的感覺，並滲出鮮紅的血，可能為嚴重的痔核或脫肛。如果常有血便，並總伴有排不盡便的感覺，可能為直腸癌。有以上情況時，應立即就醫。

肛裂

肛裂是肛管組織裂開，形成潰瘍，反覆發作的疾病。糞便乾結，對肛門皮膚黏膜摩擦、拉扯太嚴重等都會造成肛裂。另外，如果長期腹瀉，糞便中的強腐蝕性物質也會刺激黏膜、皮膚，引起肛裂。若本身患有肛門疾病，如脫肛症、息肉、肛門瘙癢症，以及肛門手術後、妊娠期女性等，都容易患肛裂。

主要症狀

糞便表面帶血、排便疼痛

如果患了肛裂，排便的時候肛門括約肌擴張，黏膜、皮膚會破裂，排出的糞便表面就會帶血，也會引起肛門疼痛感。疼痛感可在排便瞬間出現，也有的是在便後兩三小時後出現，有時候疼痛可擴散至大腿部、尾骨以及膀胱。肛裂患者一般都有便秘症狀，便秘又會加重肛裂。

治療

藥物治療、預防便秘、腹瀉

程度不嚴重的肛裂，可以用藥物控制或者直至痊癒。局部塗抹促進傷口癒合、表皮重生的藥物即可。用藥同時最重要的是注意減少刺激，應該認真解決便秘，使用軟化糞便、促進消化的藥物，避免排出太過乾結或者帶有刺激性物質的糞便，減小對肛門的刺激。如果肛裂疼痛嚴重，可以使用麻醉劑，可以注射或者外用塗抹患處，能減輕疼痛。如果肛裂頻繁復發、疼痛嚴重，建議手術治療。

自我保健

● 注意肛門清潔，排便後應用溫水沖洗乾淨。條件不允許，應該用柔軟的紙張或者濕巾揩乾淨，避免用硬質紙張反覆擦拭。每天最好能用 40℃溫水坐浴，促進血液循環。

● 用木耳和花生紅衣熬湯，經常飲用，有利止血並緩解疼痛。另外把三白草葉子搗碎敷在肛門周圍也可止血、止痛。

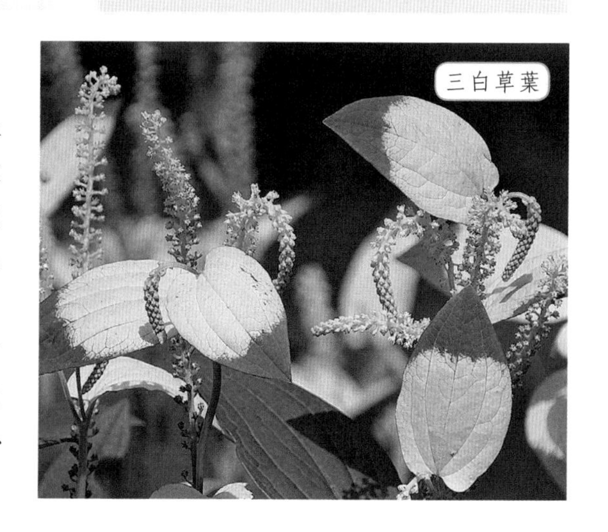
三白草葉

肛門瘙癢症

肛門瘙癢症很難找出確切的病因，食品刺激、真菌感染、寄生蟲、壓力大都可能引起肛門瘙癢症。另外，有些疾病如糖尿病、痔瘡都可能會伴有肛門瘙癢症狀。

主要症狀

肛門瘙癢

患有肛門瘙癢症時，肛門周圍和外陰部會出現嚴重的陣發性瘙癢。晚上、安靜時候瘙癢感更嚴重。當食用辛辣、刺激性食物或者情緒變化劇烈、濕熱加重時，瘙癢加重，或伴有刺痛感、灼痛感。

治療

局部塗抹油脂、保持肛門周圍乾燥

肛門瘙癢會嚴重影響生活質量、睡眠質量，所以，即使沒有其他症狀，也應去醫院檢查，確定病因，對症治療。同時要每天清洗肛門、外陰周圍皮膚，並保持乾燥和衛生，減少細菌滋生可能。

自我保健

● 女性最好少穿丁字褲，丁字褲的細帶自會緊緊勒住肛門部位，影響其血液循環，很容易導致肛門不適。內褲宜寬鬆、舒適，並要每天換洗。

直腸癌

與肛門連接的一段腸道就是直腸，直腸癌就發生在這裏。直腸癌發病與遺傳因素、生活環境、飲食習慣有關，如長期攝入過多的蛋白質、肉類、辛辣食物，少食蔬菜、粗糧，患直腸癌的概率更高。

主要症狀

排便出血、排不盡、反覆腹瀉和便秘

患有直腸癌時，排便時就會出血，或者便中有膿有血，且伴有排不盡的感覺。腹瀉和便秘還會反覆、交替出現。另外，排出的糞便逐漸變細。也容易出現腹脹、下腹抽筋等不適感，也會出現進食困難。

治療

手術治療、放化療

如果發現糞便帶血，不應該想當然地認為是痔瘡，要盡早到醫院檢查，以免錯過最佳治療時間。發現直腸癌，必須盡快手術切除腫瘤，不同部位的腫瘤需要做的手術不同。

自我保健

● 堅持健康的飲食習慣，不要一味進食高蛋白、高脂肪食物。在日常飲食中，高蛋白、高脂肪食物最多只能佔到 1/4，蔬菜應該佔到飲食量最少 1/4，其餘的為主食。平時還要多吃水果。適量的蔬菜、水果是預防直腸癌必需的食物。

肛周膿腫

肛周膿腫是細菌感染所致，如血栓性痔瘡和肛裂在發生感染後就會引起肛周膿腫，感染先蔓延到肛腺，由肛腺再擴展到整個肛周。腸道細菌是導致本病的致病源頭。另外，直腸隱窩感染、潰瘍性結腸炎、克隆氏症、直腸癌也都會誘發肛周膿腫。

主要症狀

肛門周圍紅腫、疼痛、高熱

如果患了肛周膿腫，肛門周圍一圈會發紅、發腫，並伴有嚴重的疼痛感，只有膿腫潰破後，痛感才能減輕。肛周膿腫的另一症狀就是高熱，高熱可達 40℃，當膿腫腔比較深、比較大時，高熱的概率就大。同時也會伴有肛門周圍瘙癢、食慾不振、乏力、失眠等症狀。患者會吃不下、睡不着。

治療

手術切除、找到感染源

發生肛周膿腫，一定要就醫檢查，先找到感染源。如果感染源沒有找到，即使排出膿液或者切除膿腫，還會再發病。排出膿液或者切除膿腫後，要服用抗生素抗感染。肛門瘙癢的時候，建議不要摳撓肛門周圍，以免摳破膿腫，誘發嚴重感染，嚴重時會導致休克。

自我保健

● 不要經常坐着，多起來活動活動，有利於促進肛周血液循環，預防肛周疾病。

● 多坐硬質櫈子，少坐軟椅子。坐硬質櫈子的時候，坐骨會將肛周懸空，避免受壓，有利於其血液循環。

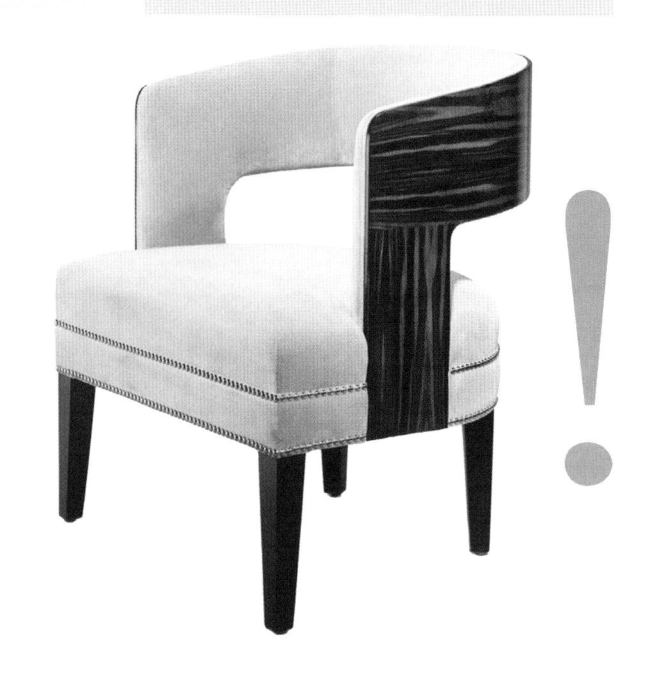

痔瘡

痔瘡本質上是靜脈曲張，是直腸靜脈曲張形成的。任何加大直腸靜脈壓力的因素都可引起痔瘡，如便秘、久坐不動、懷孕等。另外，腹壓上升、肝病、大量食用刺激性食品，也是引發痔瘡的主要原因。一般來説體質虛弱的人更容易患痔瘡。

主要症狀

便血、瘙癢、靜脈團脫出

如果患了痔瘡，早期多是便血，大便後出血，一般沒有疼痛感，只是感覺肛門墜脹或者排便困難。到了晚期，痔核也就是曲張的靜脈團體積增大了，容易在排便時被糞便擠壓脫出肛門外。初期時，靜脈團還可用手推回，但病情加重之後，就會形成嵌頓，脫出肛門外的靜脈團不能及時回位，此時就會有疼痛感。另外，如果痔核內形成血栓，也會引起疼痛。痔瘡患者的另一個症狀就是肛周瘙癢。

治療

局部塗抹藥物、預防便秘

患痔瘡後，應該積極治療，越早治療效果越好，藥物和日常調理就能達到很好的療效。可在肛門處塗抹治療痔瘡的藥膏，同時服用軟化糞便的藥物，預防便秘。也可用熱水坐浴、用花灑在肛門及其周圍沖淋熱水，以上方法有利於促進血液循環，使痔瘡痊癒。

若伴有發炎症狀，應服用消炎藥物。但是如果藥物療效不佳，病情較嚴重，就需要手術治療。不過手術治療之後也可能會復發，要加強預防。

自我保健

● 工作需要長時間坐着的人容易患痔瘡，平時應該注意多起來活動一下。

● 選合適的座椅，坐上去之後感覺不到肛門周圍被壓迫到了的最好，即使感受到很小的壓迫也不好。那種僅有一厘米左右厚度海綿的椅子特別不適合痔瘡患者。

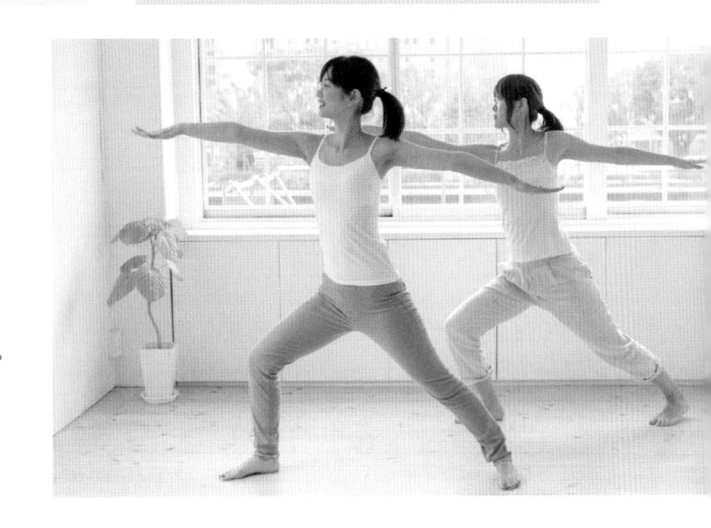

腹瀉

腹瀉後，糞便內含有大量水份、黏液，或帶有血液，腹瀉一般由細菌感染引起。另外，腸炎、傳染病、食物中毒、暴飲暴食、壓力大等也可引起腹瀉。

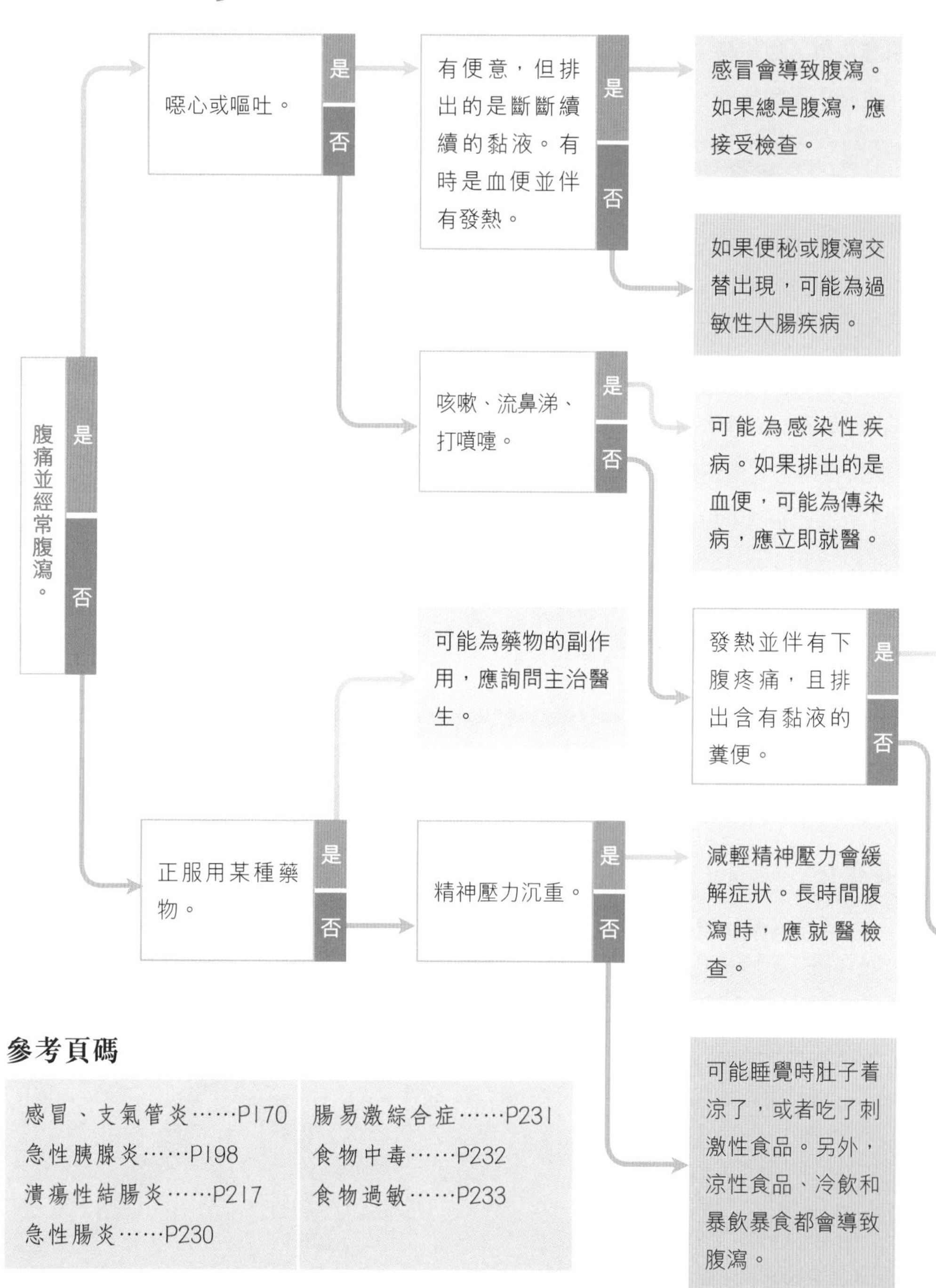

參考頁碼

感冒、支氣管炎……P170
急性胰腺炎……P198
潰瘍性結腸炎……P217
急性腸炎……P230
腸易激綜合症……P231
食物中毒……P232
食物過敏……P233

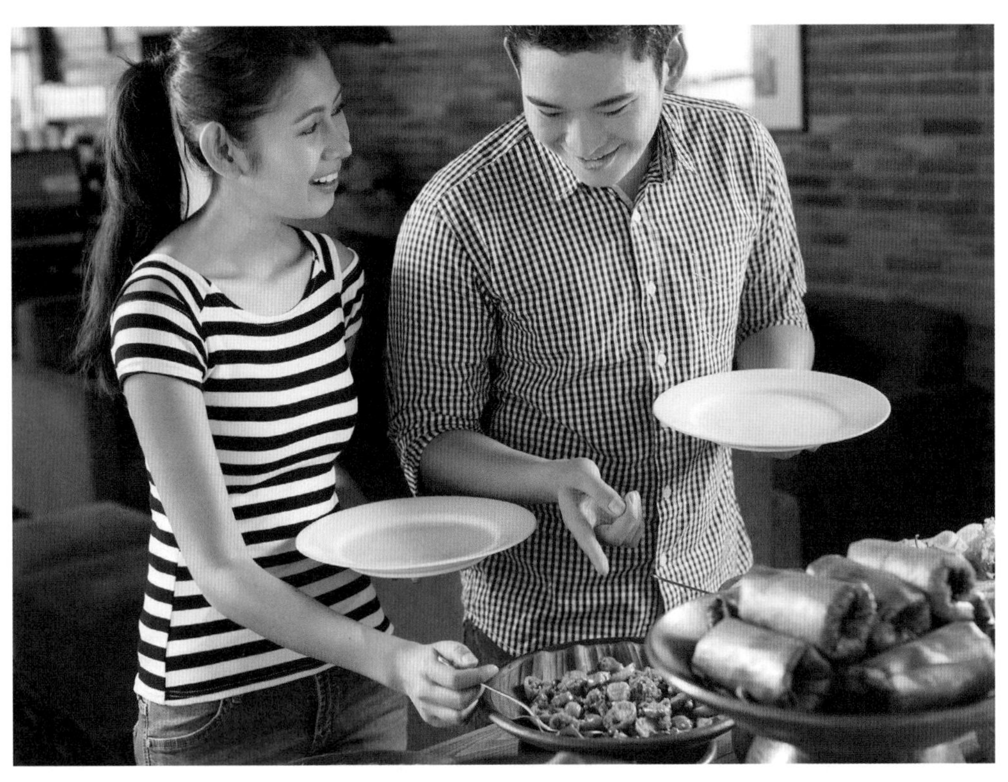

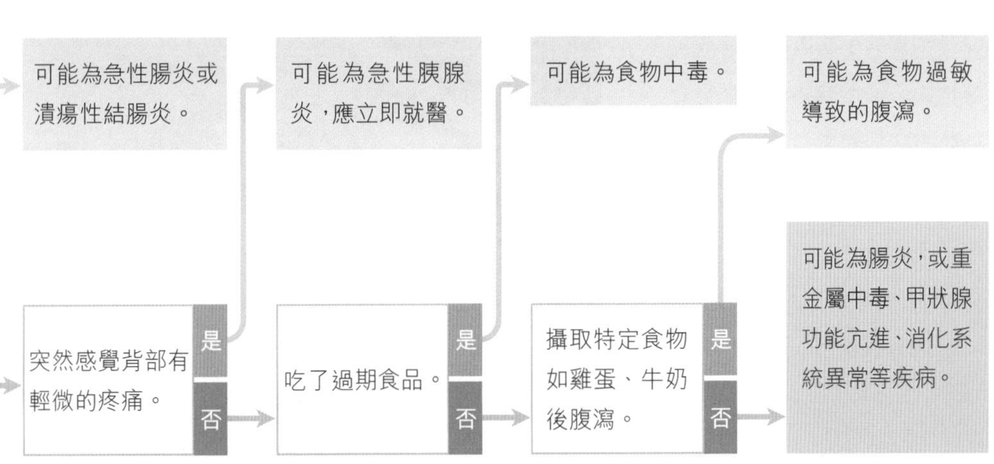

紅色警報

短時間內總是腹瀉，甚至排出血便，屬於緊急情況。有下腹疼痛，且排出黏液狀的斷斷續續的糞便，可能為潰瘍性結腸炎或急性腸炎。如果腹痛並伴有高熱，同時出現黏液或血便，可能為細菌性痢疾。如果腹部突然疼痛，可能為急性胰腺炎。如果便秘與腹瀉反覆交替出現，可能為過敏性大腸疾病。有以上幾種情況時，都應立即就醫。

急性腸炎

急性腸炎主要是因為受到了直接、大量、激烈的刺激引起的，如進食太多不易消化、寒涼、辛辣的食物，或者腹部着涼，都可引起急性腸炎。如果食用的東西變質了、帶有大量細菌或者被髒物污染了，更容易引起急性腸炎。

主要症狀

頻繁腹瀉、腹痛

患急性腸炎後，腹部會陣陣絞痛，並發出咕嚕咕嚕的聲音，這時候一般都需要上廁所排便。腹瀉過後，腹痛消失。過一會上述症狀又重複出現，視症狀輕重，每天腹瀉兩三次至十次以上。剛開始排出的糞便是水樣的，之後逐漸變成黏液性的，嚴重時帶血。如果急性腸炎比較嚴重，還會引起嘔吐、食慾不振、胸口疼痛甚至高熱等症狀。

治療

補液

患急性腸炎的時候，只要腸道內毒素排盡了，疾病就可以自然痊癒，所以不需要過多干涉。唯一要做的就是補液，要多喝水，最好口服補液鹽，預防脱水。

自我保健

● 患急性腸炎後腹痛嚴重，可以用熱水袋熱敷腹部，能有效緩解疼痛。另外要給腳保溫。

● 用淮山藥加大米熬成粥喝有提高腸功能的功效，腹瀉期間可以常喝。

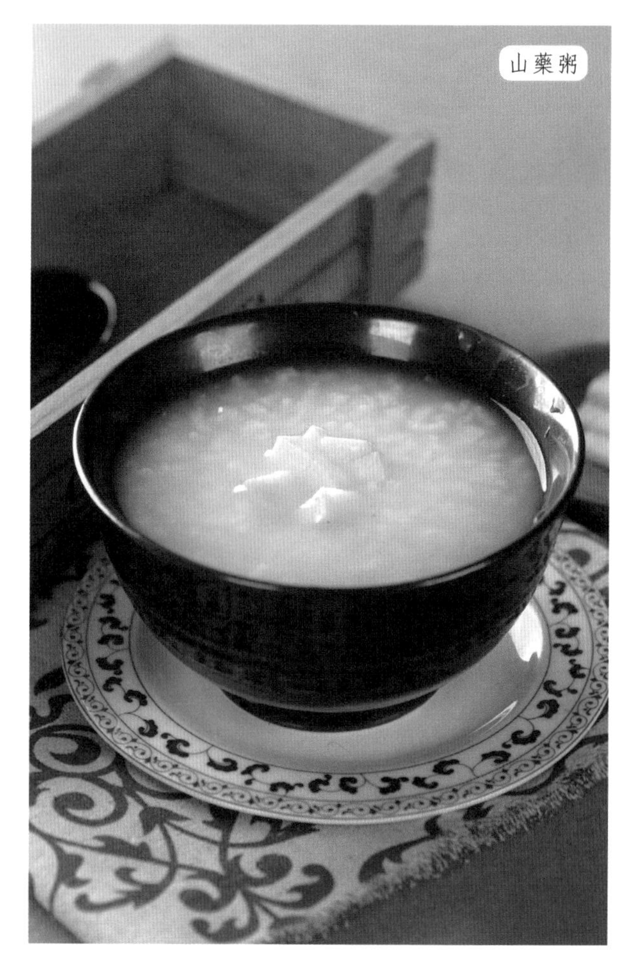

山藥粥

腸易激綜合症

患過腸易激綜合症的患者，腸道沒有任何器質性改變，糞便化驗也正常，只是功能紊亂。目前沒有明確病因，或許與精神狀況有關，如精神消極、情緒不穩定可能會導致該病。另外，胃功能虛弱、患過大腸疾病的人群也更容易罹患該病。

主要症狀

便秘、腹瀉交替、排不盡

如果患了腸易激綜合症，排便次數、過程、糞便性狀等都會有所改變。一般來説，便秘和腹瀉會交替出現，或者每週排便一兩次或者每次飯後就排便，糞便不成形。排便時要麼排便困難，要麼非常急切，同時還感覺排不盡。另外還有腹脹、腹痛等現象。

治療

穩定情緒、培養良好飲食習慣

應保持良好的飲食習慣規律進食，合理安排飲食營養。患病期間，若有腹瀉症狀，應注意補水，但是不要喝咖啡。不要吃油膩、不易消化、刺激性食物。另外，要注意穩定情緒，心態不要太負面，這樣才能緩解腸易激症狀。

自我保健

● 平時應多與人接觸，如跳廣場舞、爬山、踢毽子等，鍛煉身體也愉悦心情。另外做手工、種花養草等，也可緩解壓力。

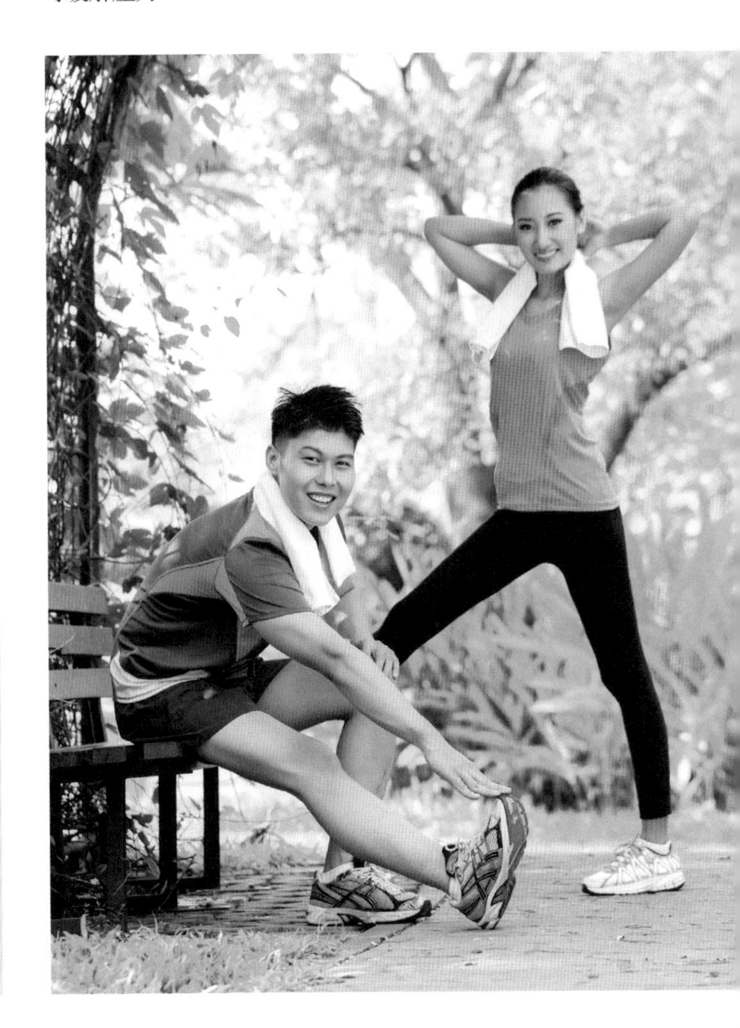

食物中毒

食物中毒可能是食物本身含有的毒素引起的，也可能是食用了被細菌污染的食物引起的。相對來說由變質食物也就是細菌污染引起的食物中毒是佔絕大部份的。不管甚麼細菌引起的食物中毒都基本以胃腸道症狀為主。

主要症狀

腹痛、腹瀉、嘔吐

腹痛、腹瀉和嘔吐是食物中毒後的典型症狀，一起進食同樣食物的人群都出現了程度不一的此種症狀，基本可確定是食物中毒了。中毒較重的人，還會高熱。如果攝入毒素較多，中毒症狀會更嚴重，可能出現痙攣、昏迷等症狀，更嚴重的還會導致大腦異常，甚至危及生命。

治療

清除胃內容物

如果發生食物中毒，需要盡快清除胃內容物，盡量在家裏就進行催吐，可以自製肥皂水喝下一杯，或者用筷子、手指刺激舌根部位，給嚥喉適當刺激，誘發嘔吐，將有毒食物吐出。也可以去醫院洗胃。如果進食已經超過四小時，必須就醫做相應治療。不要服用止吐藥物。上吐下瀉期間可以喝一些糖鹽水（500毫升水加入4.5克鹽和25克糖），預防水、電解質失衡。

自我保健

● 路邊攤包括各種熟食、燒烤、麻辣燙，建議不要經常吃，有可能會引起食物中毒。如果買熟食，回家之後最好在高溫加熱20分鐘，如果吃燒烤一定要檢查下原料並且烤製熟透。

● 放入冰箱的熟食要用保鮮膜包好，下次食用時最好高溫加熱20分鐘。冰箱保鮮層每兩週要清潔一次。

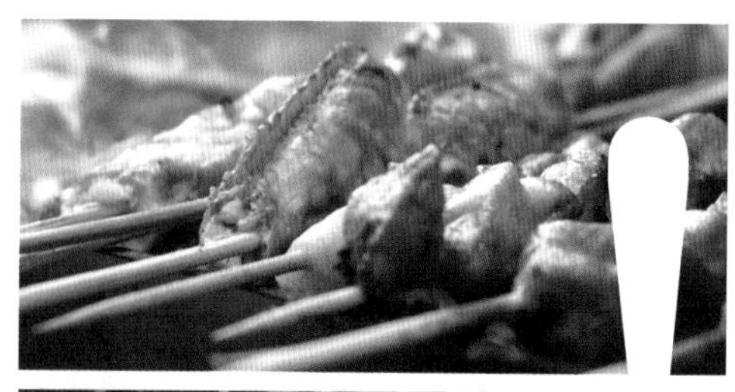

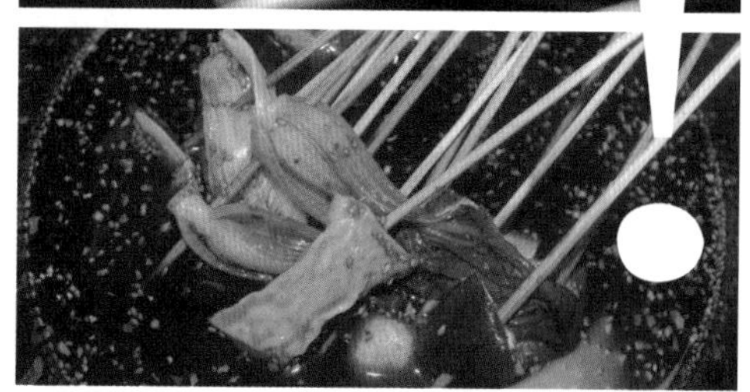

食物過敏

任何食物都可引起過敏，一般來説牛奶、蛋清、海鮮、柑橘類水果等引起過敏的概率更高一些。但有些低致敏食物也可引起少數人過敏，比如有人對麩質過敏，不一而足。嬰幼兒免疫機制不全，中年人和老年人免疫機制衰退，都是容易發生食物過敏的人群。

主要症狀

腹痛、嘔吐、哮喘、皮膚紅疹

對食物過敏時，皮膚、消化道、呼吸道等都會出現症狀，一般情況下會出現腹痛、嘔吐、哮喘、皮膚紅疹、瘙癢等症狀。有的食物過敏很嚴重，可能造成嗾喉水腫、休克、呼吸困難，需要馬上去醫院急救。食物過敏引起的反應出現很快，慢的可能幾小時後就出現，快的馬上就有反應。

治療

避開致敏食物

出現過敏症狀後，最好去醫院就診，告訴醫生自己的狀況，讓醫生幫助找出過敏原及與之相關的食物，以後不接觸就可避免再次過敏。不要自行服用抗過敏藥物，不要抓瘙癢的部位。可以多喝水也可以用冷毛巾濕敷瘙癢的皮膚緩解不適。

自我保健

● 有過敏史的患者不要隨便食用沒吃過的、不常見的食物，初次接觸的食物少量嘗試即可，最好記錄下來，如有過敏時，方便查證。另外也要少吃生食，多吃熟食，熟食致敏性更低。

● 牛奶、蛋清、花生、核桃、菠蘿、魚蝦、草莓、芒果、柑橘、桃子等都是容易致敏的食物，易過敏人群要謹慎食用。

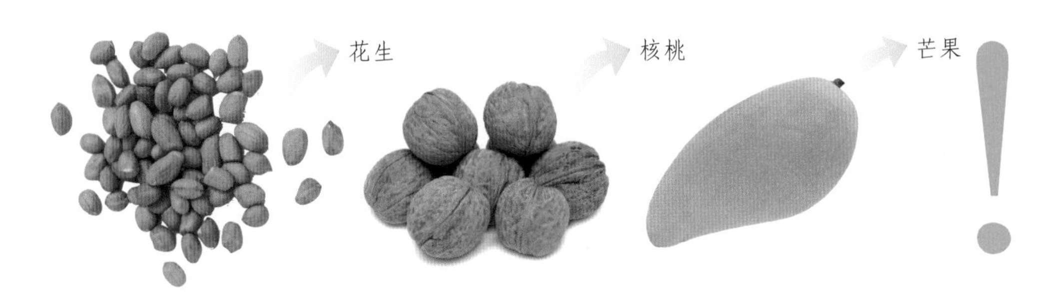

排尿時有疼痛感

如排尿時疼痛，無論是腹部疼痛還是下身疼痛，即使疼痛很輕微，都應該去醫院檢查、治療，以免導致病情加重或者引起其他疾病。另外，如果有排尿不暢、尿不盡的感覺時也應引起重視，可能是疾病徵兆。不過有時候過於緊張、興奮也會引起排尿疼痛感或者排尿不暢，要注意區分。

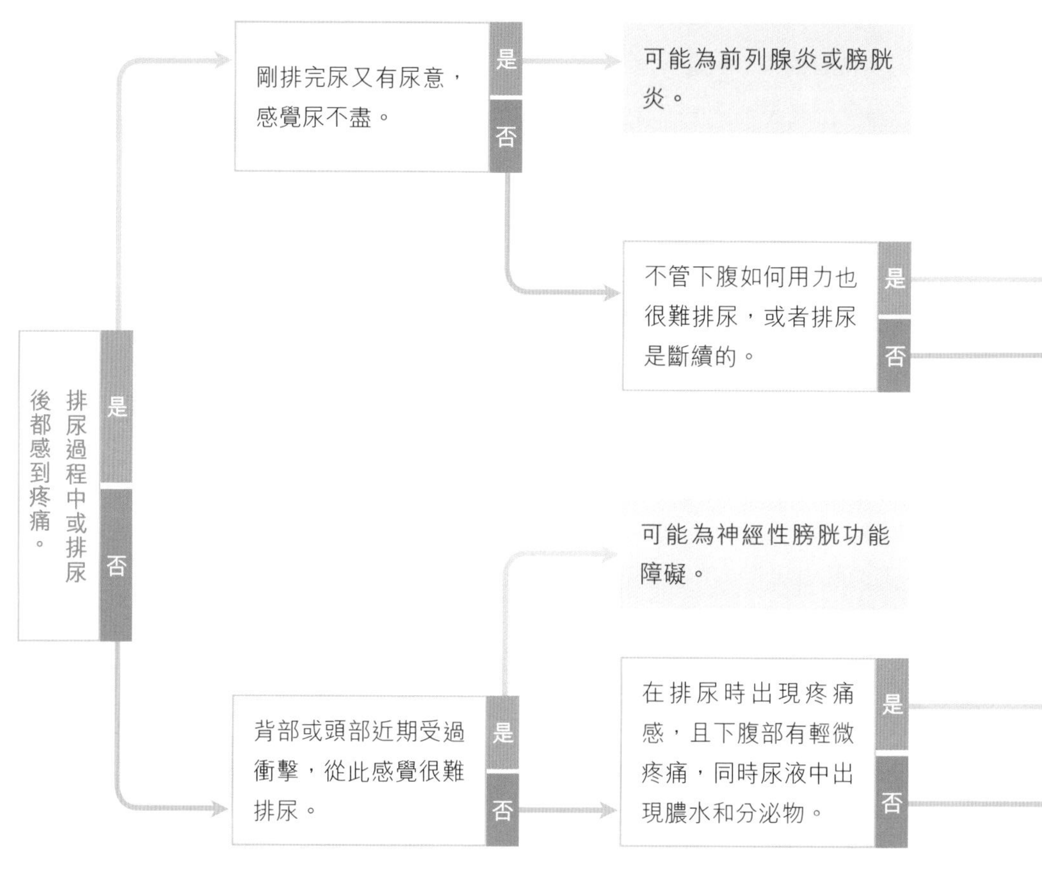

參考頁碼

尿道炎……P236
前列腺炎……P237
前列腺肥大症……P238
神經性膀胱功能障礙……P239
尿道結石……P240
膀胱炎……P241

如果排出的黏液為黃色膿水，可能為淋病；如果排出的尿液為灰白色膿水，可能為尿道炎。

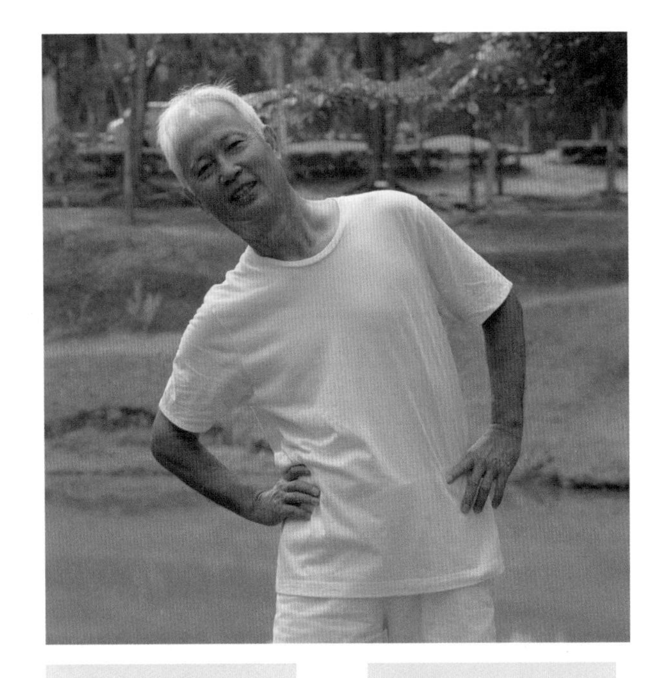

如果有性慾減退、尿頻、尿痛等症狀，可能為前列腺炎。如果排尿時長期伴有疼痛，即使沒有其他症狀，也應就醫檢查。

伴有發熱、血尿。

是 → 可能為尿道結石，伴有急性尿路感染。

否 → 50歲以上的男性。

是 → 可能為膀胱疾病或前列腺肥大症，請到泌尿器官科就診。

否 → 症狀持續很長時間了，即使很輕微，也應接受檢查。另外，精神壓力大、緊張、興奮等心理原因，都會引起尿不盡或排尿疼痛。

排尿斷斷續續的。

是 → 可能為尿道狹窄、結石或前列腺炎。

否 → 如果為中年男性，應考慮為前列腺肥大症。

紅色警報

排尿的過程中如果伴有膿水、疼痛、下腹部不適等症狀，可能為尿道炎或淋病。對女性而言，淋菌導致的尿道炎會引起子宮內膜炎或骨盆腹膜炎，並會使疾病遷延不癒，增加治療難度。如果有腦出血、腦部梅毒、脊柱或大腦受過傷等症狀都可能引起神經性膀胱功能異常，導致無法排尿或無意識排尿。有以上幾種情況時，應立即就醫。

尿道炎

尿道炎多為病菌逆行侵入尿道造成的，個人衛生不良、性生活不潔都會導致尿道炎。另外，尿道狹窄、機械刺激、尿道內異物、前列腺炎、化學物質刺激也都可引起尿道炎。

主要症狀

尿道口紅腫、膿性分泌物、沿尿道壓痛

尿道炎有急性的也有慢性的，慢性尿道炎多由急性治療不徹底遷延而來。慢性尿道炎症狀輕微，偶爾有黏性分泌物，偶爾尿痛。如果為急性尿道炎時，常見的症狀為尿道口紅腫，會從尿道口排出大量膿性分泌物。因為有膿性分泌物，尿液呈白色。排尿時疼痛明顯，沿着尿道按壓有疼痛感。另外，還會伴有尿頻、血尿、排尿困難等症。

治療

抗生素治療

尿道炎治療不及時，細菌擴散到其他器官，可引起很多其他疾病，男性可引起前列腺炎、附睾炎等，女性患者可引起子宮炎、膀胱尿道炎等。治療尿道炎需要使用抗生素，但需根據感染的細菌選擇抗生素，要遵醫囑使用。男性患病治療時需同性伴侶一起治療，不然還容易再復發。治療期間應禁止性生活。

自我保健

● 要預防尿道炎經性生活傳播，過性生活前後要清洗會陰部，最好戴安全套，性生活前後要排尿。

● 蓮藕汁、椰菜汁、大麥茶、蜂蜜生薑汁都有治療尿道炎的功效，患病後可經常飲用。

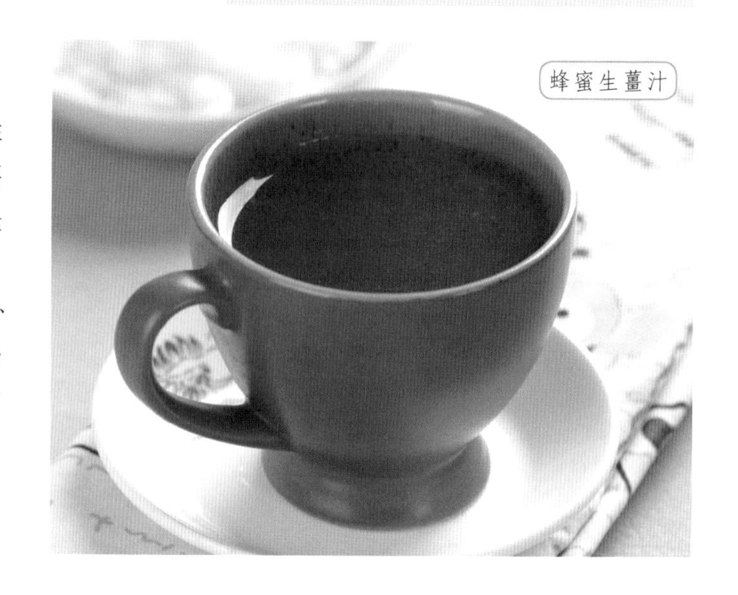

蜂蜜生薑汁

前列腺炎

前列腺是男性專有器官，圍繞在膀胱下、尿道後方，會分泌前列腺液。前列腺發炎一般是細菌或者病毒感染引起的，另外外部刺激如酗酒、疲勞過度等都會降低它的抗感染能力，進而引起發炎。

主要症狀

尿頻、會陰疼痛、夜尿多、排尿困難

因為前列腺緊挨着尿道，所以如果患了前列腺炎，排尿首先會受影響，一般都會出現尿頻、夜尿多等症狀，同時伴有會陰、腰部、恥骨處疼痛。如果為急性前列腺炎，還會出現排尿困難、尿線分叉、尿後滴瀝等現象，且伴有高熱。

治療

藥物治療、按摩治療

患了前列腺炎，需要用抗生素治療，最好配合一些消炎、止痛的中藥。另外做一些物理治療會更好，建議每隔 3~7 天按摩 1 次。治療之外最主要的是要注意日常生活健康，要戒酒並均衡地攝取營養，避免過度勞累，適當休息。

自我保健

● 溫水裏加入一些鹽，然後將臀部和外陰部坐入水中，坐浴，每天一兩次，促進血液循環，防治前列腺炎。

● 不要經常坐着，建議每隔一小時起來活動一會，走幾步。

● 把黑豆洗乾淨，炒到爆皮，浸入醋中泡 10 天，每天吃十多顆，對排尿困難有改善。

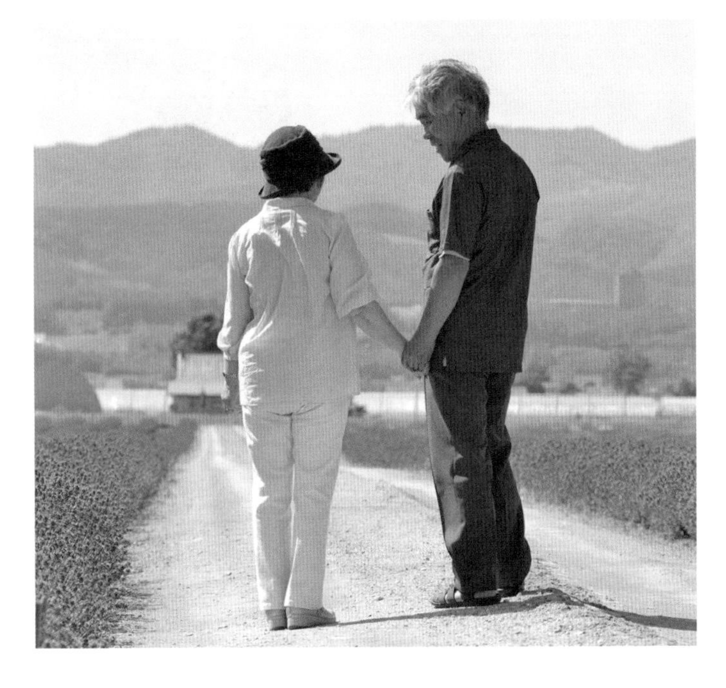

前列腺肥大症

前列腺緊貼尿道，如果前列腺增大就會壓迫尿道，導致排尿困難。前列腺增大與年齡有關，也是一種老年病。另外性激素和內分泌異常、體質下降也會引起該病。

主要症狀

排尿困難、夜尿多、殘尿感

前列腺肥大更多時候是一種生理現象，基本沒有很大的不適感，除了排尿障礙。患前列腺肥大後，一般都有排尿困難、排尿時間延長等問題，排尿時需要憋氣、用力，一旦換氣尿線就中斷。另外還有夜尿增多的現象，每夜起夜需要2-5次或者更多。

治療

手術治療、物理治療

前列腺肥大症雖然不會讓患者有更大的不適，但是長時間的排尿障礙會影響腎臟健康，所以必須及時治療。可以手術治療，將前列腺切除。如果需要保留前列腺則可以選擇激光、高頻波等治療。

自我保健

● 不要憋尿，長時間憋尿，尿中有害物質會增加，刺激前列腺，也會引起肥大。

● 性生活要節制，過度性生活或者手淫，讓前列腺組織長期充血，也會使前列腺肥大。

● 多運動，預防動脈硬化。動脈硬化後前列腺血液循環不良也會引起肥大。

● 經常喝豬肚粥升清降濁，有助於預防前列腺肥大症，可經常煮着吃。豬肚 50 克、大米 50 克，豬肚洗淨、切碎，和大米一起放入鍋中，加 500 毫升水煮 30 分鐘，煮成粥即可食用。

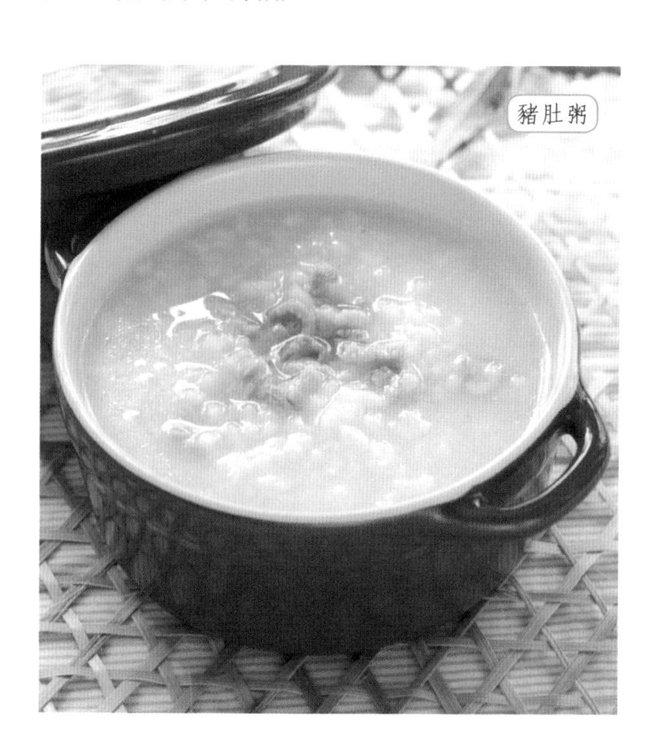
豬肚粥

神經性膀胱功能障礙

膀胱排尿是由神經控制的，如果中樞神經或者周圍神經受損都會引起排尿障礙。這些損傷包括脊髓損傷、腦血管病變、糖尿病、脊膜膨出等。如果患了神經性膀胱功能障礙，膀胱有可能完全不能收縮也有可能隨時發生收縮。

主要症狀

排尿困難、不能控制排尿

如果神經性膀胱功能障礙引起膀胱不能收縮，那麼就出現排尿困難，有時候根本不能排尿。久而久之，膀胱會因為積存大量尿液，無法及時排出而損傷腎臟。如果神經功能障礙引起膀胱隨時收縮，患者就無法控制排尿，經常不知不覺就排尿了。

治療

留置導尿管、藥物治療、手術治療

如果是腦血管病變、糖尿病等疾病引起的該病，治療神經性膀胱功能障礙前應該先治療這些疾病。從目前來看，該病很難根治，治療主要目的是實現及時排尿，避免因此造成的腎臟損害。可以服用刺激神經的藥物刺激排尿，也可以留置導尿管，同時配合膀胱訓練，間歇性導尿，避免尿液在膀胱內積存。注意導尿管必須經常清潔、定時更換，以免細菌感染，影響整個泌尿系統健康。如果發生了腎功能損害、腎積水、尿路梗阻等，則需要進行手術。

自我保健

● 患了神經性膀胱功能障礙，膀胱及泌尿系統其他器官容易出現感染，平時應注意個人衛生，盡量避免因為外陰不潔引起感染，這可幫助保持膀胱健康。

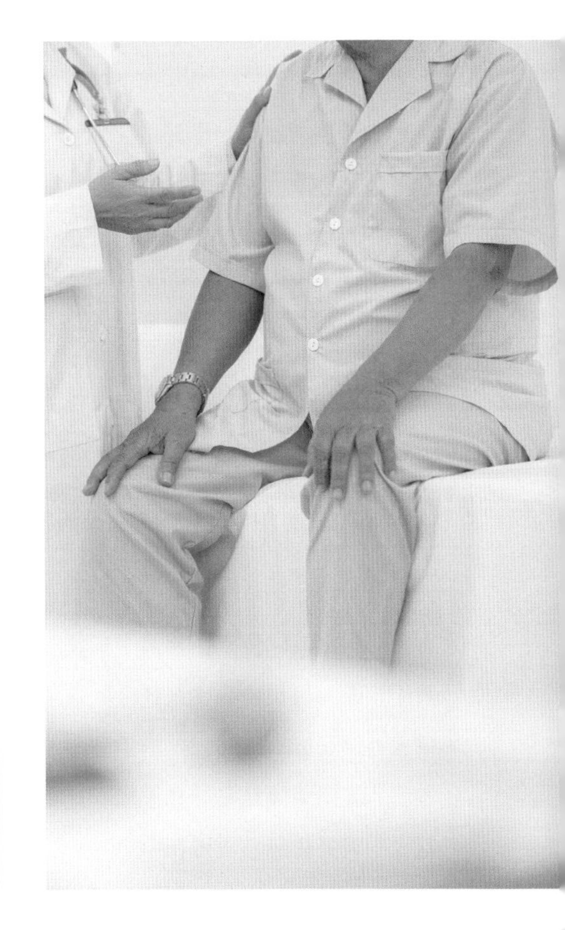

尿道結石

一些難溶於水的物質如鈣、尿酸、磷酸等，若沒有及時排出尿道，積聚在一起就可能形成結石。在尿道形成的結石較少，一般來自其上的泌尿系統，主要是膀胱。另外有一部份在尿道憩室內形成。尿道阻塞、甲狀旁腺功能亢進、缺乏運動、喝水少都是引起尿道結石的原因。

主要症狀

排尿困難、尿痛、小腹疼痛

如果患了尿道結石，排尿困難是最明顯的症狀，尿線特別細，也可能呈滴瀝狀排尿。排尿時小腹疼痛，在疼痛部位可摸到硬物。另外，疼痛也可擴散到尿道口。病情嚴重時，會發生尿瀦留，排尿量突然減少，甚至排不出。而且該病還會出現發熱、冒冷汗、噁心等症狀。也有部份患者沒有甚麼特別症狀，可能只是尿道口有分泌物而已。

治療

藥物治療、手術治療

有的結石比較小，只要用力排尿，就可以隨尿液排出。如果無法自行排出，就需要手術治療，但盡量不切開，而是通過往尿道注入液體，將結石推擠出尿道或者用鉗子取出等方法清除結石。如果結石比較大，需要先碎石再取出。

自我保健

● 患尿道結石後要多喝水，多喝水可促進排尿，小的結石就能隨着尿液排出，預防形成大結石。

● 水、黃魚、西瓜等對排出結石有幫助作用，可經常食用。三白草有助於去結石，新鮮三白草搗碎敷在疼痛部位有一定的效果。

黃魚

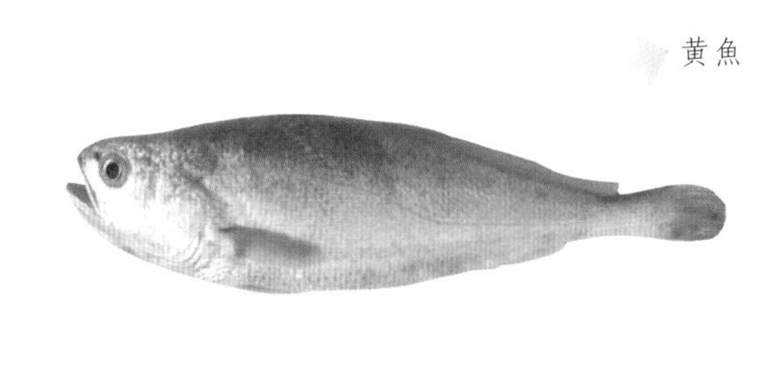

西瓜

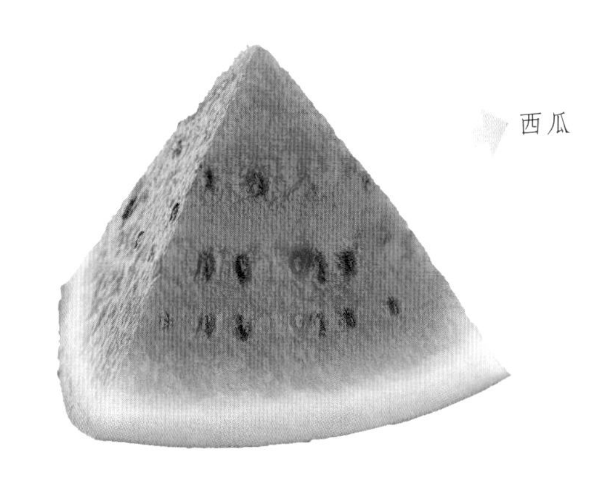

膀胱炎

膀胱炎主要是細菌感染引起，大多數是被大腸桿菌感染了。抵抗力下降、性交過度都可引起感染。因為女性尿道離肛門近，所以女性感染多於男性。而且女性陰道分泌物增多也容易導致細菌繁殖。但也有內在誘因，比如膀胱結石、異物、腫瘤等破壞了膀胱防禦功能，為細菌感染提供了條件。

主要症狀

尿頻、尿急、尿痛、尿不盡

如果患了膀胱炎，會尿頻，總是剛走出廁所感覺又想排尿，而且有尿意的時候必須馬上排尿，憋不住，排尿時小腹感覺疼痛，排完尿了感覺還有殘尿。另外尿液比較渾濁，不清亮，其中含有膿水。

治療

多喝水、熱敷

患了膀胱炎，多喝水、多排尿是最佳治療方法，當細菌都排出去了，炎症也就痊癒了。另外應該減少活動量，最好臥床休息，同時在小腹靠近恥骨的地方放個熱水袋，熱敷可以緩解症狀，促進疾病痊癒。另外可以在醫生指導下服用一些藥物鹼化尿液，以減少尿液的刺激。如果症狀嚴重需要檢驗致病菌，然後在醫生指導下服用抗生素治療。

自我保健

● 不要蹺二郎腿，不要穿緊身衣。蹺二郎腿和穿緊身衣的情況下，膀胱及周圍器官會被嚴重擠壓，血液循環會受阻，細菌感染更容易發生。

● 女性更容易患膀胱炎，要特別注意個人衛生，排尿後擦拭要從前往後，同一張紙不用兩次；不憋尿，最好 3 小時排尿 1 次；多喝水，增加排尿次數；性交前後都應排尿。

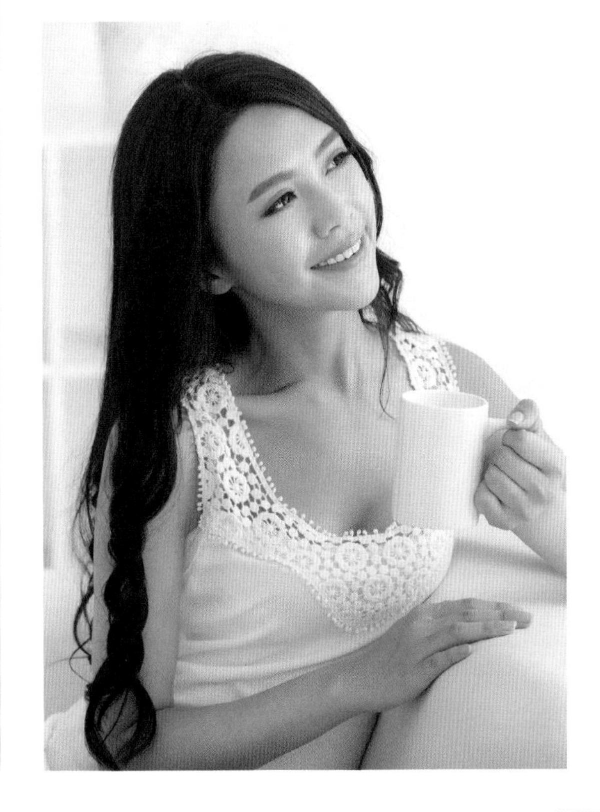

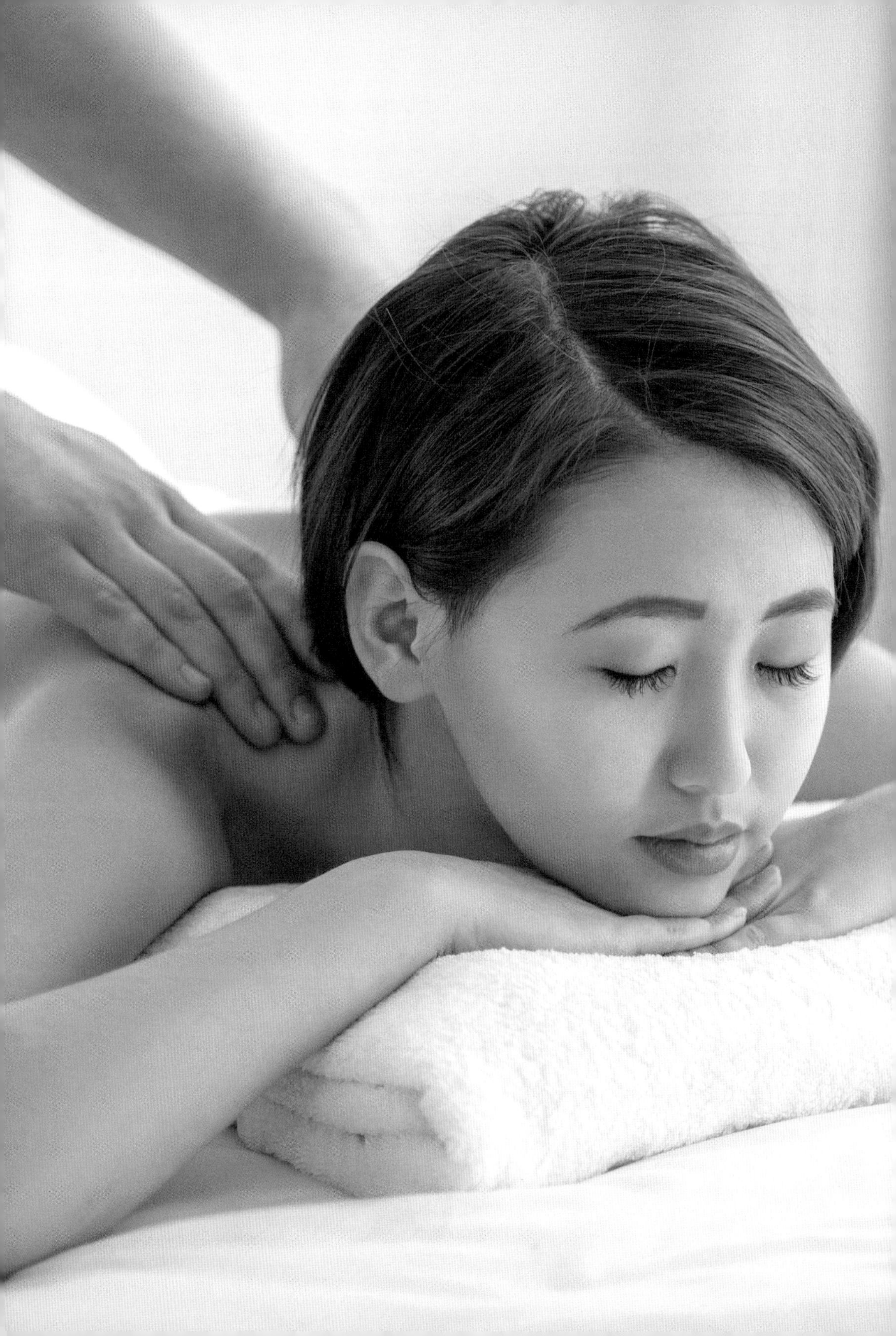

第四章

腰背部和四肢不適與症狀

背部和四肢是人體骨骼最主要的部份，集中着大大小小的肌肉群，人體負重主要是由背部和四肢完成的。因此出現在背和四肢的不適症狀，以肌肉和骨骼問題居多，也包括連接骨骼的關節部位。另外，有些心腦血管疾病、內臟疾病也會引起背或四肢的不適感。

肩痛

肩部活動多、壓力大，而且容易受不良姿勢影響，比較容易出現疼痛或者僵硬。單純的肌肉損傷和關節損傷都可引起肩痛，不過此類損傷引起的肩痛都是小毛病，重要的是一些嚴重內臟疾病也可導致肩痛，所以肩痛不可忽視。

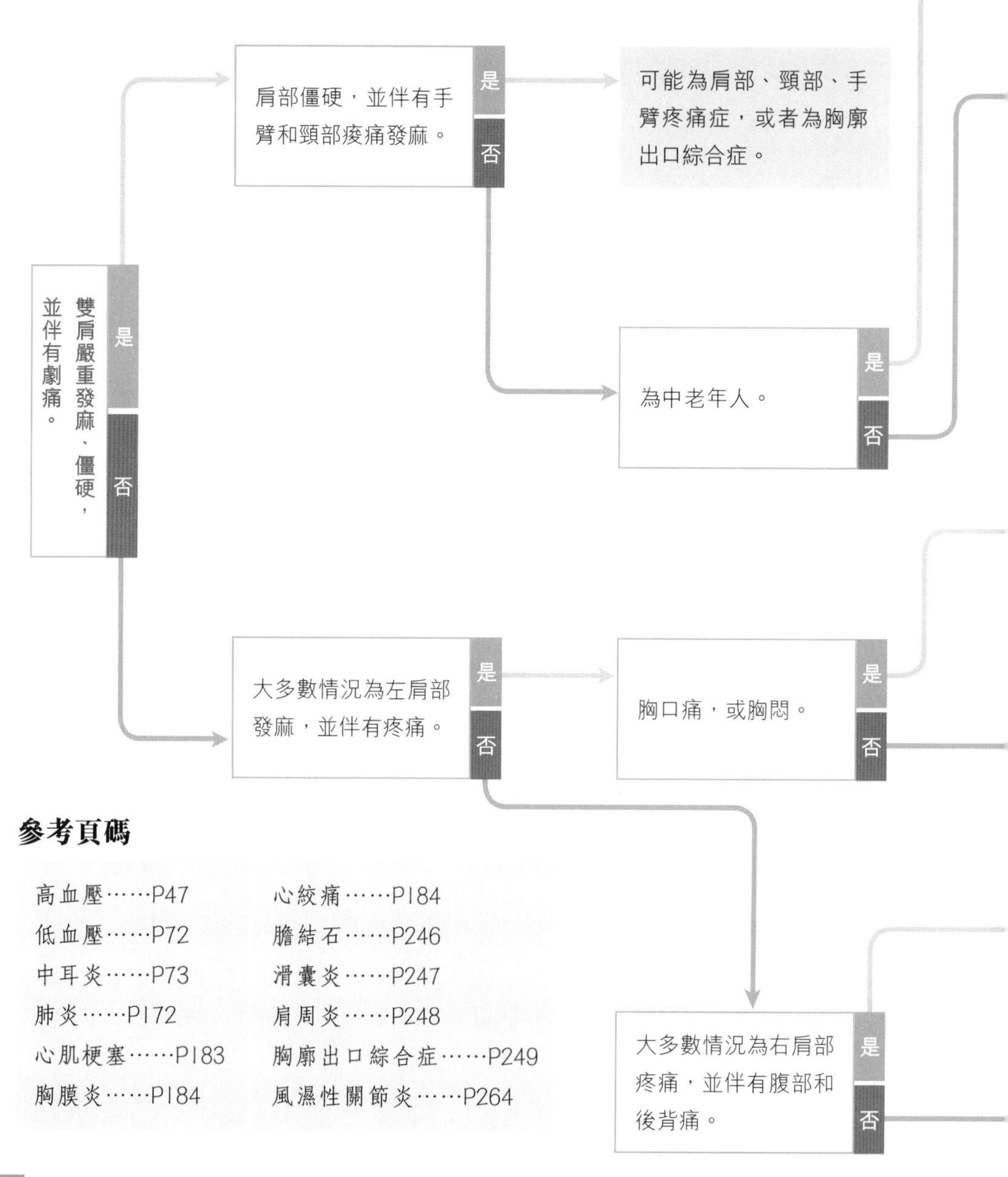

參考頁碼

高血壓……P47
低血壓……P72
中耳炎……P73
肺炎……P172
心肌梗塞……P183
胸膜炎……P184
心絞痛……P184
膽結石……P246
滑囊炎……P247
肩周炎……P248
胸廓出口綜合症……P249
風濕性關節炎……P264

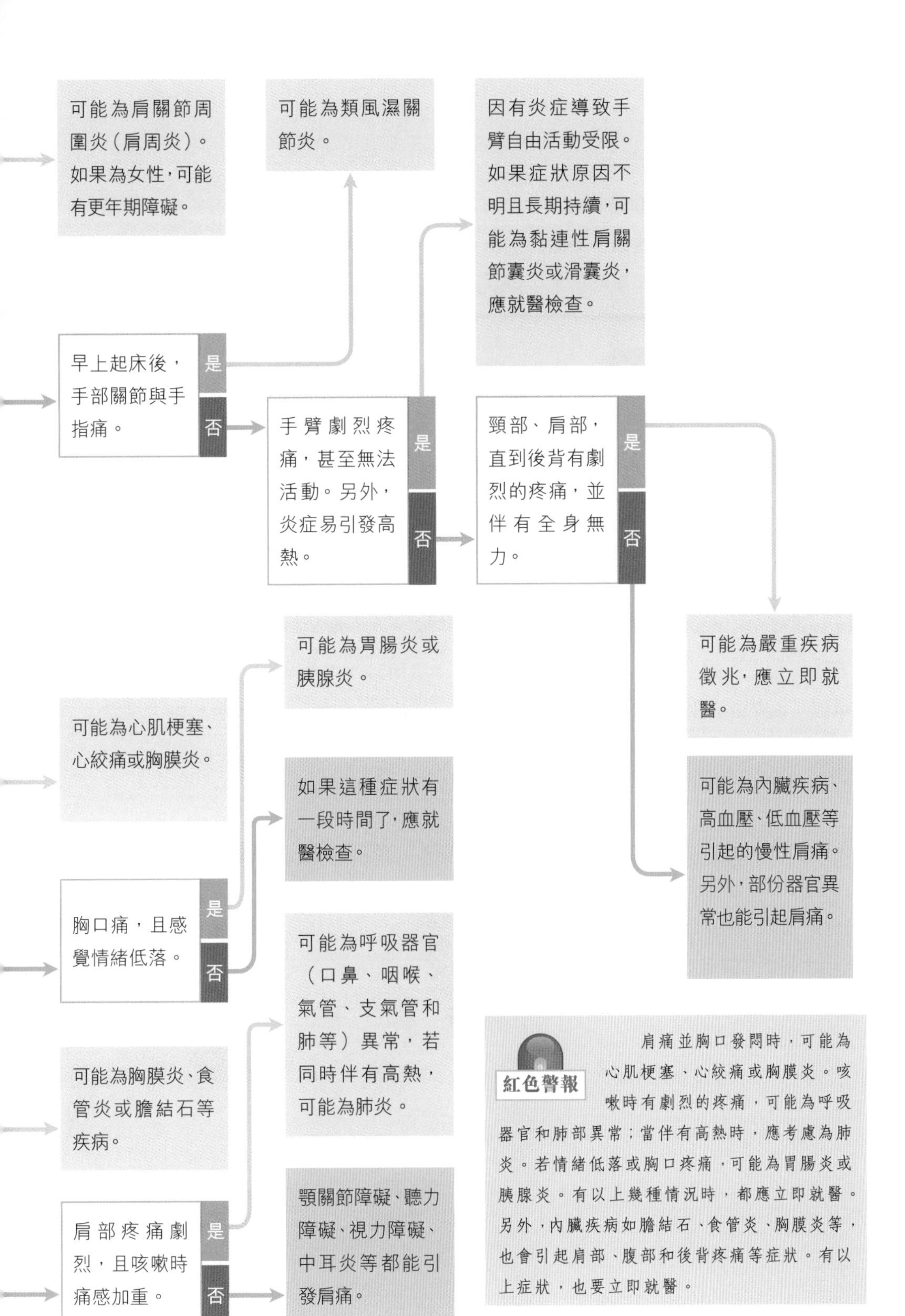
可能為肩關節周圍炎（肩周炎）。如果為女性，可能有更年期障礙。
可能為類風濕關節炎。
因有炎症導致手臂自由活動受限。如果症狀原因不明且長期持續，可能為黏連性肩關節囊炎或滑囊炎，應就醫檢查。
早上起床後，手部關節與手指痛。
是
否
手臂劇烈疼痛，甚至無法活動。另外，炎症易引發高熱。
是
否
頸部、肩部，直到後背有劇烈的疼痛，並伴有全身無力。
是
否
可能為嚴重疾病徵兆，應立即就醫。
可能為內臟疾病、高血壓、低血壓等引起的慢性肩痛。另外，部份器官異常也能引起肩痛。
可能為胃腸炎或胰腺炎。
可能為心肌梗塞、心絞痛或胸膜炎。
如果這種症狀有一段時間了，應就醫檢查。
胸口痛，且感覺情緒低落。
是
否
可能為呼吸器官（口鼻、咽喉、氣管、支氣管和肺等）異常，若同時伴有高熱，可能為肺炎。
可能為胸膜炎、食管炎或膽結石等疾病。
肩部疼痛劇烈，且咳嗽時痛感加重。
是
否
顎關節障礙、聽力障礙、視力障礙、中耳炎等都能引發肩痛。
紅色警報
肩痛並胸口發悶時，可能為心肌梗塞、心絞痛或胸膜炎。咳嗽時有劇烈的疼痛，可能為呼吸器官和肺部異常；當伴有高熱時，應考慮為肺炎。若情緒低落或胸口疼痛，可能為胃腸炎或胰腺炎。有以上幾種情況時，都應立即就醫。另外，內臟疾病如膽結石、食管炎、胸膜炎等，也會引起肩部、腹部和後背疼痛等症狀。有以上症狀，也要立即就醫。

膽結石

膽結石指的是膽囊和膽管內產生結石。結石可引起消化障礙、誘發疼痛。膽結石形成的確切原因目前沒有找到，與膽汁排出不暢、膽固醇增多、膽道蛔蟲以及膽汁內細菌繁殖有關，一般活動少、不吃早餐、體質肥胖、餐後吃零食更容易患膽結石。

主要症狀

右上腹部、肩部疼痛

患了膽結石之後，右上腹部會出現疼痛，特別是在飽食之後，疼痛會向肩部擴散。這種疼痛持續時間有長有短，有的幾分鐘，有的幾小時。疼痛消失後，感覺一切正常。膽結石會影響消化，所以同時會伴有消化不良、噯氣等症狀。如果病情嚴重或者發生了急性感染會出現發冷、惡心、嘔吐、黃疸等症狀。

治療

藥物治療、手術治療

治療膽結石可採取手術治療，手術將膽結石、發炎膽囊清除即可，效果很好。如果不適合手術，可以服用藥物治療。治療膽結石藥物副作用較大，一定要遵循醫囑用藥，並且用足時間，要連續用藥六個月以上。如果膽結石急性發作，疼痛嚴重，則可以先冰敷疼痛部位，緩解疼痛，及時送醫院。

自我保健

● 不能長期不吃早餐，即使不是正式的早餐，哪怕單單一塊麵包也應該吃一點，這樣可以促進膽汁排出，避免滯留形成結石。

● 核桃、生薑、黑木耳、紅棗、山楂、玉米、蒲公英、香菇、南瓜子、烏梅、葡萄酒中的某些成份有利膽、防結石作用，平時常吃可預防膽結石。

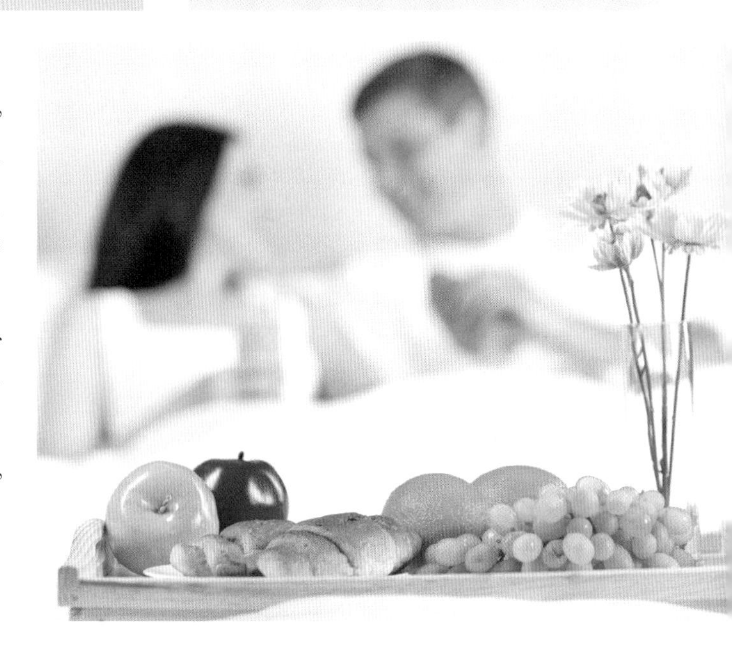

滑囊炎

滑囊存在於身體摩擦力和壓力較大的地方，是結締組織中的囊狀間隙，幫助肌肉、關節無摩擦滑動，起到保護肌肉、關節、肌腱、骨突等的作用。許多關節疾病可引起滑囊炎。另外，如果關節動作幅度過大，滑囊長期被摩擦，也可能引起滑囊炎。

主要症狀

關節疼痛

滑囊炎可發生在任何關節部位，鞋子過緊可引起腳後跟部的滑囊炎，經常跪着可患上髕骨部位關節的滑囊炎，老年人坐久了則可能患上坐骨結節滑囊炎等。肩膀上兩塊肌肉之間也有滑囊，如果肩膀長期大幅度活動就可能引起滑囊炎。如果肩膀患上滑囊炎，手臂活動幅度在 60-120° 時就會產生劇烈的疼痛。45 歲以上的人做體力勞動時，如果突然感到肩膀劇痛、無法活動，可能就是滑囊發炎了。

治療

冷、熱敷、休息

因為滑囊炎而疼痛的時候，應該充份休息，這樣可以緩解疼痛。如果感覺關節處發熱，就用冰塊進行冷敷，敷 10 分鐘休息 10 分鐘，直到關節溫度降下來，能有效減輕疼痛。關節不熱之後改用熱毛巾熱敷痛處。如果出現化膿，需要用針抽出膿水。要注意肩部患滑囊炎後，不要做大擺臂等大幅度運動，要用自己感覺舒適的姿勢活動。

自我保健

● 生活、工作中經常要用到的關節處的滑囊最可能發炎，平時應該注意保護這些關節，休息時在不負重的情況下輕鬆活動幾下關節，比如擺擺手臂，並適當按摩或者熱敷一下。

● 勞動結束後，清洗身體部位的時候要用溫水，最好不要用冷水沖洗，以免關節滑囊受刺激。

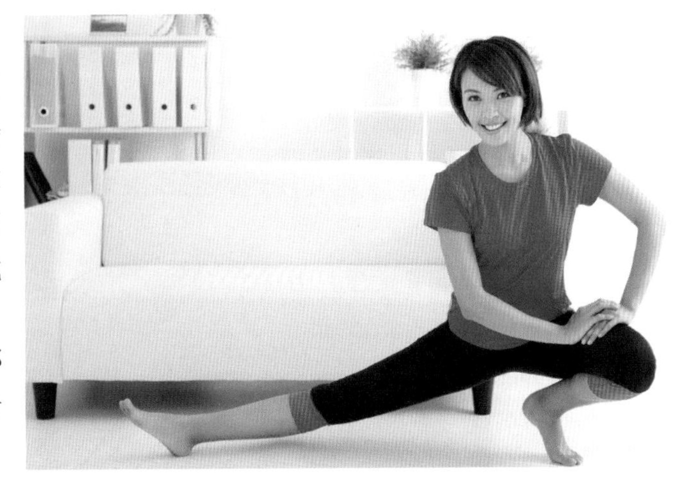

肩周炎

肩周炎也稱五十肩，顧名思義就是50歲左右人會患的肩部疾病，一般40~60歲的人容易患該病，目前無明確病因，但跟衰老不無關係。肩周炎是由於肩部周圍組織老化導致的病變，如果肩關節上的關節囊發炎、變窄或者肌肉發生病變，肌肉部位出現鈣沉積就會導致肩周炎。

主要症狀

手臂活動困難、肩部疼痛

如果患了肩周炎，肩部會出現疼痛，可能睡着時突然痛起來，同時手臂活動也不那麼靈活了，比較僵硬，舉過頭頂或者回轉手臂都成了困難的活動，無法完成。另外手也無法插到褲子的後面口袋，女性則無法把手轉到後面去解開內衣的扣子等。如果病情嚴重，疼痛會比較劇烈，再繼續發展下去，手部和手指會出現水腫及疼痛。

治療

物理治療、運動治療

只要不活動疼痛的手臂，讓其充份休息，大約一年以後病症就會自然消失。疼痛難忍時可服用鎮痛劑。治療則主要是物理療法和運動療法，疼痛劇烈時可以用冷水擦拭痛處，平時則多熱敷。不那麼疼痛的時候可以規律做運動如手抓重物，朝各個方向活動手臂，對防治肩周炎很有效果。

自我保健

● 用可以生熱的物質擦拭痛處，都能緩解肩周炎帶來的疼痛感，紅辣椒水、生薑汁、洋葱汁都是不錯的選擇。

● 經常飲用松葉茶也可以治療肩周炎，一把乾淨松葉加600毫升水煮成300毫升即可。

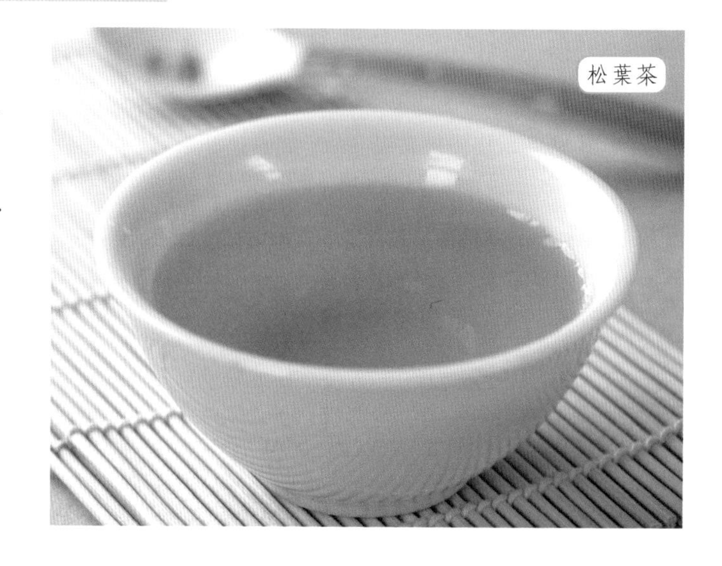
松葉茶

胸廓出口綜合症

胸廓出口指的是鎖骨下動、靜脈和臂叢神經在胸廓上的出口，如果這裏的血管或神經受到壓迫，會出現一系列的症狀，就叫做胸廓出口綜合症。如頻繁地使用某一隻手或者總是在一側肩膀背沉重的包，胸廓出口就容易被壓迫到，導致該綜合症。

主要症狀

肩部疼痛、手腳水腫

患了胸廓出口綜合症，有的是血管受壓迫，有的是神經受壓迫。如果是神經受壓迫，多數會感覺肩部、手臂和手疼痛，也會有發麻、笨重、無力等症狀，因此不但動作不靈活，也提不起重物。如果是血管受到壓迫，血液循環就會受阻，身體肢端血液供應會不足並且靜脈回流也不暢，所以除了以上症狀，還容易出現手腳水腫、發涼、手指發白、發紺等症狀。

治療

藥物治療、物理治療、手術治療

疾病初起時，藥物和物理療法能取得不錯的效果，服藥同時中醫拔罐、肩帶肌肉鍛煉和頸部牽引等方法都可以使用。但是如果藥物治療、物理治療效果不佳，就需要手術清除壓迫神經或者血管的因素，這樣才能根治。

自我保健

● 做個小測驗可以知道自己是否患上了胸廓出口綜合症：向左側看，然後將頭向下 45˚角的方向慢慢彎。如果感覺到頸部、肩部、脖子有不正常的痠痛感，那就是患上胸廓出口綜合症了。

● 胸廓出口綜合症也是一種現代文明病，連續操作電腦時間太長就容易患病，因此使用電腦時要注意中間休息，多起來走動或活動頸部、肩部，能起到一定預防效果。

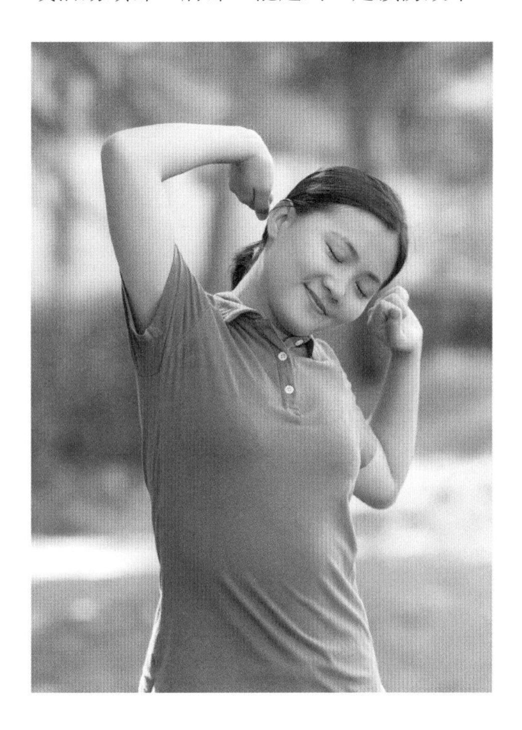

腰痛

腰痛可能是肌肉、骨骼、關節病引起的，如腰椎間盤突出症、腰肌勞損；也可能是內臟疾病如腎盂腎炎、女性子宮內膜異位症引起的。不要以為腰痛忍一忍就過去了，因為，腰痛可能是某些疾病加重的徵兆。

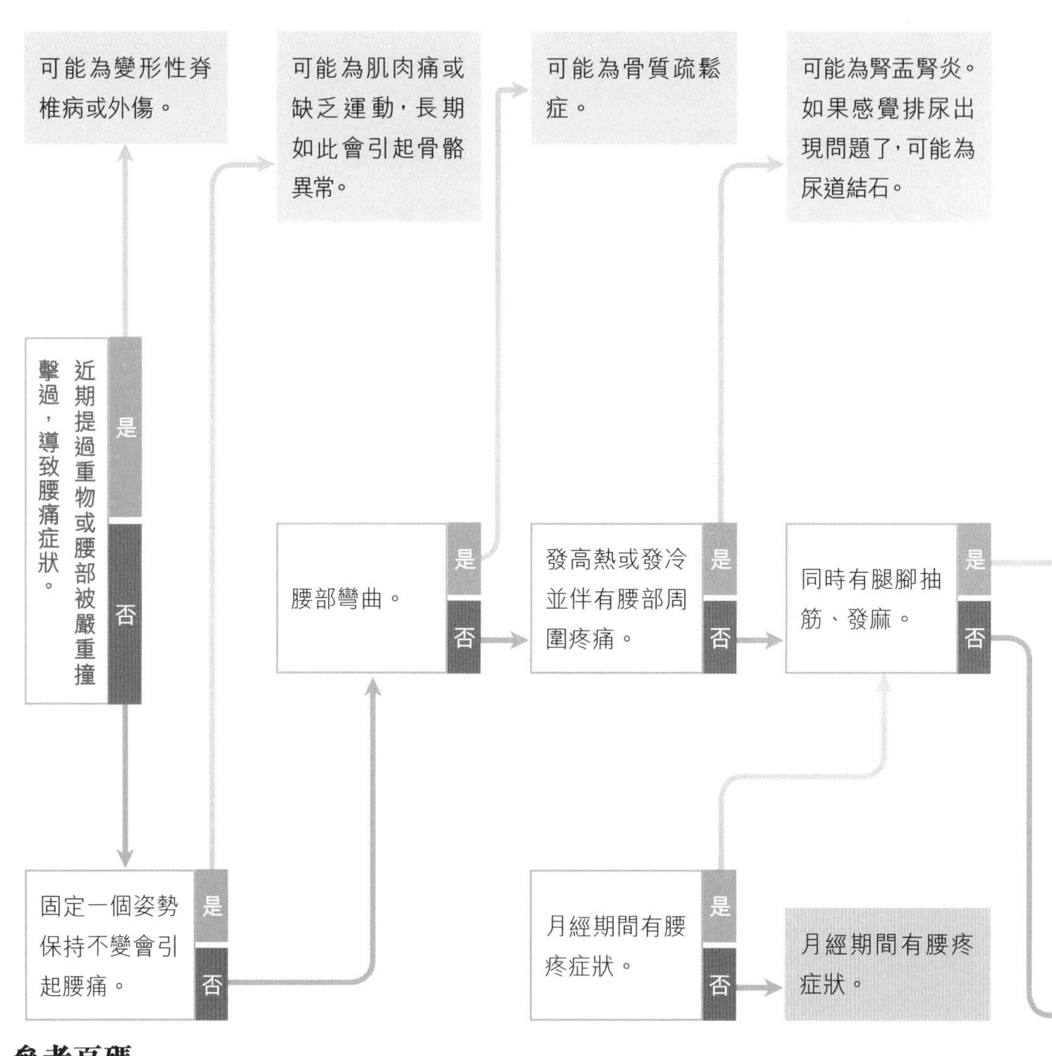

參考頁碼

尿道結石……P240
腰椎間盤突出症……P252
變形性脊椎病……P253
老年性關節炎……P254
腎盂腎炎……P255
子宮內膜異位症……P256
骨質疏鬆症……P258
子宮內膜炎……P311

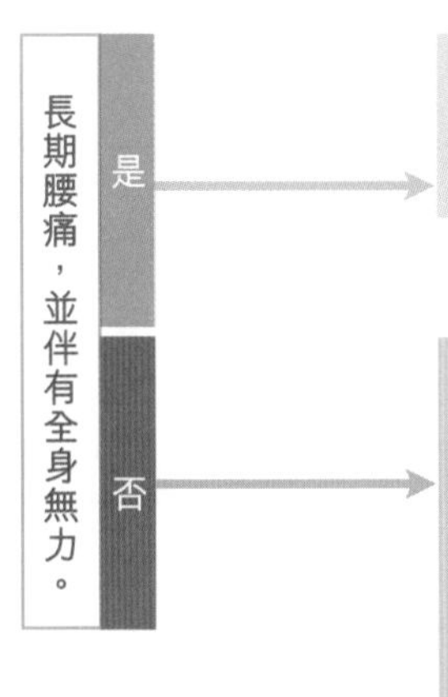

是：可能為嚴重的疾病，應就醫檢查。

否：疼痛可能是精神因素引起的，腰痛嚴重時，應接受檢查。若腰痛持續時間長，可能為內臟疾病，應就醫。

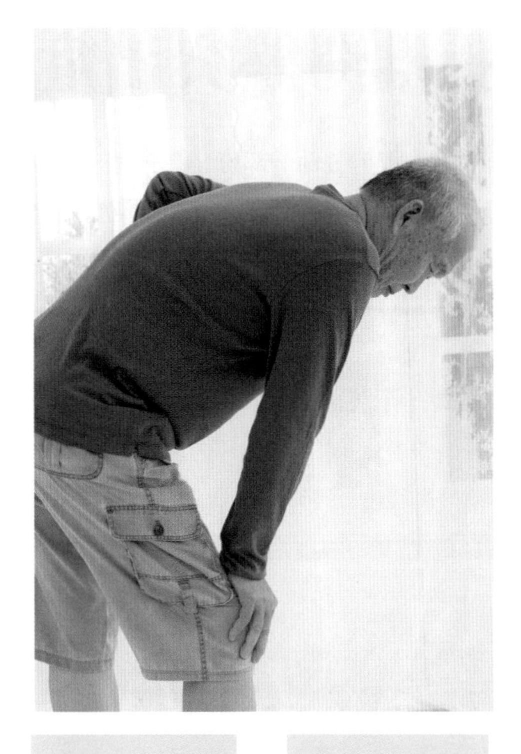

腰部稍有活動便感到劇烈疼痛。

- 是：可能為腰間盤突出症或變形性脊椎症。
- 否：可能為脊椎分離症。

女性。

- 是：可能為生理痛，但不排除子宮、卵巢等生殖器疾病的可能性。
- 否：→ 中老年人。

中老年人。

- 是：腰部彎曲並伴有起床時腰痛，可能為老年性關節炎。
- 否：子宮內膜異位症、生殖器異常或內臟出現異常，都能引起腰痛。如除月經外還伴有出血現象，或無月經時有惡臭分泌物，應就醫檢查。

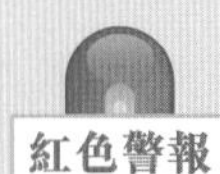

如果腰痛並全身虛弱，應考慮為重病。如果腰部的側面突然痛，並伴有體重減輕或尿量減少，可能為尿道結石。如果直不起來腰，腰部彎曲嚴重，或每次站立時，都感覺腰部劇痛，可能為老年性關節炎。女性在月經前後腰部痛，或下腹部痛，在無月經時下腰部痛，可能為子宮內膜異位症。以上幾種情況，都應立即就醫。

腰椎間盤突出症

腰椎是脊柱的一部份，共五塊，腰椎間盤是腰椎的連接件之一，腰椎中間有髓核，如果髓核脫離它固有的位置，向椎體外突出，就是腰椎間盤突出症。彎腰負重以及長期勞累是導致腰椎間盤突出症的主要原因。

主要症狀

腰痛、下肢放射痛

患有腰椎間盤突出症，髓核突出壓迫周圍神經就會產生劇烈疼痛。劇烈疼痛會讓人無法站直，導致腰部嚴重彎曲。同時還可伴有多種不適症狀，包括坐骨神經痛、大腿和小腿麻木及疼痛、嚴重時排便功能障礙、性功能障礙等。而且在咳嗽、打噴嚏時疼痛會加重。另外長時間站立、走路、靜坐都會加重疼痛。

治療

物理治療、手術治療、限制活動

治療腰椎間盤突出症最常用的方法是物理療法，包括牽引、按摩、熱敷等。熱敷對患者很重要，可以用熱毛巾，也可以用高頻波、紅外線對腰椎部位加熱。如果病情嚴重且持續多年，需要手術治療。患腰椎間盤突出症後日常生活要特別注意保護，不要加重腰椎壓力，不要久坐、久站或者走很遠的路，遠離軟床多睡硬床，不要提重物，並且要注意控制體重。

自我保健

● 患腰椎間盤突出症以後，睡覺時可以用枕頭墊在後背處，頭部不枕枕頭，可減輕腰椎壓力。

● 艾灸腰陽關穴。用艾條溫和灸腰陽關穴，可減輕腰痛症狀。每次灸 10~15 分鐘，每日一次。症狀緩解後隔日一次，每月灸十次。

取穴方法：正坐時，先按取兩邊髂前上棘，兩髂前上棘水平線與後正中線交點處為第四腰椎棘突，棘突下方凹陷處即是腰陽關穴。

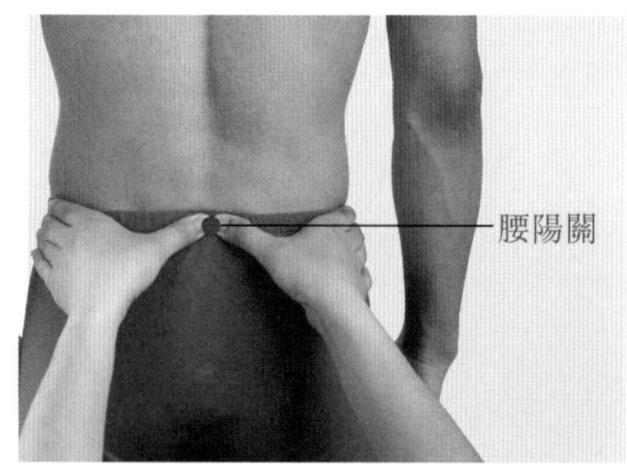

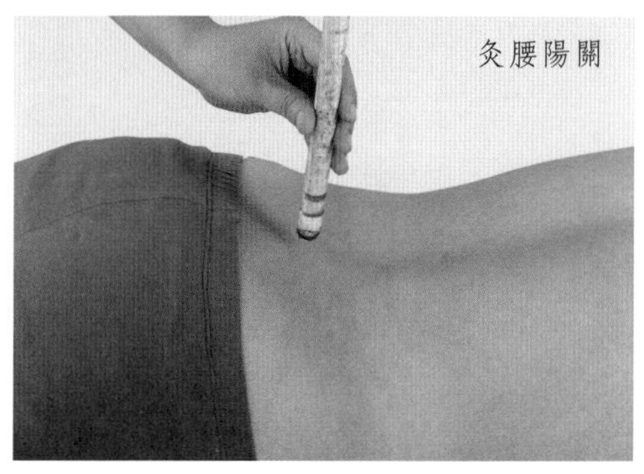

變形性脊椎病

變形性脊椎病也是一種老年病，主要由身體功能老化導致，四五十歲的人最容易罹患這種病。患病後，脊椎骨表面會出現突起，形成骨刺，同時骨頭本身也發生變形。另外，脊椎與脊椎之間的椎間盤失去彈力，當脊柱活動時不能再起到緩衝作用。

主要症狀

腰痛、僵硬

如果患有變形性脊椎病，椎間盤失去彈力，活動的時候，周邊的骨頭就會受到較大刺激，進而出現劇烈的腰部疼痛。一天活動結束後躺在床上時或者睡了一夜從床上起來時，疼痛最為劇烈。而且疼痛不局限於腰部，還會累及腿部，有時候連頸部、肩部、手臂、手部都會受影響。

治療

物理治療

變形性脊椎病是身體老化導致的，沒有辦法根治，不過腰痛嚴重的時候，只要靜養幾天，不適症狀就會明顯減輕。如果疼痛嚴重，可以服用鎮痛劑、肌肉緩解劑來緩解疼痛，同時可以熱敷疼痛部位或者對脊椎做牽引。另外佩戴專門的腰帶也可緩解脊椎壓力並減輕疼痛。提醒注意的是，當疼痛減輕後，就應該及時摘下腰帶，避免長時間佩戴，否則會導致肌肉力量退化，那樣反而會加重脊椎壓力。

自我保健

● 人體上半身幾乎大部份重量都壓在脊椎上，所以體重過重、肥胖會加重脊椎壓力，加重脊椎變形。所以患了變形性脊椎病之後，要控制體重，避免發胖，肥胖的要減肥。

● 注意保暖，盡量呆在溫暖的地方，至少應保證腰部溫暖，寒涼會加重病情。

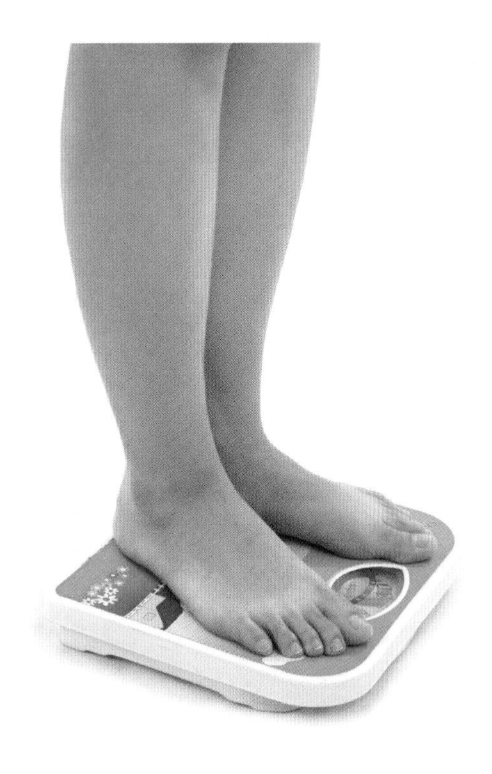

老年性關節炎

老年性關節炎是因為關節老化引起的，是退變性疾病，主要與年齡有關。另外，勞損、創傷、肥胖也都可引起這種病變。病變多發於負重關節和活動量較多的關節，腰椎、胸椎、膝關節、髖關節都比較容易發生。

主要症狀

腰痛、腰彎、僵硬

如果患了老年性關節炎，就會出現各種關節的疼痛，以腰部疼痛為主，腰部還會變得彎曲，久而久之變得僵硬，很難站直身體。而且老年關節炎的疼痛主要是休息痛，從休息狀態轉為活動狀態時疼痛最甚，比如早上起床時疼痛明顯，活動一會疼痛緩解，但是活動時間長了又會疼痛。

治療

藥物治療、物理治療

老年性關節炎是因為身體老化引起的，無法治癒，只能緩解不適。如果疼痛劇烈，可以服用消炎藥物緩解。另外可以經常按摩疼痛部位或者用熱水熱敷、擦拭疼痛部位。還可以鬆緊適度地給腰部綁上減輕關節壓力的腰帶（可到藥店購買）。疼痛緩解後適當運動、鍛煉，增強肌肉力量，間接可以保護關節。如果病情已到晚期，可以耐受手術，置換人造關節是個不錯的選擇，可以大大提高生活質量。

自我保健

● 認真保護關節，上了年紀以後要特別重視，患了老年性關節炎之後尤其如此，即使沒有疼痛感也要避免活動過度，避免重體力勞動，盡量保持舒適的姿勢，並充份休息。

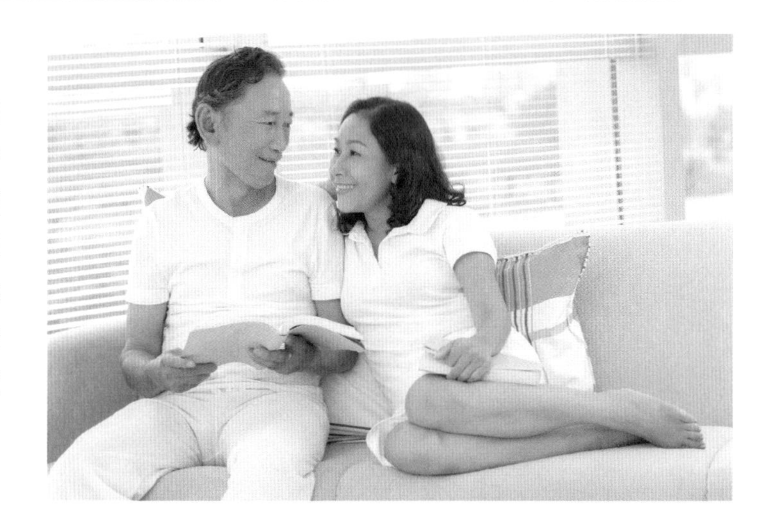

腎盂腎炎

腎盂是用來集中尿液的。腎小管裏的尿液先被集中到腎盂裏，再送到輸尿管裏，然後進入膀胱。當尿道黏膜損傷、尿液流動不順暢加上身體抵抗力下降的時候，尿道系統積聚起細菌就容易引起腎盂腎炎。尿道狹窄、骨盆內腫瘤、不潔性行為、個人衛生差等都是該病的誘因。因為女性尿道系統構造特殊，所以該病好發於女性。

主要症狀

腰痛、尿頻、發熱

腎盂腎炎有急性的和慢性的，急性期時，會有劇烈腰痛，輕輕地觸摸都可引發劇烈疼痛，也會伴有高熱，同時還會有尿頻，尿液也可能比較渾濁，其中混有膿液。慢性腎盂腎炎有的可能沒有明顯症狀，有的會有乏力、腰痛症狀，若發熱時為低熱。

治療

抗生素治療

急性腎盂腎炎是可治癒的，患病後不必過度憂慮，只要遵照醫生指導按時按量服用抗生素，同時多喝水，促進尿路系統細菌盡快排出即可。治療同時要注意保暖，着涼會加重病情。但是如果治療不徹底就容易復發，發展成慢性腎盂腎炎。

自我保健

● 做好個人衛生，內褲要每天換洗，隔幾天用開水泡洗或者放到陽光下暴曬一下，殺殺菌。另外最好穿純棉內褲，不要穿化纖材質的。內褲也不要太緊，內褲太緊，尿道更容易被糞便感染。

● 有性行為最好用安全套，性交前後要排尿，可以預防細菌上行。

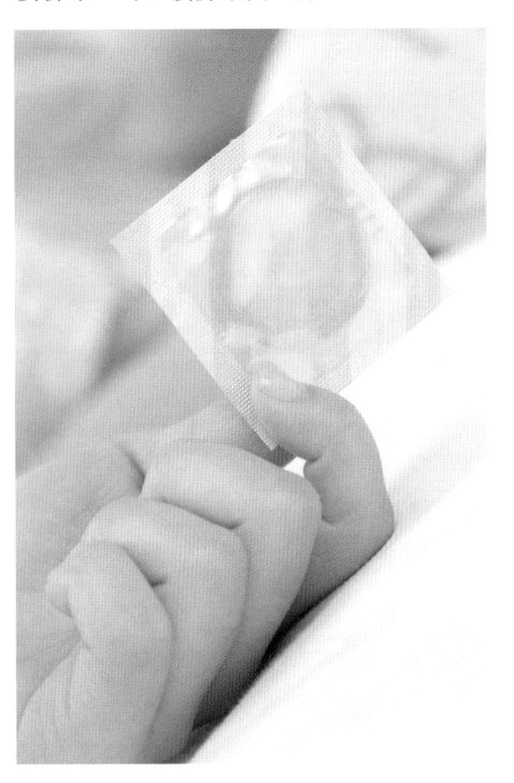

子宮內膜異位症

子宮內膜細胞本應生長在子宮腔內，但是子宮內膜每個生理週期都會脱落一次，所以它會隨着經血運行。如果經血逆流，經血中包含的子宮內膜細胞就會黏附在其他部位扎根生長，這就是子宮內膜異位症。子宮內膜可在卵巢、子宮韌帶、骨盆等處扎根生長。目前該病無明確病因。

主要症狀

痛經、腰痛、不孕

異位的子宮內膜會刺激局部組織發炎並引起子宮攣縮，所以痛經是子宮內膜異位症的典型症狀，一般在月經來潮前一兩天開始疼痛，來潮後第一天達到高峰，月經結束疼痛消失。在非經期也會有輕微的腰痛。另外還會有性交疼痛、月經異常、排便不暢等症狀。如果異位發生在卵巢或者輸卵管內，卵巢很難排卵或者精卵很難相遇，因此會導致不孕。

治療

激素治療、電灼治療、手術治療

患了子宮內膜異位症，可以服用激素使子宮內膜萎縮，一般在六個月到一年後有望緩解。另外也可以用電灼法治療，將異位的內膜燒灼清除掉。還可以用手術治療，將異位的內膜切除。不過子宮內膜異位症容易復發，治療後如果又出現了痛經可能就是復發了，要去檢查、治療。懷孕和絕經可以讓異位內膜自然萎縮，疾病自然痊癒。

自我保健

● 經期不要做劇烈運動，不要過性生活，不要做重體力活，以免造成經血逆流。

● 月經期間不要吃寒性、刺激性食品，如螃蟹、貝類、辣椒、冰淇淋等，這些食物可影響血液運行，可能會誘發子宮內膜異位症。

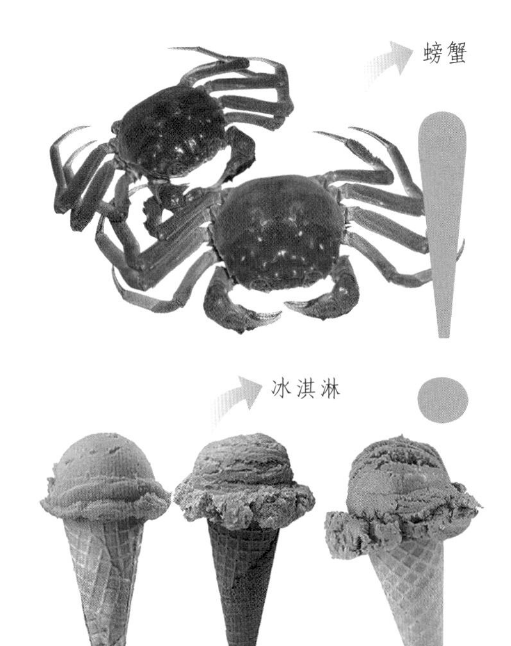

脊背疼痛

很多人都受到脊背疼痛的困擾，甚至有的人一生中的大部份時間都有這個問題跟隨。脊背痛可能是肌肉痛，也可能是脊椎出現異常引起的，老化和一些內臟疾病也可造成脊背疼痛。脊背疼痛不必太緊張但也不能忽略，如果疼痛嚴重或者後背出現了嚴重彎曲都應該去醫院就診。

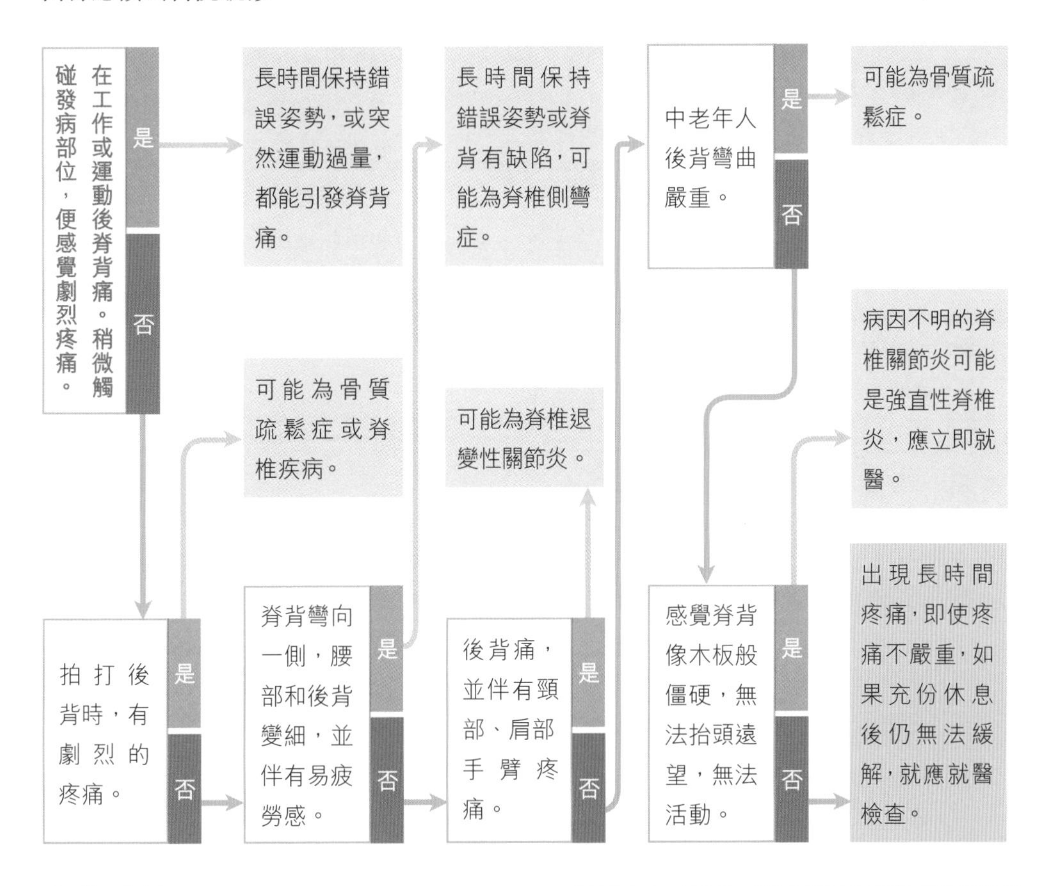

參考頁碼

骨質疏鬆症……P258
強直性脊椎炎……P259
脊椎退變性關節炎……P260
脊椎側彎症……P261

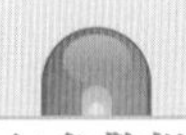

紅色警報

全身虛弱和脊背劇烈疼痛必須引起重視，它為重病的早期表現。如果感覺脊背僵硬得像一塊木板，或者不能抬頭遠望時，可能為強直性脊椎炎。以上情況，都應立即就醫檢查。強直性脊椎炎如果擴展到頸部，會引起呼吸困難，是比較危險的疾病，需馬上就醫治療。

骨質疏鬆症

骨頭必須維持足夠的密度和結構才能保證質量，如果密度下降、結構破壞，骨質量下降，就是患上骨質疏鬆症了。這是因為骨骼蛋白質流失，鈣沉積減少而導致的。激素減少、營養不良、消化吸收功能低下、運動量不足都可引起骨質疏鬆。另外，骨折後長期用石膏固定也可引起骨質疏鬆。

主要症狀

脊背疼痛、易骨折

如果患了骨質疏鬆症，骨骼的結構逐漸被腐蝕，疼痛就出現了。脊背疼痛是骨質疏鬆最主要的症狀，主要出現在脊背中央，並且向兩側擴散。腰部也容易出現疼痛。疼痛在仰臥和坐着時可減輕，站着或者後伸時疼痛加劇。另外，骨質疏鬆症時骨質量下降，骨的脆性增加，所以特別容易骨折。當骨質疏鬆症嚴重時，脊椎出現後彎、胸骨產生畸形，因此肺活量和最大換氣量會明顯減少，進而產生呼吸困難症狀。

治療

補充營養、運動

患了骨質疏鬆症，補充營養很重要，蛋白質、鈣、維生素 D 都應足量攝入。日常多曬太陽有助於補充維生素 D，但可能量不足，可以通過口服製劑補充。另外要適當運動，運動有助於鈣沉積在骨骼上。雌激素可用於女性患者，但是必須進行全面評估，要符合一定的條件才能使用，因此必須在醫生指導下進行。

自我保健

● 含鈣、含蛋白質豐富的食物都可有效防治骨質疏鬆症，牛奶、芝麻、芝士都是很好的選擇，要經常吃。但是酒和植物纖維會影響鈣質吸收，不要與含鈣豐富的食物同時食用，最少要隔開兩小時。

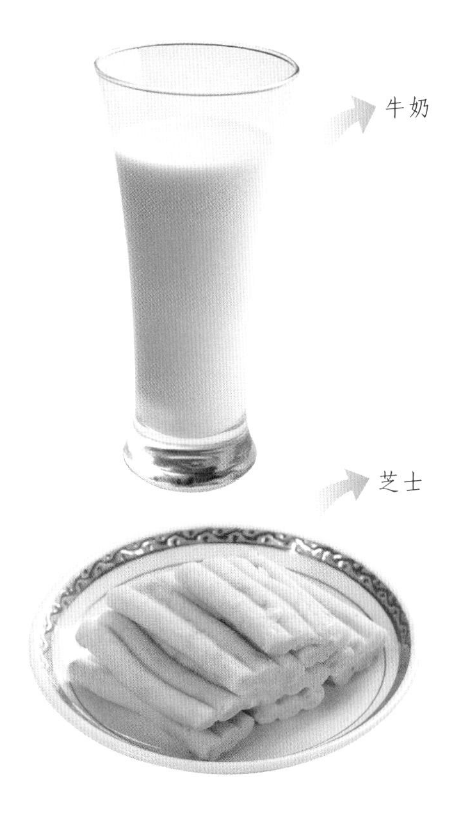
牛奶
芝士

強直性脊椎炎

脊椎關節發炎、椎間盤纖維環及其附近結締組織纖維化和骨化，導致脊背、腰部僵硬，就是強直性脊椎炎。患上這種疾病的具體原因目前還不確定，但是可以肯定與遺傳關係很大。患上這種病的大都是男性。

主要症狀

脊背、腰部、頸部疼痛、僵硬

強直性脊椎炎可向上發展到頸椎，向下發展到腰骶部，病情發展到哪裏，哪裏就開始疼痛，並變得僵硬。僵硬的脊椎就像變成一根長硬骨一樣無法活動，動作受限。患上強直性脊椎炎的人走路姿勢會顯得古怪。另外，炎症也會擴展到肋骨關節，導致胸口痛並且會引起呼吸困難。

治療

藥物治療、手術治療

強直性脊椎炎目前沒有根治的辦法，治療只能緩解症狀。一般用抗炎藥物和類固醇藥物緩解炎症。如果症狀嚴重就需要手術治療。腰部彎曲到無法向前看的程度或者肋骨關節僵硬影響呼吸了，或者骨關節變得僵硬無法走路了，都需要進行手術。

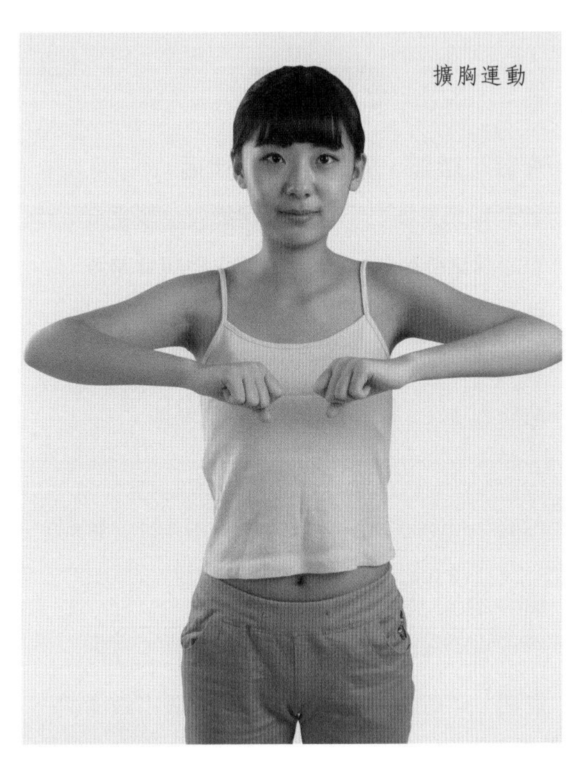
擴胸運動

自我保健

● 行走、坐、站立都要挺胸收腹，經常做彎曲後背的運動和擴胸、深呼吸運動，每天早晚各俯臥半小時，這樣可以增加脊椎的柔軟性，有利於防治強直性脊椎炎。

● 患了強直性脊椎炎，必須睡硬板床，不要睡軟床。軟床會導致或加重背部彎曲。睡覺時不用枕頭或者用比較薄的枕頭，這樣睡覺時強直的脊柱受力會小點。

脊椎退變性關節炎

退變性關節炎可發生在任何關節，負重關節更容易發生，頸椎、腰椎、膝關節、髖關節以及腳後跟都可能發生。如發生在脊椎關節上，就稱為脊椎退變性關節炎。主要跟脊椎關節老化、長期磨損有關。老化、磨損造成脊椎關節上出現小傷口，進而導致發炎。一般來講，從事體力勞動特別是重體力勞動的人更容易罹患該病。

主要症狀

脊背、腰部、頸部疼痛、僵硬

如果脊椎患了退變性關節炎，發生退變的關節所在部位，可能是頸部，可能是腰部，也可能是後背，會出現疼痛，時間久了這些病變部位就會變得僵硬。另外，患病關節因為積水、組織被破壞等還會腫脹。

治療

藥物治療、輔助裝置、牽引

退變性關節炎發生在脊椎，在急性炎症期，疼痛比較劇烈，此時需要服用鎮痛劑，同時要充份休息。另外最好佩戴輔助裝置如腰帶，幫助減輕關節壓力，從而減輕疼痛感。注意使用腰帶時間不能太長，否則會引起腰肌力量下降，反而更容易疼痛。另外最好對脊椎關節進行牽引，這樣可以預防關節面黏連和關節囊攣縮，避免病情更嚴重。如果疾病發展迅速，關節破壞明顯，疼痛嚴重可考慮手術治療，進行人造關節置換。

自我保健

● 關節發生退變從二十多歲就開始了，只是要一直到中年之後才表現出症狀，所以從二十歲就應該有保護關節的意識了。要少讓關節受累、受涼，並減少過度扭曲的情形出現。

● 寒冷、潮濕會加重關節炎發生退變性改變，因此有條件最好待在溫暖的地方。

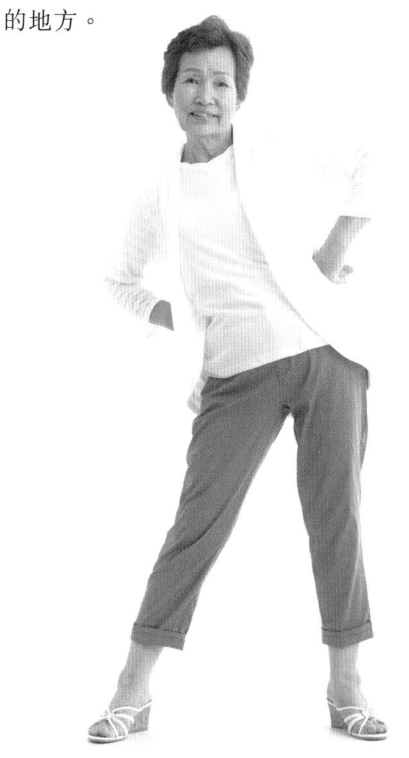

脊椎側彎症

脊椎從後背看本來是應該在一條垂直於地面的直線上的，如果脊柱的某一段彎曲成了「C」或者「S」形，就是患上脊椎側彎症了。一般來說這是脊柱周圍組織出現異常而導致的，先天性畸形、神經與肌肉異常、腫瘤和關節炎都可引起該病。小兒期或者兒童期長期坐立姿勢不正或者總在一側肩膀背書包也是引起該病的主要原因。

主要症狀

脊背向一側彎曲、兩肩膀不平、腰背疼痛

如果患了脊椎側彎症，最明顯的症狀就是脊柱不在一條直線上了，向一側彎曲了。由於脊柱側彎了，兩邊肩膀就不在一條水平線上了，一高一低。骨盆也會傾斜，一邊高一邊低，高低與肩膀高低有可能正相反，有可能一致。脊柱側彎後，會出現腰背疼痛、乏力等感覺。另外，脊柱側彎，使得胸部、腹部內的臟器都受到一定的壓力，導致胸腹部內臟功能上的障礙，如消化不良、心跳加速、氣短等，另外還會出現四肢無力、身材矮小等症狀。

治療

對症治療、輔助裝置

患了脊椎側彎症，需要先確定病因，並消除引起側彎的疾病。如果單純是錯誤姿勢引起，矯正錯誤姿勢即可，可以使用脊柱輔助裝置，也可以通過物理治療、練習體操來矯正。如果治療無效，則需要進行手術。

自我保健

● 平時坐立時應該保持後背挺直，特別是少年兒童更是如此，坐在桌前都要注意姿勢正確。不注意坐立姿勢的人容易患脊椎側彎症。

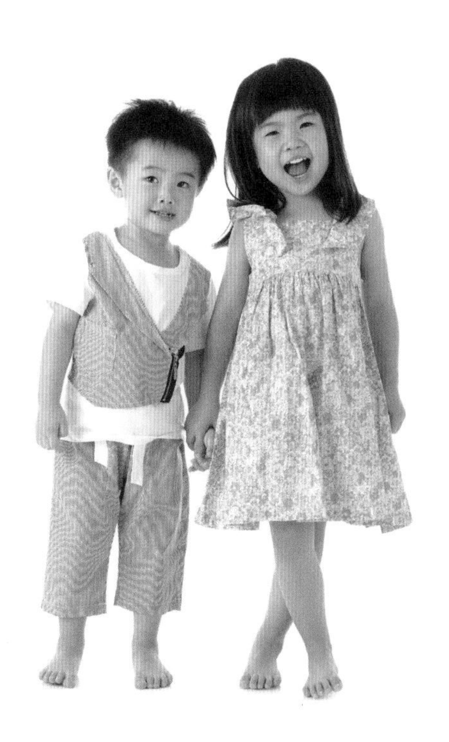

關節痛（肌肉痛）

關節、肌肉本身的損傷或者疾病會引起疼痛，腦神經系統或者血液循環系統出現異常時，也會導致關節和肌肉疼痛。所以，關節或者肌肉出現疼痛都要引起注意。

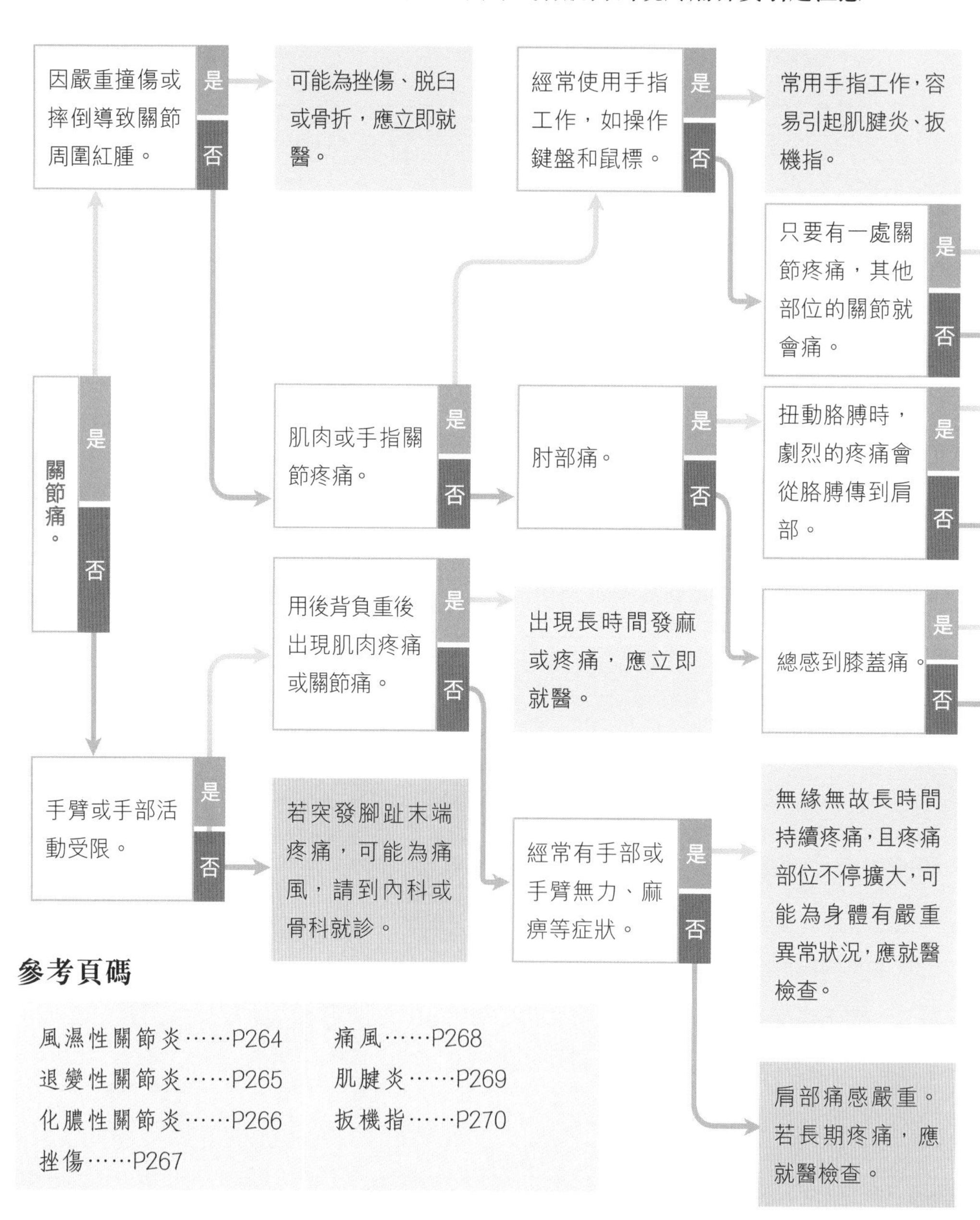

參考頁碼

風濕性關節炎……P264
退變性關節炎……P265
化膿性關節炎……P266
挫傷……P267
痛風……P268
肌腱炎……P269
扳機指……P270

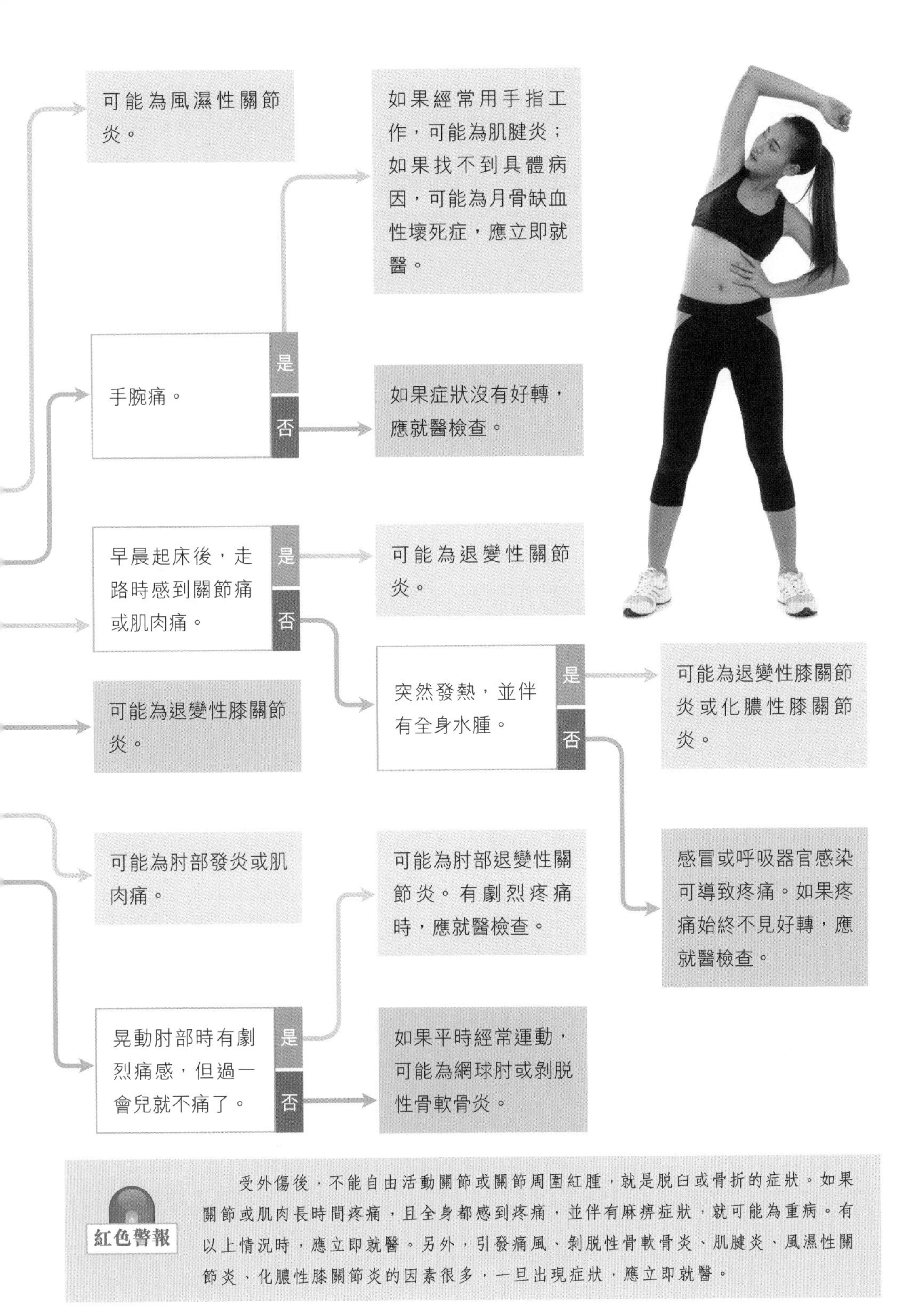

紅色警報

受外傷後，不能自由活動關節或關節周圍紅腫，就是脫臼或骨折的症狀。如果關節或肌肉長時間疼痛，且全身都感到疼痛，並伴有麻痹症狀，就可能為重病。有以上情況時，應立即就醫。另外，引發痛風、剝脫性骨軟骨炎、肌腱炎、風濕性關節炎、化膿性膝關節炎的因素很多，一旦出現症狀，應立即就醫。

風濕性關節炎

風濕性關節炎是人在患上風濕熱後，發展到關節上所表現出來的症狀，細菌感染則是患上風濕熱的主要原因，在寒冷氣候下和濕度過大的時候發病或者病情會加重。

主要症狀

關節疼痛、變形、肌肉疼痛

風濕性關節炎主要發生在各大關節，如膝關節、肩關節、肘關節等。患病後，會出現輕度或者中度發熱，疼痛在各關節間游走，這個關節疼痛停止，另一個關節疼痛開始，呈對稱性，疼痛關節同時還紅腫並有灼熱感。這種症狀持續一段時間後逐漸好轉，一般持續時間為 2~4 週。另外，如果環境轉好，天氣暖和，關節炎會自然緩解。

治療

物理治療、藥物治療、手術治療

風濕性關節炎只要沒有嚴重併發症，就不會威脅生命，但是會讓患者備感痛苦，而且病情發展會連累心臟健康，應該盡早治療。要遵醫囑服藥，另外可在疼痛處敷熱毛巾、按摩或者做全身溫水沐浴。還可以用超聲波理療。該病容易反覆發作，如果可以，盡量搬到溫暖的地方居住，對疾病有好處。

自我保健

● 身體虛弱的時候比如正在坐月子，最好不要接觸寒冷、冰涼的事物，包括用冷水洗手、長時間靠在冰冷的牆面、坐在地面上或者食用寒涼的食物，都可能會影響健康，包括關節健康，在中老年以後表現出來。

● 雙花當歸酒：將玫瑰花 15 克，紅花、當歸各 10 克，一同放入砂鍋中，加 3 碗水。大火燒開，然後轉成小火，煎至 1 碗即可。每日 1 劑，用黃酒兌服。可治療風濕骨痛。

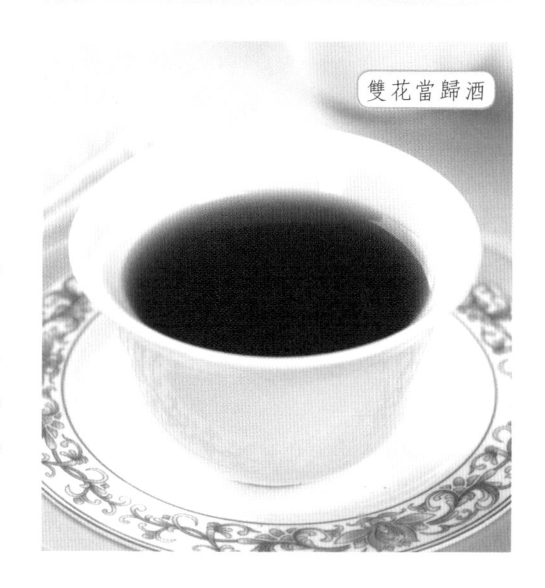
雙花當歸酒

退變性關節炎

發生退變性關節炎時，其主要損害在關節的軟骨，會出現軟骨變形、彈性喪失、碎裂、脫落等，進而導致關節變形，運動受限。發病原因目前不明，普遍認為與年齡老化有關。一般來說，頻繁使用關節、肥胖的人，關節壓力大，容易罹患該病。另外神經容易緊張的人也容易患該病。

主要症狀

關節疼痛、僵硬

如果患有退變性關節炎時，關節部位會有鈍痛感，特別是在長時間休息後又重新開始活動時，疼痛感嚴重，所以晨起時疼痛明顯，活動一會兒後疼痛緩解。活動時間過長時，疼痛會再次加重。患病時間久了，關節會出現變形、僵硬、畸形，活動受限。另外有時候會出現手指關節腫脹。

治療

鎮痛劑、熱敷、運動治療

對退變性關節炎，目前還沒有效的治療方法，只能採取一些方法緩解疼痛，如可用鎮痛劑、熱敷、按摩，可促進痛處的向液循環。在疼痛劇烈時要充份休息，避免患肢活動。急性發作期過後，則應有計劃地鍛煉關節功能。另外可以服用軟骨粉。軟骨粉是用大青鯊的軟骨製成的，臨床研究其有促進軟骨再生的作用，可用於治療退變性關節炎。

自我保健

● 木瓜祛風除濕，還含有抗菌成份，對關節健康有保護作用。平時多吃木瓜，可防治退變性關節炎。可以喝木瓜茶、木瓜湯，也可以用乾木瓜煮湯，用木瓜湯泡澡。

● 薏苡仁有鎮痛、消炎的功效，常吃薏苡仁粥、薏苡仁湯對退變性關節炎也有好處。

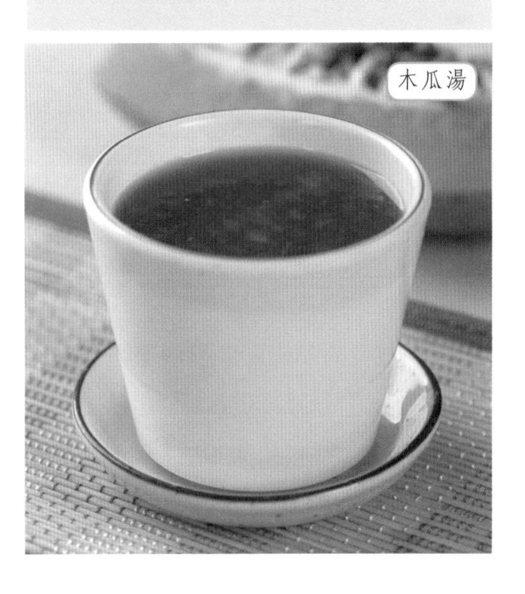

木瓜湯

化膿性關節炎

細菌侵入關節內，導致發炎、化膿，就是化膿性關節炎。當皮膚出現較大創傷如燒傷，或者患了流感、肺炎等疾病，就容易患上化膿性關節炎。因為此時細菌很容易進入皮膚內、扁桃體內，並進入血液，最後進入關節導致發病。

主要症狀

高熱、關節腫脹、疼痛

如果患了化膿性關節炎，關節內會發炎、化膿，因此會發高熱，發病部位會出現腫脹，並有嚴重的疼痛感。化膿性關節炎可能會破壞軟骨或者關節面，在炎症消失後，也會留下後遺症，使得患病關節不能正常活動，甚至完全無法活動。

治療

抗生素治療、石膏固定

化膿性關節炎應用抗生素治療，在急性期，需靜脈滴注給藥，感染控制後，可口服給藥。也可穿刺抽液，直到關節內再無滲出物，引流後需要用生理鹽水沖洗關節腔。在治療時需要固定患肢，打上石膏或者用輔助器材固定，避免關節變形。

如果有高熱，要進行物理降溫，同時要注意補液，多喝水，也可喝糖鹽水或者服用補液鹽，預防水、電解質紊亂。

自我保健

- 急性期炎症消退後，不要就此置之不理了，應在急性炎症消退後的兩三週內做適量運動，活動曾經患病的關節，以防關節黏連，減輕後遺症。

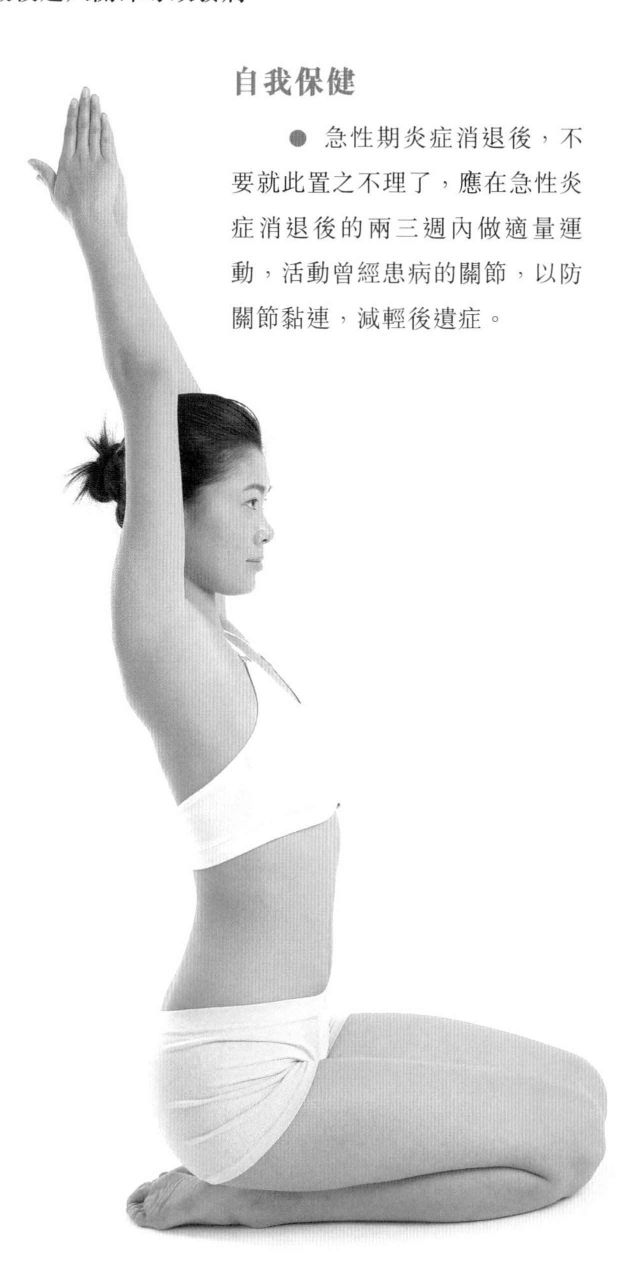

挫傷

挫傷是受到鈍器擊打後，軟組織、關節等處被過度拉伸又恢復原位而導致的一種沒有開放性傷口的外傷。被棒打、車撞、跌倒都可能引起挫傷。膝、踝關節、腰部、骨盆都是容易發生挫傷的部位。

主要症狀

水腫、疼痛

有挫傷發生時，挫傷部位會有嚴重的疼痛感覺，同時水腫明顯。挫傷後，如果關節部位的骨骼有出血，會導致關節腔內蓄積較多血液，挫傷痊癒需要的時間較長。若恢復情況不好，可能會化膿或者誘發慢性關節炎。如果沒有蓄積血液或者血液較少，很快就能痊癒。

治療

冷熱敷、保護挫傷部位

如果發生了挫傷，不要直接熱敷，熱敷會增加出血。正確的做法是立即做局部冰敷，止血消腫消炎。一天後再熱敷，促進血液循環，化去瘀血。然後把挫傷部位保護起來，盡量不要活動並用繃帶纏繞固定。如果局部疼痛劇烈，一碰就疼痛加劇，可能是骨折，要盡快就醫。

自我保健

● 東北堇菜有清熱解毒、消腫排膿的功效，發生挫傷後可以取一些東北堇菜加食鹽搗碎，敷在患處，能減輕疼痛、促進痊癒。

● 薔薇果有收縮血管的功效，挫傷後可以用薔薇果熬湯或者泡茶喝，預防出血。也可以把薔薇果粉加水調成糊敷在患處。

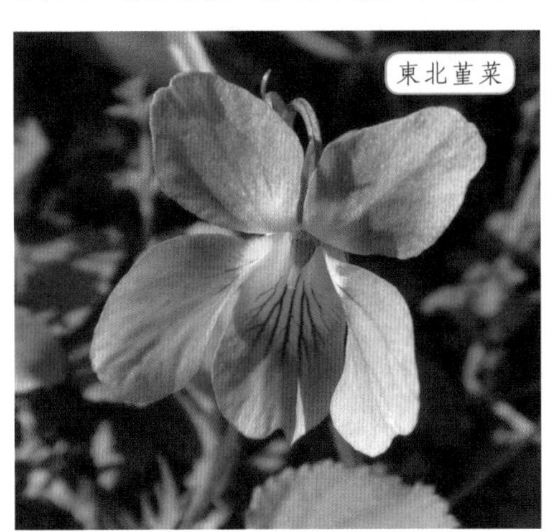
東北堇菜

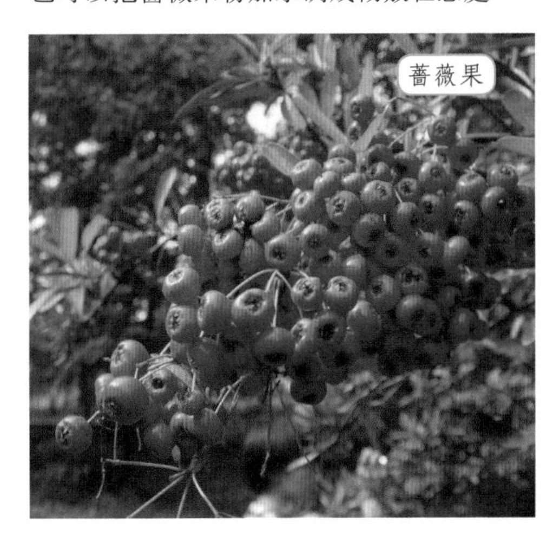
薔薇果

痛風

尿酸是一種人體代謝產物，當體內的尿酸不能被順利排出，就會導致痛風。平時喝酒、吃肉多的人體內容易尿酸升高，易患痛風。另外，患糖尿病、高血壓、高血脂、動脈硬化的人都容易並發痛風。

主要症狀

關節劇痛、水腫、低熱

典型症狀為突發性關節疼痛、腫脹，多數患者在深夜因疼痛而驚醒。剛開始時，一般是單關節發病，最多的是拇趾，多次發作後腳後跟、膝蓋、腿等處疼痛，之後擴展到肘部、手指、肩部等關節。耳朵和鼻樑上則可能出現硬塊。有部份患者在疼痛時還伴有發熱、發冷、頭痛、心悸、噁心等症狀。

治療

藥物治療、食療

痛風在發作後一段時間後會自行緩解，進入間歇期。間歇期內可無症狀，但多數在一年內復發，此後越來越頻繁。所以應該堅持長期治療。治療主要以藥物配合飲食進行，目的是抑制尿酸合成、促進尿酸排泄，防止體內尿酸堆積。可吃葡萄、橘子、山楂、蘋果、番茄、咖啡、茶、奶、蛋、海藻等食物，不會加重病情。

自我保健

● 患痛風後，不要洗冷水澡，也不要用冷水擦拭身體，體溫突然下降會加重病情。但是建議每天晚上用熱水泡腳，可促進血液循環，對痛風患者有好處。

● 日常生活中要少吃能生成大量尿酸的食物，包括各種肉類、動物內臟、魚、蝦、貝、酵母等蛋白質含量、嘌呤含量高的食品。

● 不要喝酒，酒能促進尿酸形成。同時要多喝水，多排尿，減少體內尿酸堆積。

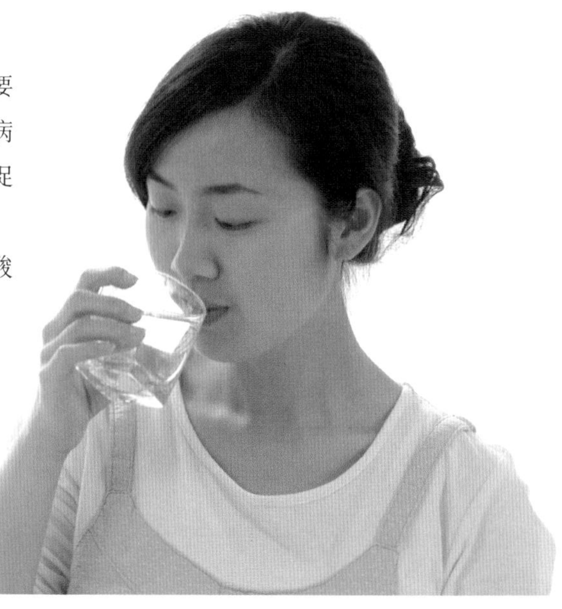

肌腱炎

肌腱是連接骨骼與肌肉的結締組織，非常強韌。如果肌腱被過度使用，反覆強烈牽拉就會出現炎症，最多見的是手指、手腕、足跟、肩部和肘部的肌腱炎，「網球肘」就是一種。日常的體力勞動或者訓練不當都可引起。

主要症狀

關節疼痛、僵硬

如果患了肌腱炎，肌腱所在的關節或者關節附近會出現疼痛，按壓或者活動時疼痛明顯，休息時緩解。同時關節變得僵硬，活動也不那麼靈敏了。有時候疼痛也可持續並且伴有關節輕微腫脹。

治療

絕對休息、中醫理療、手術治療

如果患了肌腱炎，要馬上停止使用相關關節，並且用冷毛巾或者毛巾包着冰塊包住發炎部位消炎，之後用石膏、輔助器具、彈性繃帶等將其固定一段時間，讓其充份休息。休息期間，經常用熱毛巾熱敷或者擦拭疼痛處，還可以找中醫進行針灸治療，止痛效果都不錯。如果病情嚴重、難以緩解，就需要手術治療。

自我保健

● 患肌腱炎後，飲食要清淡些，避免吃油膩和刺激性食品，會加重病情。

● 多吃富含維生素和礦物質的食物，小白菜、番茄、椰菜、胡蘿蔔、粗糧、海帶、海苔等都能防治肌腱炎，平時應常吃。少吃肉類，多吃豆類及豆製品。

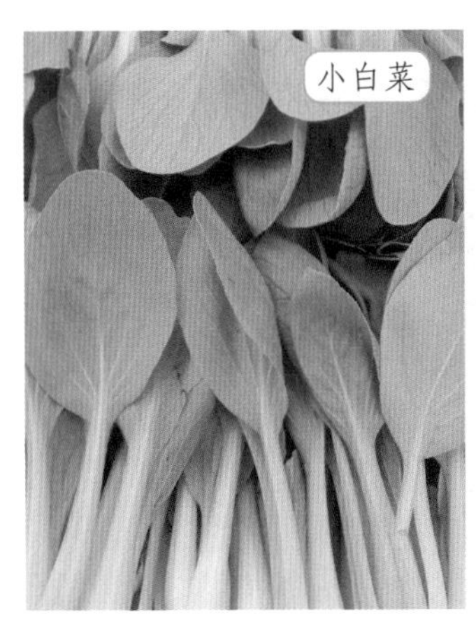

小白菜

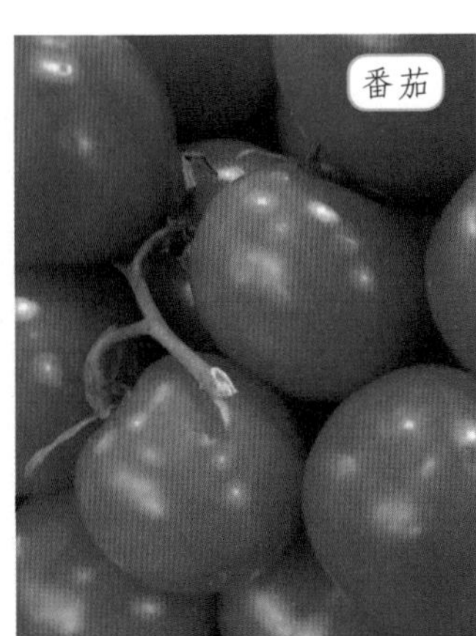

番茄

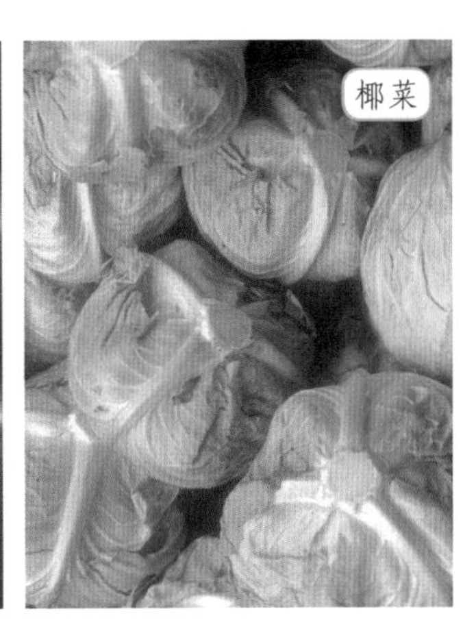

椰菜

扳機指

腱鞘覆蓋在一些大肌腱上，起到約束肌腱的作用。如果短時間內反覆屈伸手指，手指屈肌上的腱鞘就可能發生炎症，這就是扳機指。發病時，手指上的腱鞘變得肥厚並在肌腱上形成小節結，從而導致手指疼痛、無法彎曲。中老年人易患該病，多為過度使用關節導致。但兒童也可能患病，是先天的還是後天的還不得而知。

主要症狀

手指疼痛、無法伸直

如果患了扳機指，手指無法伸直，當屈伸手指時會感覺關節痠脹、疼痛。如果病情較嚴重，手指屈伸時還伴有彈響或者無法屈伸。一般早晨起床時表現明顯，下午症狀會有所減輕。如果受到寒冷刺激症狀可加重。兒童患病後有時能夠在關節處摸到膨大的結節。

治療

絕對休息、物理治療、手術治療

扳機指是勞損造成的疾病，如果患了扳機指，患病關節要絕對休息，避免屈伸。如果患者是兒童，可以用夾具等固定患肢。同時要避免寒冷刺激，可以熱敷或者敷、服一些活血、止痛、消腫的藥物。患者是兒童，可以進行按摩並扳直手指。如果保守治療效果不佳，需要手術清除結節。

自我保健

● 長時間操作電腦，手腕和手指腱鞘都容易發炎，形成扳機指，要做好預防。建議連續打字超過 30 分鐘要短暫休息一會兒，做做拉伸手指的運動。一天的電腦工作結束後要用溫水浸泡雙手，以緩解疲勞。

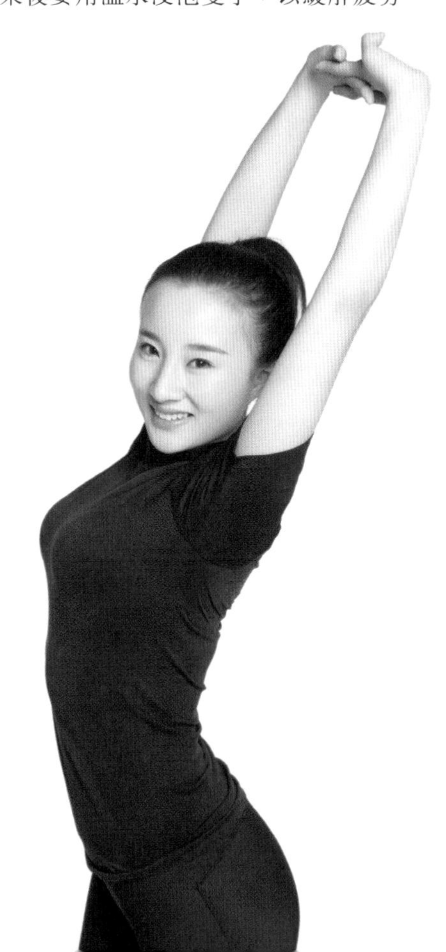

保護關節生活小細節

關節在人體活動的時候會不斷地磨損，年輕的時候，關節部位的黏液分泌充份，所以磨損較小；隨着年紀增大，磨損會越來越嚴重，所以人在上年紀後會慢慢出現關節疼痛的毛病。肩關節、手關節、膝關節都是比較容易出問題的部位，減少磨損、保護關節要盡早開始。

■ 給關節保暖

關節受冷，會影響該部位血液流動，關節磨損會加大，一定要注意保暖。手部要少接觸冷水，洗碗、洗手要用熱水；冬季寒冷時，最好穿膝部、肩部、肘部等部位加厚的衣服。老年人關節容易疼痛，更要注意保暖。

■ 保持體重

體重超標會加重膝關節壓力，要保持適當的體重，如果體重超標，盡快減肥。

■ 營養豐富

營養對關節和肌肉來説一樣重要，平常要注意營養充足、豐富，進入中年以後應該適當補鈣。

■ 休息充足

要注意休息，不要讓某個關節過度勞累，工作時盡量能時不時休息一會，久站或者久坐後也要改變一下姿勢。

■ 運動要適量、適度

運動量不要太大，如果要健身，運動強度和運動時間要聽從專業教練的建議，不要盲目增加。平時自己運動，也要注意時間不要太長，比如散步、慢跑等應該在一小時左右。登山、走樓梯都會磨損膝關節，特別是下行的時候，建議登山時帶手杖，以減輕膝關節壓力；老年人最好住有電梯的樓房或者底樓，避免走樓梯。另外打太極的老年人要注意少做扎馬步的動作。體重過重的人應該避免跳繩這類彈跳運動，以防過度壓迫關節。

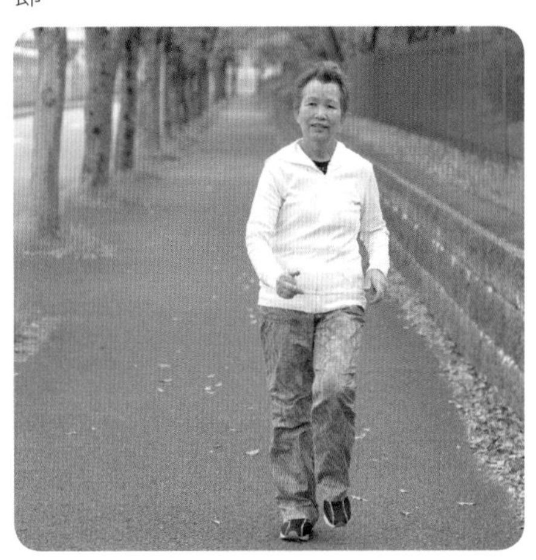

手腳發麻

手腳發麻是因為末梢血液流通不暢導致的，如蹲久了，腳就會發麻。另外，妊娠、睡姿不正確時，都會引起該症狀。手腳發麻在短時間內就能緩解時，一般沒有甚麼問題，如果此症狀超過一天或者反覆出現時，就要警惕可能為身體患有某種疾病。

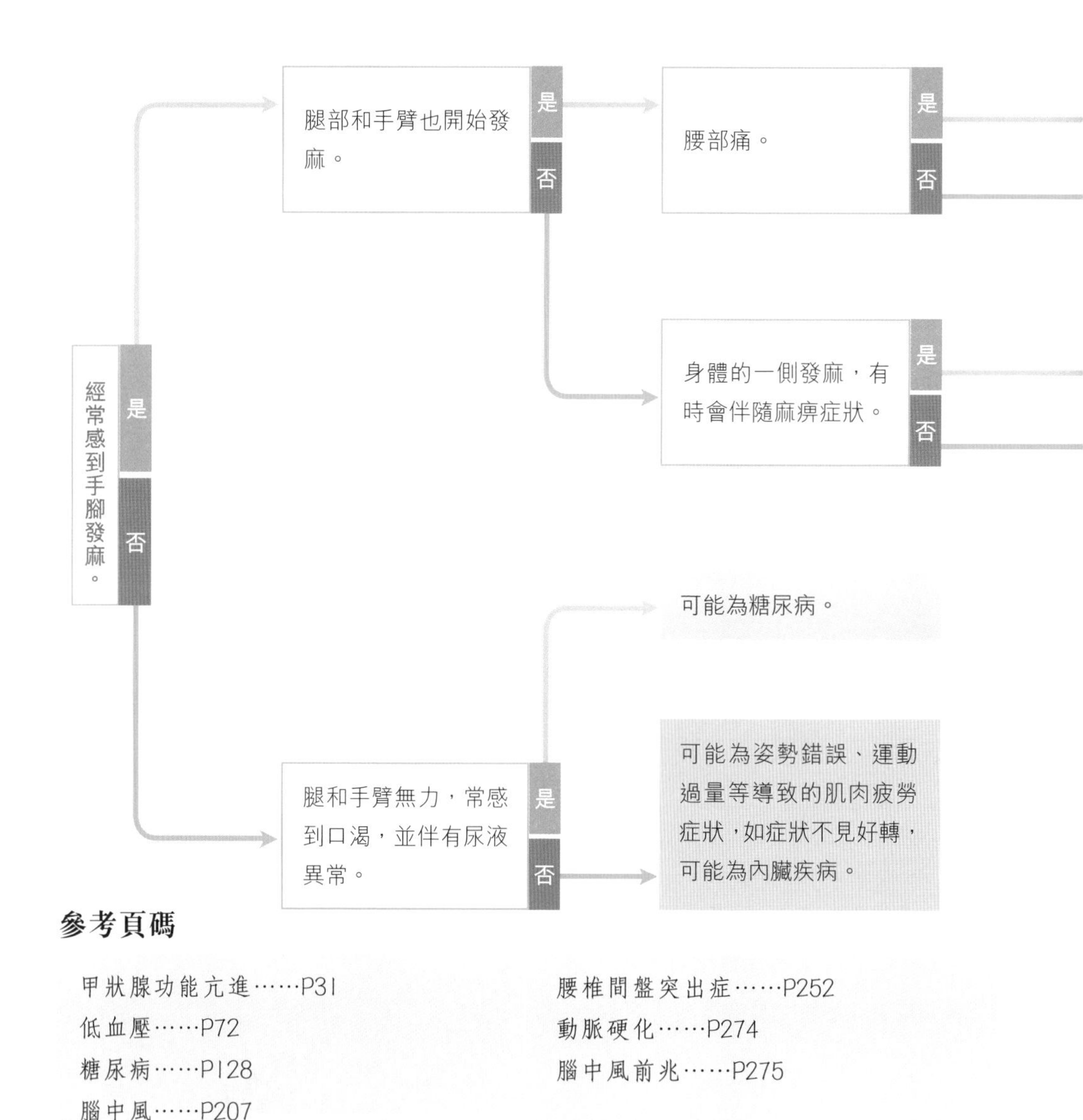

參考頁碼

甲狀腺功能亢進……P31
低血壓……P72
糖尿病……P128
腦中風……P207
腰椎間盤突出症……P252
動脈硬化……P274
腦中風前兆……P275

有嘔吐、頭痛或昏迷不醒等症狀，可能為腦中風，應立即就醫。

長時間高血壓，並伴有記憶力衰退。胸口、頭部和腰部疼痛。

是

可能為動脈硬化症。

否

理解力變差，記憶力衰退。

是

否

手腳發麻，手部輕微發抖。食慾好，但體重快速下降。如果有上述症狀出現，可能為甲狀腺功能亢進。

如果常感到手腳發麻、冰涼，或突然起身站立時有眩暈感，可能為低血壓。

可能為椎間盤突出症和變形性脊椎症。

可能為頸椎後縱韌帶骨化症。如果腿部或手臂發麻，並伴有肌肉萎縮，精力下降，可能為多發性神經炎。

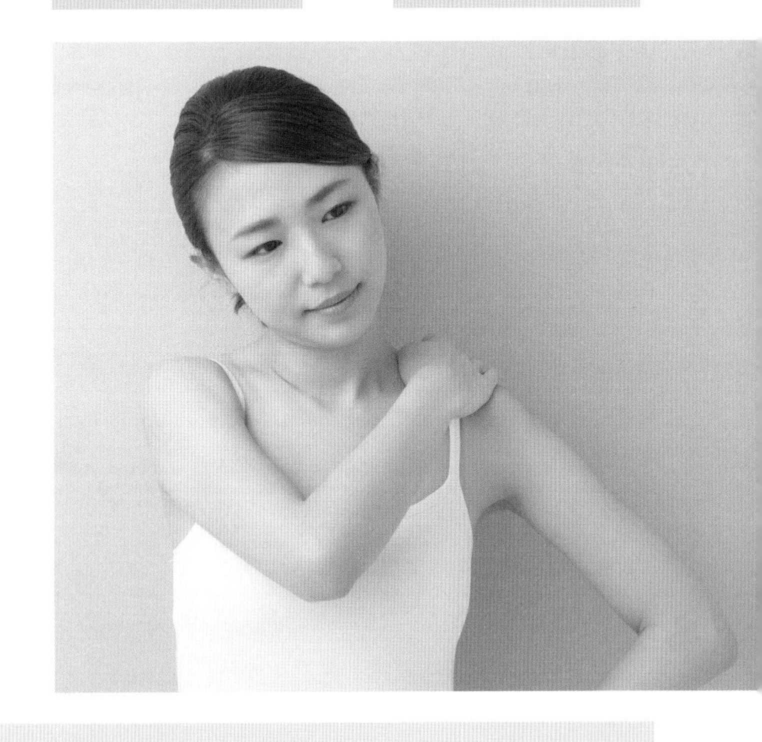

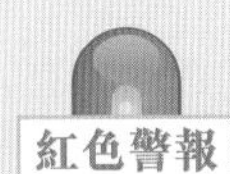

記憶力變差，並伴有胸部、頭部和腰部疼痛，可能為動脈硬化。同時出現嘔吐、頭痛、昏迷不醒等症狀，可能為腦中風。頭部受過外傷或重創，並出現眩暈、嘔吐症狀。如果有以上情況出現，都應立即就醫檢查。另外，如果出現頸部鼓脹、甲狀腺肥大、大量出汗，可能為甲狀腺功能亢進，也應立即到醫院接受檢查。

動脈硬化

當患有動脈硬化時，動脈血管壁就會增厚、變硬、失去彈性，同時血管腔變狹窄，導致血液無法在動脈中順暢流動。高血脂、高血壓、吸煙、肥胖、精神壓力過大等都是動脈硬化的誘因。

主要症狀

手腳發麻、精神障礙、體力下降

動脈硬化是血管老化的一種標準，老年人為高發人群。發病是進行性的，不斷加重，起病初期，基本沒有任何症狀，悄悄發展，只有發展到中後期時，才會出現症狀，會因為血液供應不足而出現體力衰退、心悸、胸悶、頭痛、頭暈等問題。另外，還會出現精神障礙、失眠、記憶力下降等，同時手腳會發麻，四肢發涼、乏力。

治療

藥物治療、生活習慣調整、多運動

動脈硬化是非常危險的疾病，容易引起心肌梗塞、腦梗死而發生猝死，必須重視。病情嚴重時應該在醫生指導下服用擴張血管、預防血栓形成的藥物。同時要注意調整生活習慣，戒煙、戒酒、減肥、少吃肉、多運動。還要放鬆心情，凡事不要太計較。日常生活中要保持心態平和，可在一定程度上避免因情緒激動引起的心肌梗塞、腦梗死等疾病。

自我保健

● 堅持運動，促進血液循環，可有效預防動脈硬化，慢跑、散步都適合，建議每週運動 3 次以上，每次堅持 1 小時。

● 桑菊銀楂茶：將菊花、金銀花、山楂各 15 克，桑葉 10 克，同放入杯子中，加入開水沖泡。可代茶常飲。有清熱解毒、化瘀降脂的作用，可預防動脈硬化。

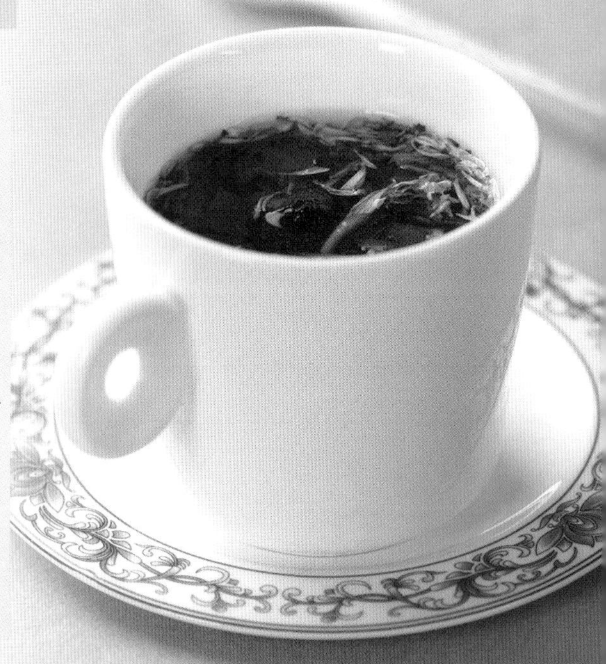

桑菊銀楂茶

腦中風前兆

腦中風是發生在腦部血管的病症，當腦血管破裂或者堵塞時引起的一系列症狀稱為腦中風。腦中風發生之前會有一些前期症狀，稱為腦中風前兆。一般來說患有高血壓、糖尿病、高血脂、肥胖的人更容易發生腦中風。平時大量吸煙、喝酒、運動少的人也容易發生腦中風。另外，該病有一定的遺傳傾向。

主要症狀

手腳發麻、頭暈、摔跤

腦中風的致殘、致死率非常高，應該特別重視腦中風前兆。如果出現不明原因的手腳發麻、頭暈、哈欠不斷、頭暈、突然跌跤、鼻出血、舌頭痛、吐字不清、嗜睡、眼前發黑等症狀，很可能是腦中風前兆，應該盡快去醫院檢查。另外，如果性格突然發生變化，走向另一個極端或者記憶力下降、智力衰退，都與腦缺血有關，也可能是腦中風前兆。

治療

控制血壓、溶栓

如果出現了腦中風前兆，必須去醫院住院治療，首先要把血壓降下來，如果形成血栓了，需要盡快溶栓。在腦中風前兆沒有解除之前，要注意控制情緒，不要過分激動、興奮，也不能過度疲勞，行動謹慎，避免摔倒。另外要注意溫度恆定，不要突然進入特別寒冷或者炎熱的環境。

自我保健

● 寒冷、高溫可刺激血壓升高，所以有腦中風危險的人冬天外出應格外小心，在天氣特別寒冷時，盡量不要外出，出門前也應做好保暖。

● 艾蒿葉、艾蒿根、牛蒡、蘿蔔、洋葱、芹菜、紅棗、海苔、海帶、蘑菇，這些食物可常吃，有預防腦中風的作用。

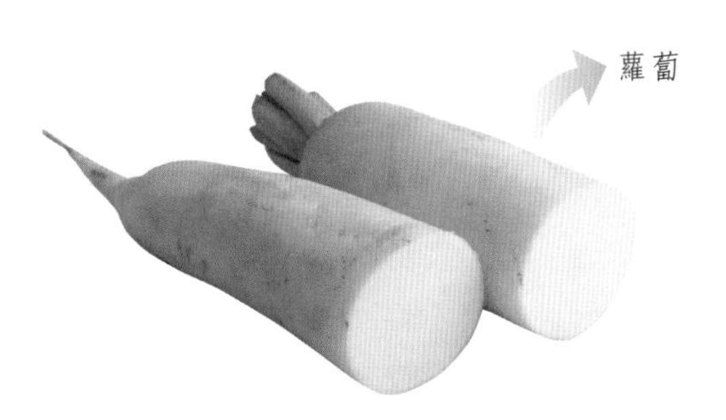
蘿蔔

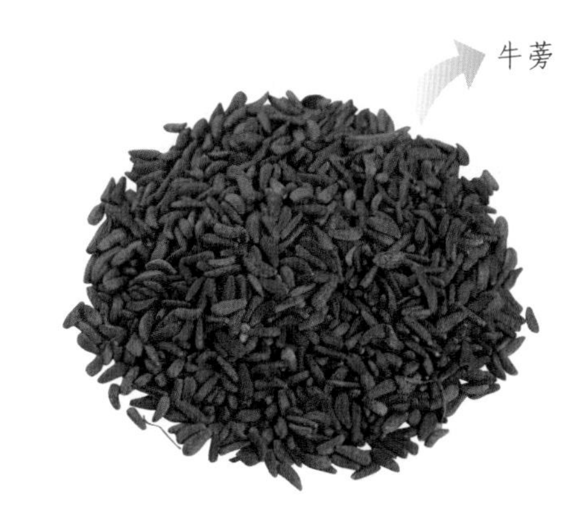
牛蒡

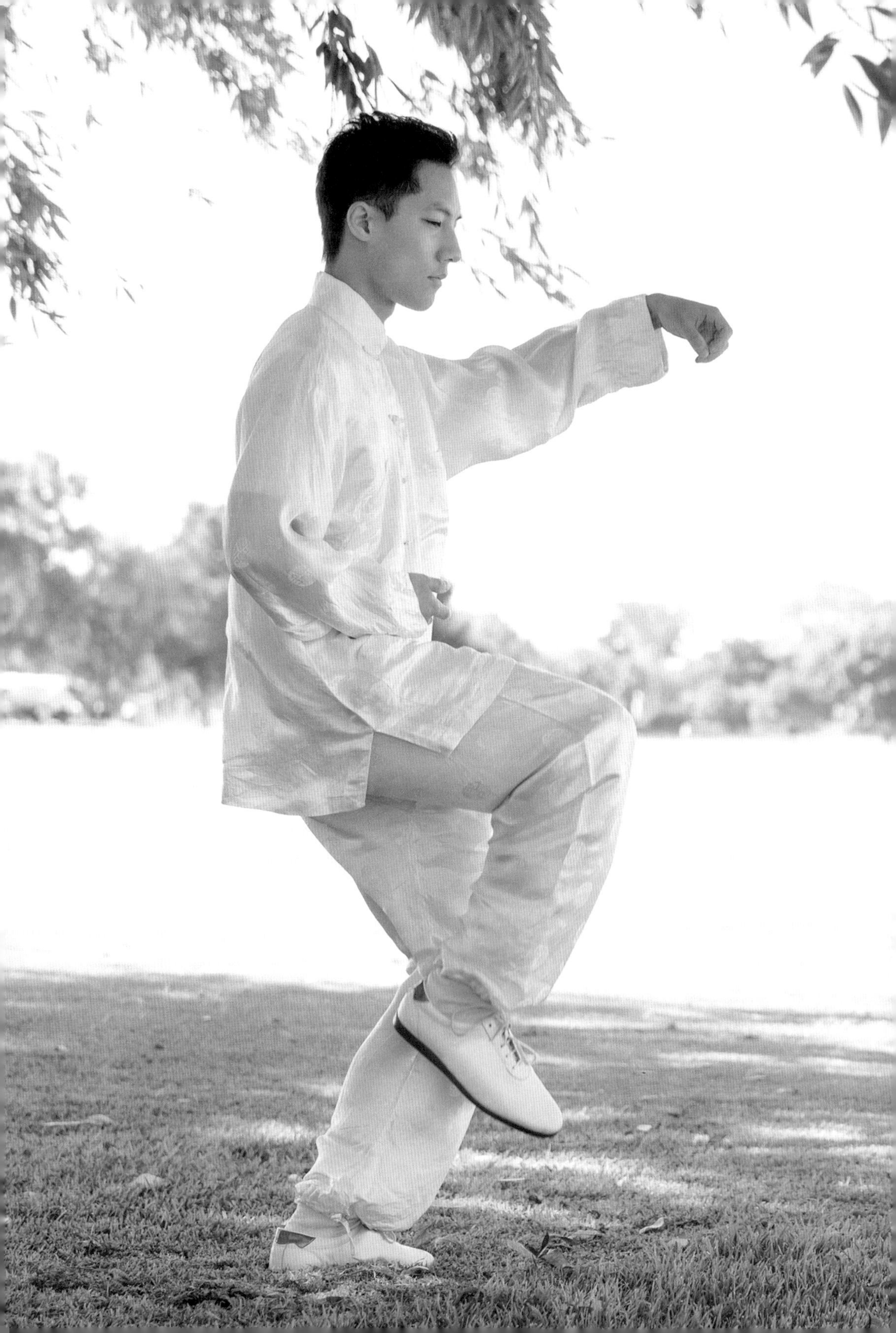

第五章

男性常見不適與症狀

男性生殖系統結構複雜，遍佈神經，非常敏感，容易受到很多因素影響。先天性疾病、後天性疾病都有，有些疾病還會傳染給性伴侶。不過男性疾病症狀一般比較明顯，很容易就會發現。重要的是患病後，不要諱疾忌醫，應該到正規醫院接受檢查治療。

陰囊痛

陰囊表皮出現病變，或者患有膀胱炎、前列腺炎，以及睪丸有疾病，都會表現出陰囊疼痛。另外，有些內臟疾病也會引起該症狀。如果症狀出現了，應該盡早到醫院就診。

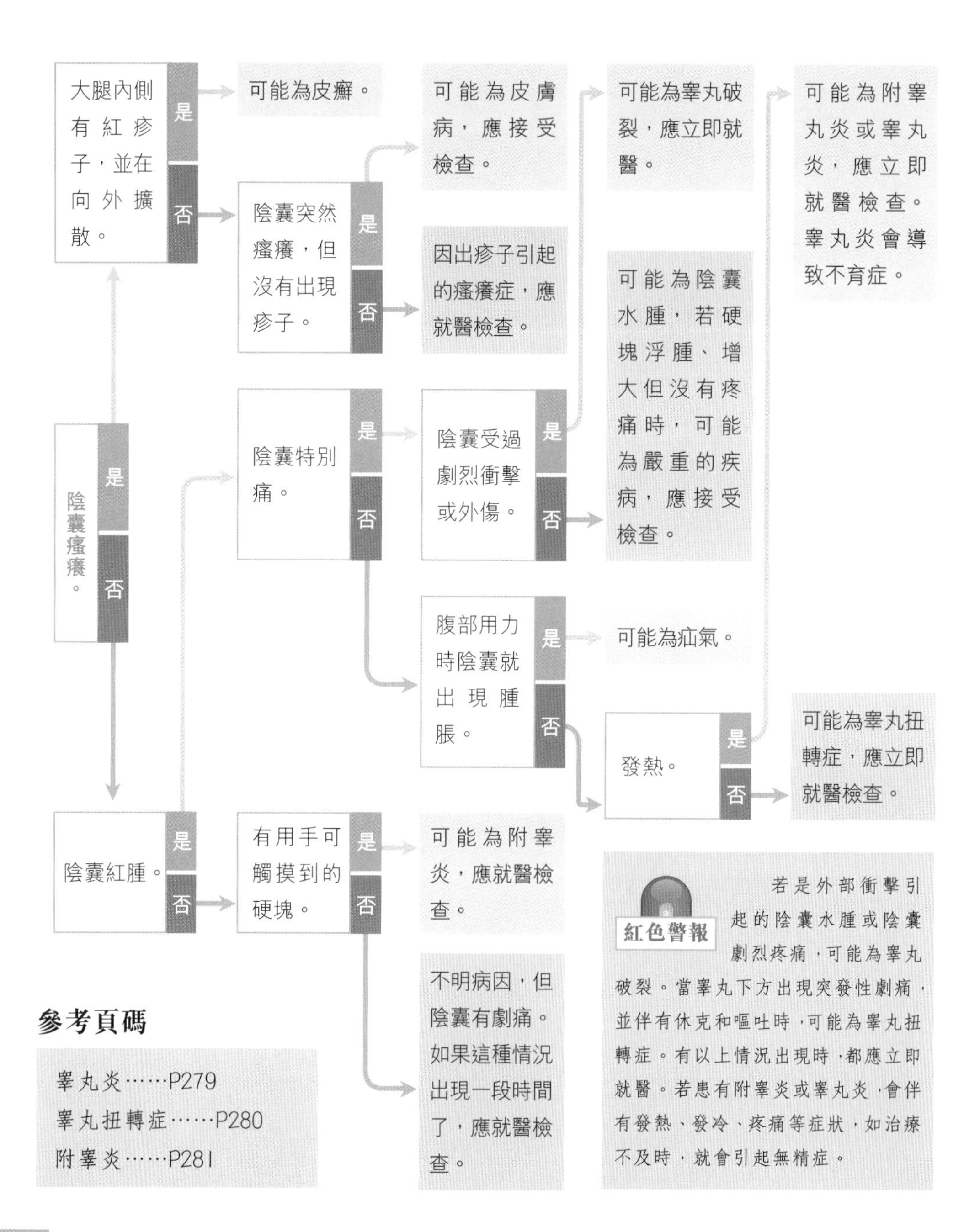

參考頁碼

睪丸炎……P279

睪丸扭轉症……P280

附睪炎……P281

紅色警報

若是外部衝擊引起的陰囊水腫或陰囊劇烈疼痛，可能為睪丸破裂。當睪丸下方出現突發性劇痛，並伴有休克和嘔吐時，可能為睪丸扭轉症。有以上情況出現時，都應立即就醫。若患有附睪炎或睪丸炎，會伴有發熱、發冷、疼痛等症狀，如治療不及時，就會引起無精症。

睾丸炎

睾丸部位有豐富的血液和淋巴液供應，抵抗感染能力很強，但當侵入尿道的細菌和病毒感染附睾或進入血液循環後，就會引起睾丸炎，最多見的是流行性腮腺炎病毒導致的睾丸炎。

主要症狀

睾丸腫脹、疼痛、高熱

睾丸炎有急性的也有慢性的，最多見的是急性化膿性睾丸炎。急性睾丸炎發作時，睾丸會突然浮腫並變得堅硬，同時伴有劇烈的疼痛，疼痛可向陰囊、大腿根部以及腹股溝放射。如果有化膿症狀，睾丸摸上去就會有膿液的波動感。如果是慢性睾丸炎，疼痛不明顯，睾丸緩慢腫大、變硬，表面光滑，也有的則是睾丸萎縮。

治療

抗生素治療

患睾丸炎要盡快就診，明確病因。如果是細菌引起的，應使用抗生素治療。疼痛劇烈時，可以用冷毛巾冷敷，同時服用鎮痛劑。如果是細菌感染引起的，一般連續使用抗生素 5 天後，病情就可好轉。病毒引起的感染，要充份休息。一般充份休息兩三週就可康復。疼痛時處理方法與細菌感染時一致。

自我保健

● 睾丸是否正常，可以做初步自檢，在陰囊鬆弛狀態下站立，用手摸睾丸。正常情況下，睾丸是光滑的卵圓形，硬度適中。

● 中年男性要注重睾丸保養，平時不吸煙、少喝酒，多吃蔬菜、水果，不要穿緊身內褲，不要頻繁手淫，多做健身運動。

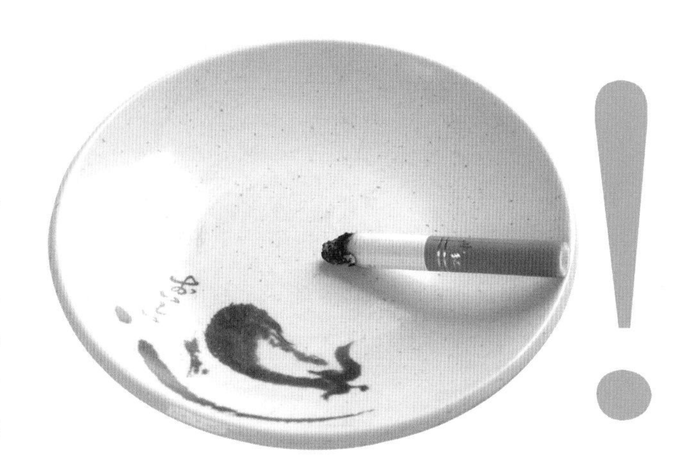

睾丸扭轉症

睾丸扭轉症指的是精索發生了扭轉，使得睾丸血液供應出現問題。多數發生在劇烈運動或暴力損傷後，這時附着在精索上的肛提肌強烈收縮，就容易導致精索扭轉。有時候睡姿不當如側臥時，睾丸被兩腿緊緊夾住，也可引起睾丸扭轉。睾丸扭轉長時間得不到鬆解，睾丸組織會壞死，造成不育。幼兒和青春期男孩容易患上該症，有部份也與發育不完善有關，如新生兒也會患該病。

主要症狀

睾丸疼痛、腫大、腹痛、嘔吐

如果患了睾丸扭轉症，睾丸會劇烈疼痛，疼痛會使患者面色蒼白、直冒冷汗，睾丸也會逐漸變得紅腫。疼痛也會向下腹及腹股溝區擴散，患者不敢直起腰，蜷縮着身體疼痛感會弱一點，或者向上托起睾丸，疼痛也可減輕。另外，此病還伴有噁心、嘔吐等症，嚴重時還會休克。

治療

迅速手術治療

若長時間缺血，睾丸組織會壞死，可能就需要切除睾丸。需要注意的是一側睾丸扭轉後，會分泌自體免疫物質，影響另一側睾丸功能，引起不育。所以，一旦睾丸出現劇烈疼痛，就應盡快去正規醫院檢查，並對另一側睾丸採取措施，避免受影響。如果短時間內不能確定是否扭轉，建議進行手術探查，以免錯過最佳手術時機。如果手術不及時，不管切不切除睾丸，都會影響生育。另外也可用手法進行復位，但是效果不穩定，最終還是需要手術。

自我保健

● 家長平時要告訴孩子如果睾丸疼痛應該及時告訴家長或者老師，不要一忍再忍，以免錯過治療良機並影響另一側睾丸，最終失去生育功能。

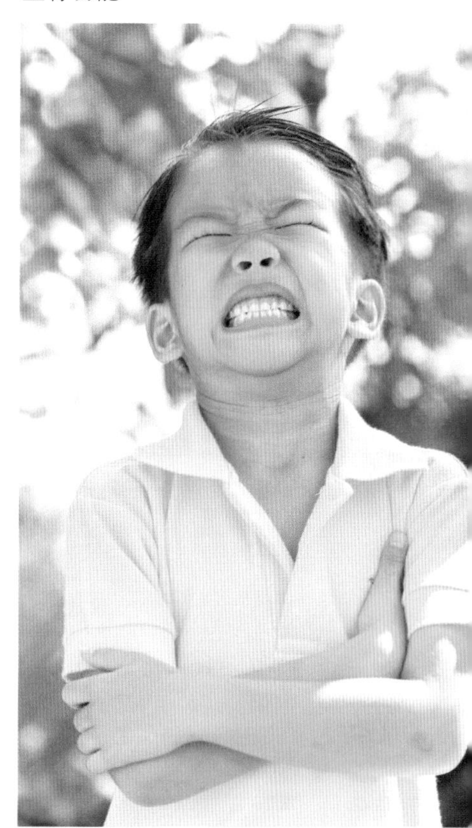

附睾炎

附睾一頭連接輸精管，一頭連接睾丸，當致病菌進入輸精管，附睾就容易被侵犯發炎。插入導尿管或患有尿道炎、前列腺炎、精囊炎、淋病等都容易引起附睾炎。

主要症狀

陰囊疼痛、腫脹、高熱

患上附睾炎後，附睾會增大、變硬。附睾炎分為急性和慢性的，以慢性附睾炎居多。慢性附睾炎患病初期只有腫脹、隱痛，疼痛可波及小腹和同側腹股溝。如果是急性發作的，有明顯的壓痛，還會發高熱。炎症面積較大時會波及睾丸，睾丸也會出現腫脹。

治療

抗生素治療、冷熱敷、手術治療

附睾炎危害很大，治療不及時可引起睾丸炎，造成睾丸萎縮，並且會破壞來到附睾的精子，引起不育，並導致性功能下降。更嚴重時會引起敗血症，導致死亡。所以治療必須及時。

患了附睾炎需要使用抗生素進行抗菌治療，靜脈輸液加口服，兩週以後症狀可好轉，一個月後可恢復正常。抗生素治療如果效果不佳，出現睾丸缺血或者附睾內出現化膿現象，需要手術治療。另外要充份休息，剛開始時用軟墊將陰囊托起，並冷敷陰囊，退熱後改為熱敷，可緩解疼痛。如果患了慢性附睾炎，反覆發作需要考慮手術切除附睾。

自我保健

- 男性也要特別注意個人衛生，內褲最好用專用的盆每天清洗，隔幾天開水燙洗一次或者放到太陽下暴曬 2 小時。陰莖也要經常清洗，在性交前後最好都清洗一下。

陰莖痛

陰莖痛的常見原因是包皮垢。包皮能分泌一種臭味物質，如果包皮較長，又不注意個人衛生，包皮垢就會刺激陰莖，導致疼痛。除此之外，很多原因和疾病都可導致陰莖痛。

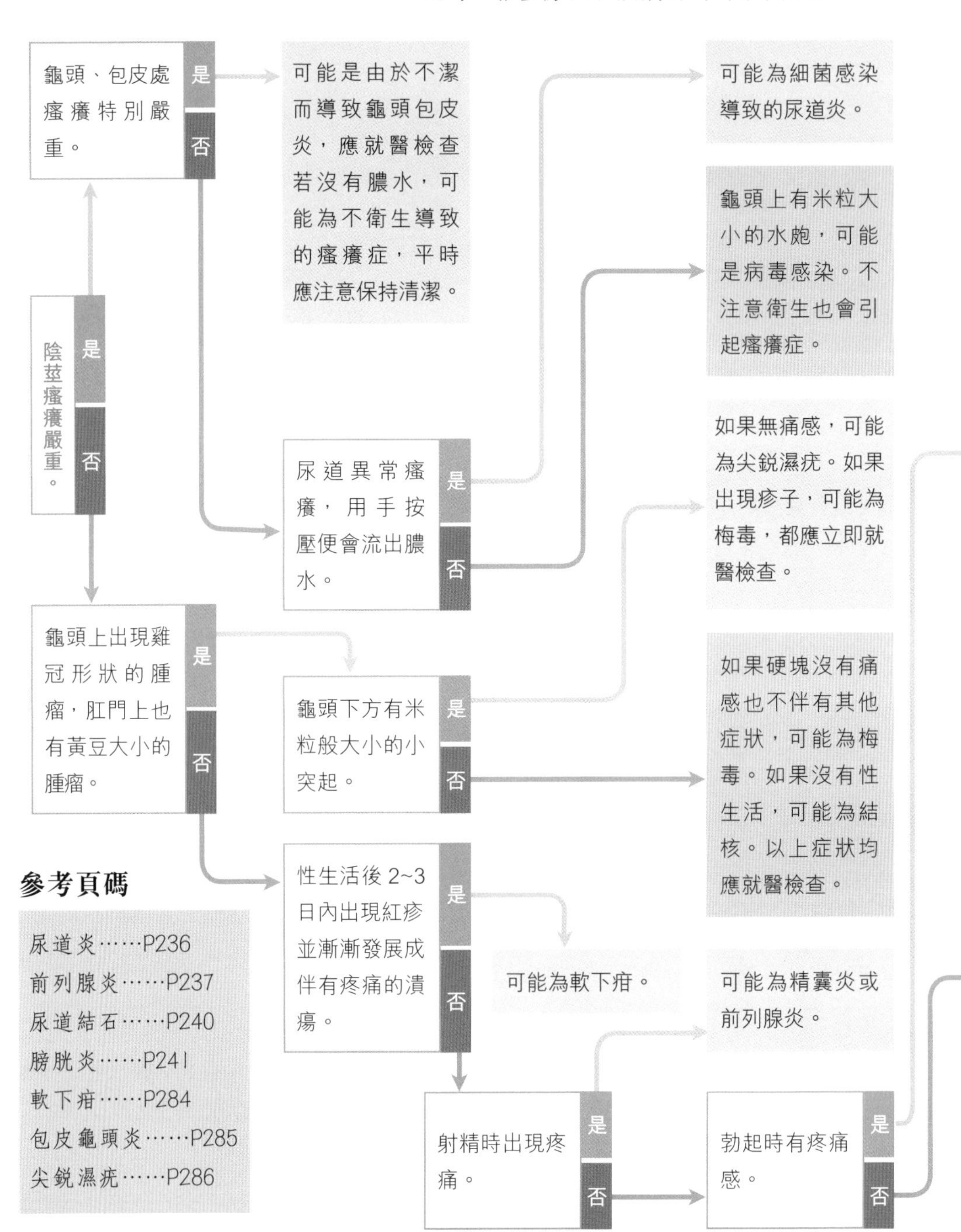

參考頁碼

尿道炎……P236
前列腺炎……P237
尿道結石……P240
膀胱炎……P241
軟下疳……P284
包皮龜頭炎……P285
尖銳濕疣……P286

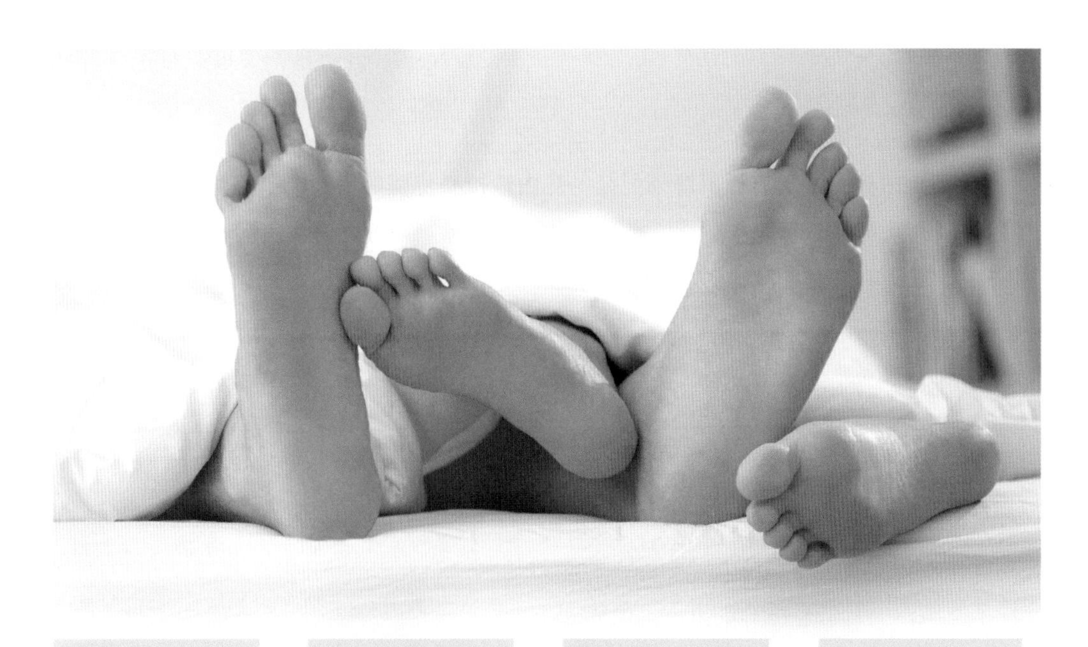

可能尿道附近有炎症。

在排尿過程中，如果出現疼痛，就可能患有急性尿道炎。如果在排尿後出現疼痛，就可能患有慢性膀胱炎、尿道結石或前列腺炎。

可能海綿體被折斷，應立即就醫治療。

用毛巾熱敷患部時可消腫。如果熱敷沒效果，應就醫檢查。

排尿時劇烈疼痛並有尿不盡的感覺，可能為前列腺炎。如果平時不注意性器官衛生，會引起瘙癢症。

排尿時異常疼痛。 是 / 否

勃起的陰莖遭受強行彎曲出現聲音，並伴有劇痛。 是 / 否

做過包莖手術，但不見好轉，仍有痛感。 是 / 否

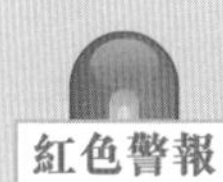

紅色警報

陰莖勃起後如果遭受強行彎曲，會發出聲音，並伴有劇痛，這可能為海綿體被折斷。性生活後，龜頭包皮有疼痛、潰瘍時，可能為軟下疳。當龜頭下方出現乳頭形狀的突起、硬塊或發疹，可能為梅毒等性病。有以上情況發生時，應立即就醫治療。

軟下疳

軟下疳由杜克雷嗜血桿菌傳染引起，是由性接觸傳播的，是一種性傳播疾病，所以性伴侶多的人更容易患病。濫交、亂交、一夜情、嫖娼都可能傳染該病。所以預防該病最有效的方法就是潔身自好。

主要症狀

龜頭、包皮潰瘍、疼痛

感染後感染部位先出現一個小的丘疹或者膿皰，看上去是個紅斑。之後發展迅速，三五天後就會變成潰瘍。龜頭或者包皮上出現圓形或者卵圓形的潰瘍。潰瘍表面覆蓋黃灰色滲出物，周圍發紅。有惡臭味。因為這類潰瘍較深，會累及淋巴結，所以潰瘍處有劇烈疼痛感。

女性也可感染該病，病變出現在外陰部。

治療

抗生素治療

軟下疳治療比較容易，一般使用一週抗生素就可以徹底根治。口服抗生素或者塗抹抗生素軟膏都可以。抗生素需要用磺胺類藥物，其他抗生素無效。如果潰瘍惡化，潰爛、化膿了，需要手術抽出膿水，並注入抗生素治療。不過軟下疳可以引發一系列併發症如包皮炎、嵌頓包莖、尿道瘻等，讓治療時間和治療難度增加。

自我保健

● 提倡安全性行為，避免不潔性行為。與非固定伴侶發生性關係，最好使用安全套，這是最後一道屏障。

● 發病後應積極告知十日內有性關係的性伴，使其接受檢查，避免再傳播。

● 治療期間，要將用過的床單、被罩、毛巾、衣服等用開水浸泡消毒，用過的馬桶要用 70% 酒精擦拭。

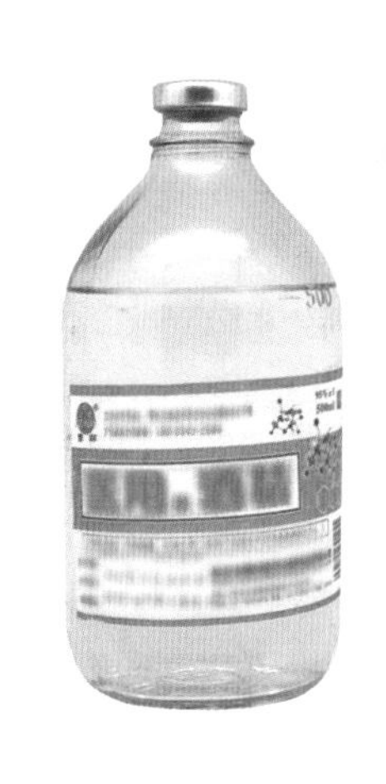

酒精

包皮龜頭炎

包皮龜頭炎有的是單純性炎症，包皮平時會分泌一種物質，如果包皮過長或者個人衛生情況較差，這類物質就會積聚成包皮垢刺激包皮、陰莖，引起包皮龜頭炎。因此內褲長時間不洗就容易患上包皮龜頭炎。還有的是因細菌感染引起。另外，藥物過敏也可導致龜頭炎。

主要症狀

包皮、龜頭腫脹、疼痛、瘙癢

如果患有包皮龜頭炎，龜頭和包皮就會出現紅腫、疼痛並伴有瘙癢。如果不加以治療，就會化膿，進而疼痛加劇。由於龜頭腫脹，排尿時會有疼痛感，形成排尿障礙，尿液不能順利排出。另外，也會伴有尿頻症狀。

治療

藥物治療、切除包皮

患了包皮龜頭炎，不要自行胡亂用藥。用藥不當不但不利於病情緩解，還可能導致病情加重。患病後應去正規醫院檢查，確認致病原因。如果是單純性炎症，治療很簡單，只要保持乾淨，減少刺激，很快就能痊癒。如果是細菌引起的，應用對應抗生素即可，症狀輕只需用藥塗抹患處，症狀嚴重時可全身用藥。如果包皮腫脹嚴重，局部用藥困難，可以切開包皮，待腫脹消除，切除包皮。

自我保健

● 內褲要穿棉質的，勤換洗，注意洗滌後要徹底漂清，避免肥皂、洗衣粉、消毒劑等殘留，這些物質殘留也可刺激發病。

● 做好個人衛生，經常清洗陰部，另外少用不乾淨的手摸陰莖。

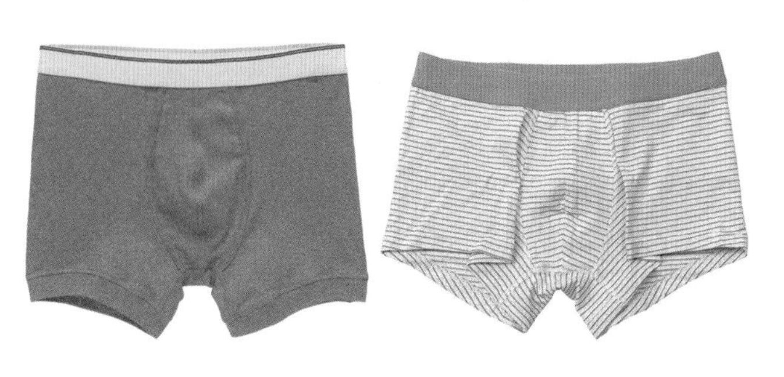
棉質內褲

尖銳濕疣

尖銳濕疣主要通過性接觸傳播，所以主要發生在性活躍人群，是常見的性傳播疾病之一。另外接觸患者用過的物品如浴巾、衣褲、馬桶等也可導致感染。外生殖器和肛周是最容易被感染的部位。為感染者口交也可導致嘴周圍和鼻腔感染。

主要症狀

龜頭、陰莖上、肛門處突起

尖銳濕疣基本沒有自覺症狀，有的患者可能會感覺到異物，有一定的痛癢感。但大多數沒有，只有觀察才會發現。剛開始出現的是細小、淡紅色丘疹，以後逐漸增大增多，就很容易發現了。發生在不同部位的突起形狀也不同，龜頭上一般為雞冠狀，肛門周圍是乳頭樣，顏色發紅或者呈現污灰色。這些突起容易發生糜爛、滲液、化膿，並發出惡臭味。

治療

藥物治療、電灼、冷凍治療

尖銳濕疣的治療方法很多，大多數預後良好。可以在發病部位塗抹藥物，也可以用冷凍、激光、電灼等療法，阻止其擴散並使其脫落。如果濕疣巨大，就需要手術切除。該病治療難度不大，但容易復發。最好能配合其他療法進行免疫治療。另外病癒後需要做好防範。

自我保健

● 除了注意性生活的安全外，要注意避免間接感染，不使用別人用過的內衣、泳裝、毛巾、浴盆等，在公共浴池不洗盆浴，不裸身坐在座椅上，上公共廁所盡量選蹲式坐便器，上廁所前後用肥皂洗手等。

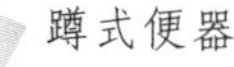
蹲式便器

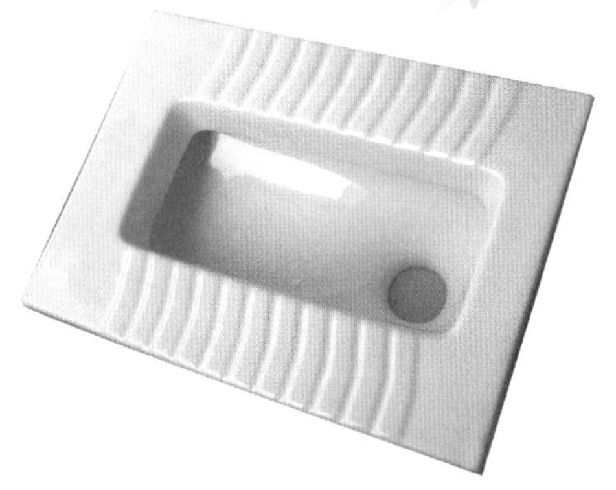

男性生殖保健生活小細節

男性生殖器各有特點，做保健要了解這些特點：一是陰莖，陰莖上面有包皮，褶皺很多，包皮內容易藏污納垢，引起炎症，如果包皮過長，容易出現的問題會更多。二是陰囊，陰囊褶皺多，容易潮濕、溫度過高，但是陰囊特別怕高溫，高溫會殺死其中的精子。三是要關注睾丸，睾丸光滑而結實，不能出現很硬也不能很軟或者有突出的地方。針對這些特點，保護男性生殖健康，應該注意以下幾點。

■ 注意清潔

盡量每天清洗外生殖器，特別清洗包皮內的污垢，性生活前後也要清洗。這是保護生殖健康的基礎。

■ 內褲和外褲都要寬鬆

內褲以寬鬆的平角內褲為好，外褲要避免長期穿過於緊窄的牛仔褲，以免壓迫陰囊並造成局部溫度升高。

■ 手機、電腦遠離生殖器

手機不要放在褲兜裏，使用筆記本電腦時不要放在大腿上，這都可能引起陰囊溫度升高。

■ 割包皮

如果包皮過長，建議採取手術割除，可有效避免包皮垢積聚。

■ 潔身自好

不要濫交，性生活最好戴安全套。安全套應該在性器官接觸前就戴好。

■ 不要長時間坐着

需要長時間坐着工作的男性，應該隔一小時左右起來活動活動，避免睾丸長時間受壓。

■ 不吸煙、不喝酒、不吸毒、不過食脂肪

這些不良生活習慣都會影響性能力。

■ 手淫要適度

大部份男性都有手淫經歷，一般不會傷害健康，但是不能過度，如果出現精神萎靡、失眠等問題，説明手淫過度了，應該節制。

■ 保持合理體重

肥胖會使陰囊溫度過高，不利生殖健康。體重超標的男性應該減肥。

性功能異常

性功能異常沒有客觀標準，主要是個人感覺，並易受心理因素影響，所以，有些性功能異常只是心理問題。但有些疾病、大量飲酒、長期服用抗抑鬱劑、麻醉品、高血壓藥物或者久坐不動、腹部肌肉出現運動障礙，也會導致性功能異常。

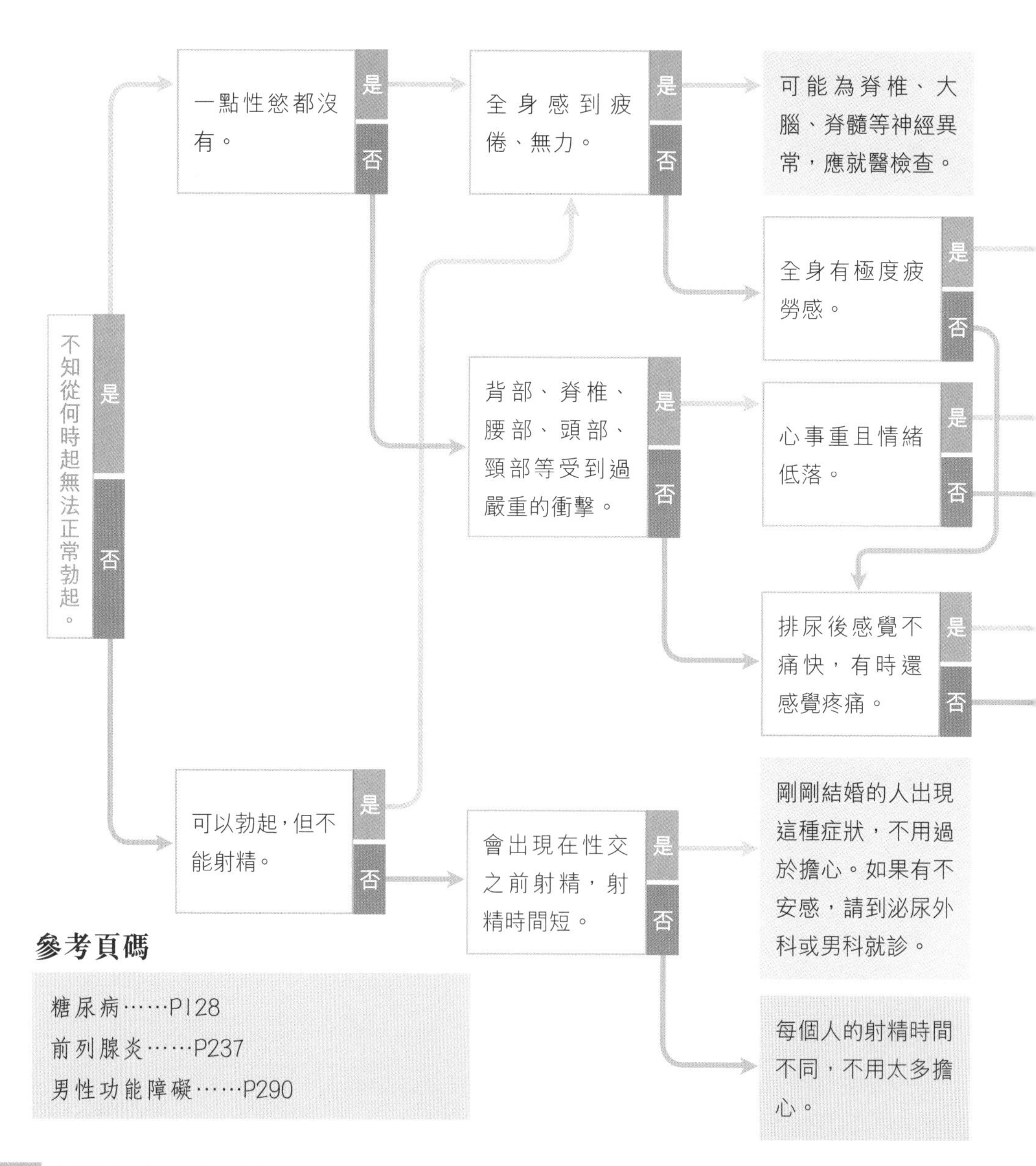

參考頁碼

糖尿病……P128
前列腺炎……P237
男性功能障礙……P290

長期疲勞或精神壓力大可引起勃起困難。情緒穩定後，症狀自然會好轉。如果性器官瘙癢、水腫，並伴有疼痛，應就醫檢查。

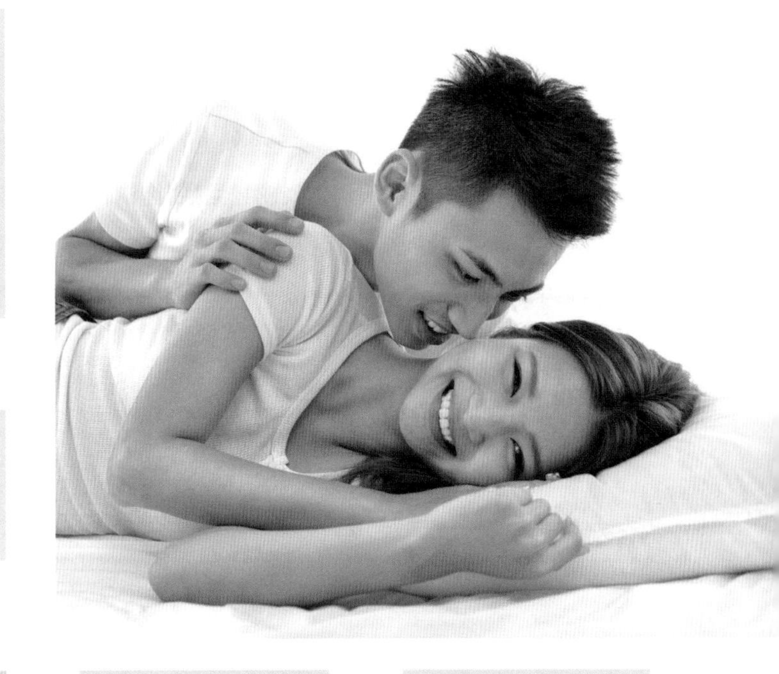

抑鬱與精神疲勞是引起該症狀的主要原因。

腸道疾病、糖尿病、肝病都會引起勃起功能障礙、性慾衰退等症狀。

神經敏感會導致人的不安感。

擔心不能正常過性生活等不安感會引起性功能異常。如果沒有這種不安感且情緒穩，症狀仍沒有改善，應就醫檢查。

可能為前列腺炎。

在性生活時常常感到不安感。 是 / 否

長期處於精神緊張狀態。 是 / 否

脊椎障礙或酗酒時，會有勃起功能障礙、性慾衰退等症狀。

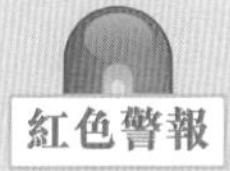
紅色警報

當頭部、頸部、背部、腰部等遭受過嚴重衝擊後，可能會導致脊椎、脊髓、大腦的神經受損。另外，酒精中毒、腹部運動肌肉異常也會導致性慾下降，並會伴有早洩、勃起功能障礙等。有以上情況時，應立即就醫檢查。當排尿時疼痛或有尿不盡的感覺時，可能為前列腺炎。

男性功能障礙

男性功能障礙最多的是早洩，另外也有遲洩、勃起功能障礙、性慾減退、遺精等。患有糖尿病、慢性消耗性疾病以及泌尿系統疾病都可引起性功能障礙。濫用藥物、過度飲酒、吸煙也可引起該症。但是真正因為身體原因引起的性功能障礙只佔 10%，大部份都是心理因素導致的，對性無知、恐懼、厭惡，對伴侶不信任、溝通少都是原因。

主要症狀

早洩、遲洩、勃起功能障礙、性交障礙、遺精

早洩是指插入時間短，不到 2 分鐘或者活動不到 10 次就射精的狀況；遲洩指性交時間長，無法在陰道內射精，通過自慰才能完成的情形；勃起功能障礙指陰莖不能勃起，無法進入陰道的情形；性交障礙指的是對性有時提不起興趣，有時又亢進的狀態；遺精指睡夢中不知不覺射精。

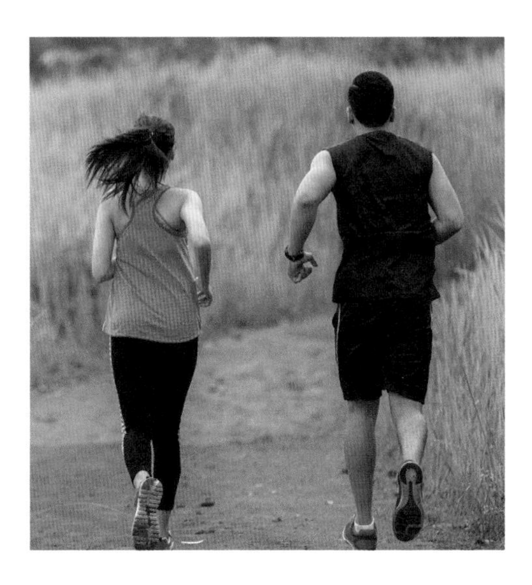

治療

對症治療、尋找心理原因

出現性功能障礙後，可到醫院檢查，確定是否身體出現問題，進行對症治療。如果沒有明確的病因，一般就是心理因素導致的。這需要夫妻雙方認真溝通、調節，消除彼此的疑慮和對對方的不信任感，尋找新的興奮點。在治療過程中，可以偶爾使用刺激性功能的藥物，但是不能太依賴，這是治標不治本的。而且濫用藥物還可能加重病情。

自我保健

● 早睡早起，不要熬夜，這樣身體功能才能維持在最佳狀態。也不要熬夜玩手機、電腦等。

● 吸煙、喝酒都會影響精子質量、降低精子活力或者導致精子畸形，應該盡量戒掉，特別是在備孕期。

● 平時要適當運動，每週至少鍛煉 3 次，提高身體素質。

● 如果長時間接觸放射線、農藥、油漆等，精子質量也會受影響，應該盡量避免。

● 性生活不宜太頻繁，太頻繁容易降低精子密度，不利於懷孕。

補腎壯陽家庭療法

腎是人的先天之本，能夠維持人體內環境穩定，使新陳代謝正常進行，與健康有着密切關係，腎精足則精力充沛、思維敏捷、記憶力強、筋骨強健、行動輕捷。反之則會出現頭暈、心慌氣短、體虛乏力、腰膝痠軟等症狀。在相關穴位施灸可以起到補腎強身的作用。

補腎壯陽的艾灸療法

1 取腎俞、太溪、命門、關元、湧泉、膏肓、關元俞等穴位，按照先灸腰背部穴位再灸胸腹部穴位、先灸上部穴位再灸下部穴位的順序施灸。讓被灸者取合適體位，在要灸的穴位上塗抹一些凡士林，以黏附艾炷，防止其從皮膚上脫落。

2 把小艾炷放置在已塗抹凡士林的穴位上，點燃施灸。當艾炷燃近皮膚或被灸者感覺疼痛時，用鑷子把艾炷夾去，重新施第二壯。每穴灸 2~3 壯，若灸處皮膚發黃，可塗抹一些冰片油，以防止起皰。每穴灸 2~3 壯，每週一次或 10 天一次。

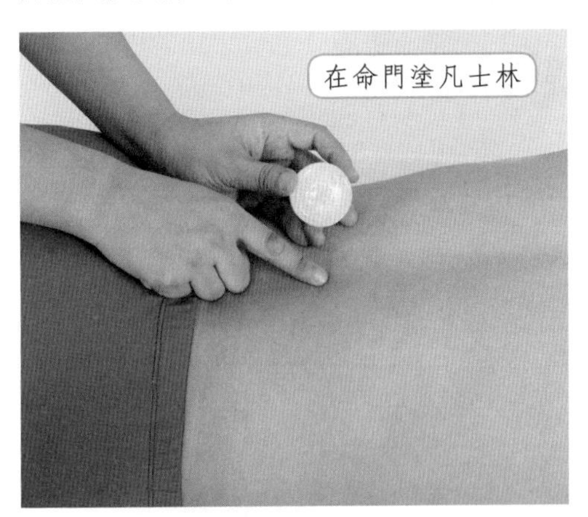

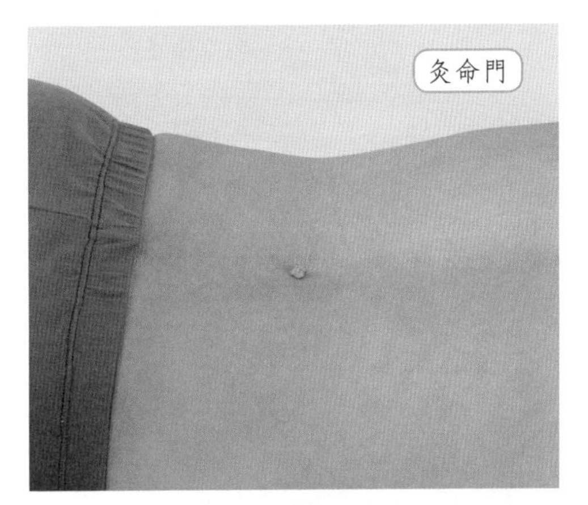

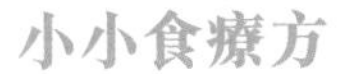

小小食療方

蓮子百合煲豬肉

原料：蓮子 30 克，百合 30 克，豬肉 200~250 克。

做法：將蓮子、百合、豬瘦肉入鍋，加適量水，置文火上煲熟。調味後服用。此食療方有交通心腎、固攝精氣的功效。

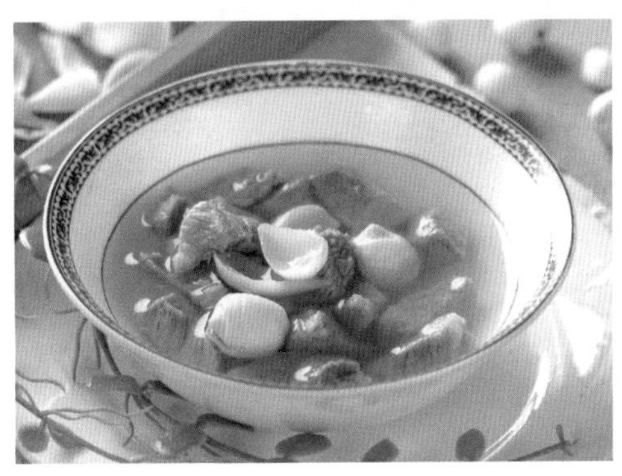

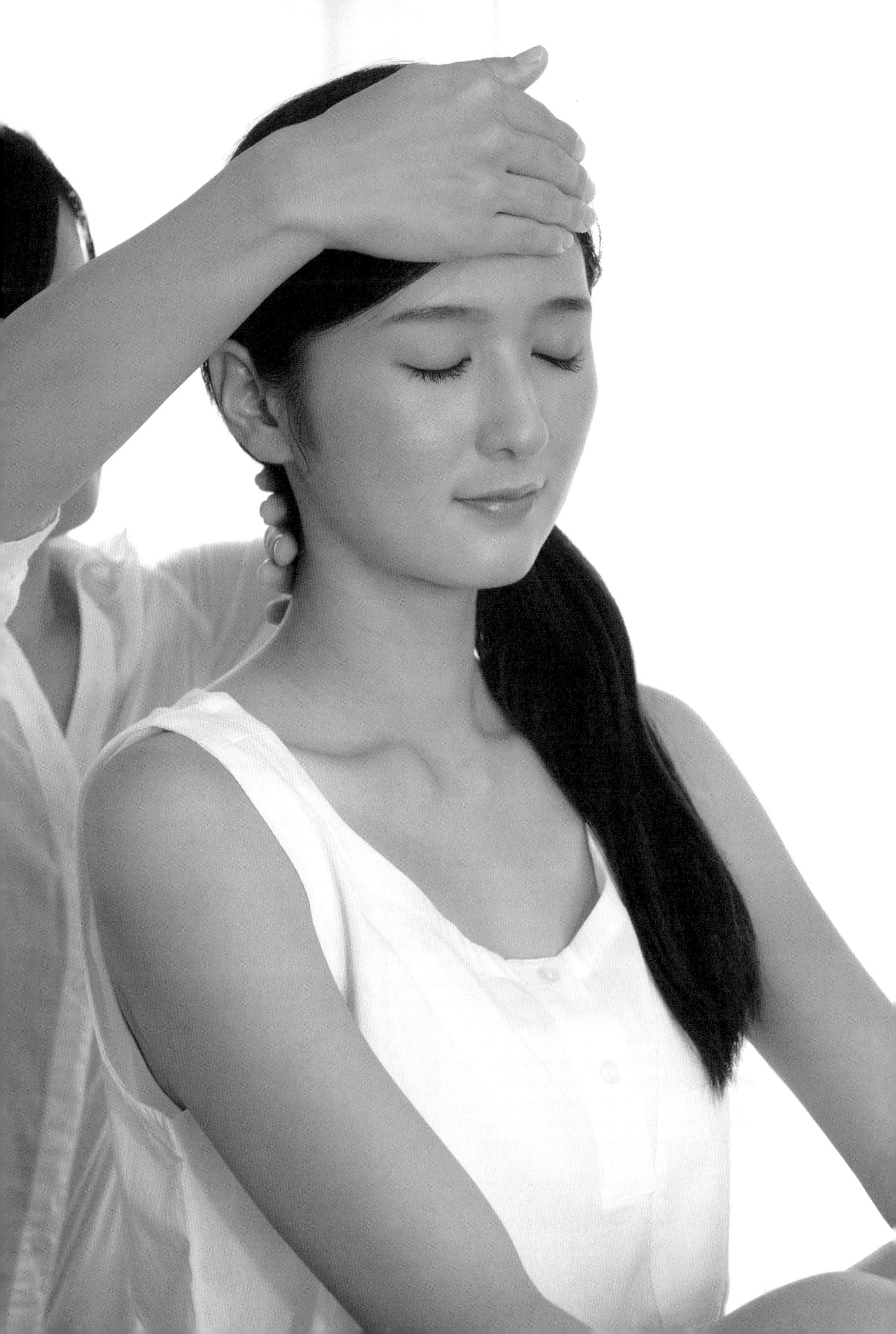

第六章

女性常見不適與症狀

女性生殖器結構比男性生殖器要複雜、精細得多，又因為與尿道、肛門更靠近，所以更容易被感染。而且女性生殖系統功能維持有賴於體內激素的分泌水平的平衡，而激素分泌又受很多因素影響，特別容易失衡，因此女性生殖系統也容易出現功能性問題。另外，女性還會有陰道分泌物異常、出血不正常、月經問題、乳房疼痛等特有又常見的病症。

乳房疼痛

乳房疼痛的原因很多，可能是生理性的，如青春期的乳房脹痛、孕期乳房脹痛或者經前出現的短暫疼痛，這些都不妨礙健康。但有些則是疾病引起的，如果乳房有硬塊、乳房形狀或者乳頭方向發生改變、有抽筋的感覺，即使沒有疼痛也要重視，多數是由疾病引起的。

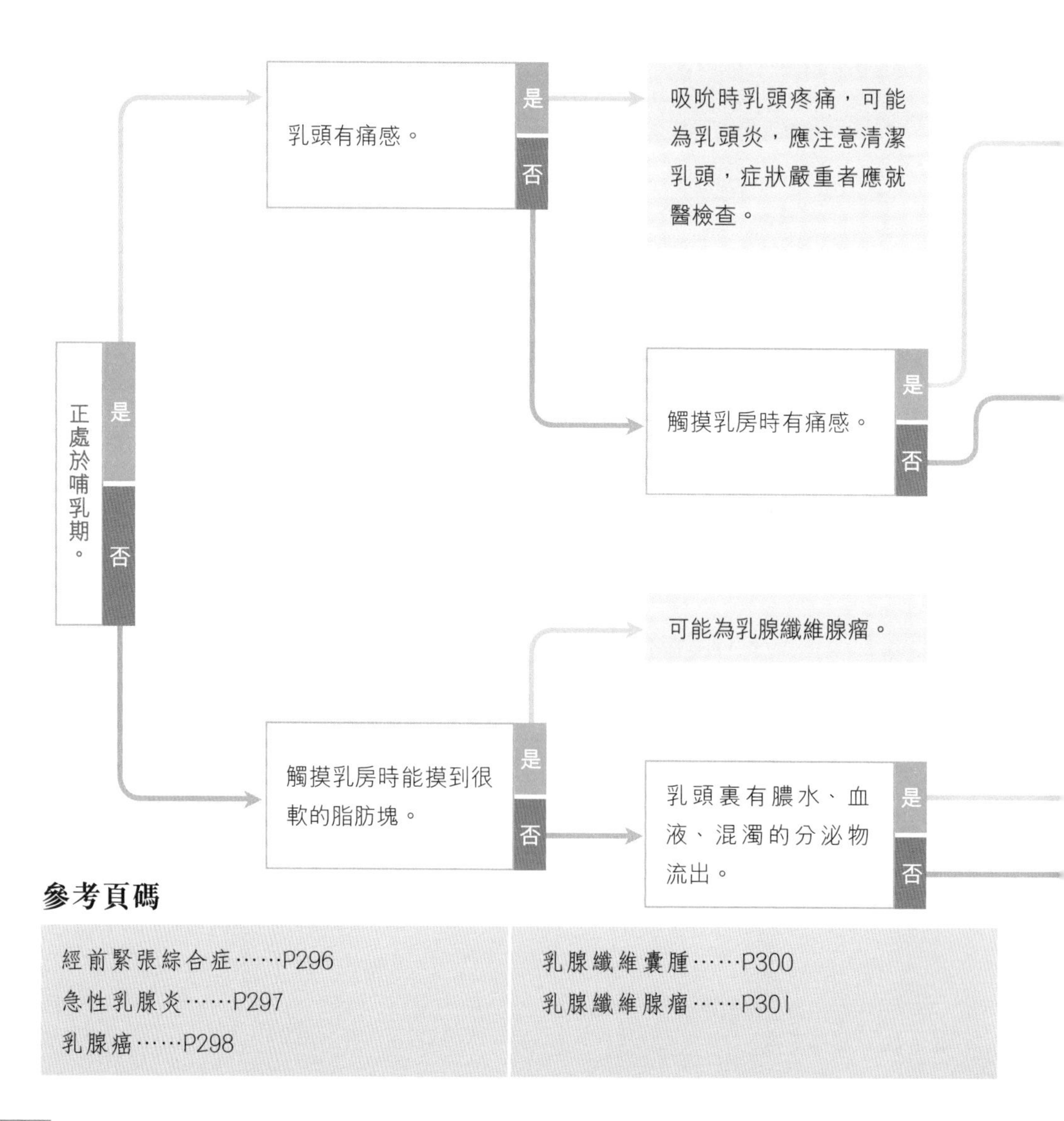

參考頁碼

經前緊張綜合症……P296
急性乳腺炎……P297
乳腺癌……P298
乳腺纖維囊腫……P300
乳腺纖維腺瘤……P301

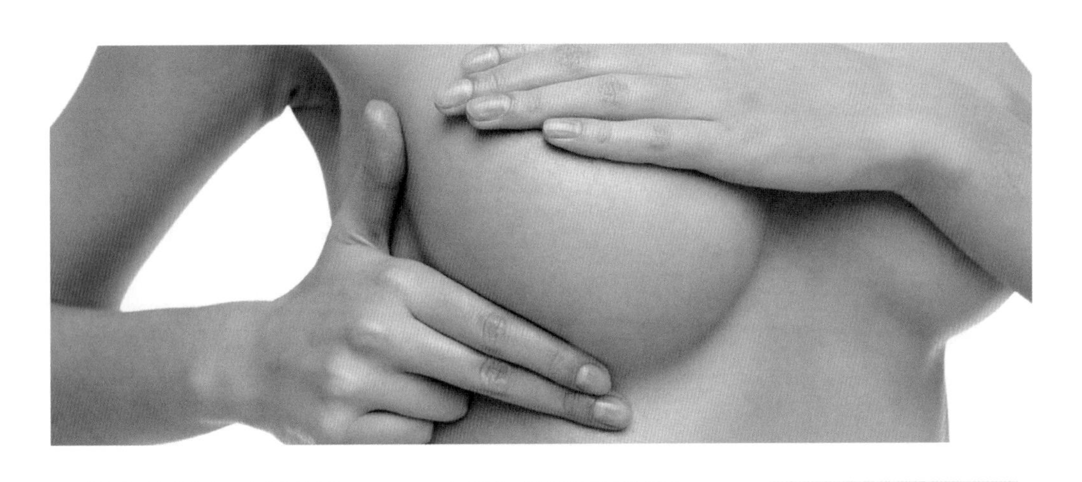

乳房紅腫、發熱。

是 → 可能為急性乳腺炎，應立即就醫。

否 → 母乳無故減少，可能為乳腺炎。如果乳房有硬塊，應就醫檢查。

可觸摸到很軟的脂肪塊，可能為嚴重疾病，應立即就醫檢查。

可能為乳管內乳頭狀瘤、乳房纖維囊腫、乳腺囊腫，是惡性疾病的徵兆，應立即就醫檢查。

月經前乳房變硬，疼痛加重。

是 → 可能為月經前緊張綜合症或慢性乳腺炎。

否 → 月經過後，乳頭周圍發黑。

是 → 可能懷孕了。

否 → 伴有疼痛時，應就醫檢查。

紅色警報

乳房劇痛、紅腫，並伴有發熱，可能為急性乳腺炎。乳房上發現土豆或黃豆大小的硬塊，可能為乳腺纖維腺瘤。有以上情況時，都應立即就醫。

經前緊張綜合症

經前緊張綜合症主要是因女性體內的激素變化引起的。在每個生理週期，女性都會經歷一次這樣的激素變化，但並非每個人都會出現經前緊張綜合症，這也跟個人心理、壓力等有關係。

主要症狀

緊張、易怒、乳房疼痛

如果患有經前緊張綜合症，月經來潮前七天左右，特別是經前一兩天，就會變得情緒緊張、抑鬱，出現易怒、疲勞、失眠等問題，還會出現頭痛、乳房疼痛等不適。另外，經前緊張綜合症還會導致體液循環不暢，所以月經來潮前，臉和腿部可能還會出現水腫。但是這些不適症狀在月經來潮後一兩天就會消失。

治療

調理內分泌、放鬆精神

經前緊張綜合症不用藥物也能徹底治療。症狀嚴重時，可在醫生指導下服用激素調理內分泌，能起到一定的效果。另外，可以服用神經穩定劑，避免神經緊張引起的不適症狀。但最主要的是要靠自己調整，盡量放鬆，適當運動，充份休息，並且盡量讓身體保持暖和。堅持調整，各種不適症狀也許就會不知不覺消失了。

自我保健

● 糖、鹽、咖啡、煙、酒過度攝入都會導致神經緊張，不利於放鬆，所以要控制，盡量減少攝入。

● 需要長時間坐着工作的上班族，要給自己創造條件盡量多運動。運動是改善緊張的好辦法。可以的話建議步行或者騎自行車上班。工作間隙多站起來伸展身體。

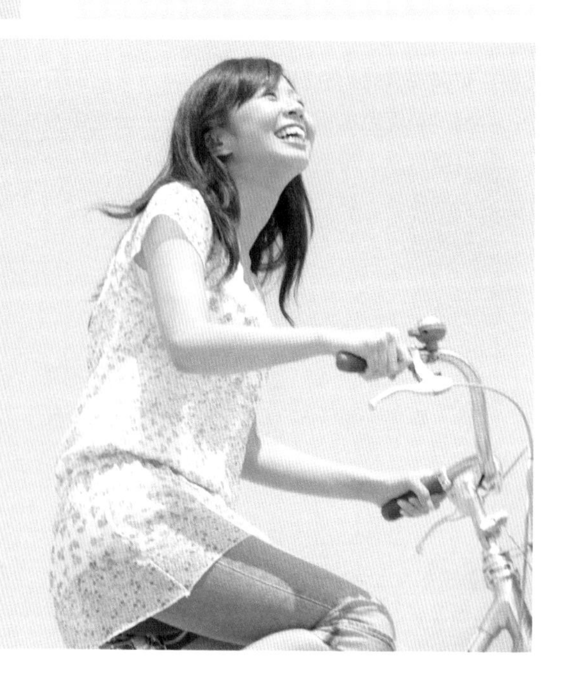

急性乳腺炎

急性乳腺炎一般出現在哺乳期女性身上，分娩後三個月內最容易患上該病。一部份是因為乳腺管堵塞或者乳汁排出不暢，積蓄在乳腺管內時間太長，滋生細菌引起的，另一部份是因為乳頭上有小傷口，細菌從傷口侵入導致的。

主要症狀

乳房紅腫、疼痛、發熱

如果患了急性乳腺炎，初期乳房內會淤積很多乳汁，因此會感覺乳房脹痛，看上去略微發紅，摸上去感覺發熱，有硬塊和壓痛感。如果繼續發展下去，硬塊變軟，有波動感，就化膿了。除乳房不適外，還會出現一些全身症狀如發熱、乏力等。

治療

抗生素治療、冰敷、排膿

急性乳腺炎初期，如果服用抗生素消炎，乳房不適就能消除。乳房疼痛的時候，可以用冰敷，有助於消腫、止痛。如果已經化膿了，就需要切開進行排膿。在治療期間要停止哺乳，但是必須用吸奶器將淤積的乳汁吸出，可預防病情惡化，同時預防回奶，避免嬰兒沒了母乳。

自我保健

● 哺乳期間要特別注意衛生，哺乳前洗淨雙手，每天用溫水清洗一次乳房，每次哺乳完後要讓乳房晾乾再穿上內衣，避免潮濕環境滋生細菌。

● 內衣必須保持清潔，並且要穿純棉內衣，化纖內衣更容易引起細菌感染。

● 特別重要的一點，寶寶含乳姿勢要正確，要讓寶寶把乳頭及大部份乳暈都含入口中，這樣可以減少寶寶嘴巴和乳頭的摩擦，避免乳頭出現小傷口。

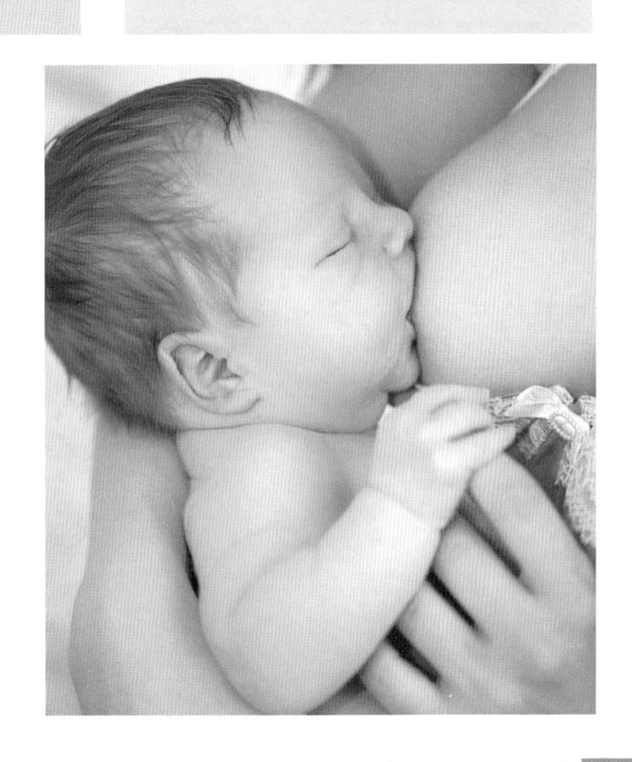

乳腺癌

乳腺癌具體發病原因不明，但存在高危人群，如家族中直系親屬也就是母親、姐妹、女兒中有人罹患乳腺癌，那麼自己患該病的概率增高。另外，月經初潮來得較晚、無分娩及哺乳經歷的女性都屬高危人群。就年齡來說，50歲以上的女性更容易患病。但即使不屬於高危人群，也應重視乳房的變化。

主要症狀

乳房硬塊、乳頭凹陷、皮膚改變、乳頭溢液

如果患了乳腺癌，一般沒有疼痛感，只有少數有隱痛或刺痛感，更多的是乳房形狀的改變，用手摸乳房能摸到硬腫塊，邊緣不規則，表面不光滑。因為腫塊的牽拉，乳頭會向內凹陷，皮膚上會出現類似酒窩的凹坑或者一些橘皮樣的點狀凹陷。另外如果患了乳腺癌，有時能擠出或者自動流出清水樣的或者血性的液體。

治療

手術治療、放化療

乳腺癌發現得早，及時治療，只要癌細胞還沒有轉移，手術切除乳房或者腫瘤就可以，預後效果相比其他癌症是非常好的。手術需要配合放療和化療，前後順序，切除做到何種程度需要醫生根據病情來決定。

自我保健

● 除了學會自我檢查乳房，建議每年去醫院檢查一次。及早發現乳房惡性腫瘤意義重大，病情輕微的甚至可以保留乳房。

● 切除乳房後，如果很難接受改變，可以去整形外科做整形手術，恢復乳房外形，能減輕心理壓力。

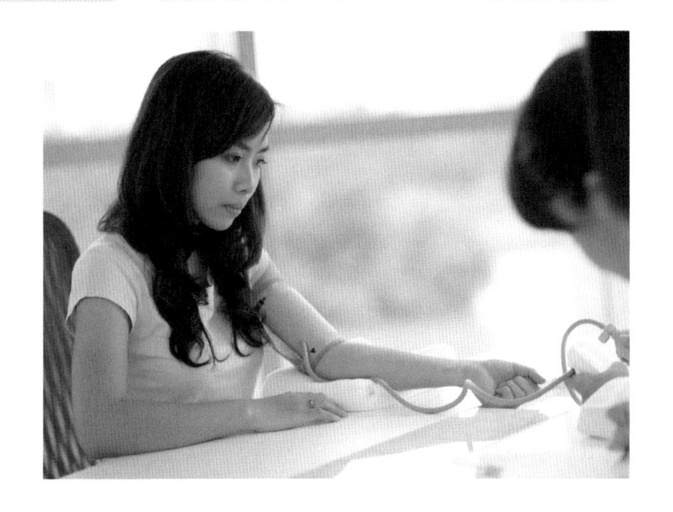

保護乳房生活小細節

女性的乳房受自身激素分泌影響很大，一生都在變化，青春期之前乳房處於靜止狀態，青春期後開始發育、增大，發育持續五六年後成型。乳房開始發育之後，隨着月經週期，乳房還會出現週期性變化，妊娠期、哺乳期變化更大，體積增大，分泌乳汁，更年期後乳房慢慢出現下垂。保養乳房應該從小做起，堅持一生。

■ 新生兒期

乳頭下面如果出現硬結、雙側乳腺腫大或者溢出分泌物，這是母體內殘留在新生兒體內的激素引起的，過一段時間就好了。其間不要擠或者揉，以免發炎。

■ 兒童期

不要給孩子食用太多含有雌激素的食物，包括蜂蜜、蜂王漿、豆漿等，以免導致性早熟，引起乳房過早發育。

■ 青春期

開始穿內衣，選擇合適的少女胸衣。如果想讓胸部發育得好一些，其間可以多做胸部運動如俯臥撐、游泳、擴胸運動等。另外，注意營養均衡，不要偏食，補充足夠的脂肪。

■ 月經期

在月經來潮時，很多人會出現乳房脹痛的感覺，這是體內激素變化引起的，月經後會逐漸恢復正常。在月經期，應該遠離辛辣、冰冷等刺激食物，盡量吃清淡高纖維食物。

■ 妊娠期

妊娠期應該多用熱水敷乳房，並且多牽拉、揉搓乳頭，從乳房底部向乳頭方向打圈按摩，增加乳房及乳頭皮膚彈性並幫助疏通乳腺管，這樣可以很大程度預防或減少哺乳期乳腺發炎。另外應該隨着乳房增大而穿戴合適尺碼的內衣。

■ 哺乳期

要規律哺乳，不要憋奶，並讓嬰兒正確含乳，減少嬰兒口腔與乳頭過度摩擦，以免引起乳腺炎。哺乳時間盡量長一些，哺乳時間越長，乳房越健康。

乳腺纖維囊腫

乳腺纖維囊腫是乳腺和周圍的纖維結締組織的囊性增生，目前發病原因不明，可能跟內分泌失調有關，如卵巢、甲狀腺、垂體等功能異常或可導致該病。一般來說，月經異常、無孕產經歷、有流產史的女性更容易患該病。

主要症狀

乳房腫塊、按壓疼痛

如果患了乳腺纖維囊腫，乳房會出現腫塊，按壓有疼痛感。病情發展之後，在乳房的組織間會形成一圈圈的小水袋，中間有清澈的分泌物，觸覺上就像有個囊腫，一般月經前症狀嚴重，月經結束後症狀就消失，硬塊就摸不到了。

治療

觀察、手術切除

患了乳腺纖維囊腫，如果不是很嚴重，需要繼續觀察。在觀察期要嚴格監控，因為乳腺纖維囊腫有轉化為乳腺癌的可能性，每半年應該做一次檢查。另外，如果月經結束後，硬塊沒有消失，也應該到醫院檢查排除乳腺癌。除了繼續觀察，也可施行穿刺術，抽出囊腫中的液體或者手術將囊腫切除。

自我保健

● 胸罩要選擇合適的，以穿上後乳房任何一個部位都不受壓為好。建議不要穿束胸緊身衣，不要穿着胸罩睡覺，日常居家能不穿就不穿，以免影響局部血液循環。

● 洗澡時水溫不要太高，更不要用熱水長時間刺激乳房。

● 經常自我檢查乳房。

站在鏡子前，先雙臂下垂，然後高舉雙臂，觀察乳房形狀是否對稱、乳房皮膚是否平整、乳頭是否凹陷等。仰臥，一手枕於頭下，另一手打圈從周邊向中間觸摸對側乳房，看是否有突起。仰臥，舉起一隻手臂，用另一隻手臂觸摸對側腋下，檢查淋巴結是否腫大。

乳腺纖維腺瘤

乳腺纖維腺瘤是一種良性腫瘤，是乳腺組織和周圍纖維組織增生過多導致的。該病與乳腺纖維囊腫的區別是，乳腺纖維腺瘤是實體的。這種腫瘤也會隨着月經週期變化，月經前增大，月經後消失，目前沒有明確病因，或與內分泌有關。處在育齡的女性都有可能出現這種腫瘤。

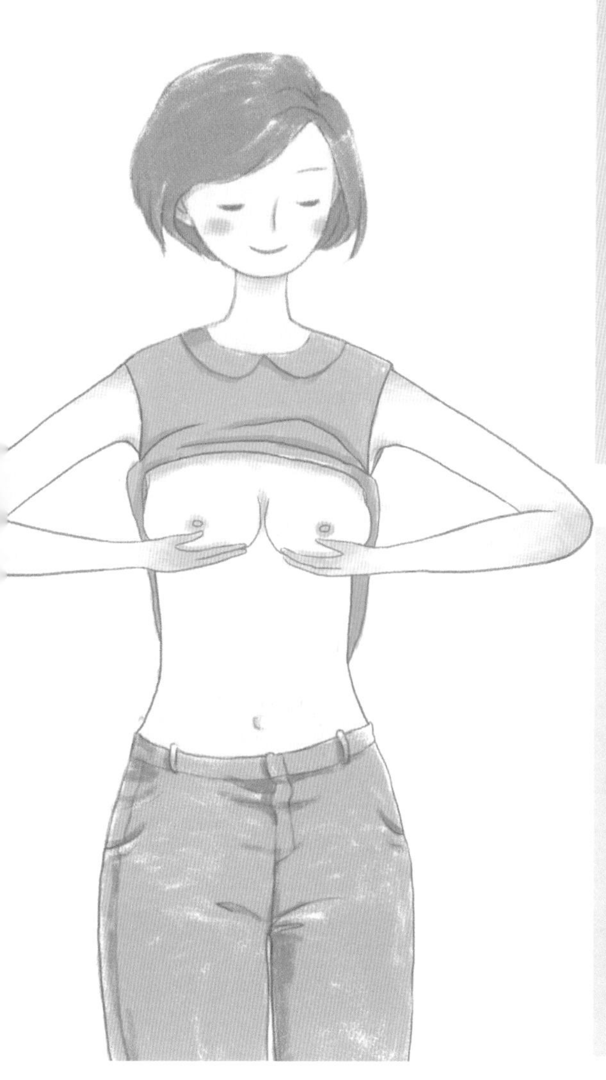

主要症狀

乳房硬塊

如果患有乳腺纖維腺瘤，乳房上能摸到硬塊，呈圓形，質地柔軟。該腫瘤與乳腺癌的明顯區別是其活動性很好，觸摸有滑動感，不會固定在一個地方。乳腺纖維腺瘤會不斷長大，當青春期、懷孕時、停經前成長迅速，停經前不會消失。

治療

手術切除

如果確定了是乳腺纖維腺瘤，最好以手術切除硬塊，以免不斷增大。該手術比較簡單。手術切除前的診斷相對來説很重要，要認真區分是否乳腺癌，可能需要將 X 光和 B 超結果結合起來看。另外，乳腺纖維腺瘤易復發，這裏的切除了，那裏又出現了。新出現的還要再切除。

生理異常

女性生理異常主要包括三個方面，一是月經週期異常，一是月經量過多或過少，還有是月經期出現各種不適如痛經。以上問題多與體內激素分泌有關，但也有一部份問題是疾病引起。如果症狀嚴重，應到醫院詳細檢查。

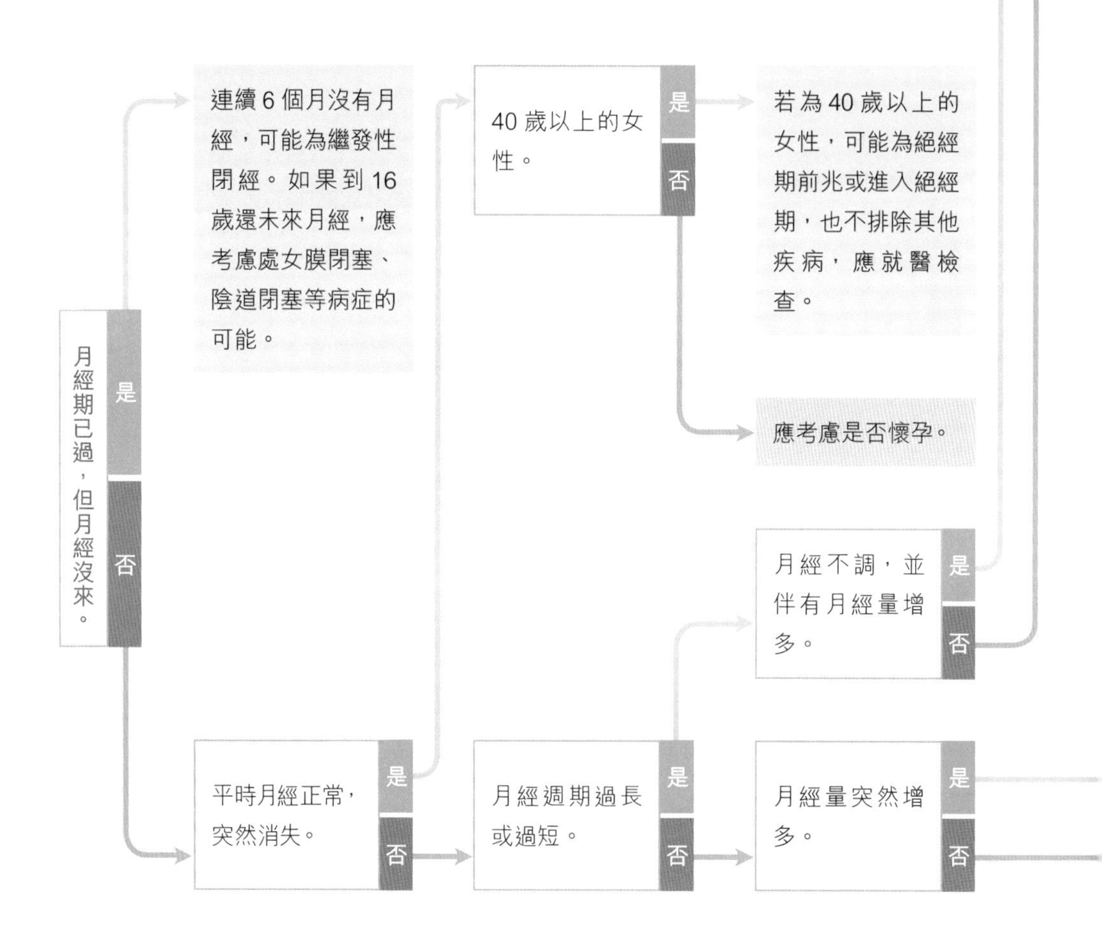

參考頁碼

月經不調……P304
痛經……P305
閉經……P307
子宮肌瘤……P310
子宮內膜炎……P311

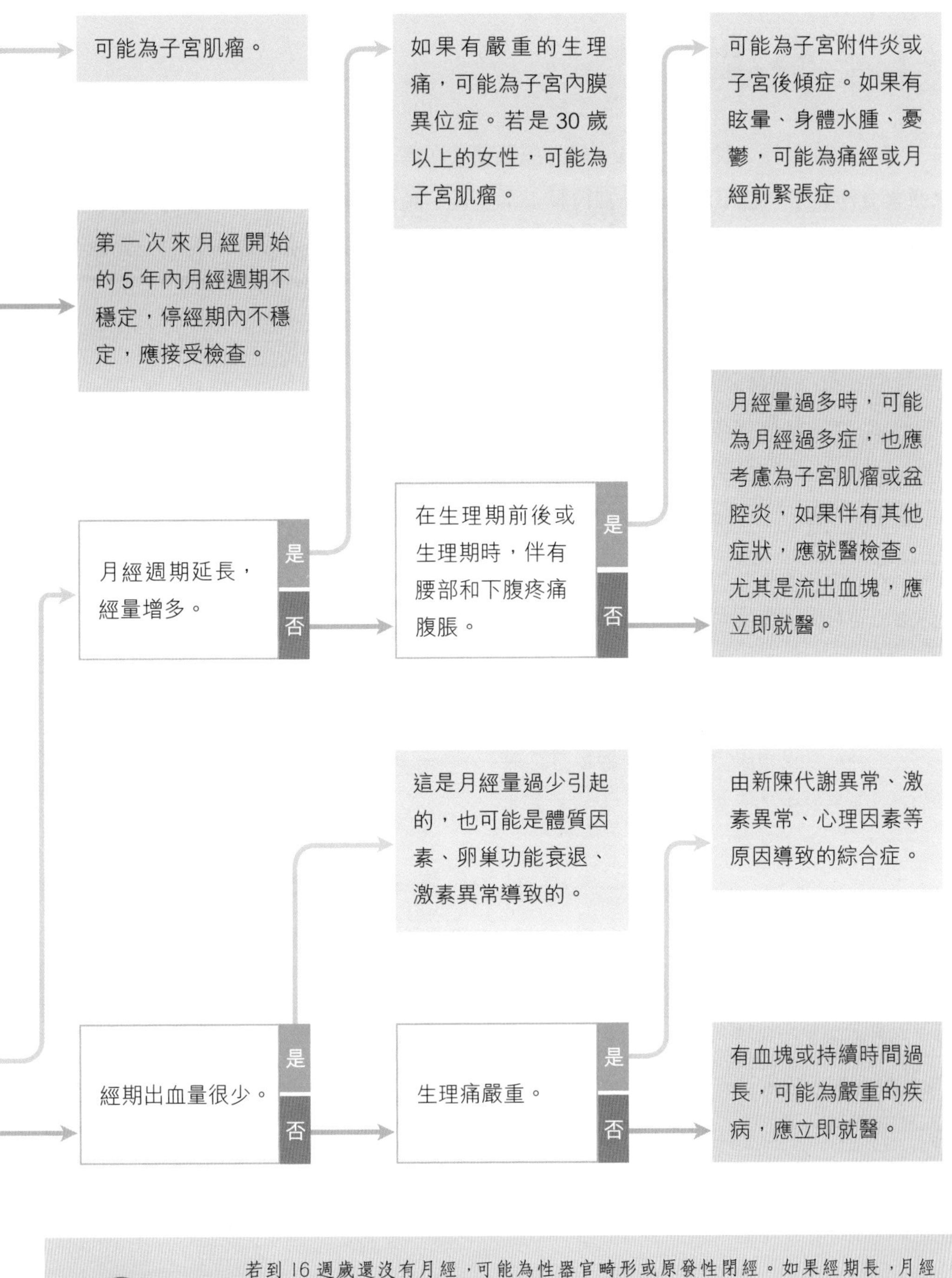

紅色警報

若到16週歲還沒有月經，可能為性器官畸形或原發性閉經。如果經期長，月經週期短，經期出血量大，可能為子宮肌瘤或慢性子宮炎症。如果有嚴重的痛經，且經期長或有血塊，可能為重病。如果經期有很多血塊，也可能為重病。有以上幾種情況時，應立即就醫。

月經不調

子宮內膜生長、脱落一次為一個月經週期，在這一過程中，激素起着重要作用。如果激素分泌異常，就不能支持子宮內膜正常生長、脱落，所以月經不調的主要原因是激素分泌異常。另外，有些疾病與情緒問題如子宮肌瘤、卵巢疾病、情緒異常、營養不良也都可引起該病。

主要症狀

週期異常、月經量過多過少

女性的生理週期一般為 28~30 天，每次來潮五天左右，是很規律的。如果忽長忽短，且相差在七天以上，就是異常。甚至有些女性的月經兩三個月來一次，或者一個月來兩次，都不正常。不過如果每次間隔時間都一致，即使每次只有 20 天或者每 40 天來一次，也可以視作規律。如果月經量有時很少，一兩天就沒了，有時又很多，十多天都有出血，就是異常的。

治療

調理內分泌

月經突然改變時，應該到醫院檢查，排除相關疾病。如果沒有器質性病變，只是功能問題，就需要調理內分泌。激素分泌水平正常了，生理異常就能糾正。另外，要注意調節情緒，均衡營養，不要過分節食，慢慢就能正常。如果月經間隔時間很長，排卵就有問題，最容易出現不孕不育，可在醫生的指導下應用激素促進排卵。

自我保健

- 益母草、黑豆、紫蘇葉都對治療月經不調有好處，益母草可以泡茶喝，黑豆煮粥或者打豆漿喝，紫蘇葉煮湯喝。
- 溫和灸血海穴。可治療月經不調。側坐屈膝，用左手掌心對準患者右髕骨中央，手掌伏於膝蓋上，拇指與其他 4 指呈 45°，拇指之間所指處即為血海穴。用艾條溫和灸血海穴 10~15 分鐘，每天 1 次，兩側穴位交替灸。

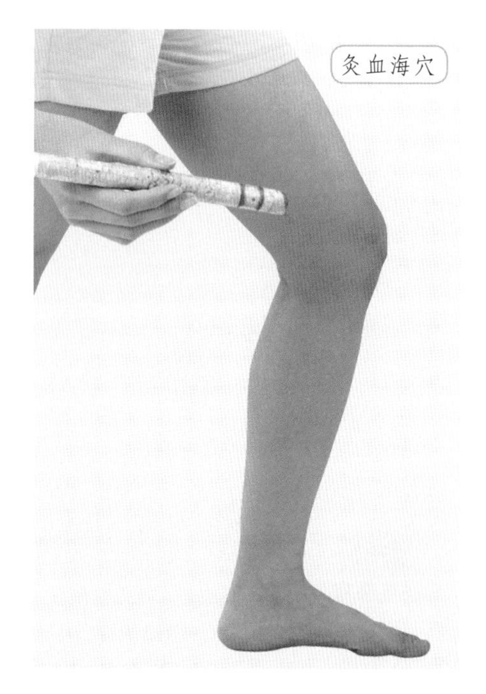

痛經

痛經是指月經期、行經前後出現的下腹部疼痛、墜脹，有時也伴有腰痠或其他不適，症狀嚴重的會影響日常生活。有的痛經與疾病無關，有的痛經是疾病引起的，子宮內膜異位症、盆腔炎、子宮肌瘤、子宮後傾、子宮前傾都可以引起痛經。糖尿病等全身性疾病也可導致該症。另外節育環也是引起痛經的原因之一。

主要症狀

小腹和腰部疼痛、墜脹

如果患了痛經，月經來潮前後會出現小腹、腰部疼痛。需要注意的是有的患者小腹和腰部不會疼痛，但是會出現頭痛。除此之外還可能有一系列不適感，如消化不良、腹部膨脹、腹部發涼、便秘、腹瀉、噁心、嘔吐等。有的患者則感覺非常乏力，全身疲勞。未育女性更容易發生痛經，在經歷分娩後痛經可緩解或消失。

治療

緩解疼痛症狀

痛經一般在來潮後一兩天就會消失，如果持續時間長可能就是疾病引起的，應該去醫院檢查確診，去除病因。如果並非疾病引起，可以服用鎮痛藥止痛。在月經期間應充份休息，不要接觸涼水，不要吃冷食、冷飲以及辛辣刺激、油膩食物，這些食物都可能加重病情。

自我保健

- 月經來潮前後，用紅糖煮水，在糖水中煮荷包雞蛋。糖水、雞蛋一起食用，能溫暖小腹，減輕痛經。
- 痛經時，用菠菜或者水芹煮湯喝，有鎮痛功效。也可以加雞蛋打成菠菜雞蛋湯或者水芹雞蛋湯。

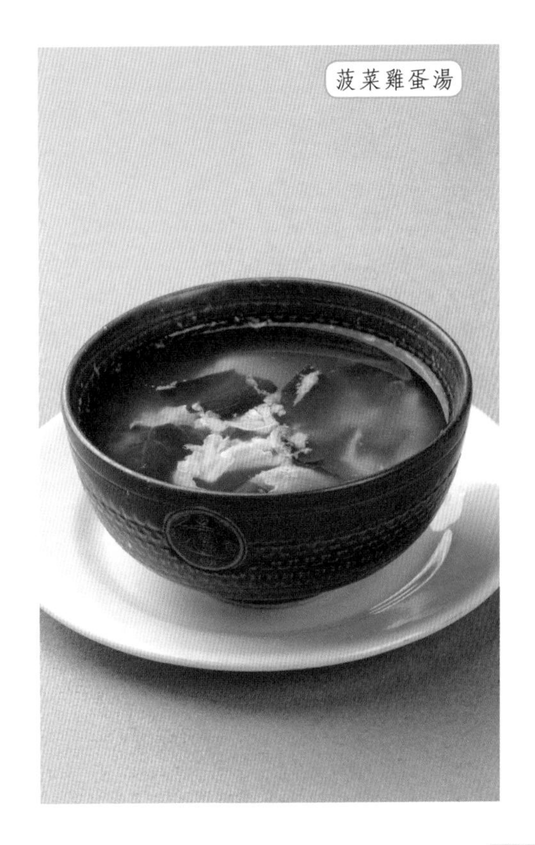
菠菜雞蛋湯

按摩治痛經效果好

治療痛經時，通過服用藥物可緩解疼痛，另外，按摩對痛經也具有很好的療效。

具體方法：將雙手搓熱，敷在關元穴區域上，手涼後再搓熱後敷關元穴區域，反覆敷 5 次，然後用手掌掌根畫圈按揉關元穴，力度以感覺脹麻即可。按摩完關元穴後，用拇指按揉三陰交穴、地機穴、水泉穴各 3~5 分鐘，力度以感覺痠脹即可，左右交替按摩。

關元穴

從肚臍正中往直下量取 4 橫指，即為關元穴。

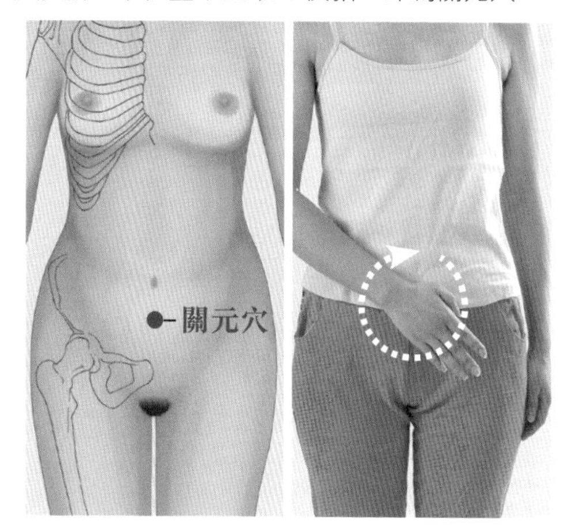

三陰交

正坐，把除拇指外的其餘四指併攏，把小指下邊緣放在足內踝尖上，食指上緣所在的內踝尖直上的位置就是三陰交穴。

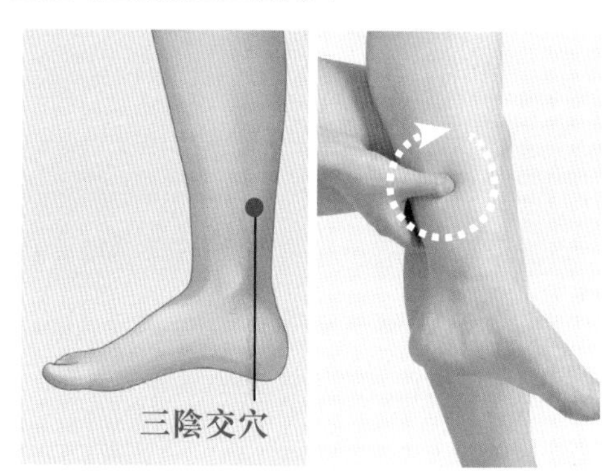

水泉穴

太溪穴直下 1 寸，即為水泉穴。

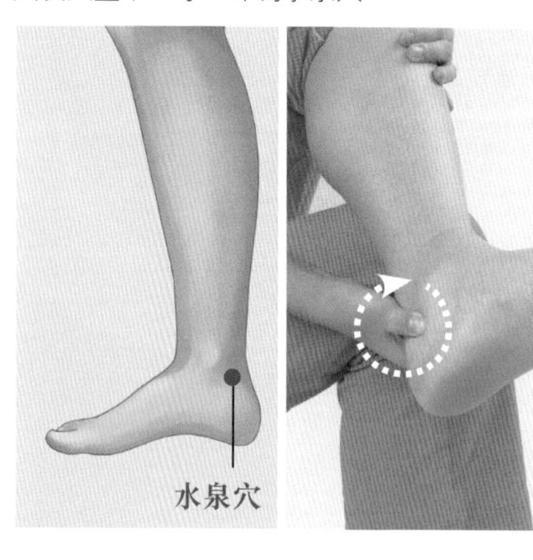

地機穴

正坐，在小腿內側，脛骨內側緣後際，從陰陵泉穴向直下取四橫指就是地機穴。

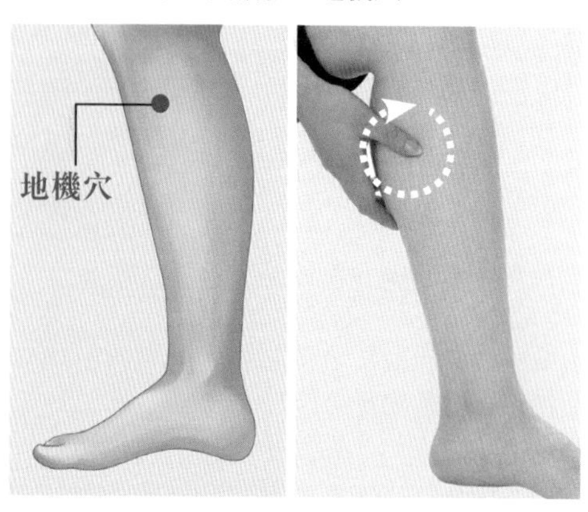

閉經

一個正常健康育齡女性，月經是按月來潮，若超過 6 個月無月經，即為閉經。有一些停經是正常現象，如更年期女性停經，育齡女性停經 2 個月以上就應該考慮是懷孕了。

但有些疾病也可引起閉經，如中樞神經系統異常、代謝異常、慢性疾病、卵巢異常、營養不良、過度肥胖等都可以導致停經。另外，閉經也有先天的，如生殖系統先天畸形，影響到月經來潮，就會導致閉經。

主要症狀

超過 6 個月不來月經

月經出血是子宮內膜脱落引起的，不來月經説明子宮內膜沒有正常生長，也説明黃體素沒有正常分泌或者促排卵激素沒有正常分泌。而子宮內膜生長、適量的黃體素和正常排卵都是懷孕所必需的，所以閉經就會導致不孕。

本來有月經來潮後來停止的，為繼發性閉經；也有從來沒來過的先天性閉經，屬原發性。

另外如果過度節食、厭食，身體缺乏營養引起內分泌紊亂也會出現停經，一定要停止這種極端的減肥方法。16 歲後仍然沒有月經來潮最好去醫院檢查。

治療

激素治療、去除病因

繼發性閉經需要檢查是否患有相關疾病，如果非疾病導致，需要服用激素促進排卵和子宮內膜脱落。一般服用激素 2~7 天後就會月經來潮。

自我保健

● 桃仁有活血調經功效，大黃有行瘀通經功效，二者配合可治療停經。二者都可在藥店買到，量按照 1：2 的比例。將藥粉混合後，加入小量麵粉，捏成黃豆大小藥丸，飯後食用 5 顆，每天兩三次。

● 艾灸治停經。從肚臍向下量 4 橫指寬處即為關元穴。關元穴向下 1 寸為中極穴。用艾條溫和久這兩個穴位各 10~15 分鐘。每天各 1 次。

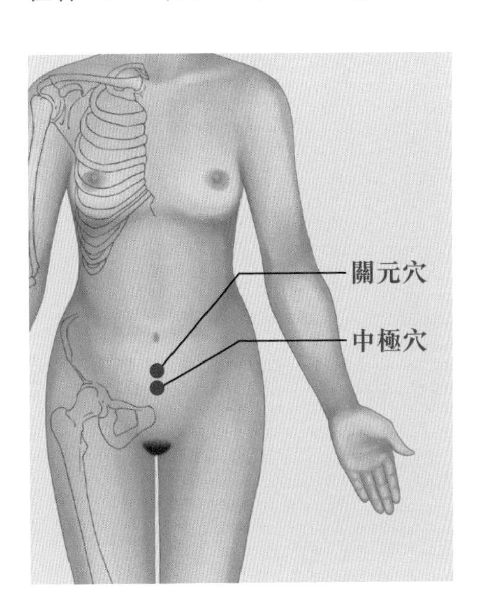

白帶異常（出血）

白帶是陰道的正常分泌物，有幫助維持陰道微生態環境的作用。如果陰道或者宮頸、子宮出現疾病，白帶就會發生改變，顏色變深、量變大或者黏性增高。另外，部份生殖系統疾病也會導致不正常的出血，引起白帶性狀變化。所以，在非月經期有出血症狀時，應予以重視，一般是子宮頸或者子宮內部出現問題，比如異位妊娠、流產先兆等。

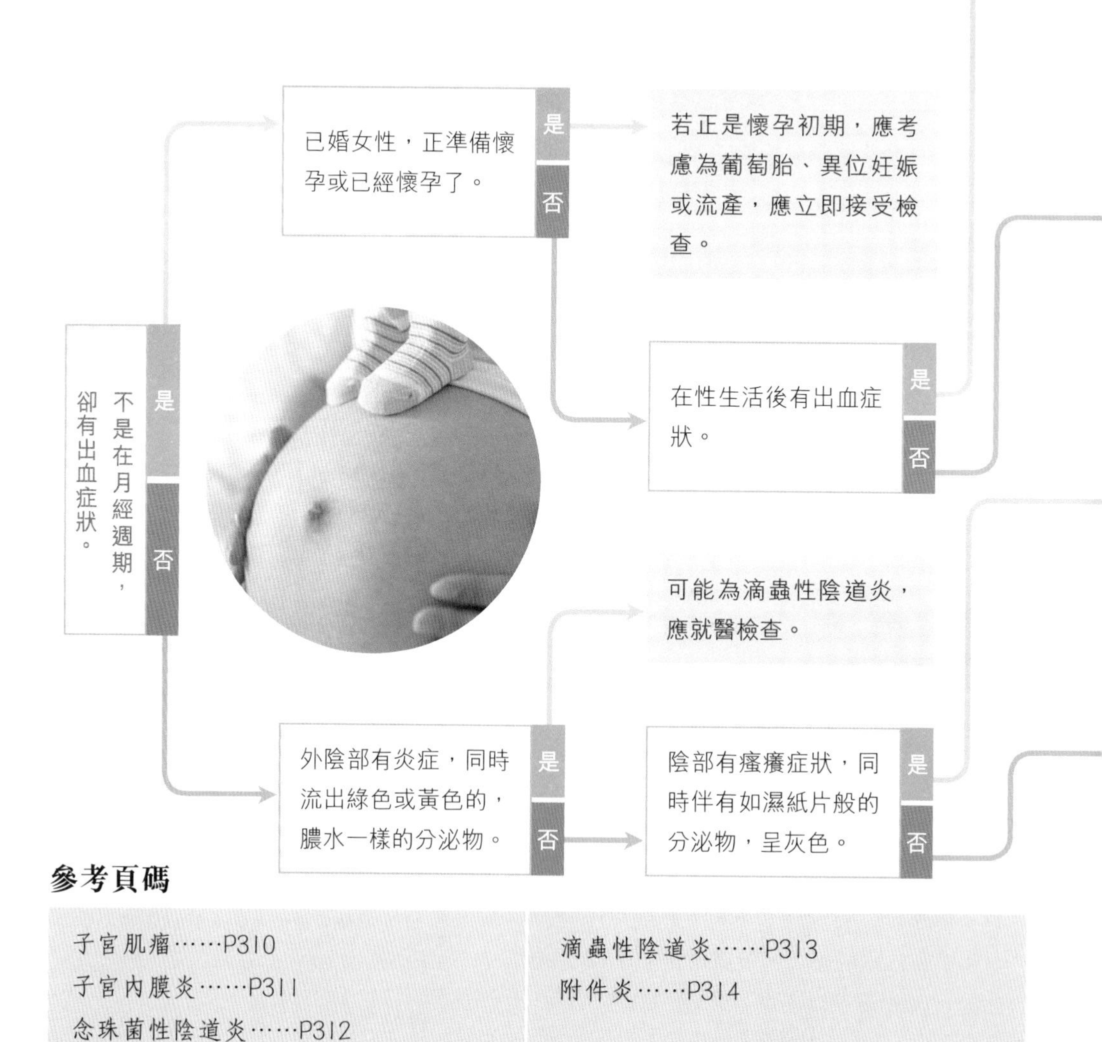

參考頁碼

子宮肌瘤……P310
子宮內膜炎……P311
念珠菌性陰道炎……P312
滴蟲性陰道炎……P313
附件炎……P314

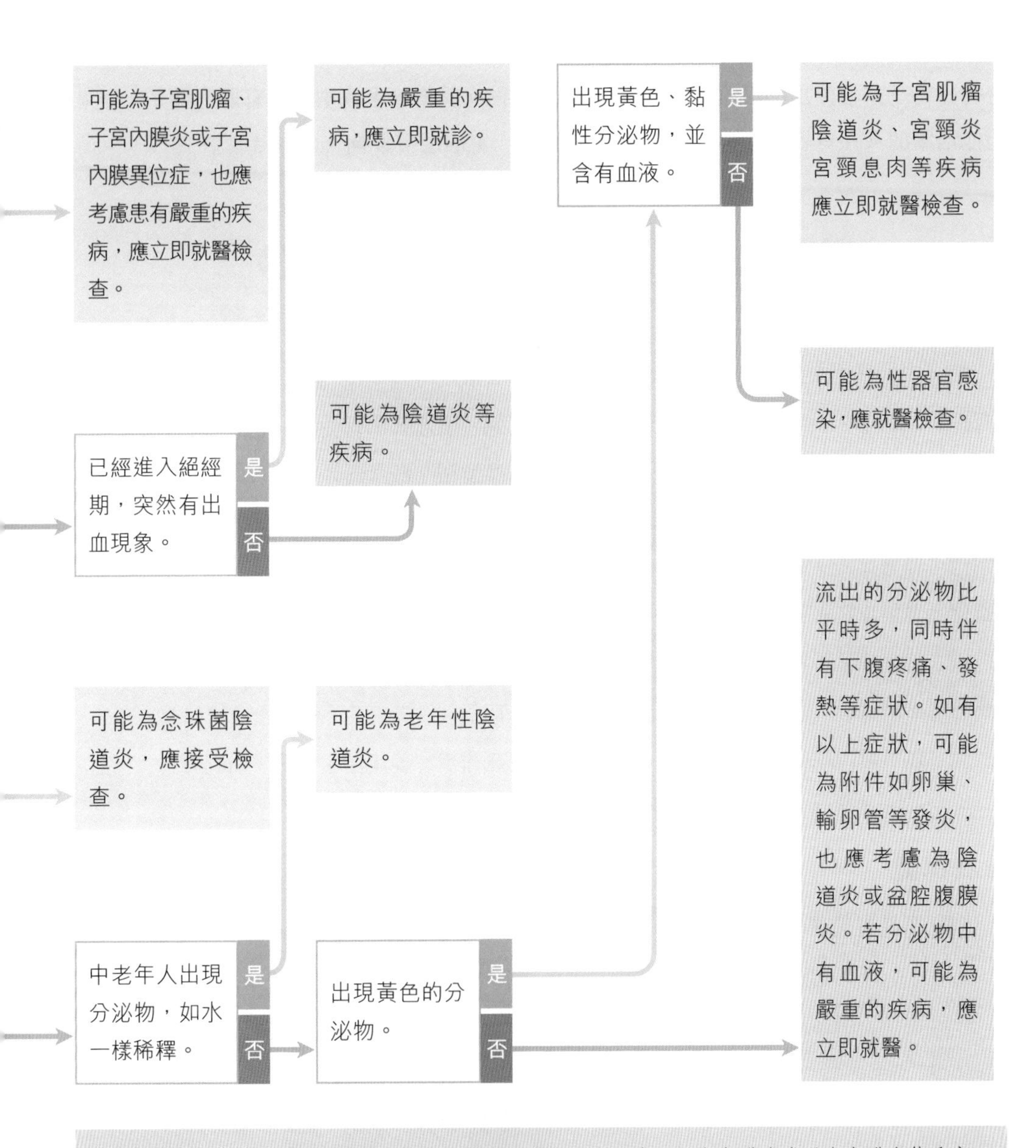

紅色警報

若在性生活之後出血，應考慮為子宮肌瘤、子宮內膜症或子宮內膜炎等重病，應立即就醫檢查。若正在懷孕期有出血症狀，或還沒有確認懷孕的女性，在非月經期出血，以上兩種情況，可能為葡萄胎、流產、異位妊娠，應立即就醫檢查。中年女性停經後，突然有出血情況，也是重症的前兆，應立即接受檢查。總之，突然有出血症狀就是重症的前期信號，必須重視。

子宮肌瘤

子宮肌瘤是子宮平滑肌細胞增生而形成的，是一種良性腫瘤。目前無確切原因，但普遍認為是卵巢分泌的激素促成的。30歲以上的女性為高發人群，也有研究顯示，卵巢功能活躍的女性更容易患該病。另外該病也有一定的遺傳傾向。

主要症狀

月經異常、腰痛

子宮肌瘤可是一個也可是多個，有可能不斷長大，也可能多年不變。多數子宮肌瘤患者沒有症狀，有症狀則以子宮異常出血為主，月經量增多，經期延長，非經期也可能會出血。如果出血量大、頻繁，還會出現全身性症狀如貧血、乏力。當肌瘤較大時，會壓迫周圍器官，導致排尿困難、便秘、腰痛。另外如果合併其他子宮疾病，還可能出現痛經。

治療

觀察、手術治療

治療子宮肌瘤，目前沒有有效的藥物，肌瘤較小，生長較慢的，採取保守觀察療法，每六個月檢查一次。治療主要通過手術治療。如果需要保留子宮可以只切除子宮肌瘤。但是之後再發的可能性很大。如果已經絕經，可同時切除子宮。另外，也可採取子宮介入治療，直接作用於肌瘤使之萎縮。不管何種方法都有一定的副作用，要請醫生充份評估利弊。

自我保健

● 木耳有清血作用，經常食用木耳，最好用木耳煮湯，有預防子宮肌瘤的作用。

● 蓮子、雞冠花能治療異常出血。有異常出血時建議經常用蓮子粉或者雞冠花泡水喝。

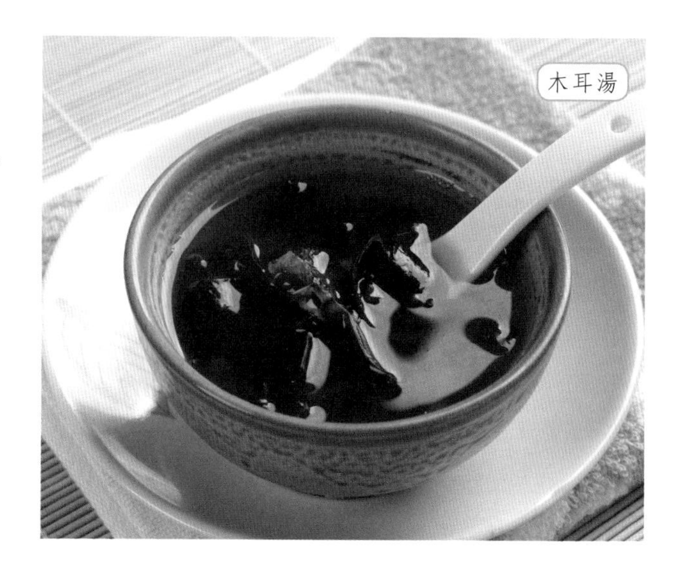
木耳湯

子宮內膜炎

當子宮內膜被細菌感染就是子宮內膜炎。細菌一般都是經由陰道、宮頸進入子宮，有的是由輸卵管下行而來。人工流產、分娩後，宮頸開放、身體抵抗力下降時，患子宮內膜炎的概率增高。另外，不潔性生活，比如感染了淋菌、滴蟲等也可導致該病。

主要症狀

黃色分泌物、月經量大

如果感染了子宮內膜炎，內膜腺體分泌會增加，白帶會變成黃色清水樣或者膿性分泌物，有時還含有血液。病情越重，白帶越多，且白帶會伴有惡臭。同時月經量顯著增大，經期延長，但月經週期正常。有些患者在經期會出現小腹和腰部疼痛。

治療

抗生素治療

子宮內膜炎嚴重時可導致卵巢、輸卵管、腹膜被感染，必須及時治療。確診後應避免做過多的婦科檢查，以防病情擴散。治療需要使用抗生素。治療期間要多休息，並常保持半臥位，促進分泌物排出。同時多對小腹做熱敷，有利於緩解炎症。

自我保健

● 做了流產手術或者分娩後，要特別注意外陰清潔，每天用專用小盆清洗外陰，不要坐浴，短時間內不要恢復性生活，要等複查完全康復了才行。

● 建議多穿淺色內褲，一旦白帶顏色有改變能及時發現，預防治療延誤。

● 紫蘇能緩解分泌物引起的發炎，預防子宮內膜炎發展，每天可以喝 3 次紫蘇葉或者紫蘇籽熬的湯。

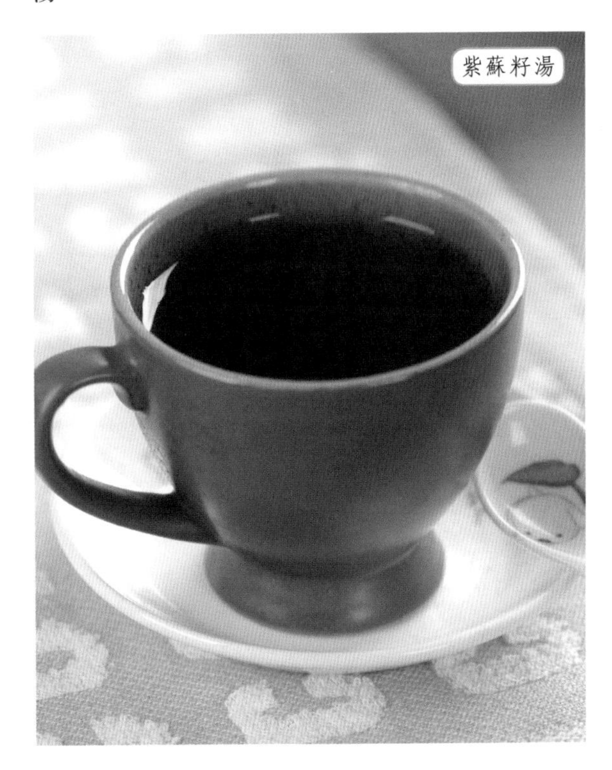
紫蘇籽湯

念珠菌性陰道炎

念珠菌是一種真菌，這種菌平時也可能在陰道內生存着，只有在陰道內微環境異常時，才會迅速繁殖，引起發炎。一般來說，懷孕、患有糖尿病、長期服用避孕藥、濫用抗生素等都容易導致陰道內環境改變而引起該病。

主要症狀

白帶增多、外陰及陰道瘙癢

如果患了念珠菌性陰道炎，白帶會增多，而且性狀也會改變，變成凝乳樣或者豆腐渣樣。因為過多的白帶刺激，外陰及陰道會出現瘙癢和灼熱感。懷孕期患該病，瘙癢感更為嚴重，甚至坐臥不寧。外陰還會水腫並生成角質，外陰周圍出現小水皰。過性生活時還會出現疼痛。

治療

藥物治療

念珠菌性陰道炎治療比較容易，只要在陰道放置抗念珠菌的栓劑就可以治癒。但是如果大便內有念珠菌，單純陰道內塞栓劑無法徹底治癒，會反覆發病，所以需遵醫囑服用口服藥物。外陰部如果症狀嚴重也要塗抹相應軟膏。病癒後，在做好清潔、預防霉菌之外，必須提高身體素質才能徹底預防復發。另外伴侶也要治療，否則也會再次引起復發。

自我保健

● 60℃的溫度或者陽光中的紫外線都能殺死念珠菌，內褲隔幾天用開水浸泡消毒一次或者放在太陽底下曬兩小時，就能有效預防念珠菌滋生。

● 念珠菌喜歡潮濕環境，內褲不要長時間放在潮濕的衛生間，衛生間要經常清理，特別是死角要注意清潔，避免念珠菌滋生。

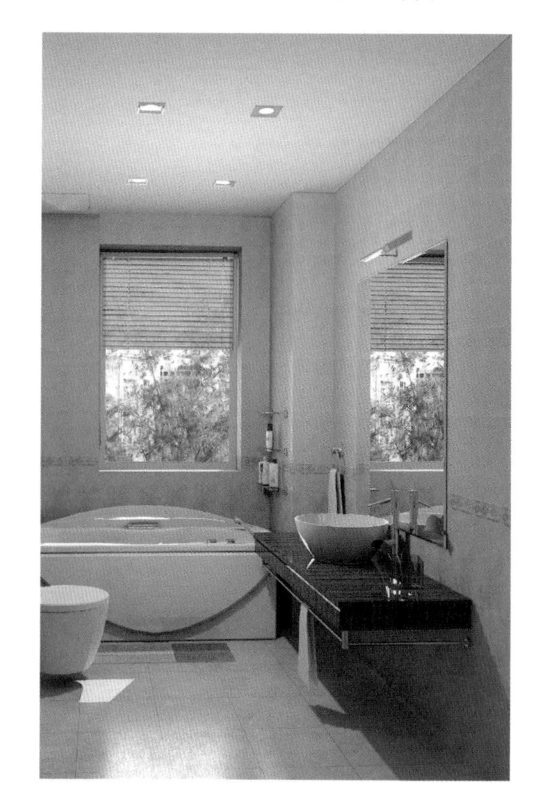

滴蟲性陰道炎

毛滴蟲是一種寄生蟲，女性患上滴蟲性陰道炎，主要是通過性接觸被男性傳染。毛滴蟲還可通過臥具、馬桶、寵物等傳播。

主要症狀

陰道流出黃綠色、惡臭分泌物，外陰疼痛

陰道被毛滴蟲寄生後，毛滴蟲會消耗陰道內的糖原，破壞陰道內環境，最終引起感染。感染後陰道會流出大量黃綠色、泡沫狀、惡臭味的分泌物。病情惡化後陰道內、外陰部會出現發熱、疼痛症狀並伴有性交痛。如果病情仍然得不到控制，外陰部就會出現腫脹並伴有嚴重的瘙癢。

治療

藥物治療、陰道沖洗、夫妻同治

滴蟲性陰道炎並不難治癒，目前有很多種效果很好的藥物，有內服的，也有栓劑以及沖洗藥物。如果只有陰道內部感染，沖洗陰道後放入栓劑，一般 7~10 天就能治癒。其他部位也有感染的，口服藥物，見效更快。但如果是丈夫傳染給妻子的，必須夫妻同治，否則很容易再次感染。

需要注意，滴蟲性陰道炎很容易復發，所以檢查滴蟲陰性後，還要在月經後再複查，連續 3 次均為陰性方為治癒，不可忽視複查。

自我保健

● 薏苡根有利濕殺蟲的功效，可治療白帶過多。白帶異常時可用 30 克薏苡根和 12 克紅棗熬湯飲用，能治療發炎、緩解瘙癢。

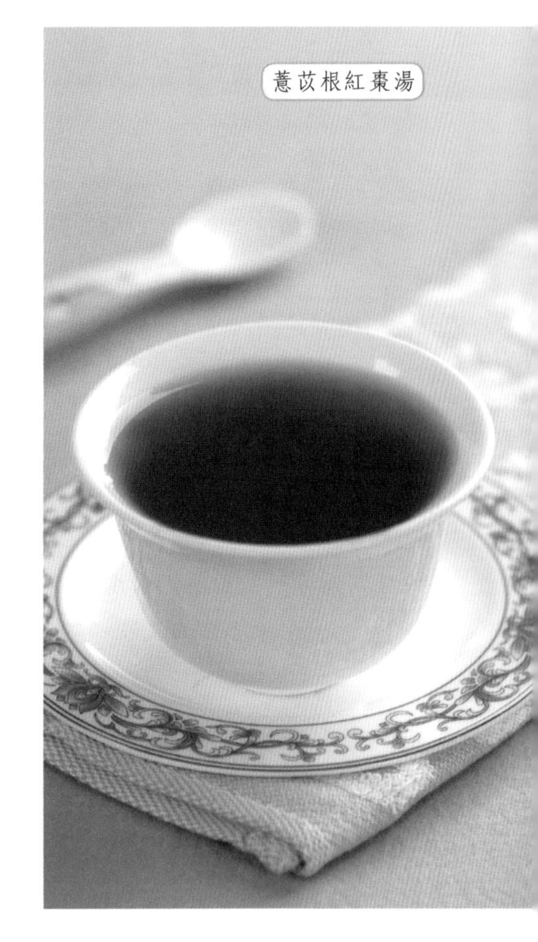

薏苡根紅棗湯

附件炎

子宮附件是指輸卵管、卵巢，附件炎就是輸卵管和卵巢有炎症，其中以輸卵管炎佔多數。分娩、流產後體質下降、護理不當、衛生不良以及過早性生活等都是引發附件發炎的原因，治療不當或者遷延太久可引起輸卵管堵塞，導致不孕。

主要症狀

發熱、小腹痛、白帶增多、腰疼

附件炎急性發作時，症狀以小腹痛為主，不過有的患者疼痛劇烈，有的患者僅有輕微疼痛，同時分泌物增多，還伴有發熱。急性附件炎治療不及時可轉為慢性附件炎。慢性附件炎會引起附件周圍結締組織纖維化、盆腔器官出現互相黏連的情況，這時會有小腹部疼痛、墜脹感，腰部也會痠痛，白帶增多，還可能帶有血性或者膿性分泌物。另外可能會出現排尿困難的情況。

治療

抗生素治療

若有附件炎時應及早治療，早治療容易根除，如果轉成慢性附件炎，就很難完全治癒了。要遵醫囑服用抗生素，如果藥物治療效果不佳，就要考慮手術。慢性的附件炎，如果發生了輸卵管積水、堵塞，也需要手術治療，疏通輸卵管，否則容易導致不孕。

自我保健

● 艾蒿有消炎、止血的作用，還可緩解疼痛。在治療附件炎期間可用艾蒿煎湯服用，每天三小碗，有不錯的效果。

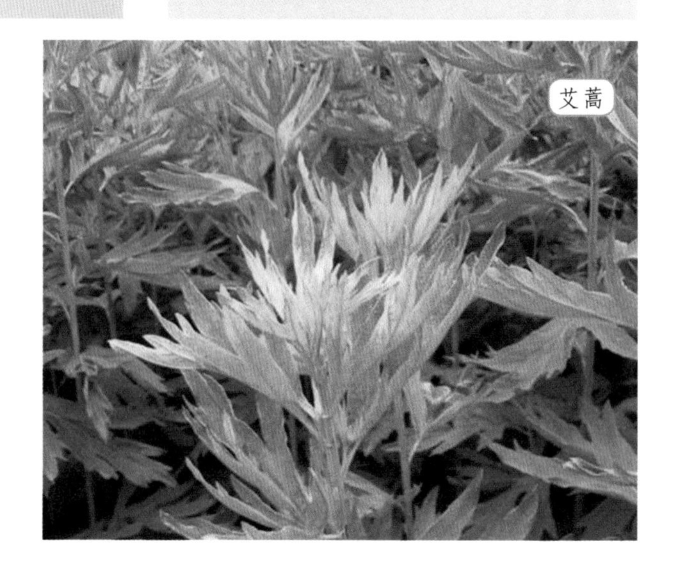

從白帶狀態了解生殖器健康

白帶的顏色和性狀直接反映生殖系統狀況，正常白帶顏色是透明、白色或者略黃的稀糊狀黏液，略帶腥味。如果發生改變了，或者量變大或者顏色變深，變黃色、綠色、粉紅色或者形態發生變化，本來應該是黏液，結果變成了乳酪狀、豆腐渣狀，散發出不一樣的氣味，就要警惕生殖系統是否發生病變。

■ 白帶變成黃色或者黃綠色，呈黏液狀或者泡沫狀，有臭味

可能患上了宮頸炎、陰道炎、子宮內膜炎等。

■ 白帶呈乳酪狀或者豆腐渣樣，伴有嚴重外陰瘙癢

多為真菌性陰道炎。

■ 白帶呈粉紅色或者混有血絲

可能患有宮頸癌、子宮內膜癌，宮頸息肉、子宮異常出血等。

■ 白帶變成黃色、水樣，有惡臭味

可能患有宮頸癌、子宮內膜癌或者輸卵管癌。

■ 白帶增多，顏色發黃，膿性，並伴有排尿不暢

多為淋菌感染引起。

■ 白帶黃色、黏液性、量增多

多為慢性宮頸炎等。

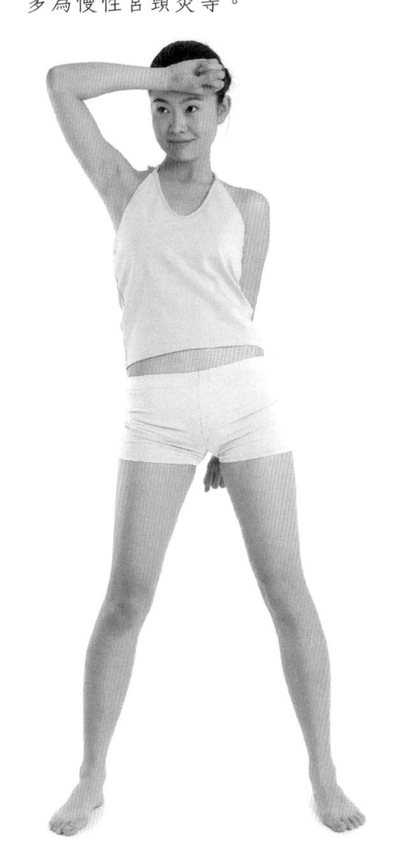

為了能準確觀察到白帶變化，內褲應該選擇淺色的或者襠部為淺色的，避免因為內褲顏色過深而不能及時發現白帶顏色變化。

陰部異常

陰部異常包括陰部瘙癢、皰疹、斑點、腫塊、分泌物增多等，有時候可能是內褲質量不好或者衛生狀況不好導致的，更多的則是疾病引起，如細菌感染、性病傳染。無論哪種不適，最好盡快到醫院就診，因為陰部不適對女性生活質量影響很大。

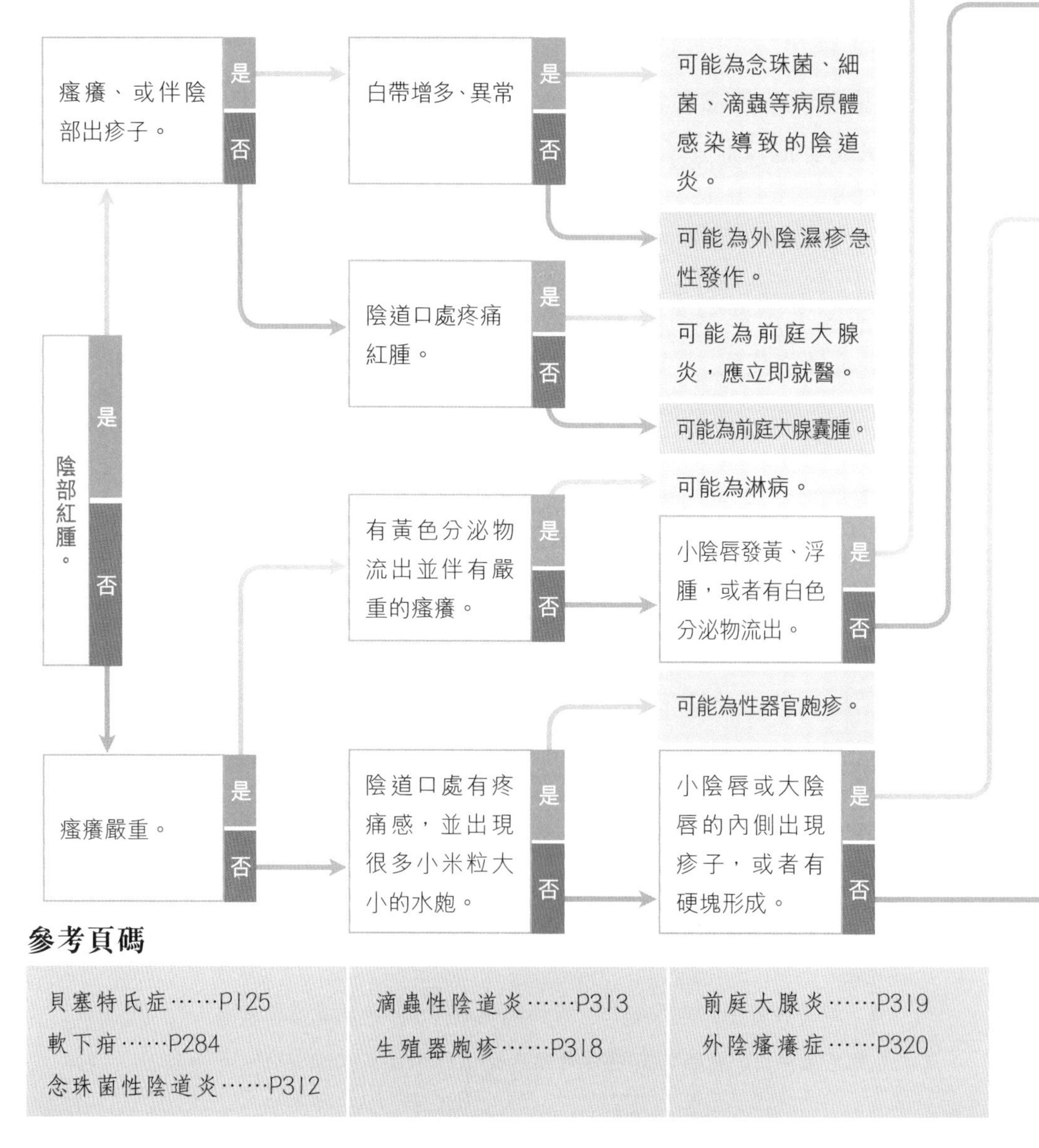

參考頁碼

貝塞特氏症……P125
軟下疳……P284
念珠菌性陰道炎……P312
滴蟲性陰道炎……P313
生殖器皰疹……P318
前庭大腺炎……P319
外陰瘙癢症……P320

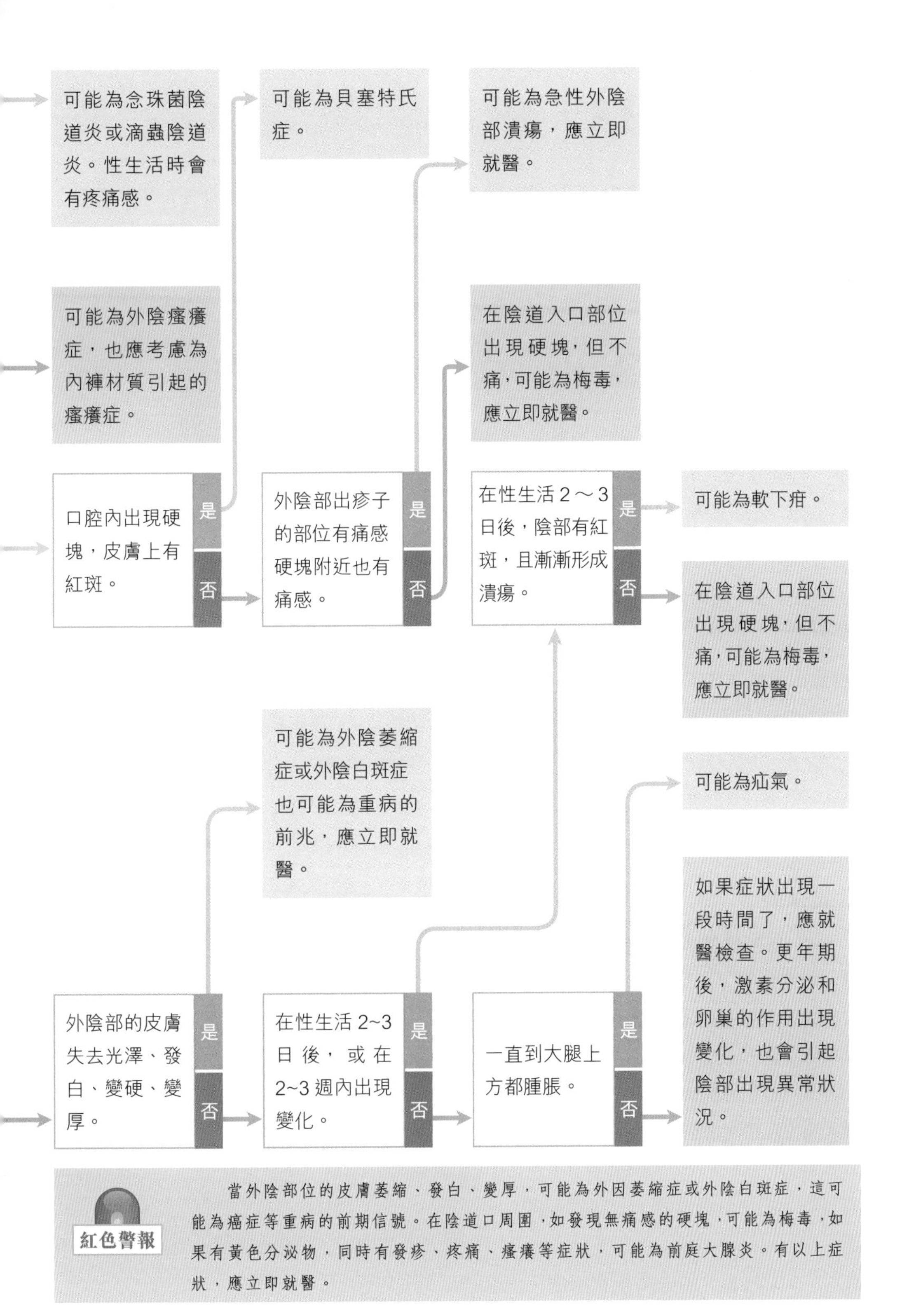

紅色警報

當外陰部位的皮膚萎縮、發白、變厚，可能為外因萎縮症或外陰白斑症，這可能為癌症等重病的前期信號。在陰道口周圍，如發現無痛感的硬塊，可能為梅毒，如果有黃色分泌物，同時有發疹、疼痛、瘙癢等症狀，可能為前庭大腺炎。有以上症狀，應立即就醫。

生殖器皰疹

生殖器皰疹是由皰疹病毒引起的，主要通過性交感染。被病毒感染後可能不會馬上發病，而是攜帶病毒。一旦遇到身體抵抗力下降，皰疹就發作了。所以，生殖器皰疹一般在懷孕中、月經後、外傷後發病。

主要症狀

外陰部水皰、瘙癢

生殖器皰疹發病時，外陰部會出現小水皰，又癢又痛，同時出現排尿困難、白帶增多現象。另外，也會伴有全身乏力、頭痛感。過幾天後，水皰就會破裂，變成潰瘍，主要出現在陰唇上。此時陰唇會出現嚴重腫脹。再過一段時間，潰瘍自然癒合。

治療

鎮痛劑、抗病毒治療

生殖器皰疹很難根治，復發頻繁，每年可能會復發五六次，因為病毒會藏身在神經節內，藥物無法控制，所以，治療上主要是緩解不適，預防繼發細菌感染。疼痛嚴重時需要用鎮痛劑，同時注射抗病毒藥物或者塗抹軟膏，促進潰瘍痊癒，並預防感染。治療時要與伴侶一起進行。如果孕婦感染該病，分娩時最好選擇剖宮產，以免新生兒在產道感染皰疹病毒。

自我保健

● 增強體質，經常運動鍛煉身體，避免疲勞，預防感冒等，避免一切可能降低抵抗力的因素出現，這樣可以減少皰疹復發頻率。

● 保持外陰的清爽、乾燥、衛生，每天用生理鹽水清洗一次。

● 性生活盡量使用安全套，在很大程度上能預防這種感染。如果有皮損存在時，建議不要過性生活，即使有安全套也不能完全避免感染。

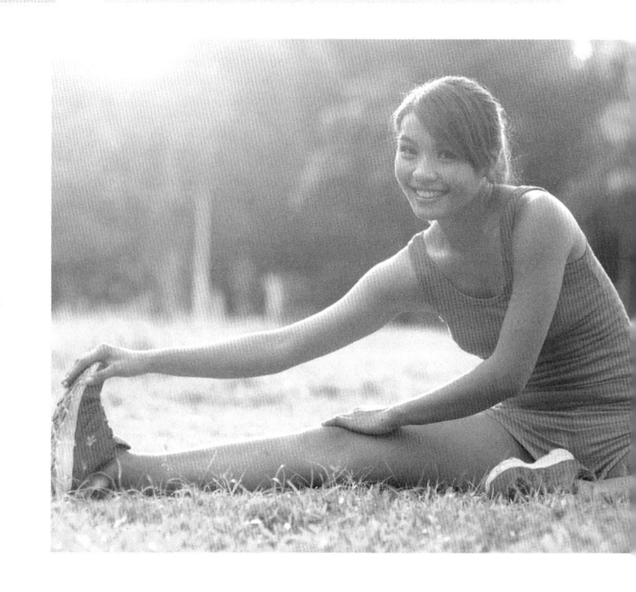

前庭大腺炎

前庭大腺位於兩側大陰唇後部，其主要功能是在性愛時分泌黏液，潤滑外生殖器。因為離肛門、陰道入口和尿道入口很近，所以如果外陰被污染，前庭大腺就很容易被感染而發生炎症。不潔性生活、分娩、內褲太緊，甚至性交時間過長，都可能引起前庭大腺炎。此病在育齡女性中多見。

主要症狀

感染處紅、腫、熱、痛

如果前庭大腺被感染，感染處外陰部就會出現腫脹，有疼痛和灼熱感。強烈的不適感會讓患者坐臥不安。另外前庭大腺的出口會被堵塞，分泌的黏液無法排出，積蓄在腺體內會堵塞腺管，形成囊腫。如果發炎得不到控制，就會形成膿腫，嚴重時膿腫有栗子般大小，有波動感。膿腫生成的同時會出現發熱現象。

治療

抗生素治療、鎮痛劑、手術切除膿腫

如果患了前庭大腺炎，需要使用抗生素治療，疼痛劇烈時可以服用鎮痛劑。同時要保持外陰的乾燥、清潔，應該定時清潔發炎部位。如果化膿了需要排出膿水，膿水必須及時清除，不然有可能向直腸發展。如果形成囊腫了也需要手術清除。

自我保健

● 外陰乾燥、清潔是預防一切生殖器疾病所必需的，另外內褲的質量也很重要，女性應盡量穿棉質內褲，不要穿緊身內褲，丁字褲也不是個好選擇。

● 患病後，每天用生理鹽水清洗外陰，然後在 40℃熱水上坐浴一次，有助消除炎症。

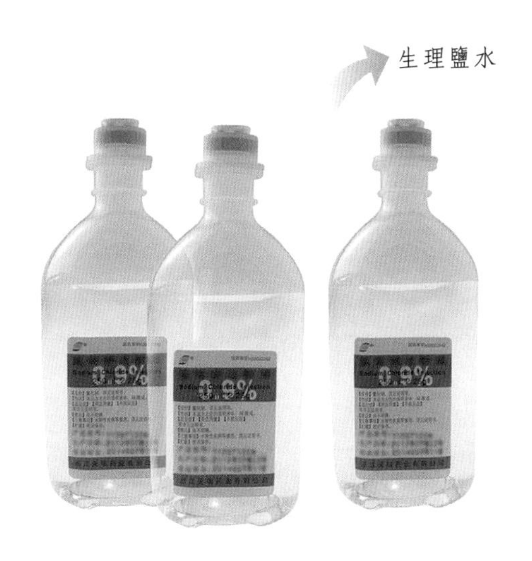

外陰瘙癢症

多種原因可引起外陰瘙癢，外陰炎、陰道炎、陰道分泌物增多都會引起外陰瘙癢。有的時候是一些外在刺激引起的，內褲、衛生巾、安全套質量都是原因。另外清潔方式不對，比如總是用很熱的水或者肥皂清洗外陰也可引起外因瘙癢。

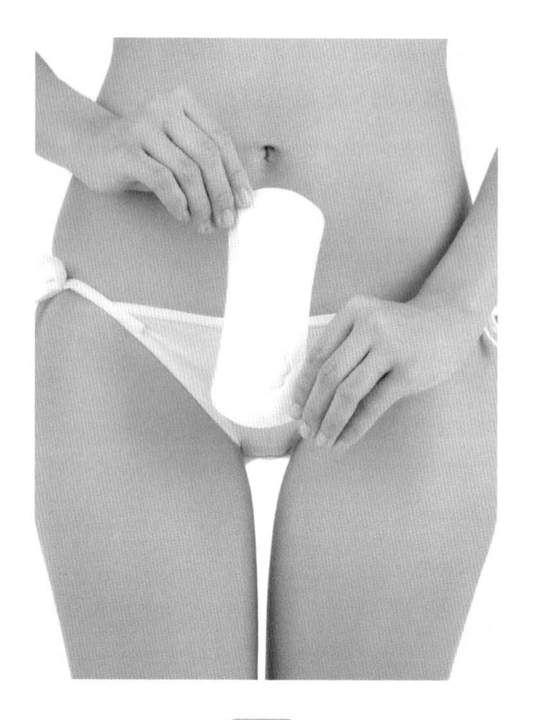

還有妊娠期，因為激素水平的變化，導致白帶增加以及陰道內 pH 值改變，真菌特別容易滋生，孕婦很有可能因為患上真菌性陰道炎而出現瘙癢症。有時候外陰瘙癢則是因為濕疹、糖尿病、性病、內分泌紊亂等引起的。另外神經過敏也可引起該病。

主要症狀

瘙癢難耐

外陰瘙癢症可帶來難以忍耐的瘙癢感，遇熱會更加瘙癢難耐，所以夜裏睡覺，身體暖和的時候瘙癢更加嚴重。瘙癢長時間得不到治癒就會導致睡眠質量嚴重下降，甚至引起神經衰弱和失眠。外陰瘙癢症可伴有外陰外觀的改變，也可以沒有。如果有白斑，要特別注意，可能會引起外陰部的癌症。

治療

針對病因治療、不要抓撓

瘙癢時盡量不要用力抓撓，以免造成外陰紅腫或者破損，可能會引起感染。此時不應諱疾忌醫，應該趕快就診，確定病因。陰道炎是最常見的致病因素，陰道炎治癒，瘙癢自然消失。如果患了外陰白斑症，可以塗抹含有激素的軟膏。如果是由於缺乏維生素 A 引起的，就服用維生素 A 製劑。

妊娠期出現外陰瘙癢症，要及時去看醫生，並且在醫生指導下按週期規律用藥一段時間。切記不能症狀一緩解就停藥，那樣病情特別容易反覆。

預防外陰瘙癢症生活小細節

陰部只要有感染、發炎，幾乎都可引起外陰瘙癢症。注重外陰清潔就能很大程度上預防外因疾病，並預防瘙癢出現。

每天清洗外陰，正確使用洗液

女性應該備個專用小盆，每天睡前清洗外陰。清洗外陰用水建議用開水放溫，不能用太熱的水。太熱的水不但不能止癢，還會加重瘙癢感。清洗時應該先洗外陰，後洗肛門。洗液不應頻繁使用，過度使用洗液會損害陰道的自潔功能，一般每隔兩三天用一次就可以。

用正確的方法洗內褲

洗內褲盡量少用消毒劑，最好用專用的清洗內衣褲的洗衣液或者肥皂，並且要多漂洗幾次，避免洗衣液、肥皂殘留。清洗後的內褲最好能放在陽光下晾曬 2 小時，可以消毒。如果條件不允許，可以隔幾天用開水浸泡半小時，也能起到消毒作用。

性生活時要講究衛生

不清潔的陰莖、手指都可引起陰道疾病並引起外陰瘙癢。建議性生活前雙方都清洗外陰，女性性生活前後都應排尿，尿液可沖刷陰道內的部份細菌，降低陰部患病概率。

內褲要天天更換

內褲每天都會沾染到糞便和尿液，很容易滋生細菌。如果恰好身體抵抗力較低，陰部就會因為內褲不潔而感染病菌。建議每天都更換內褲。

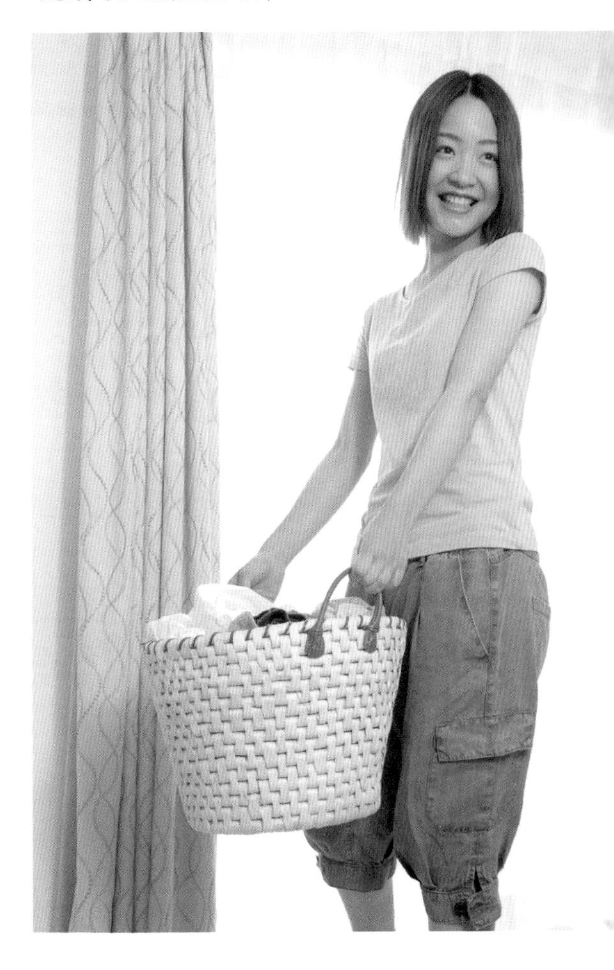

性感受不足

性感受不足指的是在性生活中沒有快感、快感很少、達不到高潮，或者僅在前期有快感的一種狀況。導致性感不足可能有身體方面的原因，如激素分泌異常，以及一些全身性的消耗性疾病如糖尿病、貧血等，但更多的是心理方面的原因。

無性慾。
- 是 → 不願意過性生活。
  - 是 → 對性生活有厭惡感或不安感。對女性來説，興奮的速度比男性來得慢，這也是感受不到性生活快樂的原因。
  - 否 → 正處於孕期，或者正在坐月子。
    - 是 → 因為妊娠和分娩的原因心理的陰影引起性感不足，過一段時間就會好轉。
    - 否 → 全身無力易抑鬱，並伴有全身無力感。
      - 是 → 可能為抑鬱導致的性感不足。
      - 否 → 男女對性的感受和興奮程度各不相同，一定要放鬆全身。如果擔心激素分泌有問題，應就醫檢查。
- 否 → 無法在性生活中得到滿足。
  - 是 → 已婚夫妻。
    - 是 → 與其他家人一起生活。
      - 是 → 如果因環境干擾而不能集中精力過性生活，應改善環境。
      - 否 → 住在隔音效果差的房子裏，聽得到隔壁的聲音。
        - 是 → 在性生活時，時常擔心被別人發現，引起性感不足。
        - 否 → 極度不滿男人的單方面行為。
          - 是 → 女性的興奮速度慢，男性應體貼和理解女性。
          - 否 → 小時候的錯誤體驗、恐懼、不安、害羞等都會導致性感不足。如果長期如此，或者心理壓力過大，應就醫治療。
    - 否 → 對性生活有厭惡感或不安感。對女性來説，興奮的速度比男性來得慢，這也是感受不到性生活快樂的原因。
  - 否 → 小時候的錯誤體驗、恐懼、不安、害羞等都會導致性感不足。如果長期如此，或者心理壓力過大，應就醫治療。

參考頁碼

性感不足……P323

性感不足

性感不足除了上面提到的身體因素與疾病外，主要是由心理因素導致的，如對性生活持否定態度。或者是因為患者的自卑情緒，如自身的缺陷等。心理因素也包括對性伴侶不滿意，如沒有感情、性伴侶性功能差、態度差等。還有濫用口服藥也會導致性感不足。

主要症狀

性生活中無高潮、甚至無快感

出現性感不足時，症狀較輕時有快感或前期有快感，後期消失，但是達不到高潮。症狀嚴重時，可能完全沒有快感，任何刺激都不產生性興奮。其中有些人能通過自慰達到高潮或者出現快感，但在性生活中就不能實現。

治療

心理諮詢、尋找病因

如果是疾病導致的性感不足，要先治療相關疾病。如果不存在身體問題，但夫妻之間有感情，應該做心理諮詢，解除在性生活上的心理負擔，實現夫妻間真正溝通。另外，在醫生指導下服用一些精神穩定劑或者激素製劑，也能緩解症狀。但這只是暫時的，心理和溝通才是最終辦法。

自我保健

● 女性耳朵內神經敏感，建議經常按摩耳朵，耳內、耳朵後、耳郭都要按摩。有增強感受能力的作用，可幫助患者逐漸擺脱性感不足的問題。

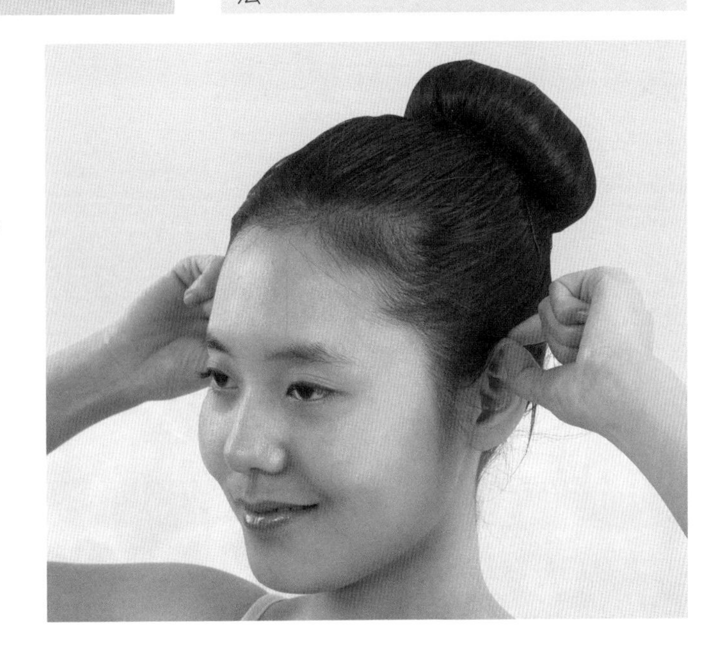

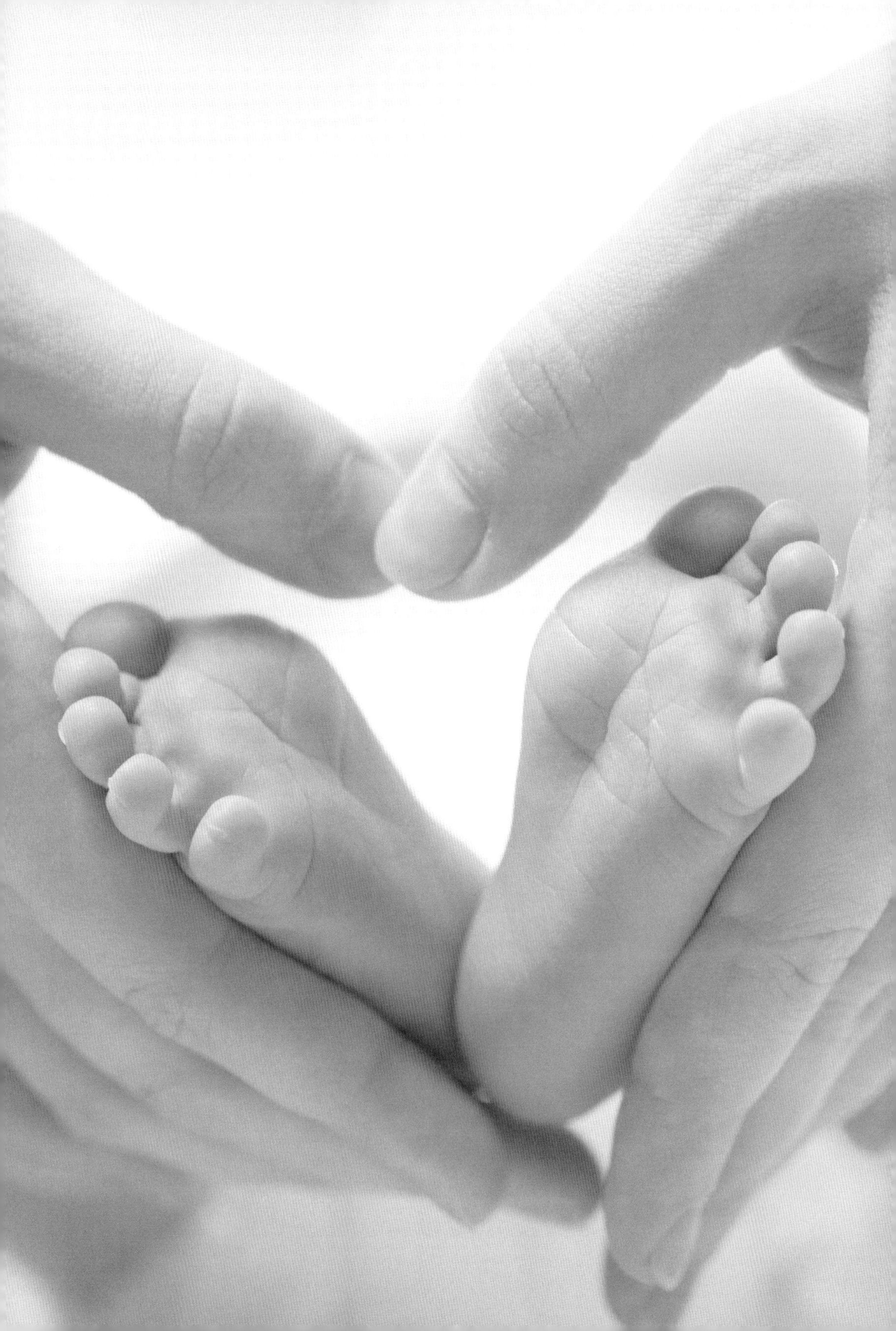

第七章

小兒常見不適與症狀

新生兒、嬰幼兒體質嬌弱，容易患病。同時，嬰幼兒患病時自己還表述不清，完全靠家長觀察、發現，所以需要家長細心、細緻觀察，發現任何異常都不要忽視，應立即就醫檢查。這也提醒家長，當孩子述説身體不適時，一定要引起重視，以免延誤病情。

頭痛

兒童身心發育還不健全，能夠引起他們頭痛的原因有很多，如陌生環境，對上學恐懼。另外，牙齒、視力發育不好等都可引起頭痛。當然還有一些是疾病引起的，最容易引起嚴重後果的是腦炎、腦膜炎等。當孩子出現頭痛，不要忽視，無論是心理因素還是身體因素導致的，都應該找出原因，積極應對。

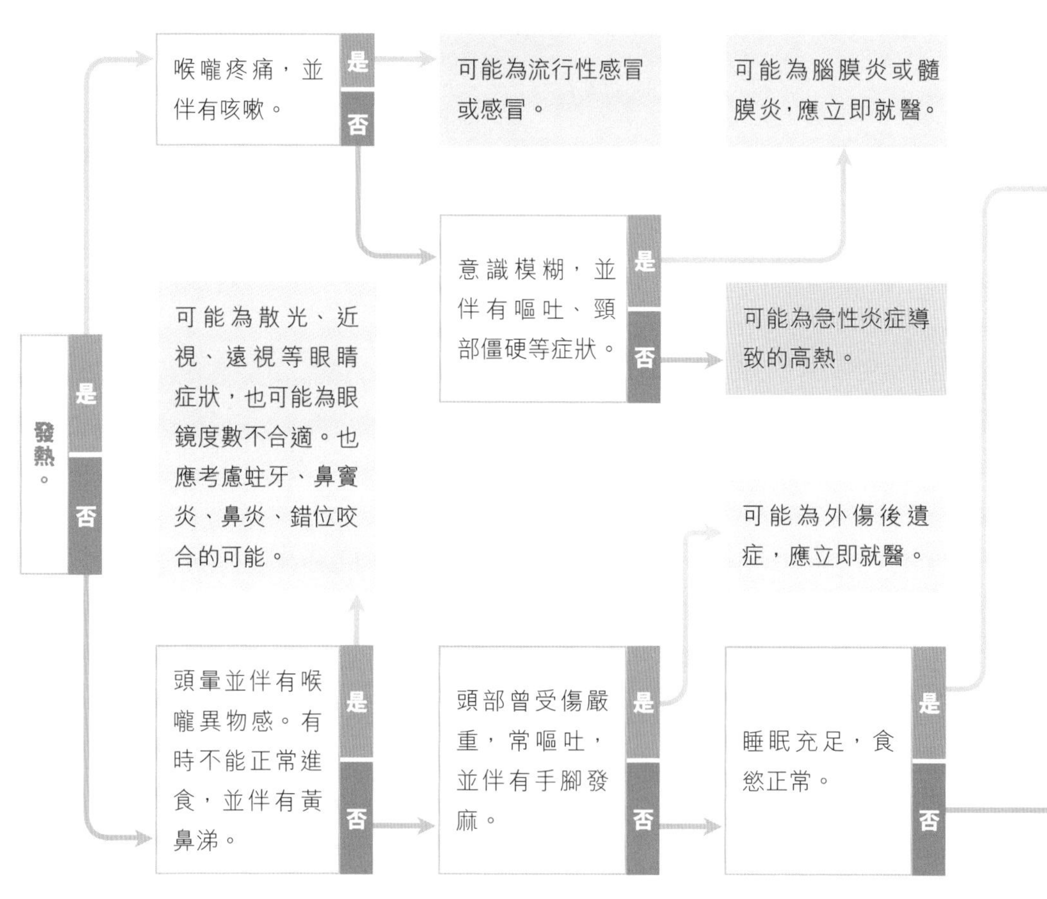

參考頁碼

腦膜炎……P68
遠視……P97
近視……P97
散光……P98
咬合不正……P328
起立性調節障礙……P329
蛀牙……P330
上學恐懼症……P331
流行性感冒……P334
感冒……P374
急性鼻炎……P377

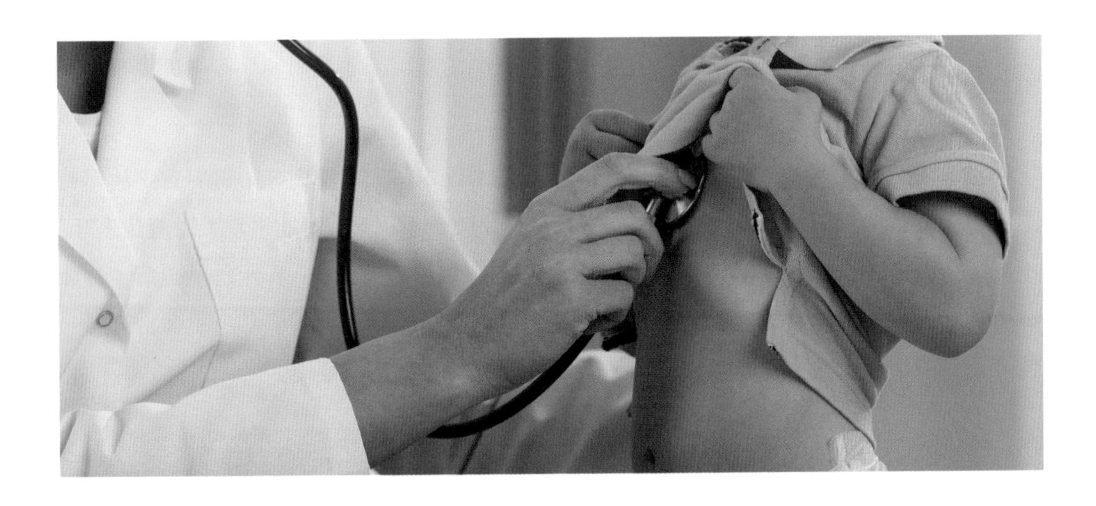

頭痛症狀呈週期性。

是

若家中有頭痛患者，可能為偏頭痛。眼睛有散光、神經敏感的孩子較容易出現。

否

頭部的背面和側面、頸部疼痛，且早上不愛起床，喜歡睡懶覺。

是

心理因素也會導致頭痛，如願望得不到滿足或是不安全感，這時的頭痛，頭部像被擠壓一樣。也可能為神經過敏症，或為其他疾病。另外，身體疲勞也可導致疼痛。

否

有意識模糊、嘔吐、痙攣等症狀。

是

有腦部疾病，或失去意識，應立即就醫。

否

可能為上學恐懼症或頭痛。如果短期內常有不明原因的頭痛發作，可能為癲癇病，應立即就醫。

可能為起立性調節障礙，也應考慮為睡眠不足、疲勞空腹等引起的，改善生活習慣可減輕症狀。

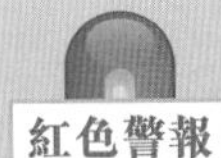

紅色警報

如果有意識模糊、嘔吐、痙攣等症狀，可能為腦部疾病（如果意識模糊，眼前有重影，或反覆出現嘔吐或痙攣，可能為腦膜炎或腦脊髓膜炎）。頭部受傷後，如果有頭痛、嘔吐、手腳麻痹等症狀，可能為外傷導致的後遺症。有以上情況出現時，應立即就醫。

咬合不正

牙齒咬合良好的情況下，上牙覆蓋下牙3毫米以內，上下前門牙中縫對齊，放鬆時上下唇之間沒有縫隙或者縫隙不超過2毫米。如果咬合不正，有可能出現下牙蓋住上牙，上牙覆蓋下牙超過3毫米，上下牙齒錯位，放鬆時嘴不能閉上等。乳牙過早脫落、蛀牙或者恆牙過度擁擠都會引起咬合不正。另外，經常吮吸拇指、嘴唇或者咀嚼食物只用一側牙齒也可引起咬合不正。恆牙過度擁擠一般都是遺傳因素引起的。

主要症狀

發音不正常、頭痛、蛀牙

如果有咬合不正的問題，進餐後食物殘渣會大量殘留在牙齒之間，所以咬合不正一般伴有蛀牙或者牙齦疾病。另外，咬合不正時，肌肉運用會不正確，該用的肌肉不用，不該用的肌肉過度使用，所以通常會伴有發音不準確、不正常的問題，如果過度使用的是頭部、後腦部、頸部的肌肉，就可能引起頭痛。

治療

矯正器矯正

乳牙期發生咬合不正會影響以後恆牙的長出與排列，恆牙咬合不正直接影響面部的美觀，應該盡早矯正。非遺傳因素引起的咬合不正，使用矯正裝置，堅持鍛鍊、治療兩年，可以治癒。遺傳引起的需要更長時間來糾正。如果出現蛀牙，要及時治療，預防蛀牙引起咬合不正。

在孩子換牙之後一旦發現咬合不正，就要盡快到醫院諮詢，看是否需要矯正。矯正越早越好，不僅對面部發育影響小，而且對牙根損傷小。

自我保健

- 無論有無咬合不正的情形，有無帶矯正器，都應該認真刷牙，早晚各一次，避免出現蛀牙，從而預防咬合不正。
- 杜絕咬嘴唇、咬拇指等不良習慣。小時應盡量母乳餵養，並建立穩固的親子關係，孩子心理滿足就不會通過咬其他事物來釋放不安。

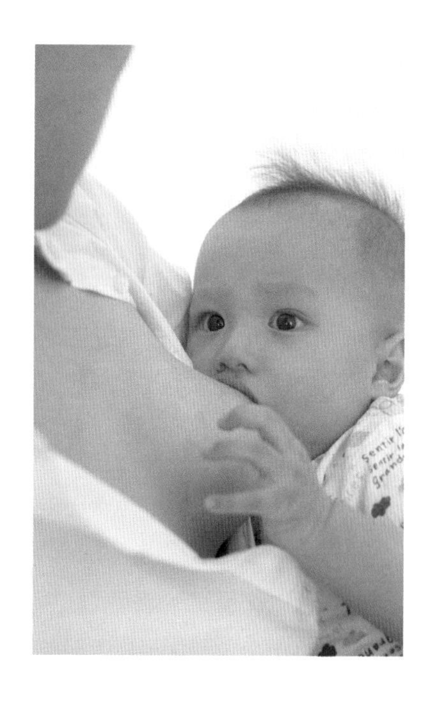

起立性調節障礙

起立性調節障礙是指直立的一瞬間或者直立時間稍久就會出現一系列不適症狀，以10~14 歲兒童多見。主要是因為體重和身高增長速度不成比例導致的。另外，該病也有遺傳性，兄弟姐妹或父母都可能曾患該病。

主要症狀

頭暈、易疲勞、心跳加快、暈車

如果患了起立性調節障礙，孩子在突然站起或者久站的時候容易出現頭暈、心跳加快，嚴重時可能會暈倒，但是不經過任何救治就可自行醒轉。平時則總是精神不振，無緣無故疲勞，做甚麼事情都不能集中精神，缺乏耐力，而且通常早上不肯起床，食慾也不好。孩子一般在每年的4~6 月和 9~12 月時成長速度快，所以，該病常在這兩個時間段發作。

治療

藥物治療、訓練

隨着孩子成長發育，該病可逐步減輕，所以，患病後要注意幫助孩子消除恐懼心理。同時帶孩子就醫檢查，在醫生指導下用改善自主神經的藥物進行治療。日常生活中要幫助孩子加強訓練，可用冷毛巾擦身體或者洗冷水浴，改善血管功能。另外，可以帶孩子去練習游泳，治療該病效果很好。不過該病會復發，只需再治療即可。

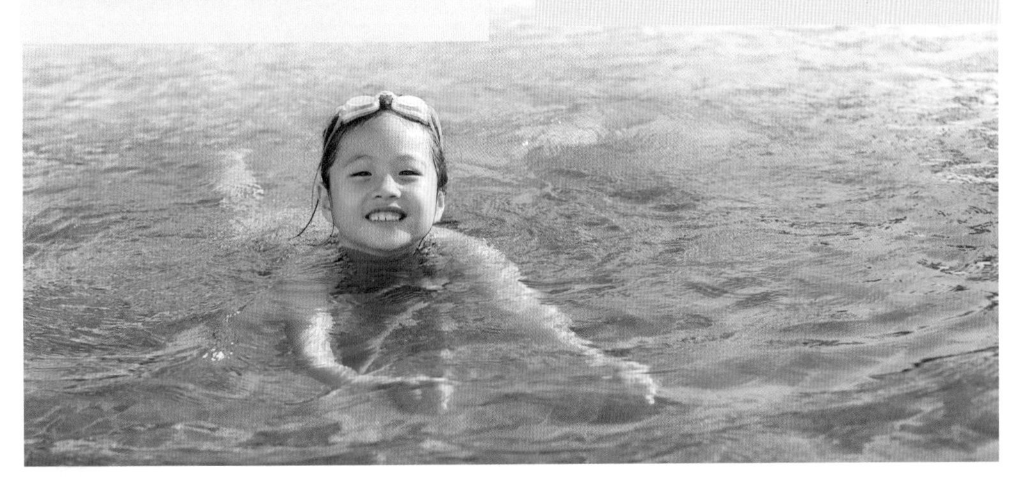

自我保健

● 栗子有強化肌肉和骨骼、提升體質的作用，可以用紅糖醃製一些栗子，日常當做零食食用。把紅糖加入水中溶化，煮開，放入剝乾淨的栗子肉煮至糖水變糖漿，存放起來即可。

蛀牙

當牙齒所處環境差就容易被腐蝕，如果牙釉質脱落，有機質被破壞，最後就會形成蛀牙。幼兒、兒童患蛀牙主要是口腔清潔不力引起的，細菌分解食物殘渣中的糖類產生酸，酸腐蝕了牙釉質，逐漸形成了蛀牙。另外，不良的飲食習慣如睡前喝奶後不漱口、不刷牙，含着奶瓶睡覺、邊吃母乳邊睡等也是導致蛀牙的誘因。

主要症狀

牙齒顏色變化、牙痛、頭痛

在蛀牙初期，腐蝕發生在表面，不會有疼痛感，僅僅是牙齒顏色變化。如果在光滑表面，先出現白斑，不再透明了，之後白斑變黃褐色。如果發生在磨牙面，窩溝會出現像浸了墨水一樣的黑色線條。如果繼續發展就會出現齲洞，但仍然沒有自覺疼痛感，再發展就會齲壞牙本質，咀嚼或者沒有咀嚼時牙齒都可出現疼痛感，疼痛嚴重時頭也會痛。

治療

早治療、塗氟

家長應該經常觀察孩子的牙齒，一旦出現顏色變化就要進行治療，避免等出現齲洞才發現。早期發現後給孩子牙齒表面做塗氟處理或者進行窩溝封閉，能很好地預防蛀牙進一步發展。如果已經出現疼痛感了，要看牙醫，消炎、止痛，牙齒能保留盡量保留。

自我保健

● 少吃甜食，多吃蔬菜、水果。吃甜食多的孩子多數有蛀牙，盡量少吃。水果、蔬菜中的纖維有幫助清理牙齒的作用，可作為零食食用。

● 不管何時，只要進食了就應該漱口，晚上睡覺前要刷牙。還在哺乳期的孩子，不應該邊吃邊睡，吃完奶要喝幾口水漱漱口，睡前要用紗布或棉棒清理口腔。

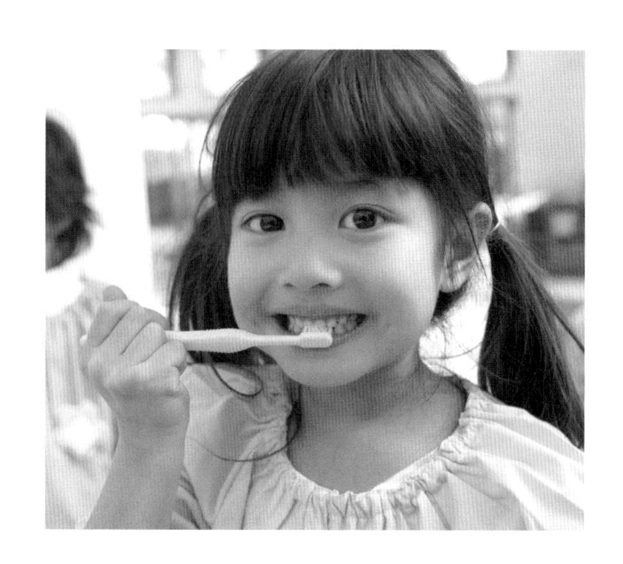

上學恐懼症

上學恐懼症主要出現在上幼兒園或者小學的孩子身上，當孩子不願與大人分開、或在學校裏受挫引起心理變化導致的。家庭不和、親子關係不良、孩子獨立性差或者最近轉學，與新老師、新同學關係不好等都可引起孩子這種心理變化。有時候親近的人或者寵物死亡也可引起孩子這種症狀。

主要症狀

拒絕上學、上學生病

患了上學恐懼症的孩子平時沒有任何問題，只要一到上學時間，甚至只要提到上學時，孩子就會出現一系列不適症狀，會自述頭痛、腹痛、頭暈等。孩子的不舒服並不是裝假，而是真有不適症狀，有時會伴有發熱、嘔吐等。不過這些症狀很好消除，只要告訴孩子「不用上學了」，所有症狀馬上消失。

治療

心理治療、找出病因

孩子剛去幼兒園的時候，獨立性較差，有強烈的分離焦慮。在上幼兒園之前，就應該有意識地培養其獨立性，並讓孩子對幼兒園生活抱有期待，讓孩子了解家長會在甚麼時候接他，這樣可幫助孩子建立安全感。

小學生出現上學恐懼症，家長要認真跟孩子溝通，並從家庭和學校兩方面找原因，家庭生活中對孩子太放縱是導致孩子不想上學的主要原因之一，另外跟老師溝通，讓老師給孩子一些鼓勵，能起到一定效果。如果狀況比較嚴重，最好全家一起諮詢心理醫生。如果年齡更大一些的孩子出現這種情況，要盡快看心理醫生，提防抑鬱症。

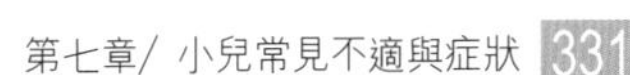

發熱

體溫超過 37.2℃即為發熱。孩子基礎體溫比成人高，而且很容易受環境、運動因素影響升高，所以很容易發熱，有時候環境舒適、孩子安靜下來後，就會自行退熱。但多數情況下發熱是伴隨疾病出現的，如感冒、發炎等都可引起發熱。孩子發熱時要注意觀察伴隨症狀，更容易確定疾病。

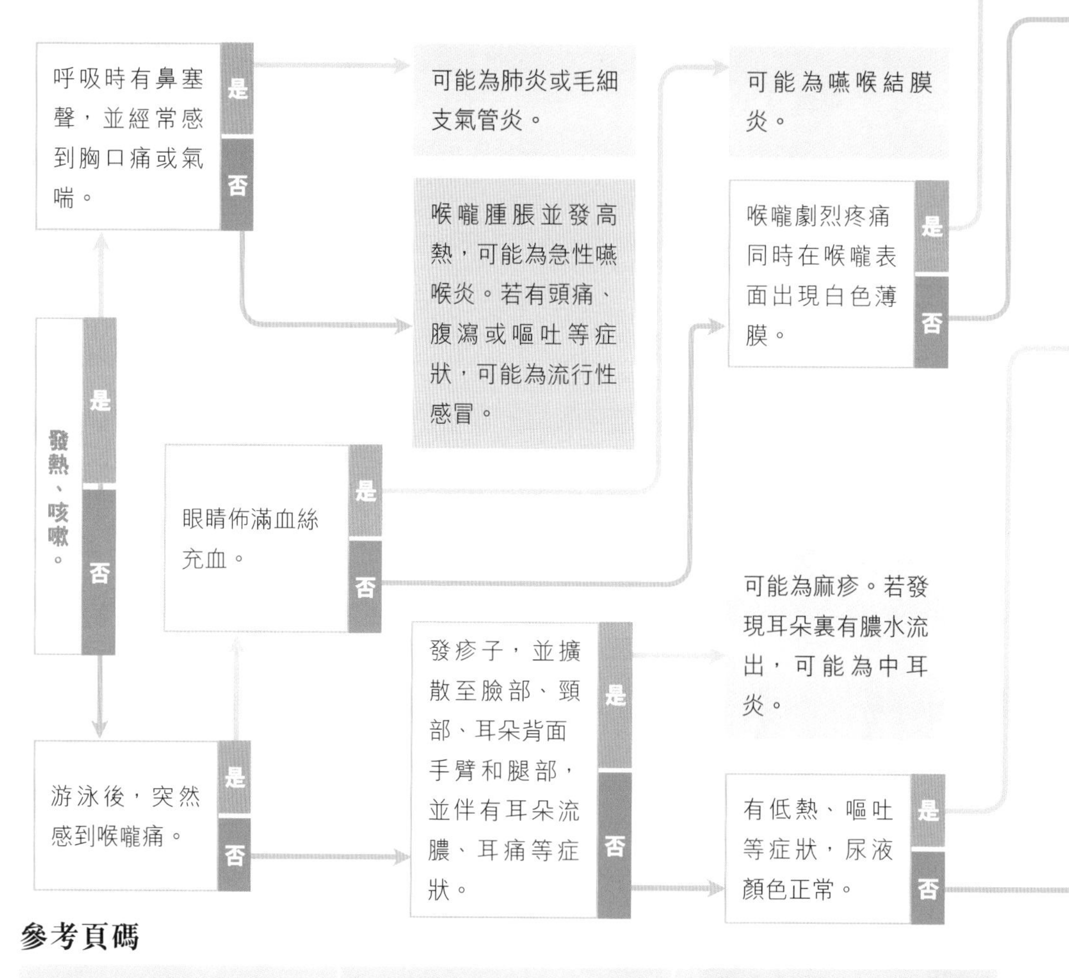

參考頁碼

中耳炎……P73
急性胰腺炎……P198
急性闌尾炎……P199
食物中毒……P232
腎盂腎炎……P255
流行性感冒……P334
幼兒急疹……P335
麻疹……P336
毛細支氣管炎……P337
肺炎……P340
流行性腮腺炎……P362
猩紅熱……P363
急性咽喉炎……P365
風濕熱……P386

可能為扁桃腺炎。

頸部周圍出現紅腫，並在喉嚨周圍出現潰瘍或水皰，可能為皰疹性嚥炎。

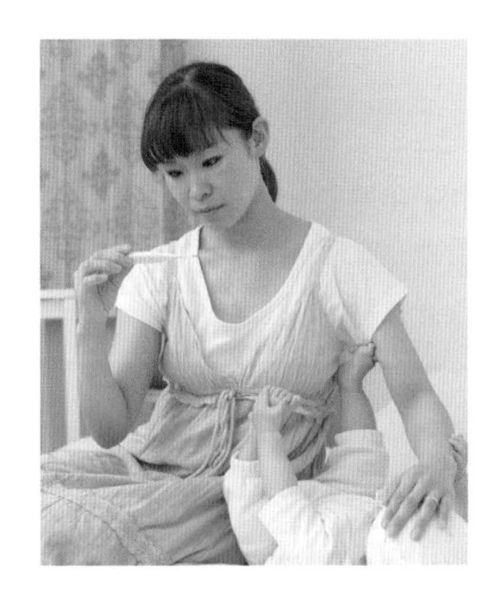

感到嚴重的心慌，可能為風濕性疾病。身上可能有紅斑或者日常行為有異常，應就醫檢查。

耳朵根部疼痛、浮腫並伴有高熱，可能為流行性腮腺炎。

嚴重腹瀉甚至引起脫水，並伴有腹痛症狀。

是

否

可能為急性胰腺炎、急性闌尾炎或食物中毒。若伴有血便，可能為急性腸炎。

可能為高熱導致的痙攣，若有嘔吐、全身無力症狀，應考慮為腦炎或腦膜炎。

全身有粉紅色麻疹並伴有頸部浮腫。

是

否

全身出現疹子，可能為猩紅熱。發疹子並伴有淋巴結腫大，可能為風疹。

出現黃疸症狀且伴有尿液發紅，可能為肝炎。如果有尿痛、尿頻症狀，可能為腎盂腎炎或尿道感染，應立即就醫。

發高熱，併發生痙攣。

是

否

突然發高熱，喉嚨疼痛，並伴有舌頭紅斑。

是

否

關節疼痛、浮腫，並伴有高熱、氣喘。

是

否

若退熱後發疹子，可能為急疹。若低熱和高熱反覆交替出現，可能為敗血症。若反覆發熱，並伴有紅斑，可能為風疹。

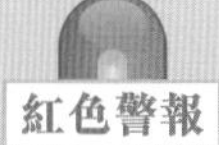

紅色警報

若頭痛，同時伴有嘔吐、熱性痙攣等症狀，可能為腦膜炎。若低熱和高熱反覆出現，可能為敗血症。若發疹子並伴有淋巴結腫大，可能為猩紅熱或風疹。如果同時有呼吸困難和關節痛，應考慮為風濕性疾病，若病情嚴重時，會有皮下結節或紅斑。如果有以上情況出現，都應立即就醫檢查。

流行性感冒

流行性感冒傳染性特別強，一般兩三年爆發一次，病程 5 天左右。兒童體質弱，一旦開始過集體生活，當流行性感冒爆發時，就容易被感染。引起流行性感冒的病毒種類非常多，而且在不斷的變異中，治療沒有特效藥，關鍵靠預防。

主要症狀

高熱、惡寒、全身痠痛

流行性感冒症狀類似普通感冒，但不適感比普通感冒嚴重。發病時突然高熱並惡寒，感覺渾身發冷，同時出現頭痛、乾咳等症狀。另外，也會伴有較嚴重的四肢痠痛感覺，這點與普通感冒差別最大。體質好、病症輕的可自癒。體質差、病情嚴重則可能引發一些併發症如肺炎、支氣管炎、中耳炎、鼻竇炎等。

治療

解熱鎮痛劑治療

流行性感冒屬於病毒感染，病毒種類多，目前缺乏能有效克制流感病毒的藥物，治療應該以支持療法為主。可用解熱鎮痛藥物緩解不適感，只要發熱超過 38.5℃就應該給藥。另外，多休息，進食容易消化的高營養食物，保持身體能量、保持抵抗力。還要多喝水，讓體內病毒盡快排出。需要說明的是抗生素對流行性感冒沒有治療作用，不要盲目服用，也不要服用抗生素預防細菌感染，只有感染確切發生時才使用抗生素治療。

自我保健

● 體弱孩子應該接種流感疫苗，雖然不能杜絕流感，但是症狀會輕很多。

● 流感爆發期間要減少孩子外出，更不要到人群密集的場所，上幼兒園的孩子可以暫時在家休息幾天。室內要經常通風，外出回家後要馬上洗手、洗臉、洗鼻孔，清除身體攜帶的病毒。

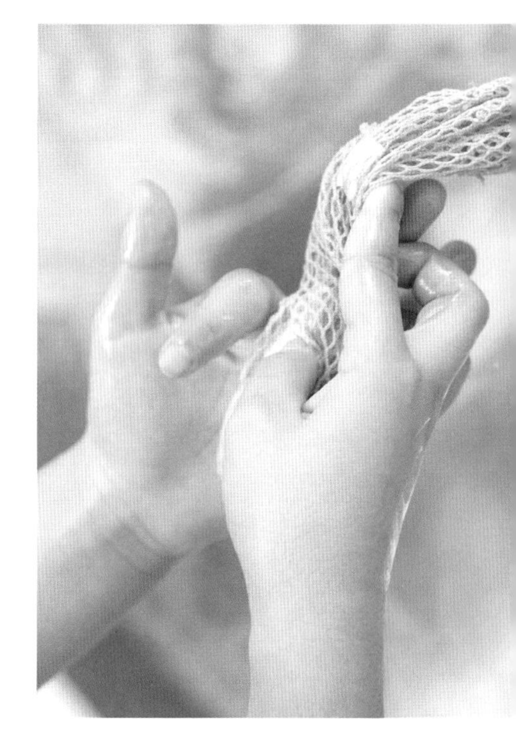

幼兒急疹

幼兒急疹主要是病毒傳染導致的，6 個月至 3 歲的孩子容易出現這種疾病。這種病很特殊，持續高體溫，然而本身沒甚麼危害，也不會引發併發症。任何孩子患病後都能自癒，沒有後遺症，只是有那麼幾天不舒服，家長受點累而已。

主要症狀

持續高熱、熱退疹出、驚厥

幼兒急疹的特點非常鮮明，就是持續高熱，可以連續發熱好幾天，而且溫度較高，多數在 38~39℃。服用退熱藥物後，藥效一過就再次熱起來。但此外沒有任何其他症狀，而且剛開始一兩天玩耍不受影響，後來幾天會有點精神萎靡。連續熱幾天後會突然退熱，退熱後身體上突然出現疹子。熱退疹出是它的典型過程。疹子主要在軀幹部位，有的也可擴散至臉部。疹子出來兩天後自然消失，不留任何痕跡。

治療

支持療法、退熱劑

當孩子持續高熱但不伴有其他症狀時，應考慮到幼兒急疹，等到熱退疹出就可以肯定了。若懷疑幼兒急疹時，只要注意環境清潔，給予有營養的食物保存體力，然後關注體溫。只要體溫上來了就給些退熱劑，避免引起高熱驚厥就可以了。體溫不太高的則可以用物理方法降溫。如果高熱伴有其他症狀，應盡快去醫院檢查。

自我保健

- 高熱需要多給孩子補充水份和電解質，預防脫水。如果出現小便減少、無眼淚、皮膚乾燥，應該看醫生。
- 高熱、退熱中會出汗，應經常給孩子更換尿布和內衣，預防着涼感冒。

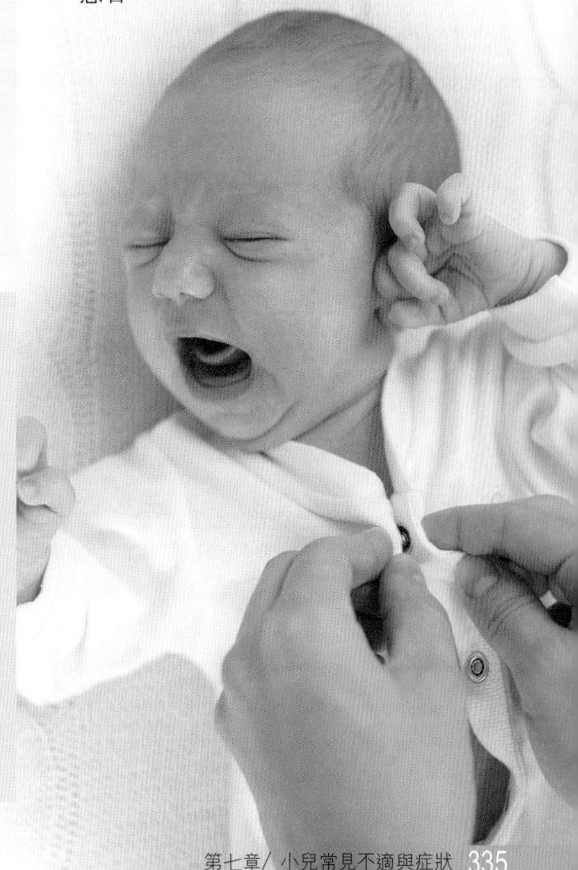

麻疹

麻疹是病毒引起的呼吸道傳染病，由鼻涕和唾液傳播，當患病者打噴嚏或者咳嗽時，病毒就會擴散到空氣中並傳播，傳染性非常強。麻疹容易引起一些併發症，如中耳炎、嚥喉炎、氣管炎、肺炎、腦炎等，危害性較大，治療上沒有特效藥。幸運的是現在有麻疹疫苗，只要規定接種就可獲得終身免疫。

主要症狀

發熱、咳嗽、紅疹子

麻疹先期出現的症狀跟感冒相似，有發熱、咳嗽、流涕現象。發熱之後三四天，身體表面會出現紅疹子，最開始出現在耳後、頸部、髮際邊緣，之後向全身發展，直到足部。手心、腳心都有疹子時，説明快痊癒了。疹子按壓可褪色。病情嚴重的，疹子會出現融合並伴有皮膚水腫，以致面部變形。疹子一般三四天後消退，消退順序與出疹順序一致。出疹期間可伴有食慾不振、腹瀉、嘔吐等不適。

治療

支持療法、對症治療

6 個月內的嬰兒一般不容易患麻疹，因體內有抗體。8 個月後接種第一支麻疹疫苗，所以，現在患麻疹的孩子已經很少了。如果不幸患病了，支持治療是主要的，要讓孩子臥床休息，房內保持適當的溫度和濕度並常通風，給孩子吃容易消化高營養的食物，補充足量水份並用鹽水漱口。各種不適感要對症治療，發熱用退熱藥物，咳嗽嚴重用止咳藥，煩躁可用鎮靜劑。如果發生細菌感染了就需要用抗生素了。

麻疹進入恢復期後，孩子精力有所恢復，要預防孩子活動過度，過度活動可能會延緩痊癒。不然就多抱着孩子，減少活動。

自我保健

● 發熱和出疹期間給孩子吃些半流質、流質等易消化的食物，粥、藕粉、疙瘩湯都不錯，如果疹子發得不是很順暢，可以用香菜做湯喝，也可以喝鮮魚湯、蝦湯、鮮筍湯等，有促進發疹的作用。

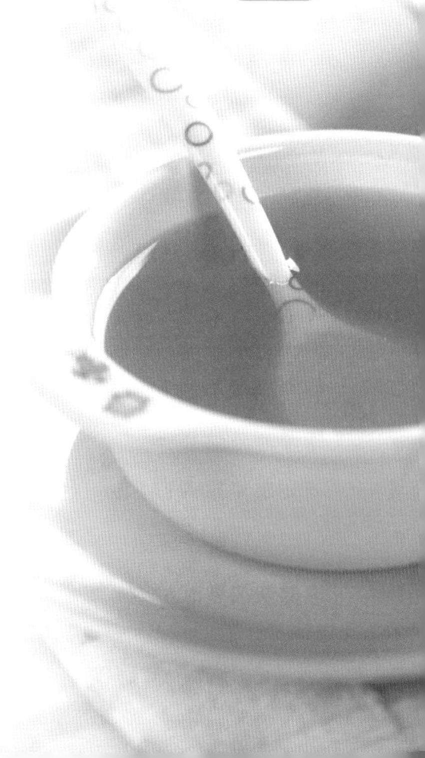
香菜湯

毛細支氣管炎

毛細支氣管是支氣管的最末端，2 歲以下的嬰幼兒容易罹患毛細支氣管炎。這種病一般是病毒感染引起的，傳染性很強，常見的是繼發於感冒、流感後。因為嬰幼兒的支氣管比較狹窄，很容易因為黏性分泌物、水腫等問題發生梗阻，所以患了毛細支氣管炎時，症狀比較嚴重。

主要症狀

打噴嚏、流鼻涕、咳嗽、呼吸困難

毛細支氣管炎前期症狀跟感冒很相似，會出現流鼻涕、打噴嚏、咳嗽等症狀，也會低熱，但之後會出現呼吸困難、鼻塞症狀。後期的症狀跟肺炎很相似，會出現突然的劇烈咳嗽以及呼吸困難。呼吸時頸部和肋骨下方會下陷，嘴唇會發紺。

治療

對症治療、支持療法

要避免把毛細支氣管炎誤當做普通感冒治療，隨意吃感冒藥可加重病情，在用藥前應該先看醫生，最好住院治療。目前沒有治療毛細支氣管炎的特效藥物，主要靠支持療法。要保證孩子所處環境空氣乾淨清潔，經常通風，用加濕器加濕，不要允許任何人在房間裏吸煙，也避免廚房油煙進入孩子房間，當然還要遠離各種公共場所。同時採取措施緩解症狀，比如霧化、吸氧來緩解咳嗽和呼吸困難症狀，還要輸液補充水份和電解質，預防脫水。

自我保健

● 小兒一般不會咳嗽，痰液很難排出，這加重了疾病痊癒難度，家長應該勤給孩子拍背，每當孩子咳嗽的時候就手握空拳輕輕拍打背部。

● 如果孩子比較小，要幫助他多翻身，改變體位也有利於痰液排出。

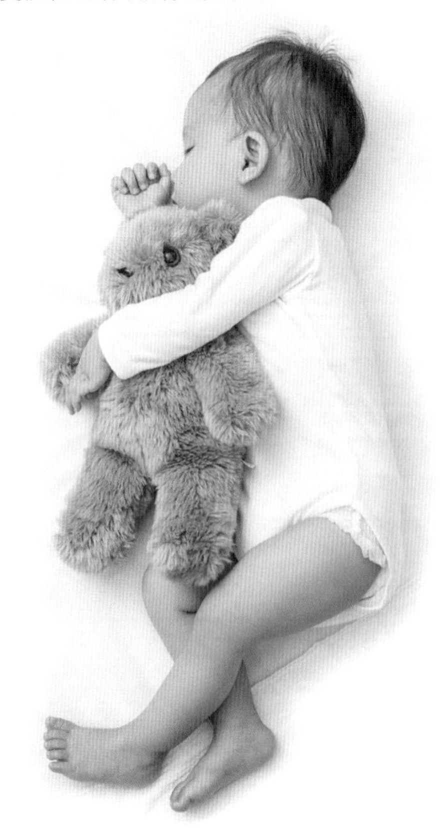

咳嗽

對氣管的微小刺激便可引起咳嗽，喝水嗆到了、風吹到了或者劇烈運動都可引起的咳嗽，甚至有時會被自己口水嗆到而咳嗽，這些咳嗽很快會消失。如果咳嗽劇烈，且持續時間較長，就應該是患病了，如哮喘、支氣管炎、肺炎引起的咳嗽，就要重視，立即帶孩子就醫。

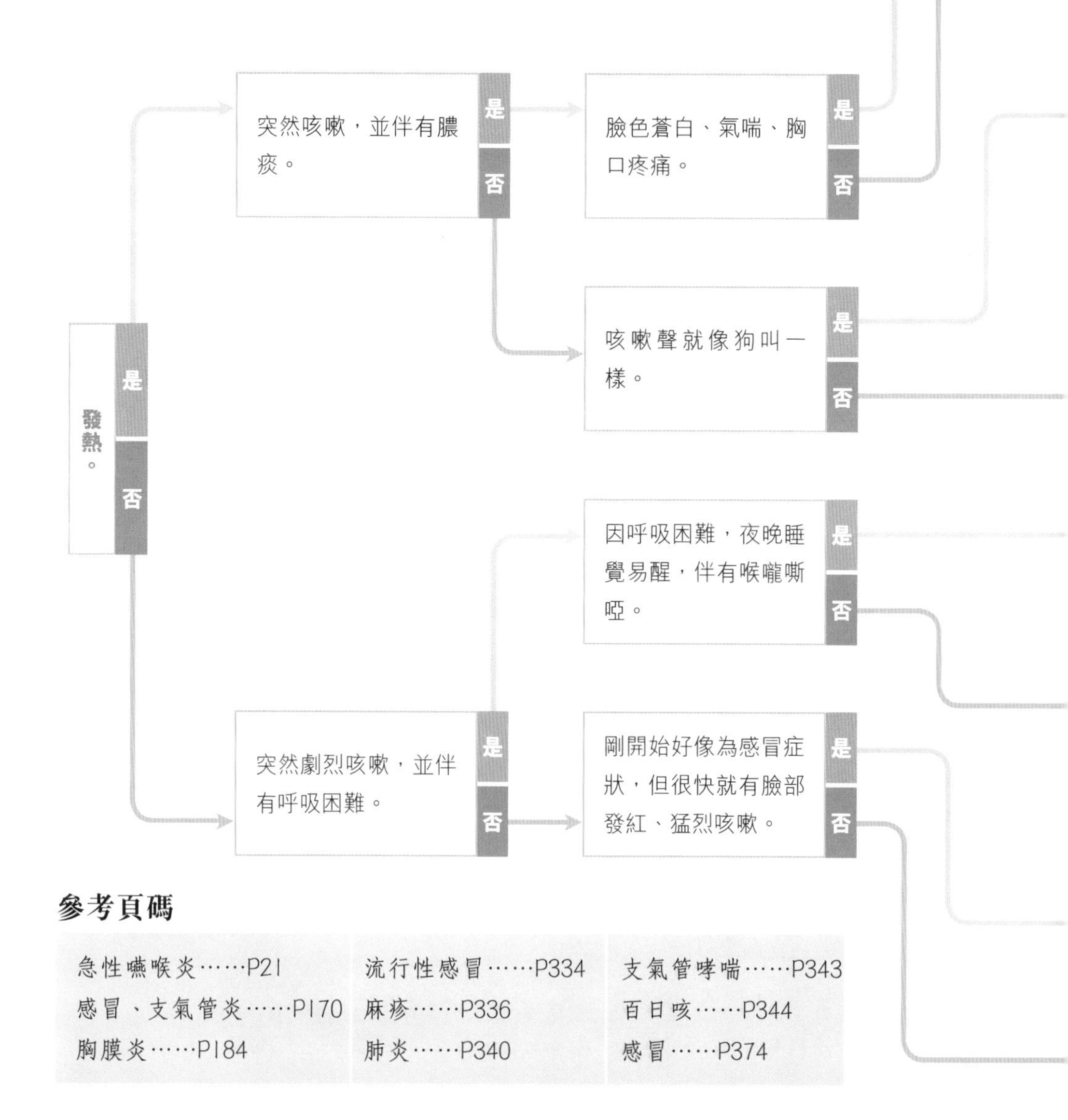

參考頁碼

急性嗾喉炎……P21
感冒、支氣管炎……P170
胸膜炎……P184
流行性感冒……P334
麻疹……P336
肺炎……P340
支氣管哮喘……P343
百日咳……P344
感冒……P374

可能為急性嘶喉炎、白喉、嘶炎。

流鼻涕、打噴嚏，並伴隨呼吸困難。
是
否

身體發涼，同時嘴和臉部呈紫色。
是
否

可能為支氣管炎。

可能為嘶喉炎，如果出現反覆發高熱，可能為麻疹。

一次咳嗽很長時間，或者除了咳嗽外沒有其他症狀，不停哭鬧、食慾不好、渾身無力，可能為肺炎或支氣管炎。

可能為肺炎、胸膜炎、急性支氣管炎、膿胸、支原體肺炎。

突然有很多眼屎，同時眼睛也充血。
是
否

可能為感冒或流行性感冒。

可能為支氣管哮喘，如果還有頭痛、喉嚨痛、鼻涕、高熱、肌肉痛，可能為感冒或流行性感冒。

可能為支氣管哮喘，如果有一段時間了，應就診。

為異物進入喉嚨和支氣管導致的咳嗽，如異物無法清除，應立即就醫。

可能為百日咳。

咳嗽很輕，也沒有其他症狀，可能為習慣性咳嗽。

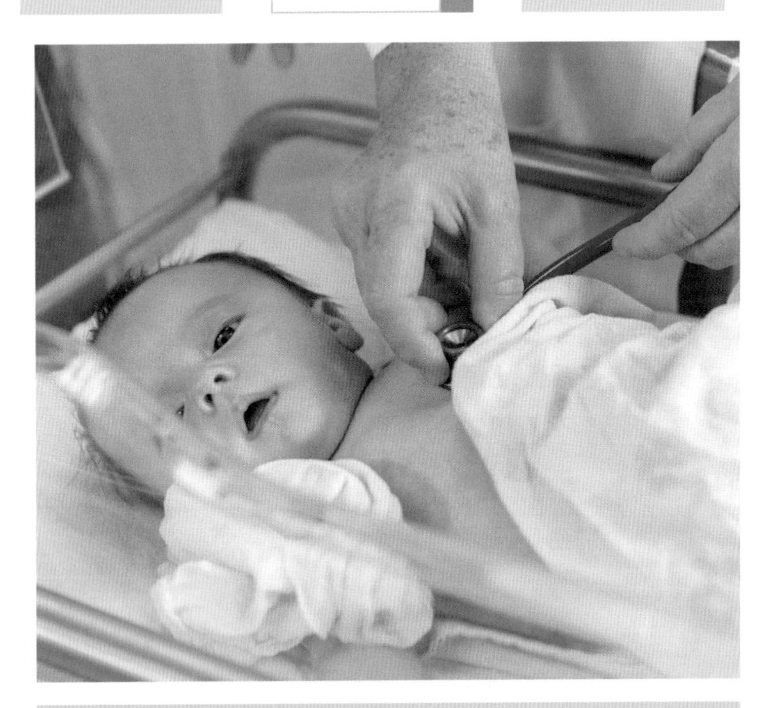

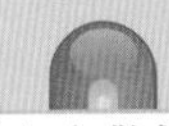

紅色警報

咳嗽劇烈並帶有膿痰、臉色蒼白，同時伴有呼吸困難或胸口痛，可能為肺炎、支原體肺炎、胸膜炎、膿胸、急性支氣管炎等疾病。若咳嗽的聲音聽起來很奇怪，應該考慮為白喉、急性喉炎、嘶炎。若咳嗽的同時伴有發高熱、流鼻涕、打噴嚏等症狀，且眼屎多、眼睛充血，可能為嘶喉結膜炎。如果咳嗽併發疹，可能為麻疹。有以上情況時，應立即就醫檢查。

肺炎

病毒、細菌都可引起肺炎，細菌感染居多。孩子特別是嬰幼兒患肺炎是很危險的事，病情發展很快。當孩子咳嗽越來越劇烈時應該考慮到是肺炎。感冒、麻疹、百日咳、流行性感冒等都可導致肺炎。

主要症狀

高熱、咳嗽、呼吸困難

肺炎的典型症狀是高熱、咳嗽，在這兩個症狀出來之前會出現感冒症狀如流鼻涕、咳嗽。但是比較小的孩子不會咳嗽，也可能不出現咳嗽症狀，直接就是呼吸困難，也有部份孩子沒有發熱症狀。總之孩子患肺炎，有時候並沒有典型症狀，僅表現為呼吸困難，家長也要特別注意，不要因為沒有發熱、咳嗽就忽略。另外小嬰兒還會出現嘔吐、腹瀉等症狀。

治療

抗生素治療、霧化吸入藥物

患了肺炎，應該住院治療。首先要檢查確認感染的細菌，然後確定使用對應的抗生素。同時要霧化吸入緩解咳嗽、減輕呼吸困難的藥物，一般來説療效顯著。如果是葡萄球菌感染引起的，治療需要使用藥效更強的抗生素，但是還是會留下嚴重後遺症。如果胸腔出現化膿了，則可能導致死亡，治療時應在胸腔放置導管排膿。

自我保健

● 判斷嬰幼兒肺炎的最好做法是數呼吸，孩子入睡後數，數 1 分鐘內的呼吸次數。2 個月以內的嬰兒呼吸次數超出 60 次，2~12 個月以內超出 50 次，1~5 歲的超出 40 次，都是肺炎徵兆，應盡快去醫院。

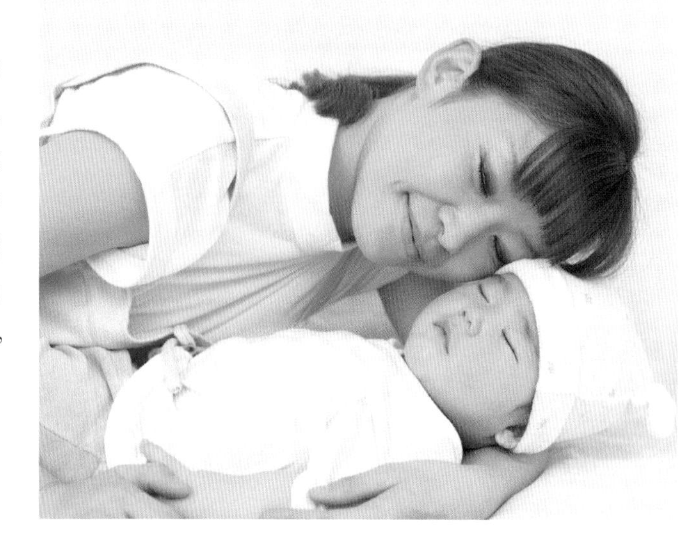

護理患肺炎孩子的生活小細節

對患肺炎的孩子，飲食上要準備清淡、容易消化的食物，最好以流質、半流質食物為主，同時要補充足夠的水份。另外，也要密切觀察孩子，積極配合醫生治療。

大人要密切觀察孩子的體溫變化、精神狀態、呼吸情況、臉色等，一旦發生不良反應，必須馬上通知醫生，進行緊急處理。

孩子住院治療期間，大人要盡量避免親朋的探視，人來人往可使病房裏的空氣變渾濁，細菌、病毒增多，對疾病康復不利。

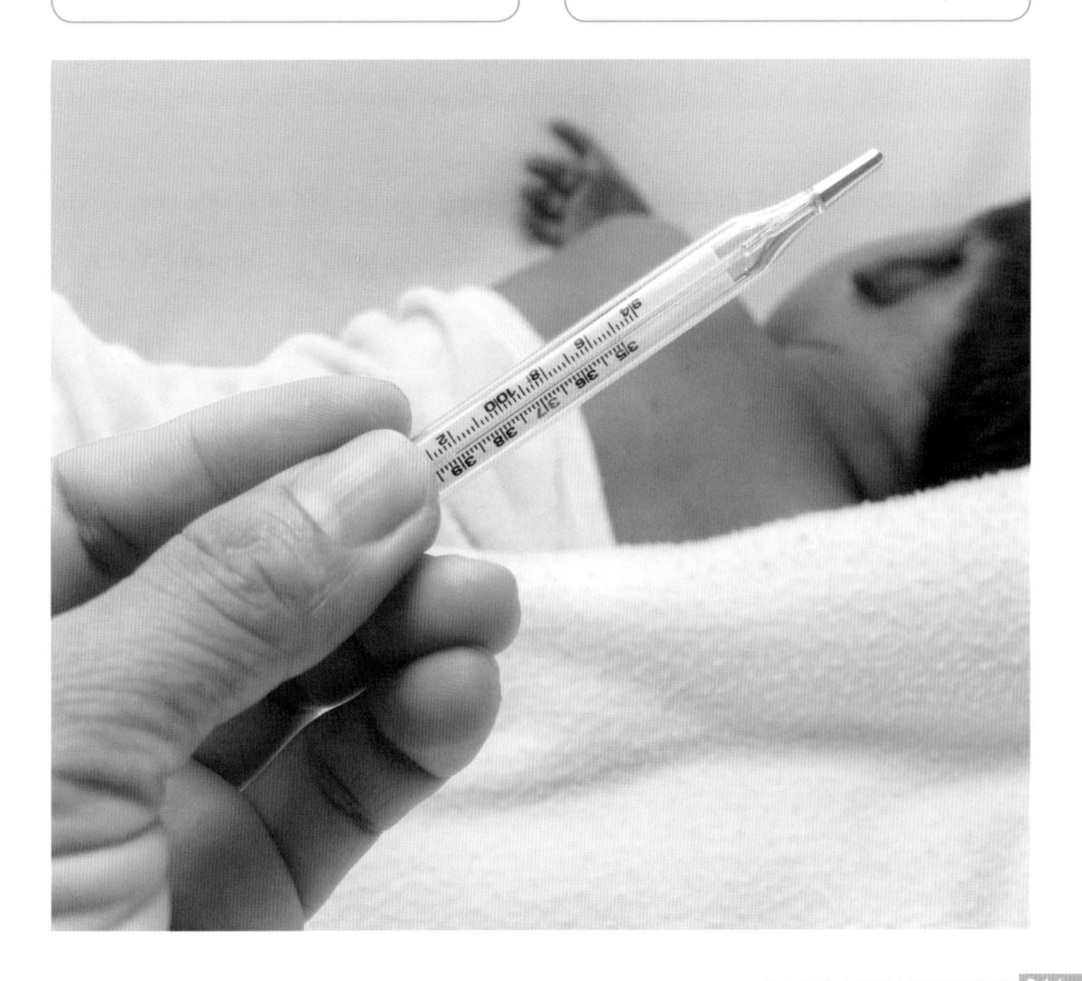

大人要及時為孩子清除鼻腔內的分泌物，並吸痰，以使孩子呼吸順暢。對於比較小的孩子，大人還要為他拍痰。方法為：抱起孩子，讓孩子趴在媽媽的肩膀上，由下而上，由外周向肺門輕輕拍擊。

孩子病情緩解，醫生准許出院後，大人應給孩子營造一個空氣清新、安靜、乾淨的室內環境。打掃房間要用濕抹布或拖布，防止塵土飛揚，以保護孩子的呼吸道。室內溫度夏季宜保持22~26℃，冬季宜保持在18~20℃，濕度維持在55%~65%。

如孩子需要在家用抗生素治療時，應按照醫生建議的劑量使用藥物，千萬不能因為擔心抗生素對孩子的身體有影響而擅自停藥。因為在用藥物後的幾天內，孩子症狀可能會開始有所好轉，但一些細菌和支原體依然殘留在體內，除非完成整個療程，不然疾病很可能還會「捲土重來」，甚至造成細菌耐藥性的產生。

最後，要注意避免帶孩子到人多、空氣污濁的環境中去；家中患有呼吸道感染性疾病的成人要盡量避免親密接觸年幼的孩子，如果要接觸孩子或拿孩子的東西，最好先洗手、戴口罩。

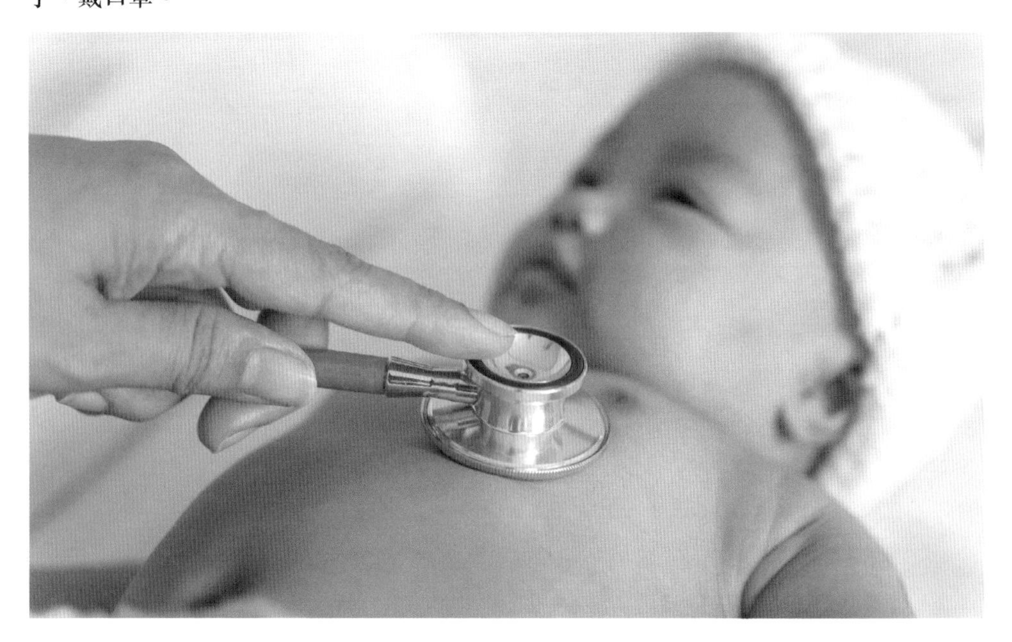

支氣管哮喘

支氣管哮喘是一種過敏反應，主要是體質或者遺傳因素決定的，所以有人天生就患有該病。該病第一次發作大多數在四五歲前，當有特定的物質刺激時，如灰塵、花粉、煙灰等，就會引起過敏反應，發生支氣管哮喘。

主要症狀

咳嗽、呼吸困難

支氣管哮喘讓人很痛苦的一點是呼吸困難、氣喘，躺下時氣喘會很嚴重，坐著呼吸會容易一些。因為呼吸困難，吸入氧氣減少，所以還會出現心跳加快以及臉色發青等症狀。另外還會有胸口疼痛的感覺。

治療

避開過敏物質，使用支氣管擴張劑

患上支氣管哮喘之後，只要接觸致敏物質就會再次引發，所以在第一次發作之後建議做個過敏原檢測，以後盡量避開容易引起過敏的物質。在發病期間可以口服或者吸入支氣管擴張劑，能迅速緩解不適。

自我保健

● 不要太早給孩子加輔食，輔食加得越早，造成體質過敏的可能性越高。容易致敏的蛋清、堅果、帶毛水果、柑橘類水果、魚蝦等都不要太早加，最早要在 1 歲後。

● 室內要經常通風，或者使用空氣淨化器。在大風天或者霧霾天最好少出門，出門要戴隔離效果好的口罩。

● 床單、被套、枕頭要經常清洗，並放在太陽下晾曬。

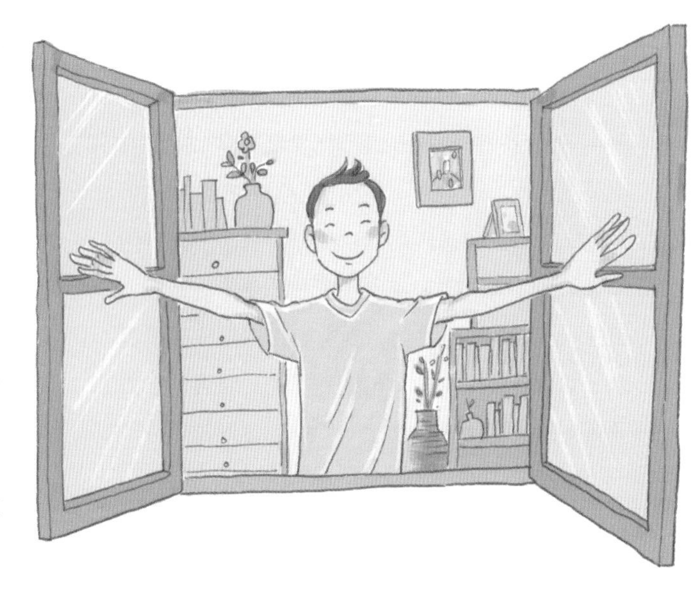

百日咳

百日咳是因為感染百日咳桿菌引起的，病菌一般是從鼻腔和喉嚨進入體內的。該病有自限性，如果不出現併發症，兩三個月後可自癒，所以叫做百日咳。現在有百日咳疫苗，在孩子出生 3 個月時接種第一支。如果沒接種，就有可能感染併發病。

主要症狀

陣發性咳嗽、低熱、打噴嚏、流鼻涕

感染百日咳桿菌後，有可能只是乾咳，多數是先出現類似感冒的症狀，包括流鼻涕、打噴嚏、咳嗽等，並伴有低熱。一兩周後其他症狀消失，咳嗽則逐漸加重，呈現出典型的陣發性、痙攣性咳嗽。咳嗽猛烈時，孩子非常痛苦，猛烈咳嗽結束要深吸氣，這時發出雞鳴樣聲音。但如果是新生兒或小嬰兒，咳嗽現象可能不嚴重，幾聲咳嗽後就出現屏氣、發紺，此時容易發生窒息。

治療

盡早使用抗生素、對症治療

在患病早期，就應該使用抗生素，可減輕症狀、縮短病程。如果延誤用抗生素治療，就沒有明顯效果了。早診斷、早用抗生素非常重要。另外，要特別注意患該病的新生兒或者小嬰兒，因為容易發生窒息。如果出現窒息，要馬上進行人工呼吸、給氧，嚴重時還要採取相應措施緩解痙攣，幫助排痰。另外要創造良好生活環境，空氣清潔，飲食清淡。

患病後，孩子要隔離，單獨使用一間臥室。百日咳需要到病癒後 3 週，傳染性才會消失。

自我保健

- 按照計劃免疫要求去接種疫苗。
- 居家不外出的小嬰兒，很可能是被大人從外面帶回來的細菌感染引起的，所以家有小兒的大人回家後要做徹底清潔，洗臉、洗手、洗鼻孔、漱口，之後才能和孩子接觸。

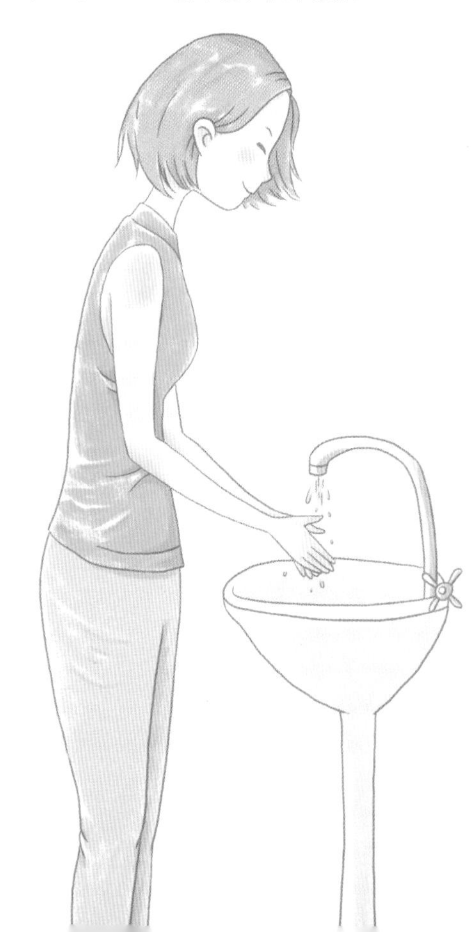

照顧患咳嗽孩子的生活小細節

即使引起咳嗽的疾病不嚴重，孩子咳嗽也可能會非常劇烈，甚至咳嗽到無法睡覺，家長需要多費些心思護理好孩子。

1. 讓孩子多喝水，小嬰兒每隔十幾分鐘就餵一次水，可潤喉、排毒，對緩解咳嗽有益。

2. 保持適宜的室內濕度、溫度，對保護孩子的呼吸道有益。如果家裏太乾燥了，就要用加濕器。

3. 要保持居室的清潔，經常清理家中死角，如電視機、電腦、茶几、床下、沙發縫等，這些地方容易積灰，咳嗽的寶寶吸入灰塵，不利於病情的恢復。如果咳嗽是過敏引起的，更應該如此做。

4. 孩子的床單、被褥、毛巾等用品要盡量用純棉材質的，而且要經常換洗；經常清潔寶寶的玩具，尤其是毛絨玩具，這些都有可能是螨蟲的「棲息地」，使寶寶發生過敏性咳嗽，也可加重咳嗽症狀。

5. 如果寶寶喉嚨痰多，年齡大一些的，可教他咳痰；年齡較小的寶寶，可以將他豎着抱起，輕輕地拍打後背，能緩解咳嗽帶來的不適。

6. 孩子如果因為洗澡而哭鬧，咳嗽期間最好不洗澡，避免因為洗澡而哭鬧不止，繼而加重咳嗽。另外也有可能因為洗澡的時候着涼了而使咳嗽變得更厲害。

■ 按摩能緩解咳嗽

當孩子咳嗽比較嚴重時，可以按摩來幫助緩解。方法：讓寶寶仰臥，用拇指輕揉寶寶胸口中央的羶中穴 2 分鐘，然後兩手拇指相對，其餘四指分開，從胸骨順着肋間向外分推至腋中線，反覆 3 分鐘，可幫助孩子緩解因咳嗽而胸部發緊、發悶的不適感。

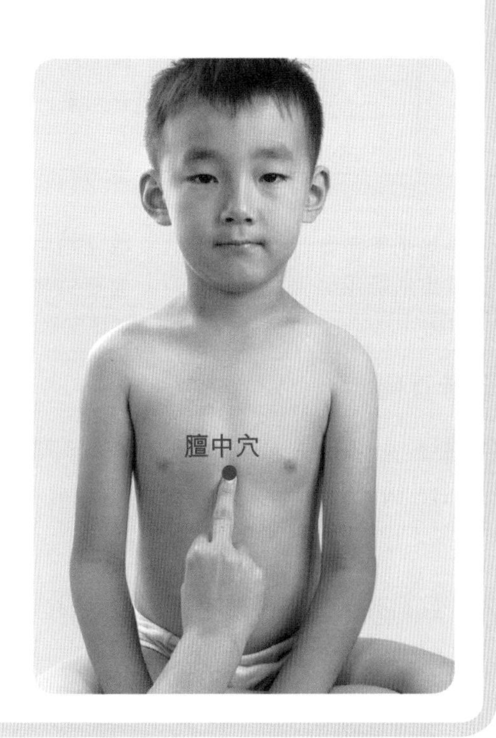

嘔吐

孩子的胃腸功能比較弱，因此很容易嘔吐，一些疾病成人罹患不會嘔吐，但孩子患病就會嘔吐，如感冒、過敏、闌尾炎、疝氣都可引起嘔吐。另外，有些孩子發育不完善，也可引起嘔吐，如腸套疊、幽門狹窄等。

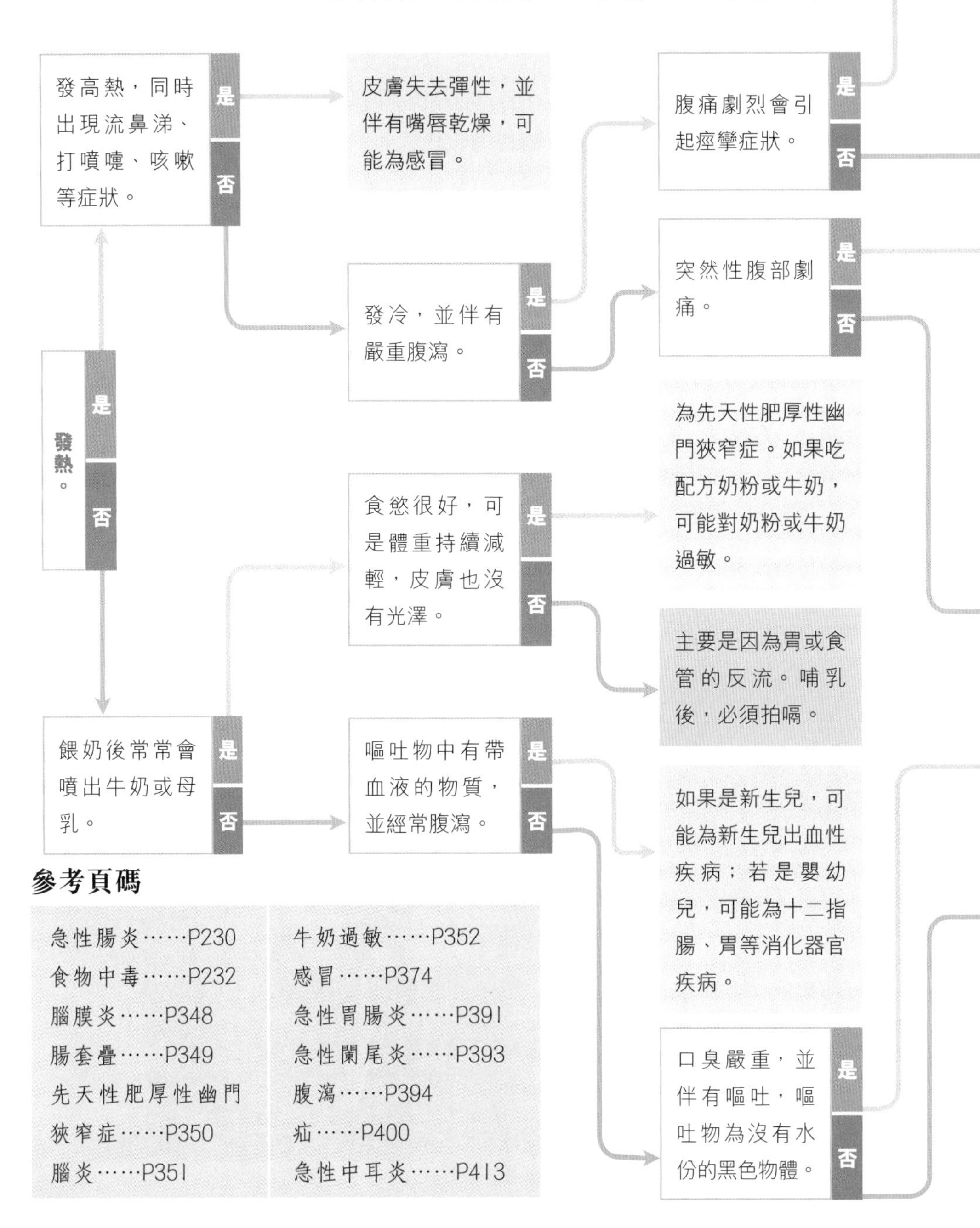

參考頁碼

急性腸炎……P230
食物中毒……P232
腦膜炎……P348
腸套疊……P349
先天性肥厚性幽門狹窄症……P350
腦炎……P351
牛奶過敏……P352
感冒……P374
急性胃腸炎……P391
急性闌尾炎……P393
腹瀉……P394
疝……P400
急性中耳炎……P413

可能為急性胰腺炎、感冒、急性闌尾炎。

有嚴重的頭痛和眩暈症，症狀嚴重時會引起昏迷不醒或痙攣。
是 → 可能為腦膜炎或腦脊髓膜炎，應立即就醫。
否 → 出現黃疸症狀，可能為急性肝炎。若耳朵劇烈疼痛並流膿，可能為急性中耳炎。應就醫檢查。

同時有發冷、嘔吐等症狀，可能為食物中毒。若不愛喝奶，並哭鬧不停，可能為急性胃腸炎，應立即就醫。

經常腹瀉並伴有糞便發酸。可能為重病，應立即就醫。

可能為週期性嘔吐症，應立即就醫。

腹痛劇烈。
是 → 突發性腹部疼痛，同時無法排便。
- 是 → 排出的為黏性糞便或含有血液，可能為腸套疊症。若在男孩的陰囊附近摸到硬塊，可能為疝氣，應立即就醫。
- 否 → 不停腹瀉，可能為食物中毒。

否 → 頭痛並伴有頸部僵硬。
- 是 → 若頭部受過撞擊，會引起頭痛若不明原因的嘔吐、痙攣，可能為腦膜炎。應立即就醫。
- 否 → 不明原因的頭暈。
  - 是 → 可能為循環器官系統或耳部疾病，應就醫檢查。
  - 否 → 可能為正服用的藥物、咳嗽或頭暈導致的症狀。若無其他原因，可能為精神壓力引起的嘔吐。

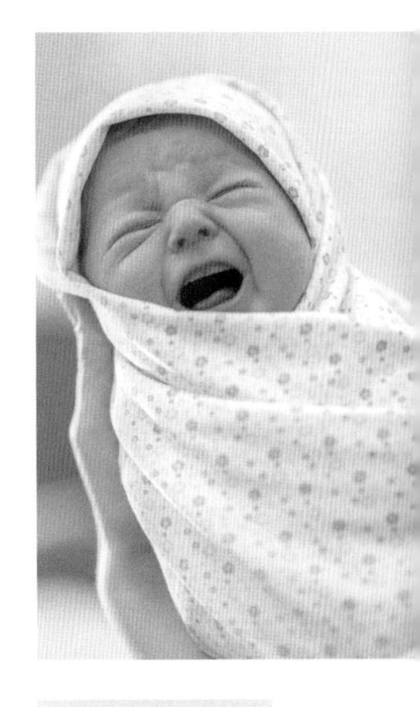

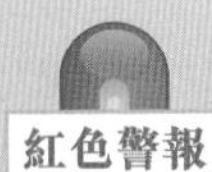

若為新生兒，嘔吐物中含有褐色或鮮紅色血液，可能為消化器官出血或患有出血性疾病。如果嘔吐同時伴有昏迷不醒、痙攣、頭痛等症狀，可能為腦膜炎。若嘔吐物含有黏液或血液，可能為腸套疊症。若男孩陰囊內有硬物，可能為疝氣。以上都是比較嚴重的症狀，應立即就醫。另外，急性肝炎、急性闌尾炎、急性中耳炎、急性胰腺炎都會引起嘔吐症狀。

腦膜炎

細菌、病毒、真菌侵入腦膜或者腦脊膜都可引起腦膜炎，耳部疾病、結核病也可引起腦膜炎。腦膜炎治療不及時可損傷大腦，留下嚴重後遺症，甚至幾小時內就可引起死亡。如果治療及時多數可治癒，只有少數會留下後遺症。

主要症狀

高熱、嘔吐、四肢痙攣

如果患了腦膜炎，開始時會出現類似感冒的症狀，如發熱、嘔吐，年齡稍大的孩子會自述頭痛，高熱可達 39℃ 以上。之後出現嗜睡現象，同時有四肢扭曲、眼睛上翻、頸部僵硬等症狀。不過六個月之前的小嬰兒患病後，症狀不典型，僅僅出現高熱、意識模糊等現象。小嬰兒有個明顯特點是囟門會因為腦內壓力增高而變得突出。

治療

抗生素治療

腦膜炎及早治療和延誤治療，後果差別很大。如果出現相關症狀應該馬上去醫院檢查，住院治療。細菌性腦膜炎治療需要使用抗生素。同時要抽取腦脊液做化驗找到致病菌，以便找到對應抗生素。但抗生素對病毒性腦膜炎無效，需要用抗病毒藥物。

自我保健

● 生活環境差，又沒有接種疫苗，孩子患腦膜炎的概率會大大增加，所以盡量不帶還沒接種疫苗的孩子到衛生條件很差的地方生活。

● 在衛生條件差的地方帶孩子一定要注意將孩子保護好。嬰幼兒盡量避免被很多人親或者摸，更要注意拒絕口對口餵食。

● 腦膜炎也有疫苗，要在規定接種的時間內規律接種。

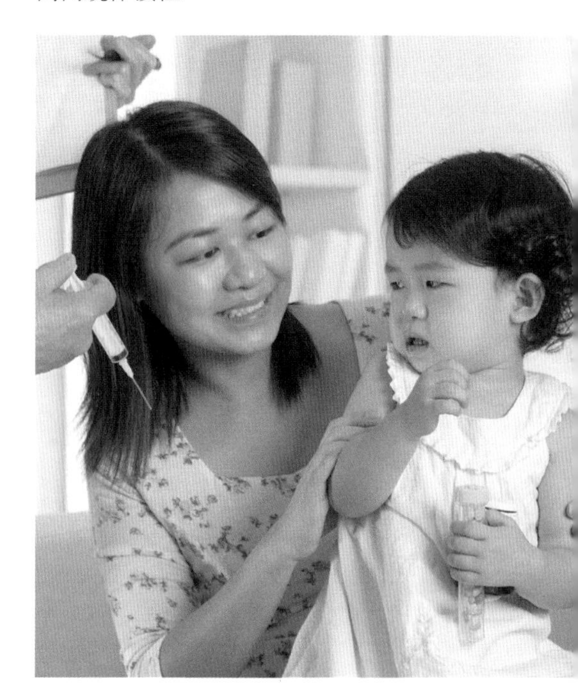

腸套疊

腸套疊指的是腸管的一段套入相鄰的一段腸管中的情形。腸套疊發生後，腸內容物無法正常移動，腸管無法正常蠕動，容易水腫、梗阻，此病屬於重症。目前無明確病因，可能跟飲食習慣不良有關，進食的食物引起了腸管的異常蠕動。一般來說，五六個月的孩子容易發生這種狀況，特別是胖男孩。

主要症狀

陣發性哭鬧、高熱、嘔吐

發生腸套疊後，腹痛會反覆發作，因此孩子會陣發性哭鬧。剛開始哭鬧很兇，哭鬧是突然爆發的，怎麼哄孩子都無濟於事，但是過一會突然不哭了，就像從來沒發生過任何事一樣。再過一段時間哭鬧再次出現，反覆很多次。隨着時間延長，孩子精力逐漸下降，哭鬧減輕，但出現臉色蒼白、蜷縮身體等現象。另外，因為腸道阻塞、腸管壞死，會伴有嘔吐、血便等症狀，嘔吐物不單是胃內容物，而是來自腸道的像糞便一樣的物質。另外還容易出現高熱。

治療

灌腸、手術治療

腸套疊發現及時，治療還是比較容易的，只要進行灌腸，給腸內增加壓力，就可以使套入的腸管鬆脱出來。如果發病 24 小時內能得到恰當治療，很快可恢復正常。但是如果治療不及時，已經出現血便了，就需要手術治療。

自我保健

● 飲食清淡，不吃刺激性食物，讓孩子吃一些易消化、流質或半流質食物。

● 在添加輔食階段，應遵循循序漸進的原則。當孩子適應一種輔食後再添加另一種，不可多種食物一起添加，以防傷害到孩子嬌嫩的腸道，使腸管蠕動異常。

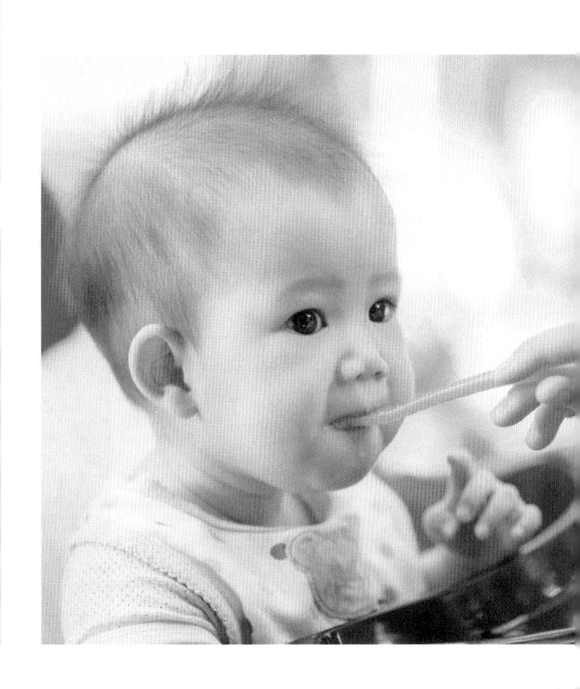

先天性肥厚性幽門狹窄症

幽門是胃和十二指腸的連接口，也就是食物進入腸道的大門。如果患有先天性肥厚性幽門狹窄症，胃內容物就不能順利進入腸道，由此會出現一系列症狀。目前沒有找到該病的病因，多數意見認為屬於先天發育問題，並有遺傳性傾向。

主要症狀

吐奶

該病主要出現在出生兩三週或者兩三個月的嬰兒身上。因為吃下去的食物不能順利進入腸道，所以主要症狀就是吐奶。剛吃完奶時最容易吐奶，奶水總是像噴泉一樣噴出。而普通溢乳時，吃進去的奶只是平靜流出。有部份嬰兒在吃完奶幾個小時後才出現吐奶，如果吐奶過多，營養不足，會脱水及皮下脂肪被大量消耗，孩子會比較消瘦，而且皮膚會出現起皺現象。

治療

手術治療

本病雖然也可保守治療，但是需要定時洗胃，每次進食前都需要服用阿托品，並且需要長期住院。即使如此也無法杜絕感染，無法糾正畸形，所以不提倡，最好還是手術治療。手術將幽門環肌切開即可。手術後第二天就可以少量進食，只要按照醫生指導，48 小時後就能正常進食了。手術效果非常好。

自我保健

● 還沒有手術的孩子，餵養要格外精心，要少量多餐，經常讓孩子喝少量奶。喝奶前 15 分鐘服用阿托品解除痙攣，喝奶後 1 小時內要讓孩子保持上身傾斜 45°，以便奶液通過幽門。

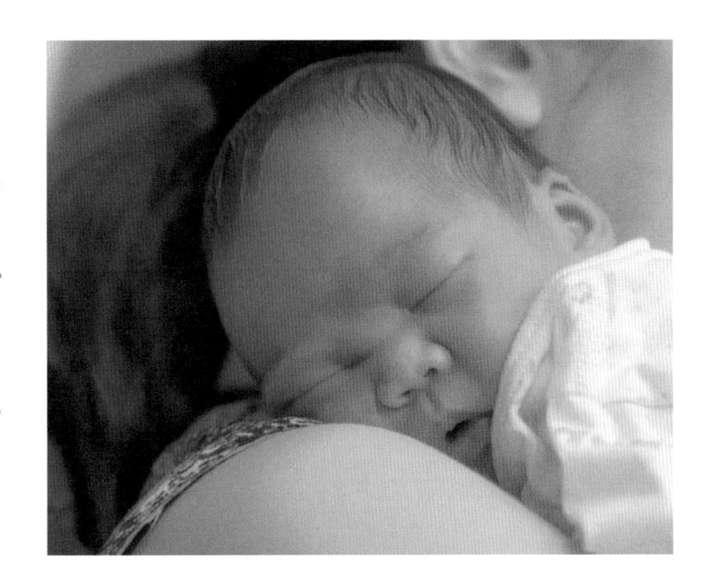

腦炎

腦炎主要是病毒和細菌感染導致的。病毒以蚊子傳播為主，所以，在每年的七八月，蚊子肆虐的季節，最容易爆發該病。身體虛弱、疲勞、睡眠不足導致抵抗力下降的時候最容易被感染。對孩子來說，腦炎可怕的地方在於特別容易留下後遺症，如智力下降、語言障礙、肢體癱瘓等。

主要症狀

高熱、嘔吐、嗜睡、昏迷

如果患了腦炎，剛開始出現的症狀跟感冒差不多，有發熱、食慾差等症狀，還在吃奶的孩子也不肯吃奶了。之後症狀會加重，出現持續高熱，體溫達到 39~40℃，還有頭痛、嘔吐等症狀。與感冒、發熱等其他疾病不同的是，該病會出現一些神經系統的症狀，比較輕微時表現出興奮，頻繁哭鬧、尖叫、發脾氣等，很難安撫，比較嚴重時就會開始嗜睡、抽搐等，甚至昏迷不醒。一旦孩子出現神經方面的表現，就應該警惕腦部疾病，盡快就醫。

治療

對症治療

目前沒有針對腦炎的特效藥物，還是需要住院治療，對應解除各種症狀。神經過於興奮，經常出現痙攣，應該服用鎮定劑，發高熱要服用退熱劑，有膿痰要排痰。住院治療雖然還是可能會留下後遺症，但是能避免更嚴重的後果發生。

自我保健

- 夏天應該給孩子做好防蚊措施，傍晚蚊子多的時候外出要塗抹防蚊藥水，或者穿長袖長褲，盡量不要到花草、水多的地方玩耍。特別招蚊子的孩子在傍晚最好避免外出。
- 小孩子應按規定流程接種腦炎疫苗。

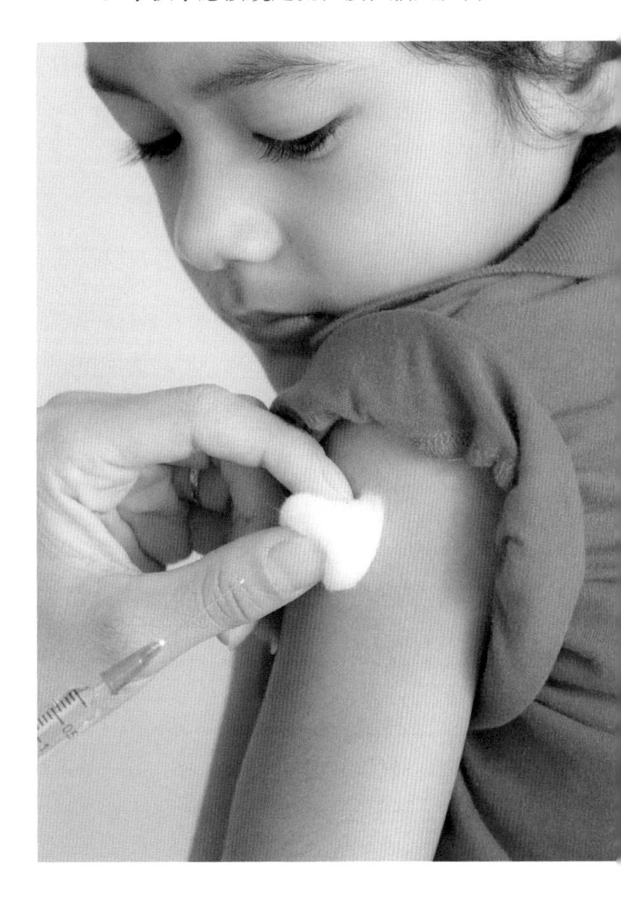

牛奶過敏

對牛奶過敏的孩子多數其實是對其中的蛋白質過敏，大豆、雞蛋也可引起這樣的過敏。引起過敏主要還是孩子體質的問題，他的免疫系統對牛奶產生了過敏反應。1 歲前的孩子最容易對牛奶過敏。隨着不斷長大，免疫系統完善，多數孩子對牛奶過敏的問題就會消失。

主要症狀

反覆腹瀉、嘔吐

嬰兒如果對牛奶過敏，食用牛奶或者奶源為牛奶的配方奶後一兩週內就會出現腹瀉和嘔吐症狀，而且反覆發生。另外，過敏還會導致腹痛，因此孩子會經常哭鬧。還容易長濕疹。食物過敏是嬰兒長濕疹的主要原因。如果沒有及時調整，時間長了，還會出現營養不良問題，影響發育。

治療

更換低致敏配方奶粉

孩子反覆腹瀉、嘔吐，應該先停用當前食用的奶粉，但不要盲目斷奶。奶的營養價值高，應該是嬰兒的主食，此時可以先換成低致敏的深度水解蛋白奶粉，看效果。如果症狀消失，可以確定是對牛奶蛋白過敏，只要繼續食用低致敏配方奶粉即可。不過在換奶粉之前建議到醫院做個檢查，明確過敏原因，有的放矢更容易選擇到合適奶粉。有時候腹瀉、嘔吐並不是過敏引起的，而是孩子消化道有其他疾病。

自我保健

● 盡量母乳餵養，很少有孩子會對母乳過敏。對牛奶過敏的卻不在少數。母乳餵養甚至可以減少孩子形成過敏性體質的概率。

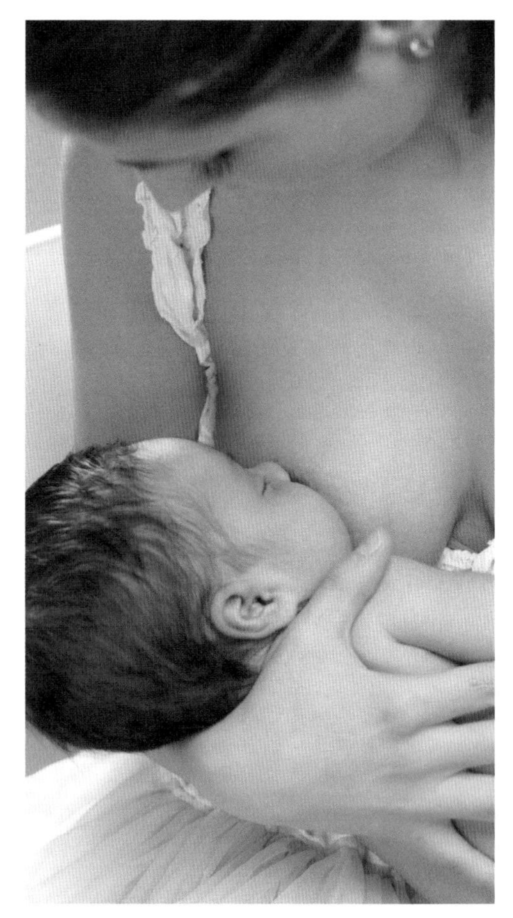

寶寶嘔吐時的護理細節

孩子嘔吐時，特別需要注意的是預防誤吸導致窒息以及嘔吐導致脫水。以下細節都應該注意。

1. 發現孩子嘔吐時，如果他正好平躺着，應立即把他的頭側向一邊，這能有效避免嘔吐物回流誤吸。

2. 嘔吐過後，給孩子餵幾口水，大孩子可以加教他漱漱口吐出來，小孩子嚥下去也沒關係。溫水可以清除口腔內殘留的嘔吐物味道，避免此味道再次引起嘔吐。

3. 嘔吐會丟失大量水份，多次反覆嘔吐可導致脫水。孩子嘔吐時，要小量多次餵水，也可以餵些糖鹽水。冬天水要熱一些，夏天水涼一些，最好不要餵溫水，溫水易引發嘔吐。

4. 嘔吐時孩子食慾不好，飲食應小量多餐，以流質食物為好。辛辣、油膩、刺激性食物都不要吃。如果嘔吐嚴重，不必勉強餵食，可適當禁食，多餵水、糖鹽水或者淡茶水，讓腸胃得到適當休息，嘔吐停止後逐漸恢復飲食。

5. 注意觀察孩子嘔吐物，如果嘔吐物是黃水或者接近糞便的性質，要盡快去醫院，預防腸梗阻。嘔吐物可收集一些帶到醫院，利於醫生做出進一步判斷。

吃奶的孩子特別是小嬰兒，有時候吃完奶過一會，便會吐出剛吃下的奶，是因為孩子胃、食管發育不完全導致的，只要餵奶時注意別讓孩子吸進太多空氣即可。吃奶瓶的孩子，餵奶時讓奶嘴裏時刻充滿奶液，吃母乳時要把大部份乳暈也含入嘴裏。餵完奶以後，把孩子豎抱起來，輕拍後背，直到打嗝，這樣就不會吐奶了。

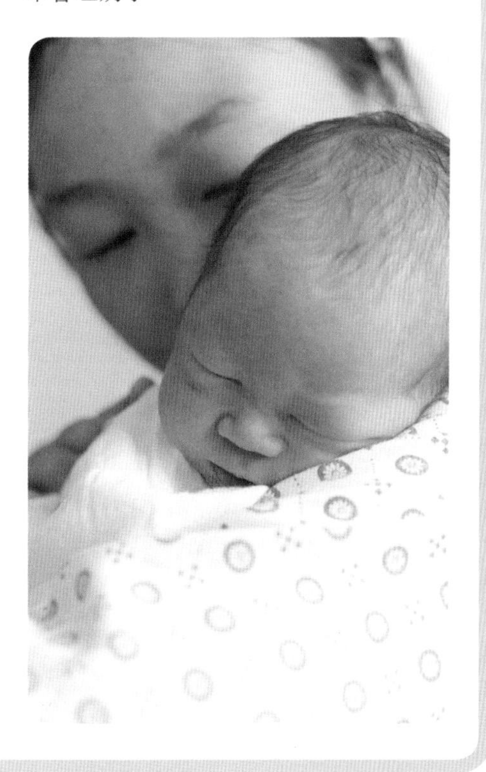

痙攣

痙攣指的是全身肌肉或者局部肌肉不自主收縮的狀態。嬰幼兒發生痙攣通常是高溫導致的，過兩三分鐘就會恢復正常。只要預防孩子長時間體溫過高就能預防。但是有些疾病也會導致痙攣，甚至有些疾病是重病，必須重視。

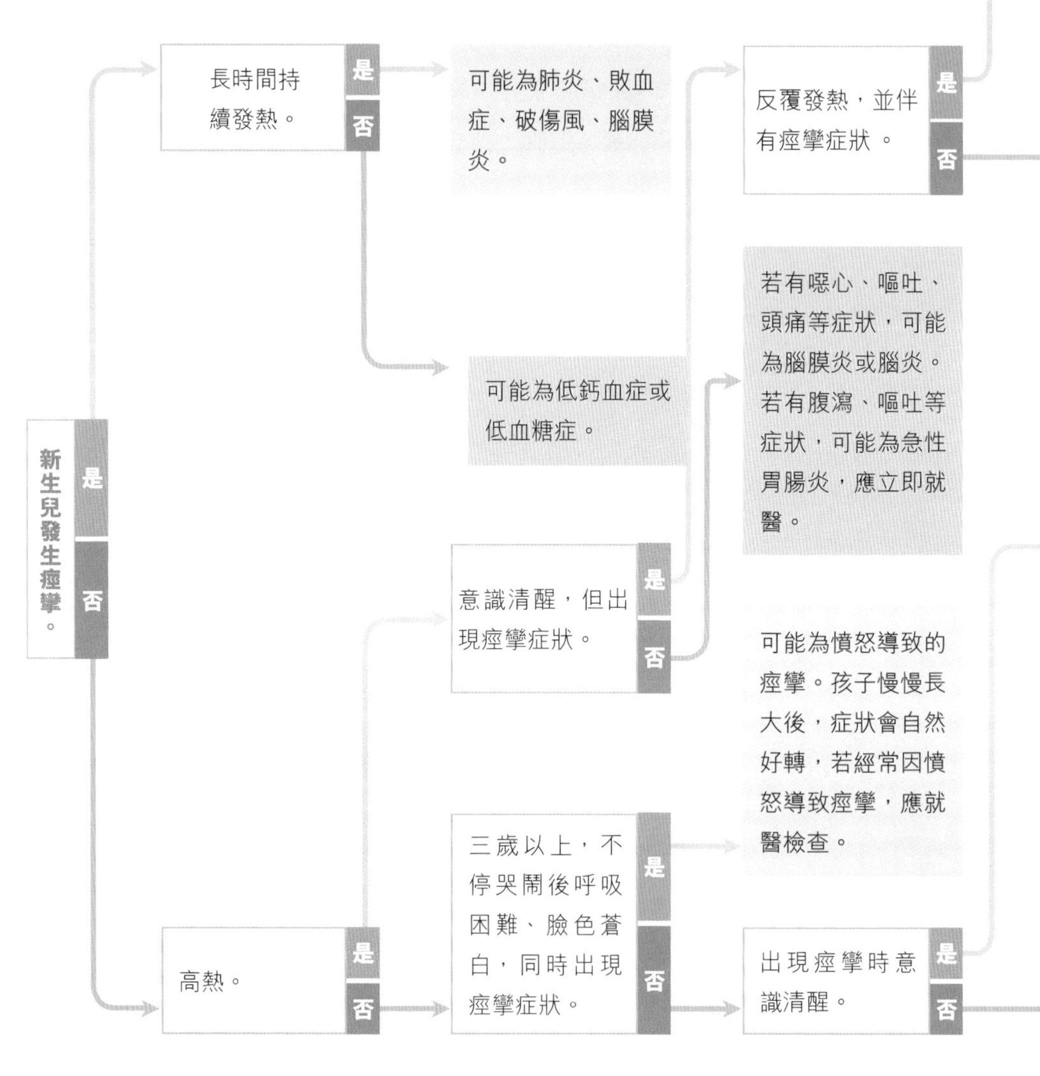

參考頁碼

過度換氣綜合徵……P37	腦炎……P351	破傷風……P358
糖尿病……P128	高熱驚厥……P356	小兒癲癇……P359
肺炎……P340	小兒腦癱……P357	急性胃腸炎……P391

可能為突發性發疹。若痙攣持續20分鐘以上，應立即就醫。

經常因為自己的意願無法滿足而生氣。

是 → 可能為神經方面的疾病。

否 → 若孩子經常無意地上下晃動肩部、眨眼睛，可能為抽動障礙。

若家人中出現過熱性驚厥患者，孩子可能為熱性驚厥，不必過於擔心。若是發育遲緩的孩子，可能為癲癇症。

全身僵硬，後頸部僵硬尤其嚴重，並伴有口腔麻痹，甚至無法吞嚥食物。

是 → 可能為破傷風。破傷風導致的痙攣持續很長時間同時會伴有發熱症狀。若沒有注射預防針很危險，應立即就醫。

否 → 突發性呼吸急促臉色蒼白、手腳痙攣等症狀。即便時間短暫，這種症狀也是非常危險的，應立即就醫。

頭部近期受過猛烈的衝擊。

是 → 可能為創傷性後遺症。

否 → 喉嚨乾燥並伴有多尿症。雖然食量變大，但是體重明顯下降。

是 → 可能為兒童糖尿病。

否 → 痙攣發作後一動也不動凝視，叫之不應。

是 → 可能為兒童失神癲癇。

否 → 若孩子經常前後搖晃頭部，伴有眼球震顫，可能為嬰兒點頭痙攣。

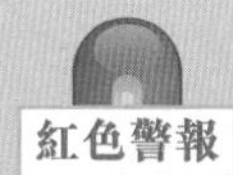

一般情況下，只要有痙攣症狀，都應送醫檢查，並根據檢查結果採用相應的治療方法。尤其對低鈣血症或大腦麻痹的患兒，早期發現很重要。另外，對於早產兒，更要注意觀察，像容易引起痙攣的腦炎、敗血症、癲癇、破傷風、腦膜炎、肺炎，都屬於重症。嬰兒點頭痙攣比較罕見，但屬於良性自限性疾病，其症狀3~6歲能自癒。

高熱驚厥

孩子特別是6個月至4歲的孩子，大腦發育還不完善，如果體溫持續升高，超過39℃容易發生高熱驚厥。感冒、扁桃腺炎、嚥喉炎、中耳炎等炎症引起的高熱都可引起高熱驚厥。另外，該病有遺傳傾向。但不要過度擔心，這種驚厥一般不伴有顱內病變。

主要症狀

眼球固定、全身僵硬、意識模糊

高熱驚厥一般發生在高熱剛出現時，持續發熱幾天後反而不容易再發生。驚厥發生時，孩子全身或者局部肌肉群出現痙攣，雙眼眼球固定，無法聚焦，或凝視或斜視或上翻，全身僵硬、手腳發抖、流口水，同時伴有意識喪失。有時候還會嘴唇發紺。痙攣多數在5分鐘內自行恢復正常，之後入睡。如果超過15分鐘要警惕可能有其他疾病，應馬上到醫院檢查。

治療

退熱劑、預防窒息

孩子發熱的時候應該密切關注體溫，一旦超過38.5℃就應該給予退熱劑退熱。如果體溫上升很快，在服用退熱劑的同時應該進行物理降溫，用溫水擦拭身體，預防藥物發生作用前出現驚厥。驚厥發生時要及時把孩子的頭部轉向一側，以免誤吸口水、嘔吐物發生窒息。此外，不要搬動孩子，讓他自然躺着。

自我保健

● 孩子感冒發熱時，老一輩人喜歡給孩子蓋上厚被子或者用厚被子包住發汗，建議家長不要這樣做。最好不要給孩子穿太多衣服，不要捂汗，以免導致體溫快速升高，很容易發生驚厥。

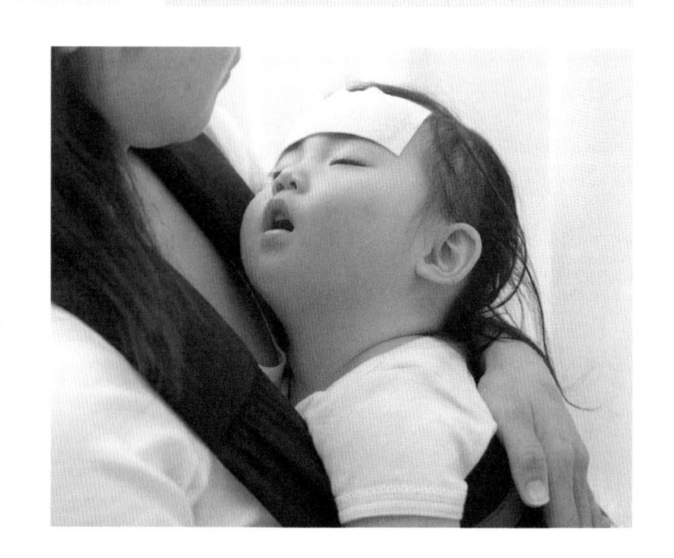

小兒腦癱

小兒腦癱是指出生後 1 個月內，由於大腦障礙導致發育異常的症狀。這種疾病的病變部位在大腦，損傷在神經。多種原因可引起這種大腦病變，如胎兒期發育、出生時損傷、出生後的疾病等問題都可引發改變。

主要症狀

運動障礙、反覆痙攣、語言及聽力障礙

如果患有小兒腦癱，家長最先發現的多數是運動障礙，孩子四肢及頭頸部鬆軟無力，長大一點後動作極不協調，肌肉鬆軟、動作僵硬。同時容易反覆痙攣。另外患病孩子一般吞嚥、咀嚼能力都較差，餵養困難。同時發育遲緩，比正常孩子各方面能力發展要晚很多。長大後往往有語言、聽力甚至視覺障礙，還容易有精神衰弱等症狀。

治療

身體訓練、按摩、藥物治療

小兒腦癱主要影響在神經功能，對智力影響較小或沒有，只要耐心地堅持長期訓練就能取得良好效果。訓練包括各種大動作、精細動作及整體協調能力等內容，盡量讓患兒被動或者主動地使用身體各部份。另外要堅持按摩，以此來保持肌肉力量。還要堅持服用一些具有營養神經、促進血液循環、鬆弛肌肉等功效的藥物。

自我保健

● 預防小兒腦癱應該從孕前就做好準備，孕前就應該去醫院檢查，孕期更要定期檢查，這樣才能有效預防。孕期還要注意避免用藥，控制體重，避免胎兒長成巨大兒，巨大兒出生時容易發生腦損傷。

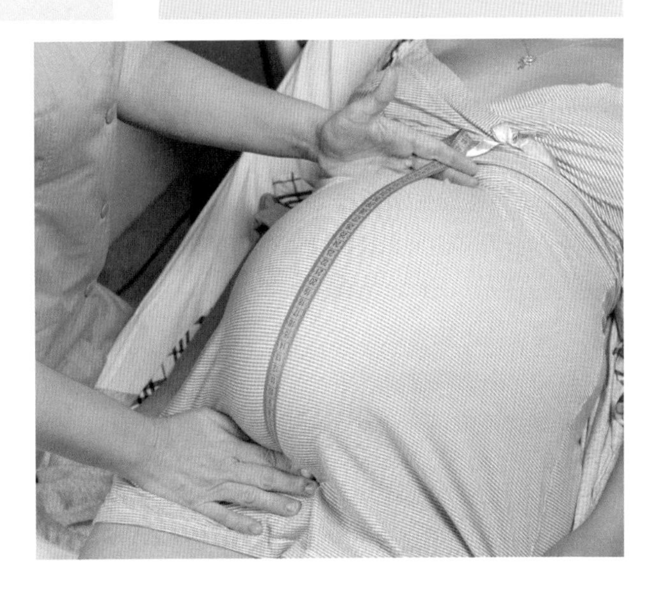

破傷風

破傷風是由破傷風桿菌引起的。破傷風桿菌存在廣泛，當皮膚表面有傷口時，如果衛生狀況較差，就可能沾染到細菌。細菌在體內繁殖、釋放毒素，進而發病。另外，造成外傷的器物也可能帶有這種細菌，如被不清潔的剪子、刀、釘子所傷或者摔倒在泥土上、木頭上擦傷都有可能染病。

主要症狀

張嘴困難、咀嚼無力、全身肌肉痙攣、強直

破傷風發作後，最先受累的是咀嚼肌，早期出現張嘴困難、咀嚼無力、不能吞嚥現象，之後向全身肌肉擴展，出現肌肉強直與痙攣。腹肌像木板堅硬、頸部強直、四肢麻木。肌肉強直的同時可出現肌肉痙攣，一點微小刺激如光線、聲音、觸摸都可引起痙攣。另外如果擴展到呼吸器官，可引起呼吸困難甚至窒息。

治療

抗生素治療、抗毒素治療、抗痙攣、預防併發症

破傷風致死率非常高，一旦患病應馬上住院治療，且越早越好。早期治療應該使用抗毒素藥物，但如果拖延了，抗毒素藥物就難見效了。同時要給予抗痙攣的藥物，還要預防各種併發症，特別是預防呼吸系統感染。另外患破傷風後，患者反覆出現痙攣且大汗淋漓，消耗很大，所以要及時提供高營養、易消化的食物。

自我保健

● 如果出現傷口且傷口較深或者是被生鏽鐵器所傷，如剪刀刺傷、割傷或被地上的釘子、木屑扎傷腳，一定要注射破傷風抗毒素。嬰幼兒則應該按照規定接種時間接種疫苗。

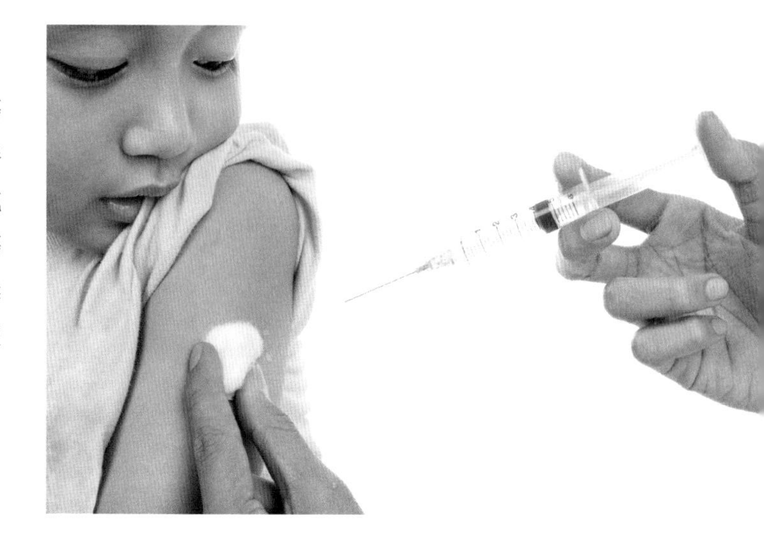

小兒癲癇

小兒癲癇是因為大腦畸形、腦部外傷或者遺傳引起的。大腦發生過出血、缺氧容易引起該病。另外患過嚴重黃疸、腦脊髓膜炎等疾病時，也可能造成腦部障礙而引起癲癇症。

主要症狀

面部肌肉痙攣、眼球固定、意識模糊

小兒癲癇，有不同的發作狀態，比較輕微的的發作只局限於某些肌肉，比如面部肌肉抽動，發作時眼球固定、口唇歪斜、表情僵硬、眼睛或者眉毛會快速跳動。另外手肌肉也可能痙攣，手裏的玩具會突然掉落。如果發作發生在軀幹肌肉，可能會後仰、彎腰或者突然摔倒。如果是大發作，除了四肢抽動外，呼吸還可能暫停，意識也會暫時喪失。還有的患病兒童則只表現為短暫失神，發作時所有活動暫停，但身體不抽動。

兒童癲癇有的在青春期後就會消失或者發作減少，但也有的在青春期後開始劇烈發作。

治療

抗痙攣藥物、正確護理

現在有很多低毒性的抗痙攣藥物，應該堅持服用。但是癲癇有多種不同的發作類型，用藥也不同，一定要看醫生，按照醫生指導用藥。如果用藥不當，不但對病情沒好處，還會傷害大腦。另外很重要的是在癲癇發作時家長要正確護理，讓孩子側臥，嘴巴如果閉緊了不要強行撬開，讓他安安靜靜躺着或睡覺。如果一天內發作數次要及時送往醫院。

自我保健

- 保持規律生活，不要疲勞。
- 適當補充鈣劑，最好每天服用一粒鈣含量為 300 毫克的維生素 D 與鈣的復合片，預防低鈣血症。發生低鈣血症時，大腦更容易興奮，進而可能引起癲癇發作。
- 多吃牛奶、雞蛋、豆製品等優質蛋白食物，促進大腦發育。
- 牛肉、黃油、奶油等食用後能在血液中生成酮，有利於治療癲癇，可常吃。

雞蛋

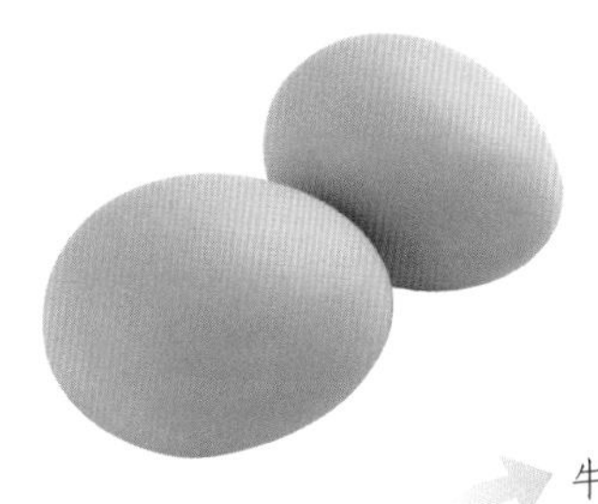

牛肉

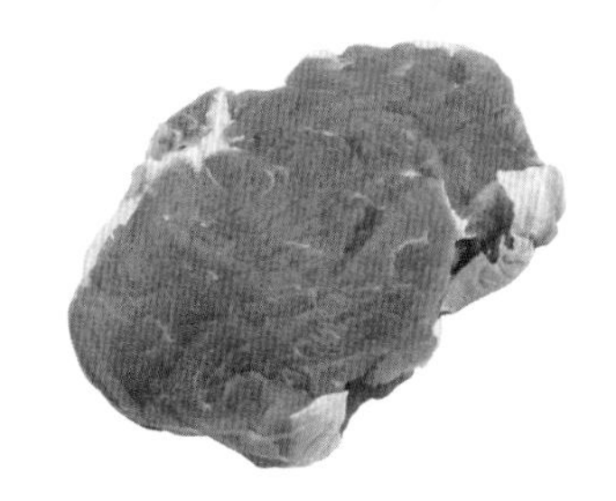

喉嚨疼痛

喉嚨疼痛有可能是單純發炎，也有可能是感染引起的，感冒、扁桃腺發炎、嚥喉炎都可引起喉嚨疼痛。另外，異物卡在喉嚨上如魚刺卡喉也會引起喉嚨疼痛。細菌感染導致喉嚨疼痛時應該盡快治療，避免感染範圍再擴大。

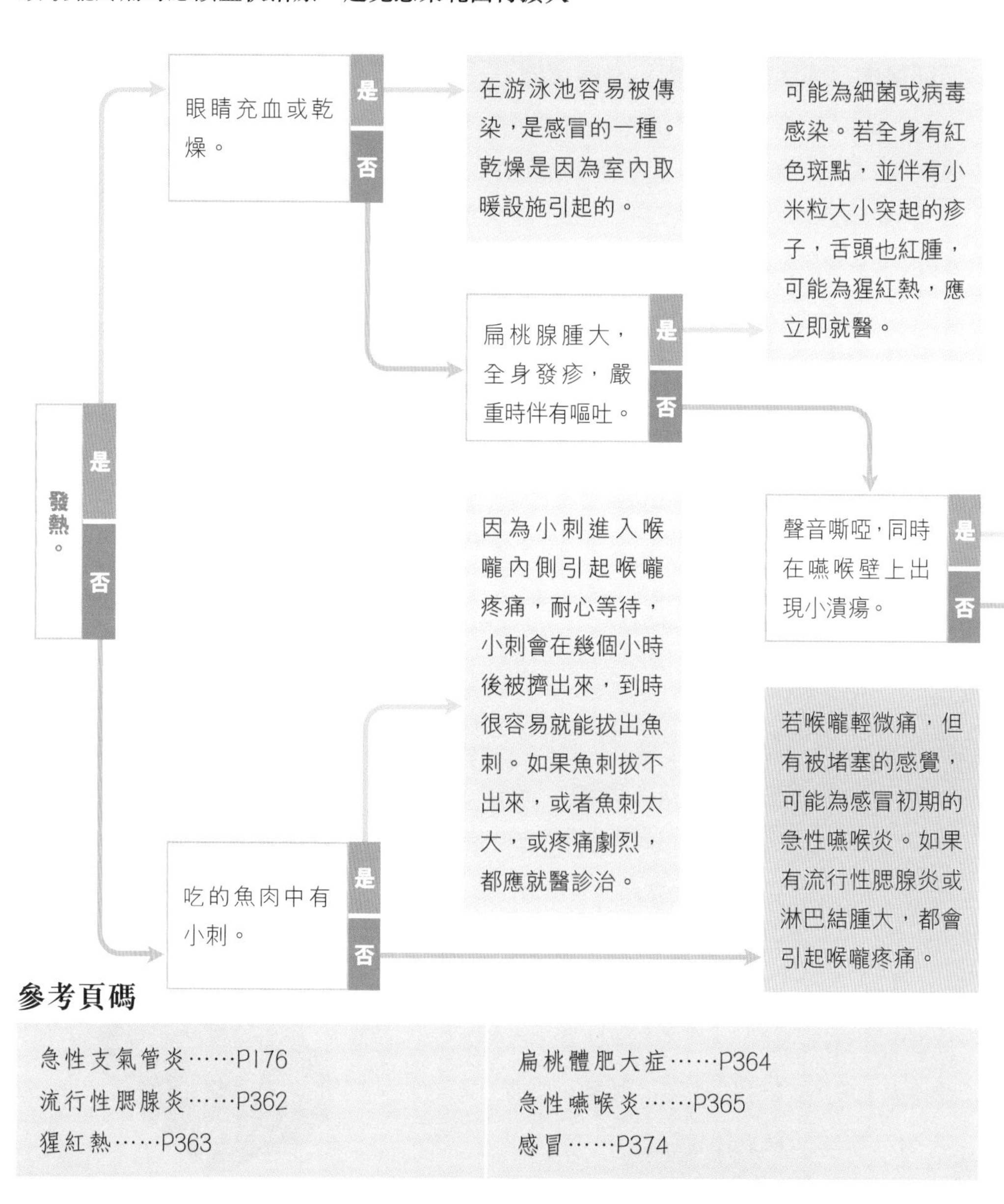

參考頁碼

急性支氣管炎……P176
流行性腮腺炎……P362
猩紅熱……P363
扁桃體肥大症……P364
急性嚥喉炎……P365
感冒……P374

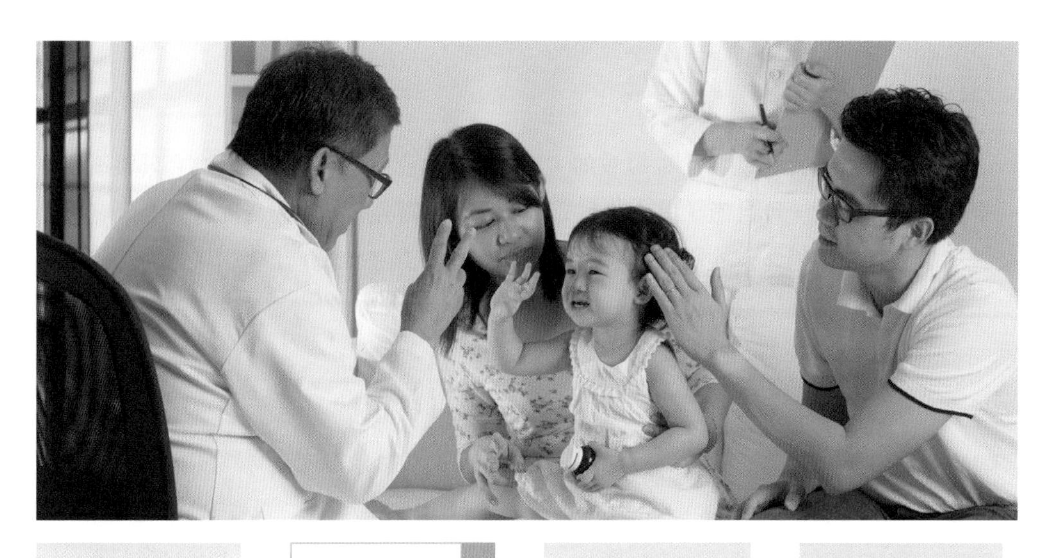

可能為急性嗌喉炎，應就醫檢查。

喉嚨附近出現潰瘍或薄膜。
- 是 → 咳嗽聲音很奇怪、嗓音嘶啞
  - 是 → 可能為扁桃腺肥大症，無須擔心，但若反覆發熱，則應就醫檢查。
  - 否 → 喉嚨裏出現膿痰，長時間咳嗽。
    - 是 → 可能為急性支氣管炎。
    - 否 → 喉嚨輕微疼痛，並有低熱，是感冒導致的急性嗌喉炎。
- 否 → 扁桃腺腫大，導致吞嚥食物困難。
  - 是 → 可能為白喉。
  - 否 → 口臭味嚴重。
    - 是 → 可能為白喉，應立即就醫。
    - 否 → 可能為扁桃腺炎。如果伴有口腔潰爛、發炎面積大，甚至導致無法吞嚥，應立即就醫。

紅色警報

若咳嗽的聲音很怪異，且嗓音嘶啞可能為白喉。若發熱且全身出現小米粒大小的疹子，舌頭紅腫，可能為猩紅熱。有以上情況發生時，都應立即就醫檢查。此外，喉嚨痛並伴有發熱、眼睛充血或乾燥，扁桃腺炎患兒若伴有口腔潰爛、發炎面積大的症狀，均應及時就醫。

流行性腮腺炎

流行性腮腺炎是由病毒感染導致的，主要通過唾液傳染，傳染性很強。只要不發生併發症就沒大危險，可自癒。但該病可導致腦膜炎、睾丸炎、卵巢炎、胰腺炎等，都可造成嚴重後果。不過，現在有流行性腮腺炎的疫苗，孩子患此病的概率已經大大下降。如果沒按照規定接種，就有可能患病。

主要症狀

喉嚨疼痛、耳朵下方腫脹

在接觸過腮腺炎患者後，大概兩三週會發病。腮腺在兩側臉頰靠近耳垂的地方，如果患了流行性腮腺炎，耳垂附近的臉頰就會腫脹。在腫脹前可能會出現低熱、頭痛、乏力等症狀。另外，吞嚥食物時喉嚨會有疼痛感，觸摸孩子的頸部時也會感到疼痛。發病三四天後腫脹開始消退，不出一週就痊癒了。如果出現高熱、頭痛、嘔吐、睾丸腫脹、疼痛或者上腹疼痛等症狀，要去醫院，警惕腦膜炎、睾丸炎等併發症。

治療

隔離、支持療法、冷敷

患了流行性腮腺炎後，要馬上隔離。該病是由病毒引起的，沒有甚麼特效藥，要靠着自身抵抗力來度過，所以，患病期間應該保證孩子的營養以及乾淨的生活環境，給予支持治療。在飲食上，應盡量給予柔軟的流質或者半流質食物。疼痛感強烈的時候可以用毛巾冷敷患處來緩解不適感。

自我保健

- 家長應及時帶孩子接種疫苗。
- 金銀花、板藍根、蒲公英等都有清熱解毒的功效，患有流行性腮腺炎的時候，用其泡水可緩解疼痛，還能幫助疾病痊癒。金銀花、板藍根、蒲公英可以直接泡水喝，也可以煎水服用，可以單獨用一種，也可以兩三種一起用。

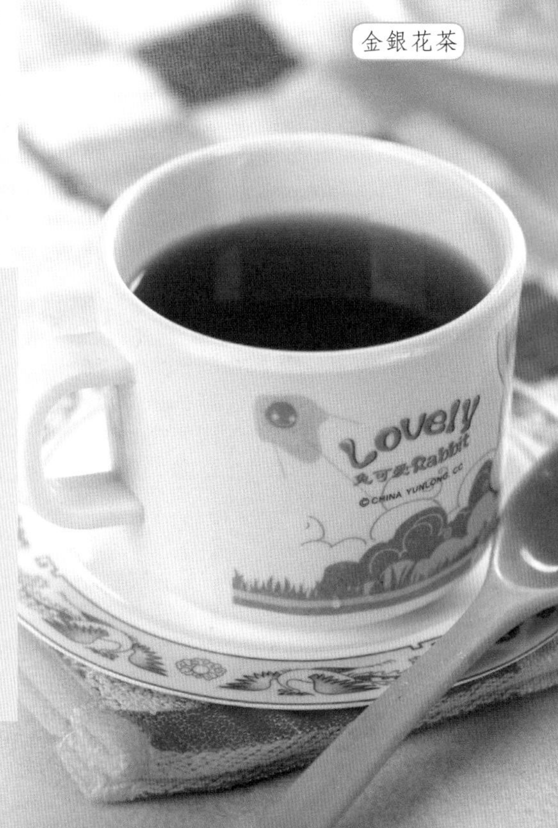

金銀花茶

猩紅熱

猩紅熱是由細菌感染引起的，3 歲以上的孩子容易被感染。這種感染一般是從上呼吸道開始，先表現出嚥峽炎、扁桃腺炎，然後向全身發展，可造成全身毒血症。猩紅熱傳染性較強，而且會伴發中耳炎、心肌炎、腎炎等，患病後必須盡快隔離治療。

主要症狀

喉嚨疼痛、高熱、畏寒、出疹子

如果患了猩紅熱，首先會發熱、畏寒，高熱可達 38~39℃，伴有嚥痛、頭痛，還會噁心、嘔吐。扁桃體會紅腫並化膿。觀察口腔時，可在舌頭上、軟齶上看到米粒大的紅色斑疹和出血點。起病一兩天開始出疹子，由耳後開始出現鮮紅色的疹子，由上向下蔓延，最後蔓延至下肢，呈全身性出疹。也有少數要在 5 天左右才出疹子。

治療

抗生素治療

如果在高熱時發現舌頭、軟齶上出現紅色斑疹就應該去醫院檢查。在早期應用抗生素可抑制發疹，有可能就不會出疹子了。如果出疹子了，有的三四天可消失，有的要五六天才消失。疹子消退後開始脫皮，進入恢復期。脫皮的順序和出疹子順序一致。

猩紅熱需要使用抗生素長時間治療，要堅持用藥，直到 3 次細菌培養呈陰性才算痊癒。不要擅自停藥。

自我保健

● 猩紅熱一般在冬春季節流行，在疾病流行的時候要避免帶孩子到人群密集的地方。居家時要多通風，每天 3 次以上，每次 15 分鐘。避免跟患病兒童接觸。正在上幼兒園的孩子，如果體質較差，可在家休息一段時間。

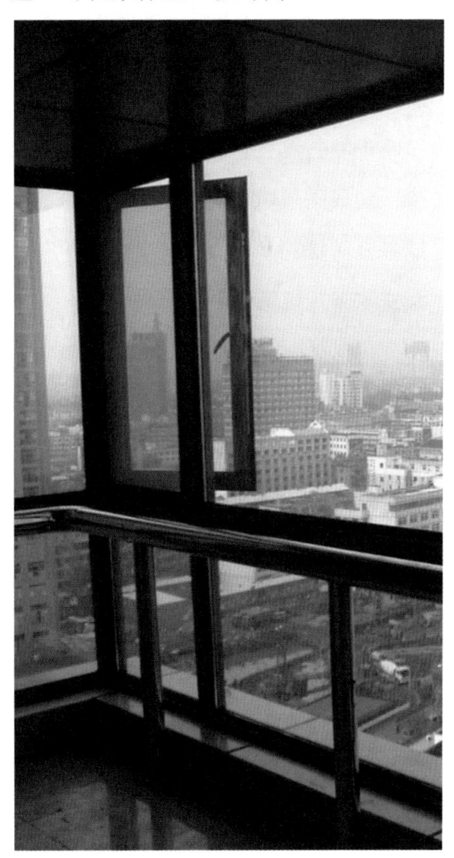

扁桃體肥大症

孩子的扁桃體一般來說大小正常，即使有些略微偏大，也不屬於病態，而是一種生理表現，因為孩子免疫系統發育不完善，扁桃體承擔着很大一部份抵抗細菌入侵的功能，容易受刺激，所以扁桃體有些大是正常的。當扁桃體肥大到一定程度時，就會引起不適了。部份扁桃體肥大是遺傳因素導致的，也有一部份是細菌和病毒反覆刺激扁桃體引起發炎導致的。

主要症狀

呼吸不暢、喉嚨疼痛

扁桃體長在喉嚨兩側，如果扁桃體過度肥大，兩側的扁桃體會連在一起，堵塞從口腔到食道、氣管的通道，所以吞嚥和呼吸都會受影響。吞嚥時感覺喉嚨疼痛，呼吸不暢，可能需要張口呼吸，睡覺時則會打呼嚕。扁桃體肥大很容易誘發一些疾病，如中耳炎、感冒、鼻炎等。如果長時間得不到治療的話，孩子的臉型會改變，影響美觀。

治療

藥物治療、手術治療

扁桃體發炎是引起肥大的主要原因之一，我們通常選擇服藥治療，但是藥物治療難以徹底清除病灶，所以總是復發。如果扁桃體肥大引起一系列問題，可考慮手術治療，但是孩子扁桃體從四五歲起才開始發育，十一二歲才停止發育，在免疫方面起着重要作用，所以 5 歲以下孩子盡量不做手術摘除。

自我保健

● 桔梗和石榴花都有抗炎的作用，可以用桔梗煎水或者石榴花煎水飲用，不僅能減輕發炎，還能緩解喉嚨疼痛。

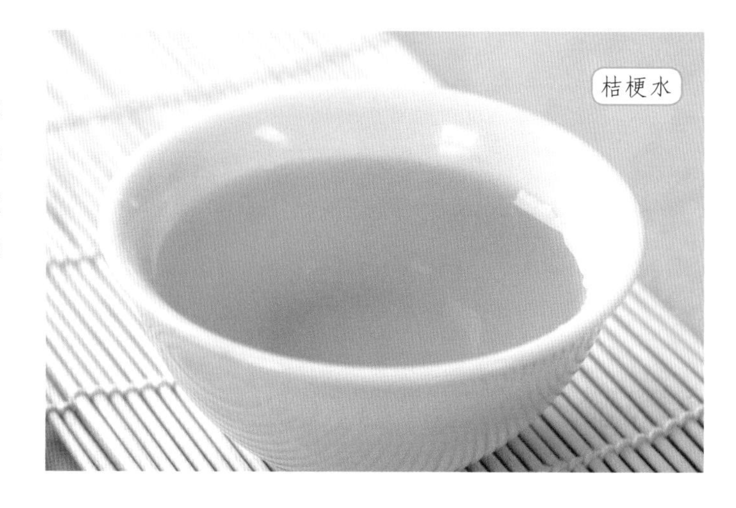
桔梗水

急性嚥喉炎

急性嚥喉炎是由病毒或細菌感染引起的，冬春季多見，嬰幼兒患該病的不多，4~7歲的孩子容易患病。突然受涼或者長期營養不良，以及經常生活在高溫、充滿粉塵、煙霧等環境下的孩子更易患病。有的是細菌、病毒直接感染導致的，有的則是被其他疾病如急性扁桃腺炎、鼻炎、鼻竇炎等引起的。

主要症狀

喉嚨疼痛、聲音嘶啞、高熱

患了急性嚥喉炎，初期症狀跟感冒類似，出現嚥喉腫痛、發熱等症狀，同時伴有全身疲倦現象。隨着病情發展，一般都會出現聲音嘶啞問題，甚至有的無法發聲。感冒是不會發展到這種程度的。另外發炎會導致喉嚨出現大量痰液，所以都伴有咳嗽、痰多。

治療

抗生素治療

急性嚥喉炎可以引起很多併發症如中耳炎、風濕熱、腎盂腎炎等，所以患了急性嚥喉炎，應該及早治療。早期只要服用對應的抗生素，一般五天以內可以痊癒。在發高熱的時候，可以物理降溫，也可以服用退熱劑。另外可一天數次用溫鹽水含漱，能減輕不適，也能促進痊癒。

自我保健

● 大多數溫熱的茶、粥對急性嚥喉炎有緩解作用，在患病期間可以喝梔子茶、酸梅茶、柚子茶、芝麻粥、核桃粥、南瓜粥等，既能增加營養提高抵抗力，又可緩解炎症。

● 可以用葱白煮水，適當飲用，有清熱解毒的功效。

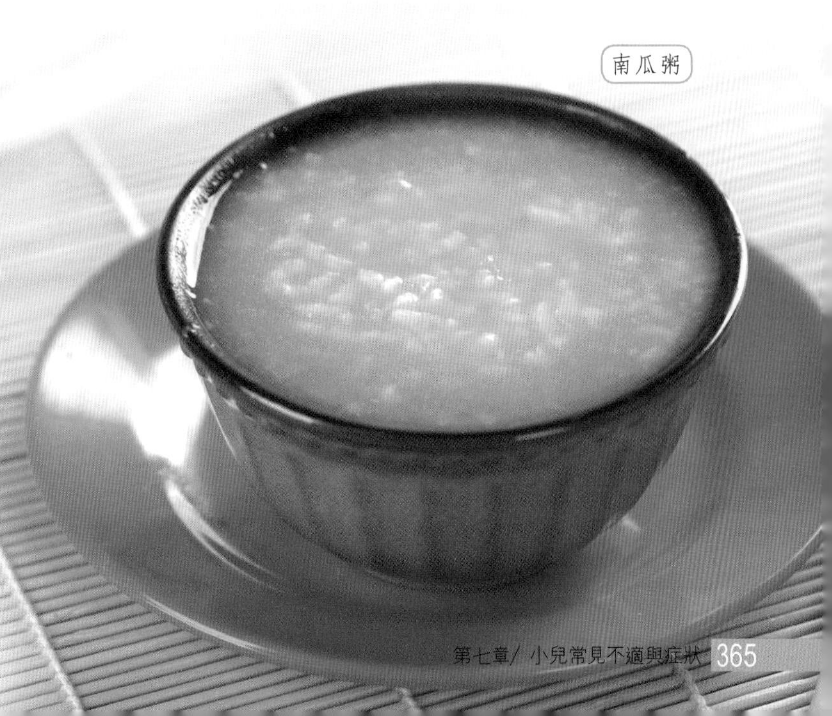

南瓜粥

口腔異常

孩子個人衛生、飲食等良好習慣尚未形成，口腔衛生難以維持，容易出現各種口腔問題。另外有的孩子挑食、偏食或者消化不良，可能有營養不良的問題，而營養不良比如缺乏維生素更容易出現口腔問題。口腔出問題，一般會有疼痛感，患病孩子容易哭鬧或者流口水，要及時採取措施，讓孩子遠離痛苦。

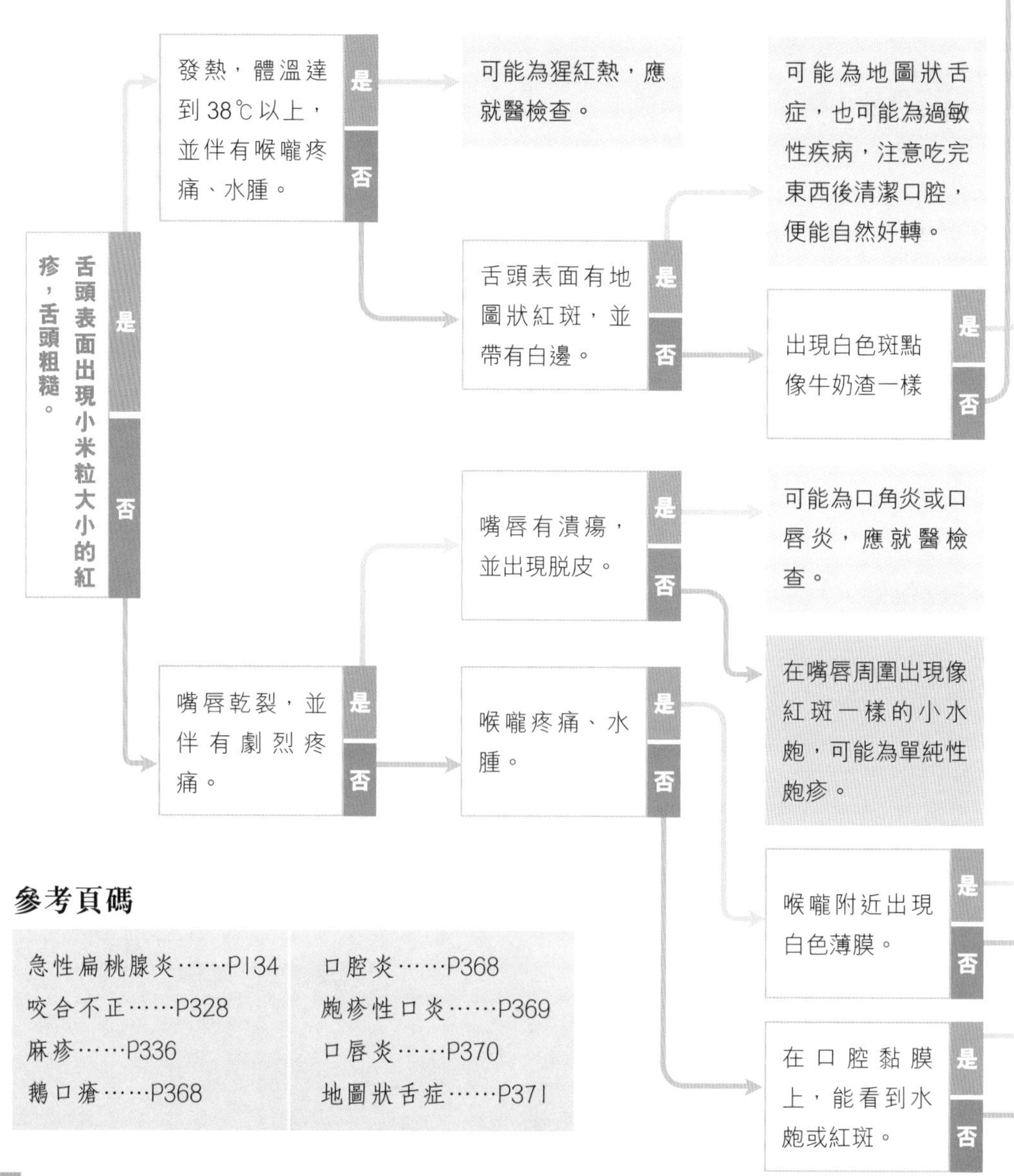

參考頁碼

急性扁桃腺炎……P134	口腔炎……P368
咬合不正……P328	皰疹性口炎……P369
麻疹……P336	口唇炎……P370
鵝口瘡……P368	地圖狀舌症……P371

可能為鵝口瘡，會擴散至食管，應立即就醫檢查。

紅色警報 若孩子常常伸出舌頭，並伴有身體發育遲緩，可能為唐氏綜合徵、先天性甲狀腺功能減退症、大腦疾病和精神發育遲緩症。若舌頭紅得像草莓一樣，且舌頭很粗糙，可能為猩紅熱。如果喉嚨內出現了白色薄膜，應考慮為扁桃腺炎。如果臉頰的內側出現白色斑點，可能為麻疹。若口腔內有潰爛症狀或小水皰，可能為單純性皰疹。有以上情況時，都應立即就醫檢查。

舌頭變大、變厚。 是 否

若孩子成長發育緩慢，可能為唐氏綜合症、先天性甲狀腺功能減退症、或者為腦部疾病、精神發育遲緩症，應接受檢查。

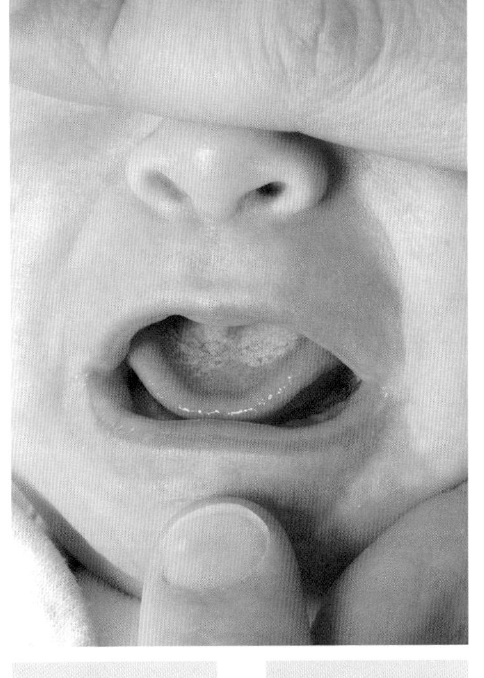

可能為白喉或扁桃腺炎，應立即就醫檢查。

若喉嚨腫脹、發熱，可能為扁桃腺炎。若在口腔內出現小潰瘍，可能為皰疹性嚥峽炎。

可能為口腔炎，或者為維生素B12缺乏導致的貧血症。

由感冒引起的。若瘙癢嚴重，可能為水痘，也應考慮為單純性皰疹，應就醫檢查。

可能為麻疹，應立即就醫檢查。

可能為口腔炎，需要就醫檢查。

若孩子牙齒排列不整齊，會引起咬合不正。若下頜骨發育不良，或下巴的一側突出，可能為先天性疾病，應接受檢查。

在臉頰的內側黏膜上，能看到白色的小斑點。 是 否

臉頰內側的黏膜有潰爛，或者出現潰瘍。 是 否

孩子的牙齒數量不正常，或牙齒排列不整齊。 是 否

可能為咬合不正。

鵝口瘡

鵝口瘡是由真菌引起的，與產道感染、出生後吃奶感染有關。媽媽的乳房和不潔的奶嘴是真菌的來源。早產、營養不良身體虛弱的孩子都比較容易患上鵝口瘡。

主要症狀

口腔黏膜、白色小斑点

如果患了鵝口瘡，孩子的臉頰內側、舌頭、軟齶以及唇部會出現白色小斑點，像喝完奶殘留的牛奶一樣，但是擦不掉。患鵝口瘡疼痛感不明顯，但在進食時受到刺激可能會有痛苦表情，也可能伴有輕微的發熱。小嬰兒會為此煩躁不安，出現餵食困難的問題。

治療

制霉菌素、鹼性水塗擦

鵝口瘡擴散很快，如果治療不及時可很快擴散至嚥喉部甚至食管。治療則不難，只要服用制霉菌素很快就能見效，三四天就可以痊癒。服藥方法要遵醫囑。另外日常可以一天數次用消毒棉棒蘸蘇打水塗擦患部。

自我保健

● 孩子用的奶嘴、奶瓶應每天消毒一次。

● 媽媽的乳房要避免潮濕，每次餵完奶要在空氣中晾乾再穿上衣服，餵奶前最好用溫水擦拭一下。

口腔炎

口腔黏膜被細菌、真菌、病毒感染都可引發口腔炎。也有一些口腔炎是因物理、化學刺激導致的。另外，過敏、營養不良、體質柔弱，也都容易引發該病。

主要症狀

口腔內白膜和紅斑、劇痛

如果患了口腔炎，口腔內先出現黏膜和牙齦紅腫，嚴重後就變成潰瘍、潰爛，可波及臉頰內側、舌頭、牙齦以及上顎等處。同時伴有劇烈疼痛和嚴重口臭以及發熱。疼痛導致不敢進食。另外，還會伴有嘴唇乾裂、頸部淋巴結腫大等症狀。1-3 歲的孩子容易患上復發性口腔潰瘍。發作時，口腔內會形成凹陷的斑點，邊緣呈現紅色。

治療

局部塗抹藥物

口腔炎種類很多，不同的口腔炎需要用不同的藥物治療，最好看醫生。有些口腔炎只要局部塗抹藥物，在患處塗抹 1% 紫藥水（甲紫）就可以治療。如果是由細菌感染引起的，還需要使用抗生素。如果疼痛嚴重，需要服用鎮痛劑鎮痛。

皰疹性口炎

皰疹性口炎是孩子較常見的疾病，是由皰疹病毒感染導致的，一般在 1-5 歲出現第一次感染。

主要症狀

發熱、小水皰

如果患了皰疹性口炎，剛開始孩子有發熱、頭痛、嗞痛等症狀，兩三天後體溫逐漸下降。此時唇部、臉頰內側、舌頭以及硬齶、鼻內等任何地方都可能出現充血、發紅、水腫，發紅的地方會出現一簇簇針頭大小、透明的小水皰。之後水皰破裂形成潰瘍，上面覆蓋黃白色薄膜。

治療

對症治療

皰疹性口炎可自癒，小水皰一兩週內會自行消失。但是孩子會因為疼痛而拒食，應該使用鎮痛劑或者用有鎮痛作用的藥水漱口。高熱需要用退熱劑。另外要想辦法讓孩子進食，可以餵一些較涼、細膩的食品。讓孩子休息好，保持足夠的體力。

水皰長在嘴唇上，即使已經不疼了，也不太舒服，所以孩子有可能會摳撓，要告誡孩子避免這樣的行為，以免發生繼發感染。

自我保健

● 皰疹性口炎可長期、反覆發作，很難根除，日常可喝些板藍根茶，起到清熱解毒的功效，對因病毒感染引起的疾病有較好的預防與治療作用。在孩子出現初期症狀時喝板藍根茶可以減輕症狀，並促進疾病痊癒。

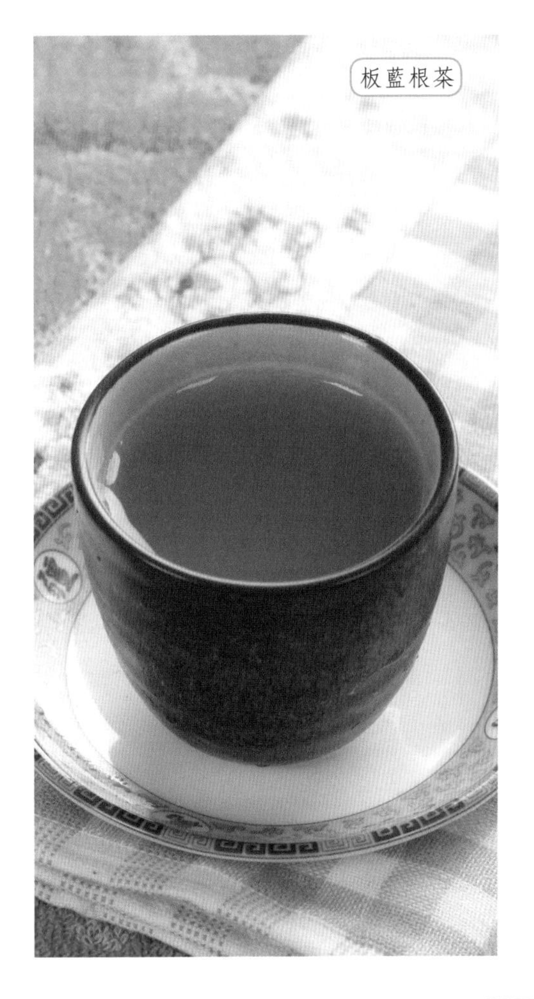
板藍根茶

口唇炎

乾燥、過敏、濕疹都可引起口唇炎。當孩子出現口唇炎時，一般都是乾燥引起的單純性口唇炎。可能是由於空氣乾燥、身體缺水引起的；更多的是孩子習慣性舔嘴唇，引起嘴唇黏膜過度失水導致的。

主要症狀

嘴唇乾燥、脫皮、疼痛

如果患了口唇炎，嘴唇皮膚會感覺乾燥、緊繃，很不舒服，同時還會有劇烈疼痛感，還會反覆裂口，進而脫皮。孩子因為感覺不舒服就會用舌頭去舔，舔濕之後被風吹後又變乾，變乾再舔，形成惡性循環。

治療

塗抹唇膏

出現口唇炎，最好帶孩子去看醫生，排除濕疹或者過敏因素。確定是單純的口唇炎，盡量保持嘴唇濕潤就可以。可經常塗擦有保濕作用的唇膏或沒有刺激性的軟膏。如果是日光過敏引起的，外出時要塗擦有防曬功能的唇膏。嘴唇出現脫皮的時候不要撕拉脫落的皮，以免損害附近健康黏膜。平時多喝水，並適當提高室內濕度。

自我保健

● 讓孩子養成良好習慣，不要吮吸嘴唇、舔嘴唇。

● 口唇炎在受到風吹日曬後病情會加重，所以外出時盡量戴口罩，夏天防曬、冬天保濕。

● 充足的維生素 B2 有預防口唇炎的作用，平時要多吃一些含這種營養素的食物，如雞蛋黃、紫菜、胡蘿蔔、鱔魚、香菇、生菜等。

胡蘿蔔

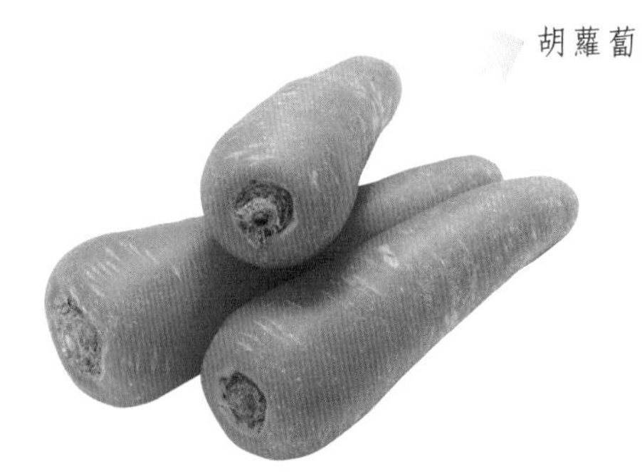

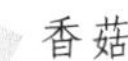

香菇

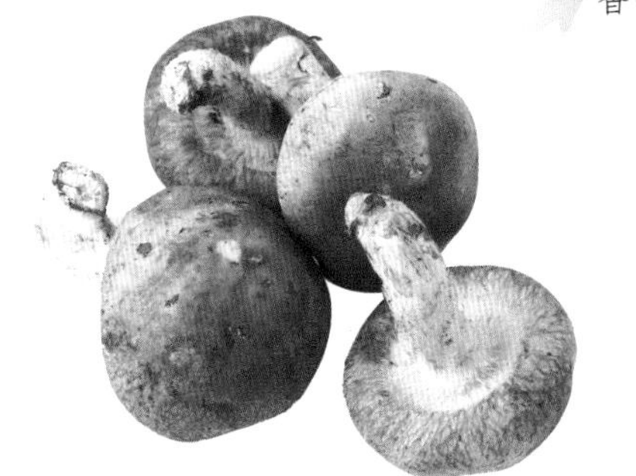

地圖狀舌症

地圖狀舌症容易出現在 6 個月至 3 歲的孩子身上，特別是體弱的孩子，以奶為主食期間更容易罹患。目前無法確定病因，但通常伴隨皮膚過敏、感冒等疾病發生，也可能與胃腸道功能紊亂或者寄生蟲有關，也不排除遺傳的原因。

主要症狀

舌頭黏膜剝脱、紅斑

患了地圖狀舌症，舌頭淺表黏膜會不斷剝脱，形成圓形或者橢圓形的紅斑，邊緣形成黃白色隆起，紅斑相互之間可融合，形成各種不規則形狀，故此稱作地圖狀舌症。而且形狀會經常變化，今天這樣，明天可能就變了。剛開始的地圖狀舌症沒有甚麼不適感，但是隨着剝脱程度加深，可有刺激感。

治療

等待、藥物漱口

對於地圖狀舌症，目前沒有有效的治療方法，但隨着孩子長大就慢慢地不再出現了。出現地圖狀舌症之後，要注意口腔衛生。每天兩次用軟毛牙刷從裏往外輕刷舌面，將剝脱的表皮刷掉。同時用 0.5% 碳酸氫鈉溶液漱口，促進痊癒。另外要觀察扁桃體、臉頰內側有無異常。如果是由細菌感染引起的地圖狀舌症，這些部位也會受影響，那就應該及時治療了。

自我保健

● 應該鼓勵孩子均衡攝入營養，不要挑食、偏食，嬰兒 6 個月以後要及時添加輔食，營養均衡才能保證體質，體質好才能減少生病。

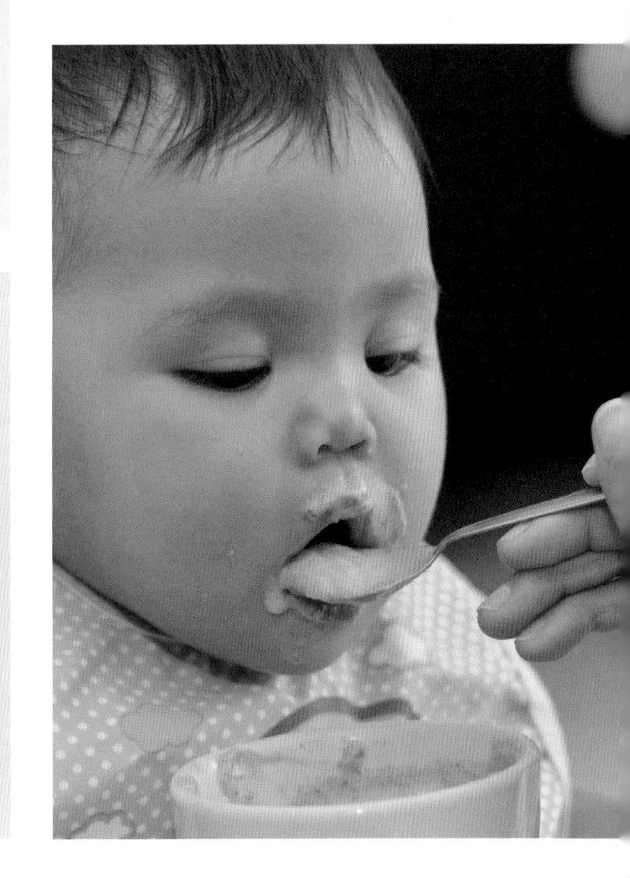

流鼻涕或鼻血

過度摳挖鼻孔會刺激鼻腔黏膜，引起鼻涕分泌過多甚至流鼻血，平時應注意減少對孩子鼻腔的刺激。有些疾病也會導致流鼻涕或流鼻血，有些還可能是重症，需要重視。另外，孩子玩耍時可能會往鼻子裏塞東西，引發炎症時鼻子就會散發出惡臭味，嚴重時還會流鼻血，需要盡快處理。

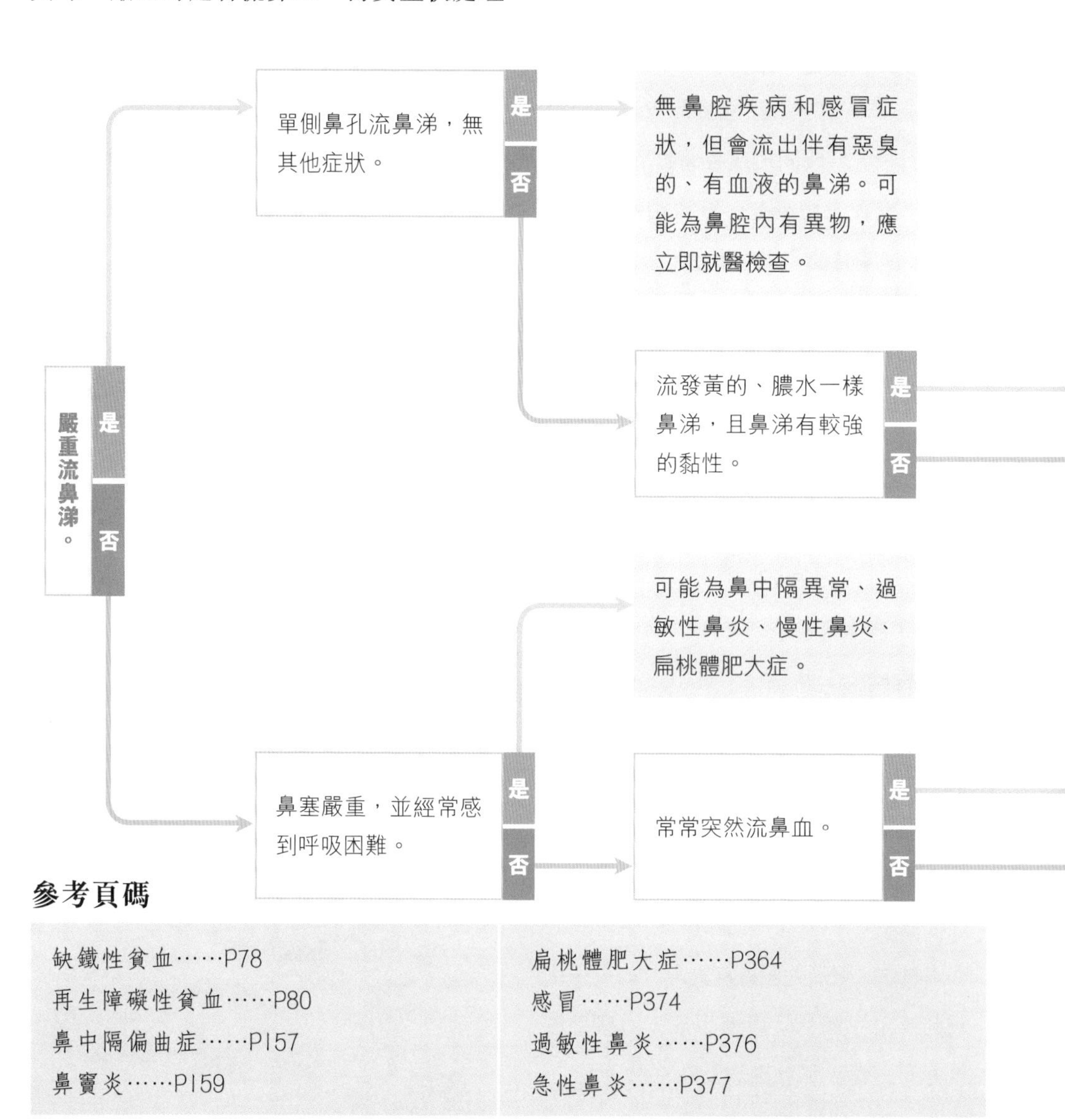

參考頁碼

缺鐵性貧血……P78	扁桃體肥大症……P364
再生障礙性貧血……P80	感冒……P374
鼻中隔偏曲症……P157	過敏性鼻炎……P376
鼻竇炎……P159	急性鼻炎……P377

可能為鼻竇炎。

無外傷、鼻腔疾病等情況下，若經常出鼻血，可能為貧血，或與血液有關的疾病。

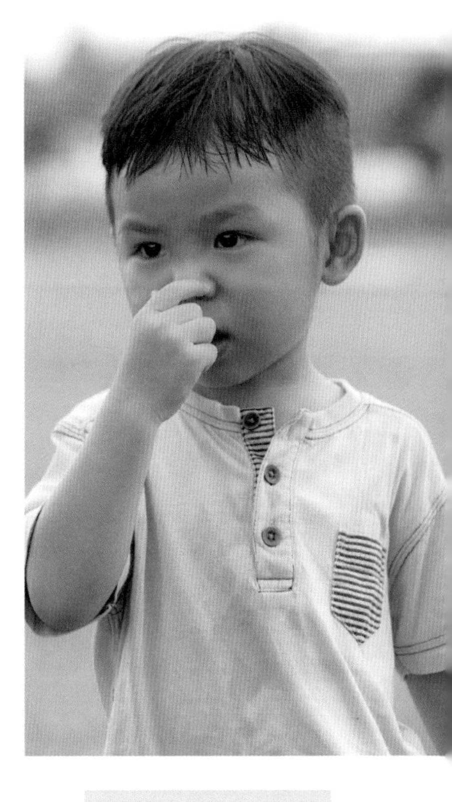

經常流鼻涕，並有感冒症狀，可能為急性鼻炎。若流像水一樣的鼻涕，並伴有鼻腔瘙癢，可能為過敏性鼻炎。

經常擤鼻涕會導致鼻腔黏膜潰爛，引發出鼻血。若有急性鼻炎，鼻涕中也會常含有血液。以上情況只要出血量不多，就不必太擔心。

平時常流鼻涕，臉色蒼白。 是 否

可能為暫時性的鼻塞症狀。若同時有打噴嚏，可能為過敏性鼻炎。

可能為感冒。

在灰塵多的環境中，或從寒冷的環境進入溫暖的環境時，就會流鼻涕。 是 否

很嚴重的咳嗽或打噴嚏，同時出現低熱症狀。 是 否

流的鼻涕像清水一樣，並且不停地流鼻涕，也沒有其他症狀，可能為先天性疾病。也可能為過敏性鼻炎，應立即就醫。

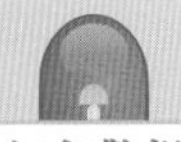

紅色警報

如果鼻子沒有受過外力衝擊，也沒有鼻腔疾病，孩子容易出現鼻出血不止，並伴有臉色蒼白，就可能患有貧血或與血液有關的疾病。若無鼻腔疾病，只有單側鼻孔流鼻血或發出惡臭，可能是鼻子裏有異物。如果鼻子裏流出膿水一樣黏稠的鼻涕，可能為鼻竇炎。有以上情況時，應立即就醫。

感冒

感冒是病毒引起的，孩子抵抗力差，每年都要患幾次感冒，甚至有的孩子一年要感冒八至十次。孩子夜間蹬被子着涼容易感冒，去人群密集的地方容易被傳染感冒，缺乏營養或者睡眠少、旅途辛苦的時候也比較容易感冒。

主要症狀

流鼻涕、打噴嚏、咳嗽、發熱

孩子患了感冒，一般會發熱，有的低熱，有的高熱可達 39℃。打噴嚏、流鼻涕一般在發熱前就出現。剛開始鼻涕是清水樣的，接近痊癒的時候逐漸變得濃稠。咳嗽可在感冒剛開始就出現，也可在感冒兩三天之後開始。其他症狀消失之後，咳嗽和流鼻涕還要持續幾天。感冒時，食慾會下降，不想吃東西。小嬰兒因為鼻塞會出現餵養困難，容易吐奶和腹瀉。

治療

對症治療、支持療法

感冒沒有特效藥，但是有藥物可以對症解決很多不適。高熱時可以服用退熱劑，咳嗽可以服用止咳藥。用藥物可以減輕不適，減少消耗，幫助孩子保存體力。這樣有利於疾病康復。另外要給予充份支持，提高房間內濕度，並給予營養豐富、易吸收的食物。同時要讓孩子多休息。過 5-7 天感冒就會自癒。

自我保健

● 孩子如果是受涼感冒的，可以喝些生薑蜂蜜茶，有促進感冒痊癒的功效。把生薑剁碎，放入鍋中煮開或者直接用開水沖泡，當水溫降到 30~40℃的時候，加入蜂蜜，濾去渣即可飲用。

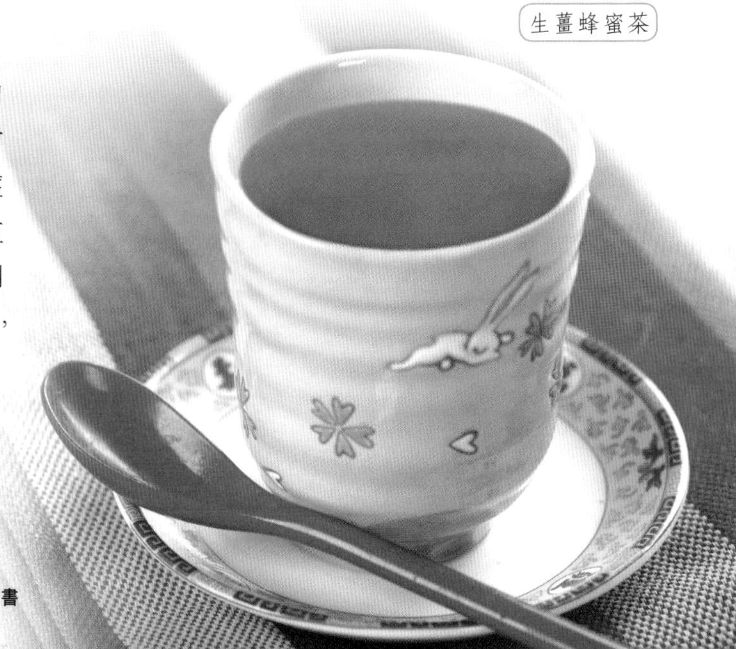

生薑蜂蜜茶

護理感冒孩子的生活小細節

孩子感冒後，吃好、喝好、休息好非常重要。吃好、喝好、休息好就能保存體力，有足夠體力抵禦病毒侵犯，感冒就好得快。

飲食要清淡有營養

適合的飲食是半流質食物，粥和麵條最好，可以在粥裏、麵裏加肉末、雞蛋、菜葉等豐富營養。也可以用肉、骨頭、蔬菜等煮湯，然後用湯煮麵條、煮粥。如對因着涼感冒的孩子，可用葱白、生薑和糯米煮粥，吃的時候加少許米醋。如果因為夏天暑氣重而感冒的孩子，可用苦瓜、鮮蓮葉和瘦豬肉一起煮湯。

不過，患感冒的孩子食慾不太好，可能不太想吃，也不必強迫，以免增加腸胃負擔，反而不利於疾病痊癒。

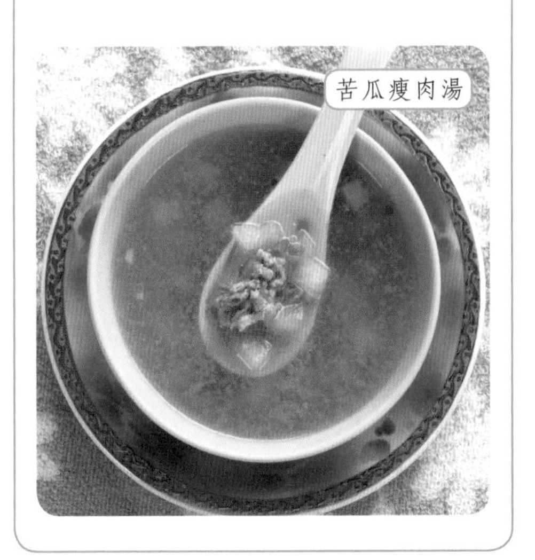
苦瓜瘦肉湯

要多補充水份

足量的水份有利於增強代謝，促進感冒痊癒。補充水份以溫熱的白開水最好，要小量多次地餵。不要喝冷水。如果孩子不肯喝白開水，可以餵些果汁，或者在白開水裏加些糖、蜂蜜等。

一定要讓孩子休息好

孩子們精力旺盛，只要有體力就會不停活動，家長應該適當控制，讓孩子做些比較安靜的活動。在孩子感冒期間最好不要帶出去長時間玩耍、逛街、走親訪友等，盡量保證孩子睡午覺的時間，晚上也要早睡。

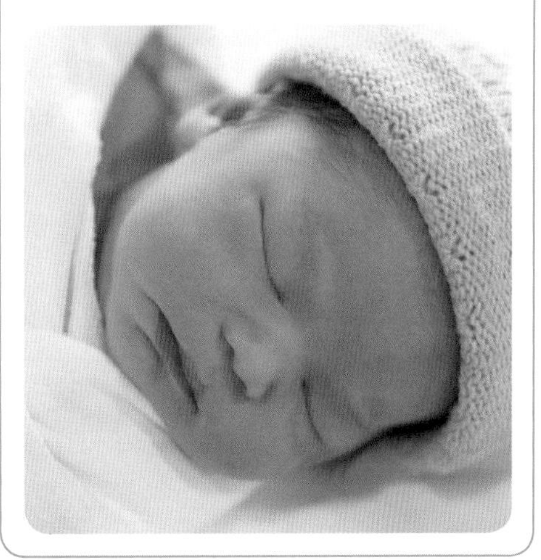

過敏性鼻炎

引起過敏性鼻炎的常見因素是花粉、枯草、灰塵、動物毛髮以及冷熱空氣的刺激。有的孩子對某一種物質過敏，有的孩子可能對多種物質過敏，還有些過敏原不明。

主要症狀

鼻涕多、噴嚏多

如果患有過敏性鼻炎，只要受到致敏物質刺激，就會開始不停地打噴嚏，還會持續流出清水一樣的鼻涕，完全不受控制，清水樣鼻涕甚至會在不自覺的情況下滴答下來。對花粉過敏的孩子在春天和秋天會格外嚴重，其他季節比較輕微或者沒有症狀。對枯草過敏的一般在秋天發作，季節一過過敏症狀就消失了。

治療

滴鼻劑、培養免疫力

鼻塞的時候可以選擇滴鼻劑滴入鼻腔促進通氣。不適嚴重還可以在醫生指導下短期服用抗組胺藥物。另外可以行脫敏療法。先要在皮膚上弄一個小傷口，塗抹上各類可能陳起過敏的物質，觀察皮膚反應，找出致敏物，然後將這種物質的粉塵注射一些到體內，幾次後就不再對這種物質過敏了。此種方法需在醫生的指導下進行。

自我保健

● 不養小動物，不養花。

● 勤用濕布擦拭傢具，布料製作的沙發和窗簾收起來，減少灰塵。被褥不用的時候要用防塵套套起來。

● 對花粉或枯草過敏的孩子，在春秋兩季盡量少外出，居家時也要關緊窗戶，在室內使用空氣淨化器。需要外出時可以戴防護性好的口罩。出門盡量選擇早上或者黃昏，避免午後外出。

空氣淨化器

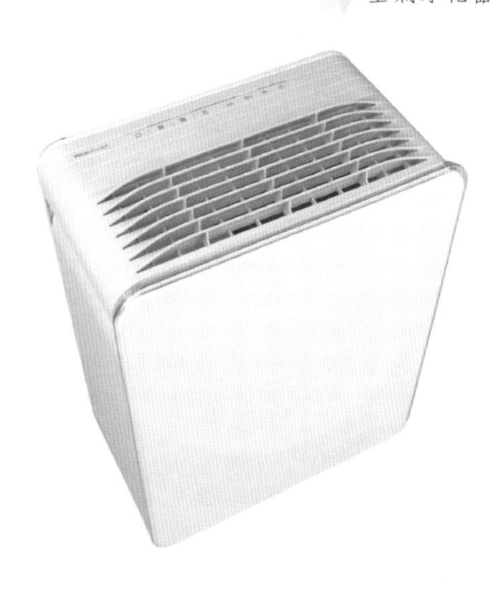

急性鼻炎

急性鼻炎是由病毒或細菌感染等導致的。刺激性氣體或者藥物也是導致急性鼻炎的原因。孩子抵抗力差，免疫系統不完善，衣服加減不及時、蹬被子受涼或者赤腳玩等都可誘發感染，引起急性鼻炎。同時，感冒也常伴有急性鼻炎，除感冒外，流感、麻疹、白喉症也可引起急性鼻炎。

主要症狀

鼻塞、流鼻涕、鼻癢、頭痛、發熱

急性鼻炎與感冒的症狀非常相似，都有發熱、流鼻涕、鼻塞等症狀，但是患急性鼻炎時，鼻部的感覺更明顯，會感覺發乾、發癢，也有可能伴有嗅覺減退。剛開始一兩天流清水樣鼻涕，兩天之後轉為黃色濃稠鼻涕，鼻塞加重。再過兩天就差不多痊癒了。

治療

滴鼻劑、抗生素治療

急性鼻炎若是由細菌感染引起的，需要用抗生素治療。鼻塞影響睡眠時可用滴鼻劑，緩解鼻塞，幫助盡快入睡。入睡後鼻塞症狀會自動緩解。滴鼻劑不能使用太長時間，具體用法要遵照醫生囑咐。如果過了很久仍有鼻塞症狀要看醫生。

自我保健

● 用熱水沖泡綠茶，出色後加入一點鹽，最好是不含碘的鹽，趁熱用棉棒蘸取塗擦在鼻腔內部，可幫助收斂血管，緩解鼻塞、鼻乾、鼻癢等不適感。

● 把一塊白蘿蔔切塊、榨汁，用脱脂棉球蘸汁塞入鼻腔，蘿蔔汁所含的芥子油能醒神通竅，緩解由鼻炎引起的鼻塞症狀。

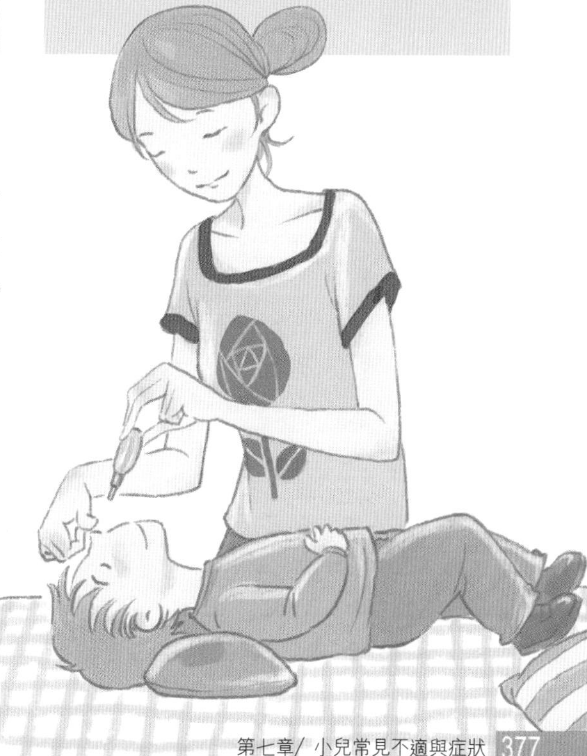

體重不增

餵養不當可導致嬰幼兒體重增加不理想，食量不夠、營養不均衡都是如此。新生兒出生頭幾天有個生理性體重減輕的過程，除此之外，孩子體重不增、下降都要考慮到可能是疾病導致的。因為很多疾病會影響吃奶、消化、吸收或者會大量消耗體內能量，表現在體重上就是體重不增或者下降。

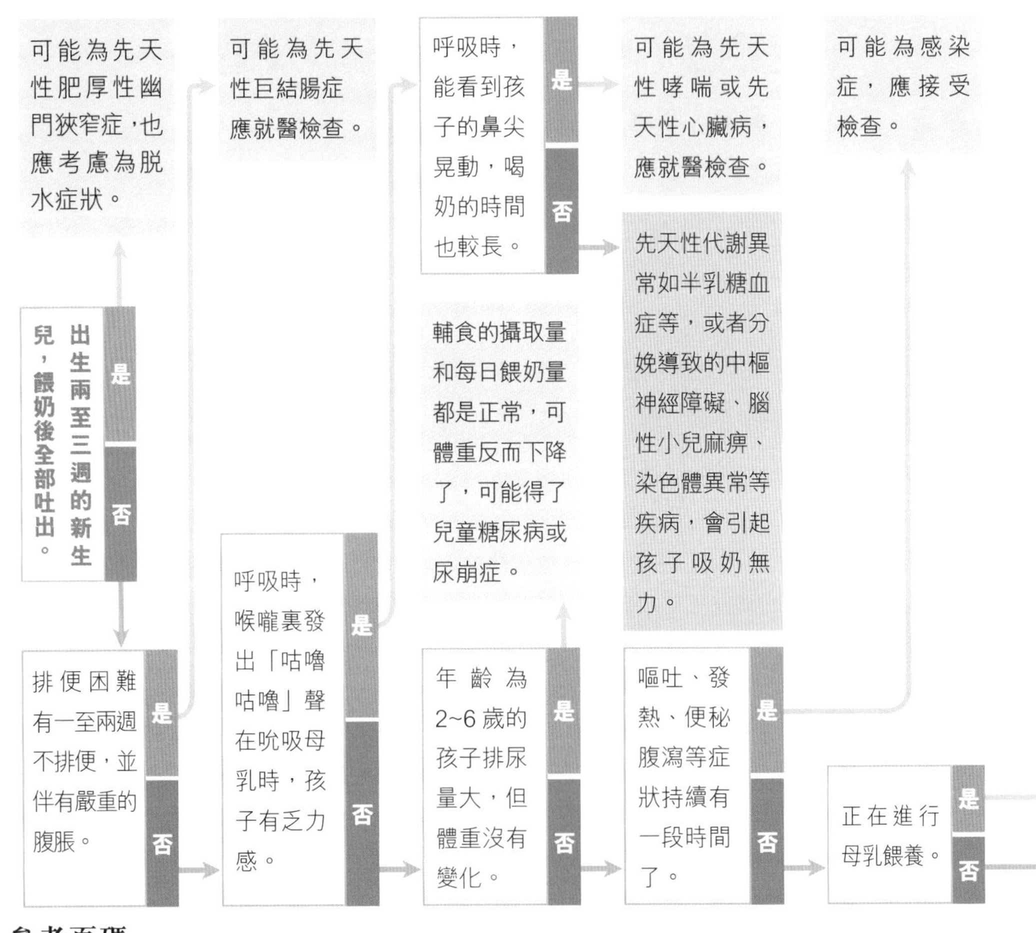

參考頁碼

先天性肥厚性幽門狹窄症……P350
先天性心臟病……P380
半乳糖血症……P381
先天性喉喘鳴……P381
小兒厭食症……P384
先天性巨結腸症……P401
尿崩症……P409

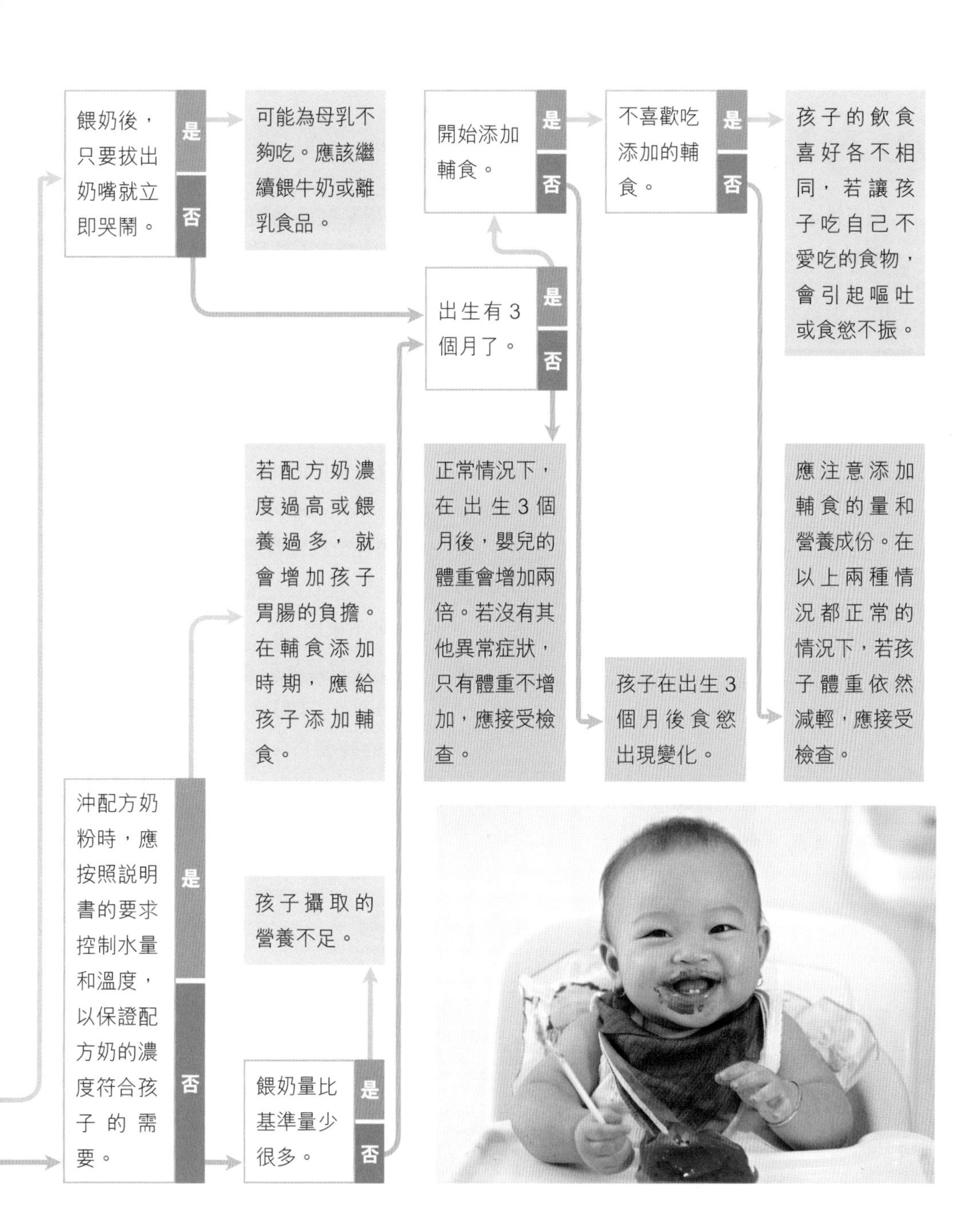

紅色警報

出生2~3週的新生兒喝奶後如噴射狀吐出奶水，應該考慮是否為先天性肥厚性幽門狹窄症。若孩子吸奶困難，或吸奶感到痛苦，可能為腦性小兒麻痺、先天性畸形、先天性代謝異常、分娩導致的中樞神經障礙、染色體異常等疾病。以上都為重症疾病，應立即就醫檢查。

先天性心臟病

先天性心臟病主要是母體在孕期患某些疾病，或服用某些藥物如抗腫瘤藥物，或感染某些病毒如流感、風疹、腮腺炎，或者接觸了放射線，都有可能導致胎兒心臟發育異常，出生後就是先天性心臟病。另外，先天性心臟病也有可能遺傳。先天性心臟病的患病率在 0.8% 左右，死亡率很高。

主要症狀

呼吸急促、吃奶困難、體重不增

患有先天性心臟病的嬰兒，呼吸淺近、急促，吃奶非常費勁，經常餓得尋食，但吃奶的時候吮吸力很小，吃幾口就滿頭大汗，需要歇一歇。因為吃奶困難，攝入營養不足，所以體重可長時間不增。心臟病比較嚴重時，患兒的臉部和嘴唇會因為缺氧而呈現青色。

治療

手術治療

孩子出生後還要繼續發育，所以有些先天性心臟病患兒在五歲前可以自然痊癒，也有些心臟病比較輕微，對血液循環沒有多大影響，無需治療。但有些患兒必須通過手術治療，矯正畸形。當然一定要經過專科醫院的檢查再確定治療方法。

自我保健

● 一定要打預防針，流感、肺炎等計劃外疫苗也最好打，各種小病都可能加重心臟病。

● 減少消耗，洗澡時間要短，但不要過分限制孩子活動，以他自己感覺舒適為主，如果感覺累他會自己停下來的。

● 給孩子提供足夠的營養，吮吸困難時，建議改用小杯子、勺子餵食，讓孩子花更小的力氣攝入更多的營養，保證發育所需。

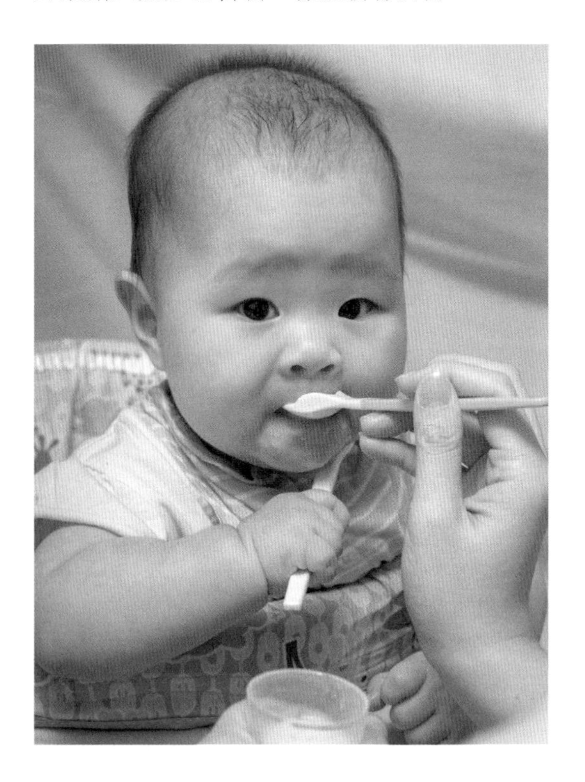

半乳糖血症

半乳糖是乳汁中乳糖的組成部份。半乳糖進入體內，會被繼續分解代謝，供應身體需求。分解半乳糖的過程中，需要用到三種酶，缺一不可。但是有些孩子體內會缺乏某種酶，使得半乳糖無法分解。這樣一來，血液中半乳糖濃度就會升高，進而造成半乳糖血症。該病是先天性的。

主要症狀

餵養困難、體重不增、腹瀉、嘔吐

如果患了半乳糖血症，孩子吃奶後就會出現嘔吐、腹瀉等問題。因為營養不良，體重也不增加。同時肝功能會被損害，導致黃疸、肝硬化等疾病。如果治療不及時，隨着年齡增長還可出現白內障、發育障礙、智力障礙等嚴重後果。另外該病還可引起敗血症，非常危險。

治療

飲食療法

發現半乳糖血症，應該馬上停用所有含有乳糖和半乳糖的食品，最需要停食的就是乳類食品。孩子不能吃乳類食品，可改用豆漿、米粉等餵養，另外額外補充維生素和脂肪。任何含有牛奶的食品都要拒絕，包括奶油蛋糕、冰淇淋、奶酪等。最好長期堅持這樣的飲食原則。

先天性喉喘鳴

喉喘鳴大多是因為喉部軟骨未發育完全導致的，發育不完善的軟骨會阻礙空氣流通，在呼吸的時候就會發出喘鳴聲。孩子長大後，軟骨發育完全，這種情況就會消失。喉部有先天性畸形和某些疾病也可導致喉喘鳴。

主要症狀

吸氣時發出「呼嚕」聲、呼吸困難、體重不增

喉喘鳴一般出現在剛出生不久的新生兒身上，新生兒一兩週時就可發現，吸氣時喉嚨裏會發出「呼嚕」聲，像打呼嚕一樣。如果病情嚴重，會出現呼吸困難，吸氣時鎖骨上窩、胸骨上窩會出現明顯凹陷，連吃奶都變得費勁了，因此會營養不良、體重不增。

治療

觀察、手術治療

即使有先天性喉喘鳴，只要身體狀態良好，可以不用治療，過一段時間，一般在 2 歲內就痊癒了。如果是因為畸形導致的，則不能自癒，需要手術治療。

自我保健

● 給先天性喉喘鳴的孩子餵飯時，要特別注意防嗆咳，以免食物進入氣管引發肺炎。

不愛吃飯

孩子不愛吃飯多半是不餓，但長期食慾不佳或者突然變得不愛吃飯了，則要重視，消化不良、腸胃不適或者一些重病，都可影響食慾。另外，情緒問題或者壓力太大也會讓孩子食慾不佳。孩子不吃飯不要強迫，越強迫越不想吃。關鍵在於平時養成良好的飲食習慣。

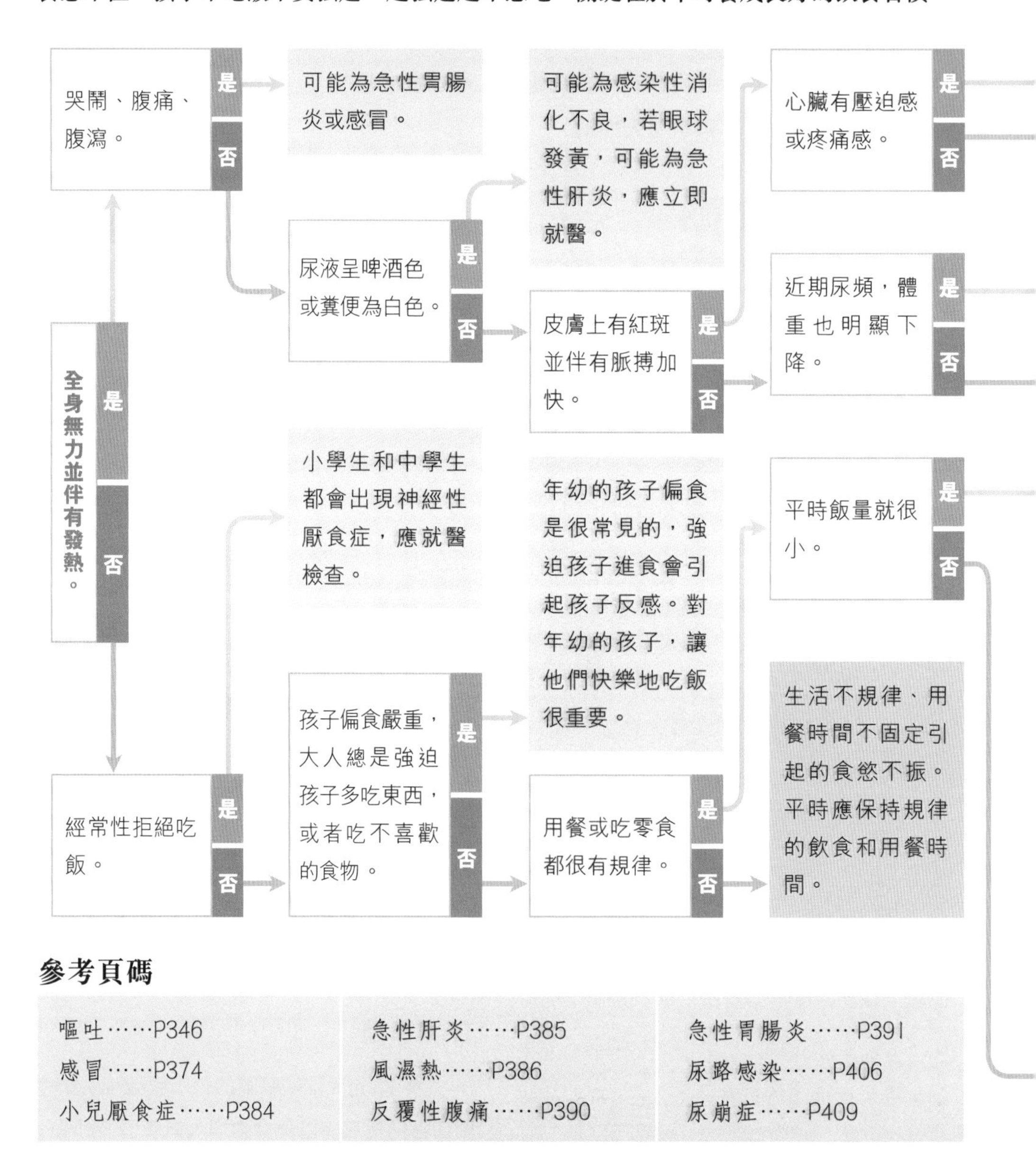

參考頁碼

嘔吐……P346	急性肝炎……P385	急性胃腸炎……P391
感冒……P374	風濕熱……P386	尿路感染……P406
小兒厭食症……P384	反覆性腹痛……P390	尿崩症……P409

可能為風濕熱導致風濕性心臟病應立即就醫。

食慾不振也是某些疾病的前兆。若同時伴有腹瀉水腫、嘔吐等症狀，應就醫檢查。

可能為尿路感染或尿崩症。

可能為風濕熱。若治療不及時，可導致心臟病，應立即就醫，及早治療。

孩子在幼兒期食慾較弱，飯量也較小。只要沒有其他症狀，就不用太擔心。若強迫進食，孩子可能會反感。

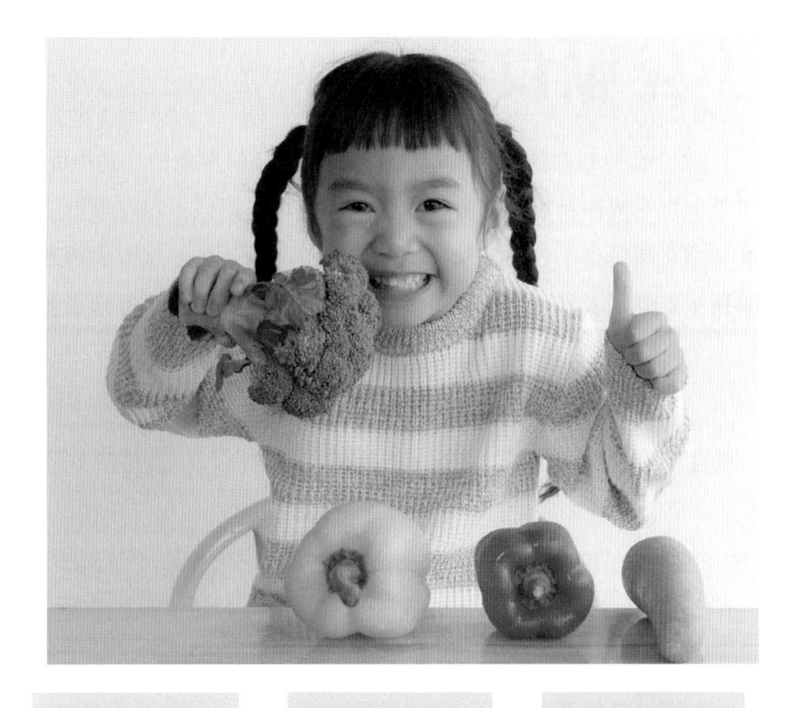

近期因為家庭關係或其他問題，孩子曾有一段時間情緒低落。
- 是 → 吃飯時被批評、家庭關係不和等心理作用，會引起食慾不振。父母偏愛某一個孩子，也會導致其他孩子不愛吃飯。
- 否 → 因交友或學習等問題，導致孩子心理負擔過重。

因交友或學習等問題，導致孩子心理負擔過重。
- 是 → 會使孩子感到不安或產生心理壓力，應尊重孩子的想法。
- 否 → 平時生活中都很活潑。

平時生活中都很活潑。
- 是 → 孩子的口味和食慾各不相同，平時應留意觀察。
- 否 → 缺乏運動，能量消耗少。若無其他症狀，應讓孩子多參與戶外運動。

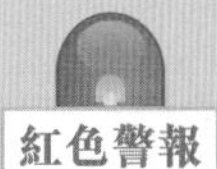

紅色警報

孩子若患有尿崩症或尿路感染，並伴有尿頻，食慾不振，體重也減輕了，應帶孩子就醫檢查。若有關節痛、心跳加快等症狀，可能為風濕熱，應立即就醫。

小兒厭食症

孩子患神經性厭食症，多數是家長餵養不當導致的。強迫進食、追餵都可引起厭食。另外，把吃飯作為可以吃零食的條件，也可能讓孩子對吃飯形成抗拒，導致神經性厭食症。還有部份孩子在剛上幼兒園時，因為環境陌生、壓力大導致腸胃活力差，或者家長給孩子安排了太多任務，導致壓力大而影響食慾，最終都會引發厭食症。

主要症狀

沒食慾、逃避吃飯

嬰兒患厭食症的較少。幼兒患厭食症後，主要表現是不好好吃飯，磨蹭不上飯桌，吃飯很慢、吃兩口就不吃了，只要吃飯就説不舒服，不想吃。再大點的孩子如果患了厭食症，就會逃避吃飯，甚至只要一聽到吃飯就出現腹痛的現象。還有的孩子一聽到吃飯就要上廁所，以此逃避吃飯。

治療

健康飲食、吃多吃少隨意

給孩子提供豐富、健康的飲食，食物不要太單調，多變換花樣。另外，少吃甜食、油膩食品，這些食品都會影響孩子吃正餐時的胃口。吃飯時不要太過干預孩子，想吃甚麼吃甚麼，想吃多少吃多少，讓孩子感覺輕鬆。還要注意不要在飯桌上爭吵或者訓斥孩子。這樣過一段時間自然會緩解。

自我保健

● 番茄汁、山楂茶都有開胃功效，孩子食慾不好的時候可以試試。把番茄洗乾淨，用開水燙一下去片，擠出汁飲用，每次 100 毫升，每天兩三次。山楂洗淨放入水中煮成膏狀，加入少許白糖，每次吃兩三勺，每天吃兩三次。

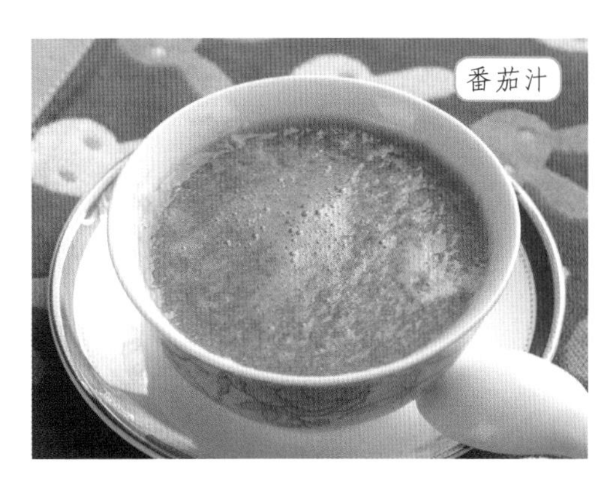

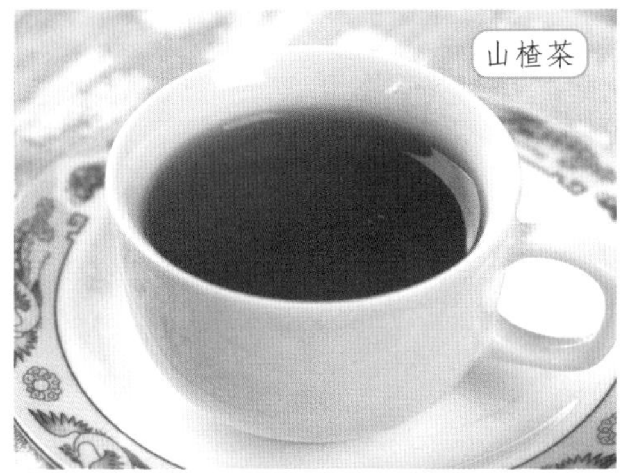

急性肝炎

孩子患肝炎一般多為甲型病毒性肝炎，糞便、食物、日常接觸、飲水都可傳播急性肝炎病毒，所以，衛生條件差的孩子更容易被感染患病。

主要症狀

噁心、腹痛、食慾不振、消瘦

孩子如果患了急性肝炎，很多都會出現腹痛症狀，也有腹脹等感覺，因此一般會食慾不振，幾天之內就會明顯消瘦。另外還會出現發熱、頭痛、噁心、疲倦等症狀。患肝炎後，肝功能下降，有可能出現黃疸，不過有的黃疸發作很快，有的則比較緩慢。但更多孩子沒有黃疸症狀。大孩子則可能會說胸口上方或右上腹部疼痛。

治療

營養支持

患了急性肝炎，病程大約要持續6個月，需要住院治療一段時間，度過急性感染期。另外調養比治療更重要，因為需要靠自身抵抗力來消滅病毒。如果孩子食慾不振的時候，可給他準備些果汁或者流質食品，減輕進食的壓力。等到食慾恢復了，多準備他平時喜歡吃的食物，還要準備營養豐富的食物，魚、雞蛋、瘦肉、豆腐等高蛋白食物都要有。

自我保健

- 不要給孩子喝生水，也不要買路邊攤食品，不與別人共用任何會與口腔接觸的物品，比如茶杯、漱口杯等。
- 經常用開水煮餐具消毒，水燒開後煮5分鐘即可，能有效殺滅甲肝病毒。
- 如果家人有肝炎患者，要讓孩子遠離，不能共用任何物品，包括毛巾、馬桶等日常用品，餐具更不能混用。患病家人用的物品都必須是專用的。

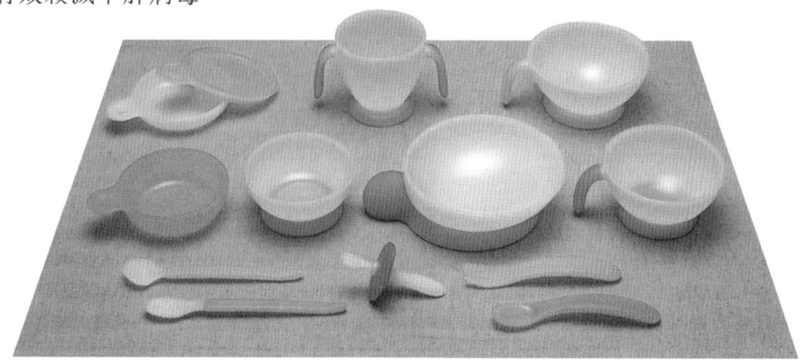

風濕熱

風濕熱是結締組織病變，醫學界普遍認為是由溶血性鏈球菌反覆感染引起的免疫異常導致的。心臟、關節、中樞神經系統及皮下所有結締組織都可受累，心臟和關節最為明顯，會引發關節炎、心臟病等疾病。對兒童、青少年危害較大。

主要症狀

關節痛、僵硬

風濕熱早期發現，治療較容易，但是容易被耽誤，因為該病早期症狀與感冒類似。患了風濕熱後，會反覆出現嗞喉發炎和扁桃腺發炎，並伴有高熱。如果在這些症狀之外還有關節痛，就要特別注意了。特別是手腳關節痛、僵硬，不能靈活活動，握不住筷子、筆的時候，要盡快去醫院檢查。另外，有少數人患風濕熱後可出現紅斑，出現在軀乾和四肢近端，呈環形或半環形，幾小時或一兩天後消失，但過一段時間會在原位再出現。

治療

藥物治療

患了風濕熱，要對症治療。如果已經累及心臟，需要臥床休息。另外需要使用抗生素清除殘留的鏈球菌，而且需要服用較長時間藥物，要好幾年。同時還要使用抗風濕類藥物，比如阿斯匹靈控制病情。風濕熱治療時間較長，必須長期用藥，不要隨便停藥。治療期間要定時檢查。如果心臟瓣膜發生病變，嚴重時常需要手術治療。

自我保健

● 風濕熱復發率很高，在病情得到控制後要特別預防復發。居室要通風、保暖，要特別注意防潮，還要注意清潔。病情控制後要遵醫囑定期注射抗生素，最少要堅持到 18 歲成年後。

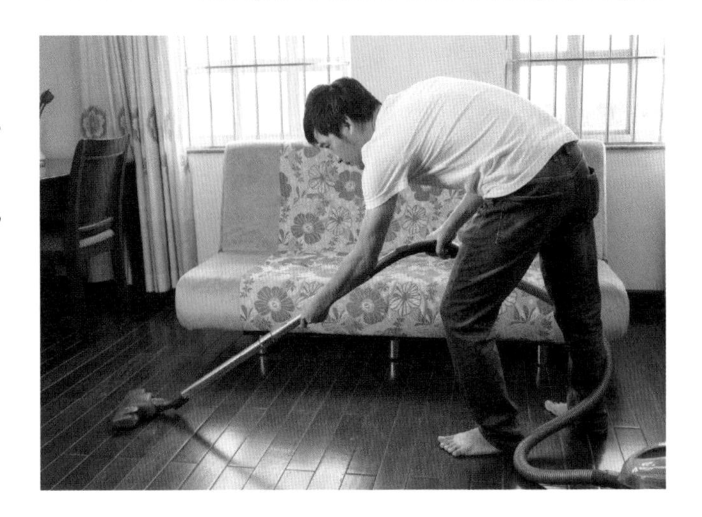

孩子不愛吃飯的原因

餓了就要吃飯，這是本能，但有些孩子就是不愛吃飯，好像永遠不知道餓似的，其主要原因是飲食習慣不好，直接或間接的原因都是父母造成的。

■ 零食給多了

孩子的胃容量很小，吃點就飽，如果總是零食不離嘴，就不會餓，不會餓，孩子自然不愛吃飯。如果在飯前給零食，哪怕是一塊糖果、一塊餅乾都會讓孩子飢餓感全消，正式吃飯的時候就不吃了。

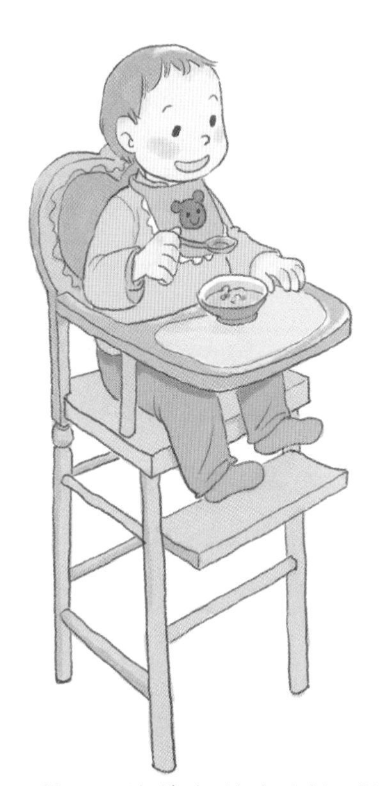

■ 缺乏自主進食經驗

孩子總是被追着餵、逼着吃、誘哄着吃，缺乏自主進食的經驗，容易對食物沒有慾望。特別是有些家長用零食誘哄孩子吃飯，吃完飯就可以吃糖、吃完飯就可以買玩具，等等，這樣給孩子一種感覺，零食比飯好，更不願意吃飯了，或者把吃飯當成了任務，也不喜歡吃飯。

■ 邊吃邊玩

孩子對玩的興趣遠大於吃飯，如果養成邊吃邊玩或者邊看電視邊吃飯的習慣，看上去也就不怎麼愛吃飯了。

■ 飯不好吃

飯的味道不好，大人也不愛吃，孩子自然不愛吃。對孩子來說，飯不好看，可能也會不愛吃。

所以，要想讓孩子好好吃飯，從 1 歲起就讓孩子與大人一起吃飯，讓其自己進食，大人餵一些就可以。另外養成規律、良好的進食習慣，定時定量進餐，不要時不時給零食，也不要在吃飯時玩耍。當然家長也要在飲食上下點功夫，除了味道外，還可以給食物做些好看的造型或者搭配漂亮的顏色，激發孩子食慾。

腹痛

孩子易患腹痛，主要是因為發育不健全、腸胃功能低下引起的，如消化不良、飲食過量，這樣的腹痛只要按摩孩子腹部，一般就會好轉。另外，有些腹痛則是腸道、尿路感染引起的，疼痛比較劇烈，孩子會因為疼痛而不停哭鬧。

突然不停哭鬧。
是
否
正在喝奶。
是
否
臉色蒼白並伴有嘔吐。
是
否
發熱。
是
否
肚臍周圍疼痛劇烈。
是
否
可能為便秘、神經性腹痛、腸道蛔蟲、慢性腹痛。
若腰痛，可能為游走腎，應就醫檢查。

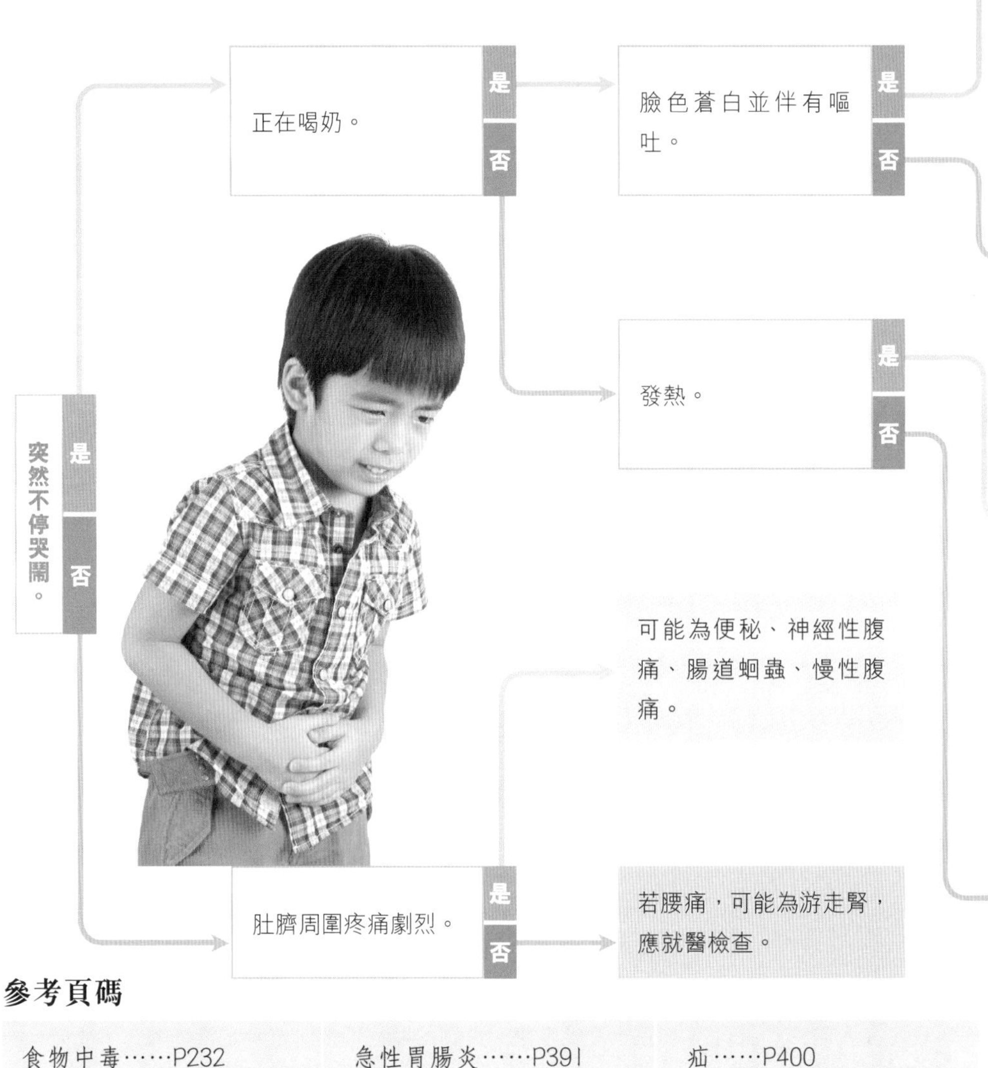

參考頁碼

食物中毒……P232	急性胃腸炎……P391	疝……P400
腸套疊……P349	急性闌尾炎……P393	泌尿道感染……P406
流行性腮腺炎……P362	細菌性痢疾……P397	尿崩症……P409
反覆性腹痛……P390	便秘……P398	嬰兒腸絞痛……P412

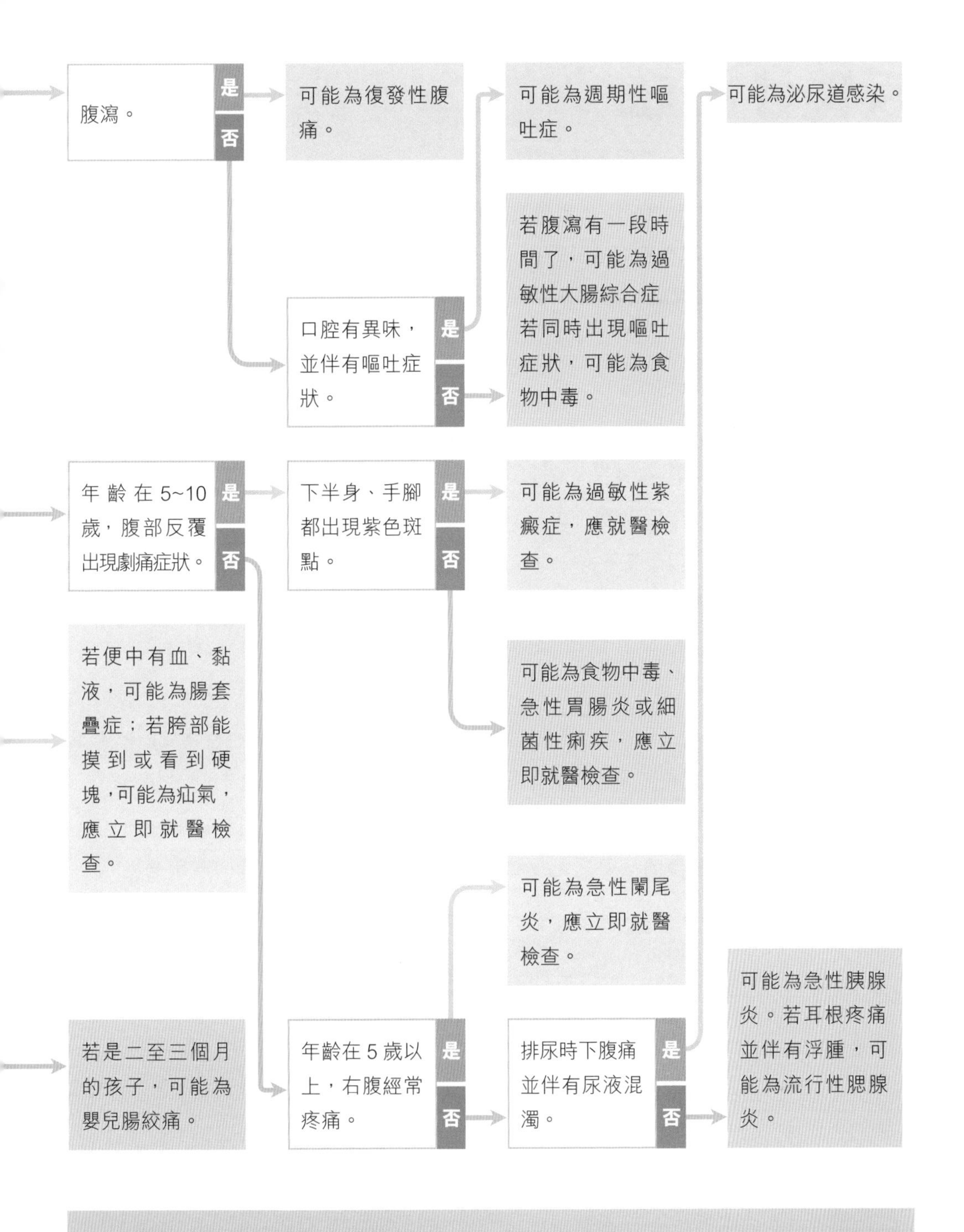

紅色警報

若孩子突發腹痛，並伴有嘔吐、臉色蒼白等症狀，同時糞便中有血、黏液，可能為腸套疊症。若胯部有柔軟的腫塊，可能為疝氣。若出現疑似急性腸炎、急性闌尾炎、急性胰腺炎、細菌性痢疾等疾病的症狀，都應立即就醫檢查。

反覆性腹痛

孩子患反覆性腹痛，多數是神經過敏反應，一般沒有器質方面的改變。如不想上學的孩子在上學前容易出現腹痛；不想讓父母出差的孩子，在父母準備出差時容易腹痛。另外，環境突然變化、家長教育過於嚴格、學校生活不順利都會讓孩子患上反覆性腹痛，只要出現相關因素就要腹痛。

主要症狀

腹痛、臉色蒼白

當孩子反覆性腹痛時，有的父母會認為孩子是為了逃避不喜歡的事情而裝出來的，逃避是真實的，但腹痛不是裝的。這時候孩子會感覺到腸胃扭曲、痙攣一樣的疼痛，往往會疼得臉色蒼白，同時伴有食慾下降、頭暈、頭痛、嘔吐、便秘等症狀。

因為壓力、精神因素而產生的腹痛一般只持續一兩個小時，如果持續時間長就應該考慮是疾病導致的。

治療

對症治療

當孩子反覆出現腹痛，父母應設身處地考慮一下孩子的狀況，解除他的精神壓力，消除神經過敏的狀況，反覆性腹痛就能痊癒。同時要對症治療其他症狀，但不要擅自用藥，以免加重病症，要看醫生再用藥。另外有研究發現只要消滅胃內的幽門螺桿菌，反覆性腹痛就能痊癒。如果體內發現該種細菌可以用抗生素。

如果確定並非精神因素引起的，要去醫院進行詳細檢查，找到病因並治療，以免延誤病情。

自我保健

● 孩子出現腹痛時，搓熱雙手，順時針打圈按摩他的肚子或者熱水袋灌入 60℃ 溫水放在他的肚子上，能有效緩解疼痛。

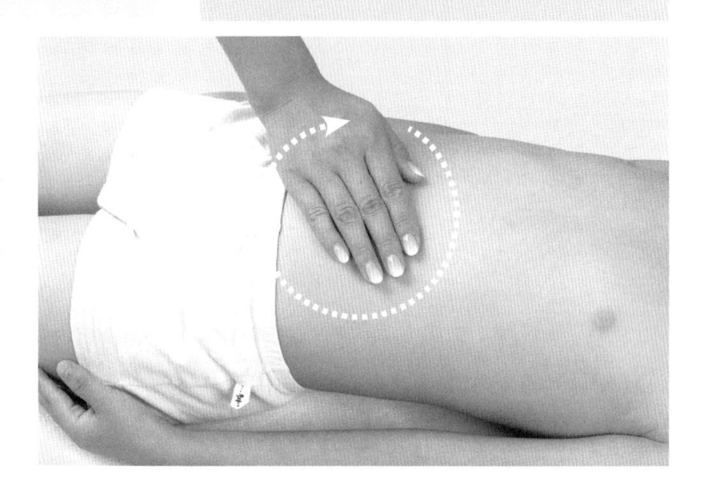

急性胃腸炎

孩子患急性腸胃炎，主要原因是吃得不合適。吃多了、吃了冷食或難消化的食物都可導致消化不良，進而引起急性腸胃炎。另外，變質食品、不潔食物、過敏都可引起急性腸胃炎。還有一部份是因為藥物副作用、化學物質或毒性物質中毒引起的，這類急性腸胃炎不多見，但也會發生。此外感冒、肺炎、中耳炎等消化道以外的疾病也可刺激腸道蠕動加快而出現急性腸胃炎。

主要症狀

上吐下瀉、腹痛、發熱

如果患了急性腸胃炎，會突然腹痛，並排出水一樣的糞便。排便後腹痛停止，過一會再發作，反反覆覆。小寶寶會因為腹痛反覆哭鬧。如果症狀較輕，每天排便十次以內，症狀較重時排便可達十次以上。此外還會嘔吐，將胃內容物吐出，嘔吐嚴重時會吐出膽汁或者咖啡色血液。也有部份孩子會感覺乏力、發熱。

治療

禁食一兩天、補充水電解質

孩子患了急性腸胃炎，最好禁食一兩天，讓腸道徹底休息。禁食結束後給孩子吃一些溫熱的營養粥、麵條、麵疙瘩湯等，少吃多餐，過一兩天後慢慢恢復正常飲食。腹瀉、嘔吐會使體內水份大量流失，要特別預防水、電解質紊亂。在禁食的同時要注意補液，腹瀉嚴重的需要靜脈輸入水電解質。但是不要急着給止瀉藥，以免體內毒素無法排出，發展成慢性腹瀉。小寶寶每次排便後都要清洗小屁股，避免殘留糞便刺激皮膚。

自我保健

● 藥房購買乾的千根草，用 10-50 克，加水煎湯飲用，有良好止瀉、抗菌作用。另外也可以給孩子喝些綠茶水，也有止瀉作用。

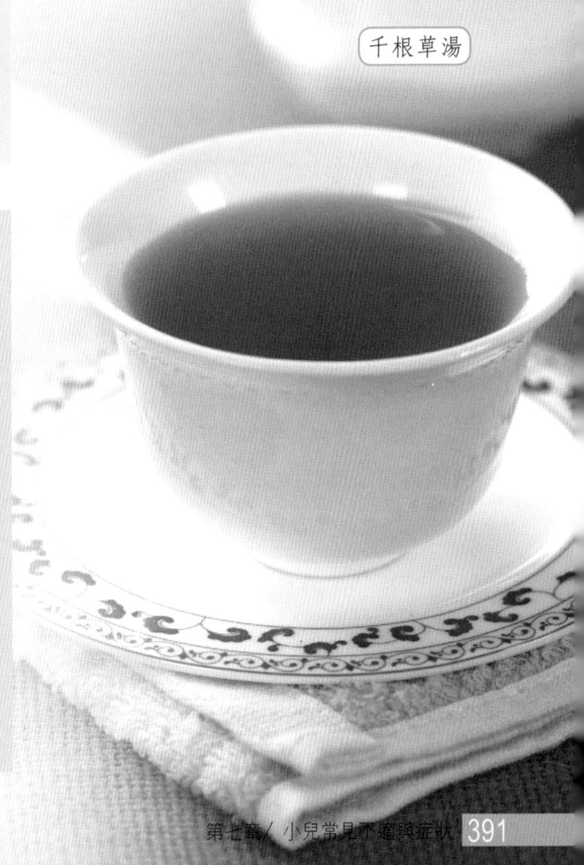

千根草湯

預防急性胃腸炎生活小細節

「病從口入」這個詞最適合形容急性腸胃炎，預防急性腸胃炎就要管好孩子入口的食物。

不暴飲暴食

孩子腸胃嬌嫩，暴飲暴食後腸胃消化功能跟不上，就容易患上急性腸胃炎。當孩子喜歡的食物很充足的時候，要注意管住孩子的嘴，不能放任他吃。特別是油膩的、生冷的、辛辣刺激的食物，更不能一次性吃很多。過節時、家裏來客人或者去別人家做客時，孩子最容易多吃，這時候家長要特別注意。

另外，剛上幼兒園的孩子，因為不適應，在幼兒園可能吃不飽，回到家就喜歡大吃大喝，家長一定要控制好，提前給孩子準備好飯食，不要零食敞開吃。

不吃不潔食物

食物不潔是導致孩子患上急性腸胃炎的一個原因，孩子的手也要注意，每次進食之前都要用肥皂徹底洗手，以免手上的髒東西進入口中。不潔的食物，主要來源是各種路邊攤，盡量不要買路邊攤的食物給孩子吃。如果在外買了熟食，最好回家充份加熱之後再給孩子吃。另外要預防還不懂事的孩子從地上撿食物、玩具、髒東西等塞入嘴裏。

不吃變質食物

隔夜的食物最好不要給孩子吃，有可能已經變質了，特別是在夏天，加熱也不能保證不會損害腸胃。食物最好當天吃掉，食物吃之前要充份加熱，最少高溫蒸煮 20 分鐘。另外孩子愛喝的各種飲料，放置時間長了也可能變質，一般來説，開蓋 24 小時後就不能再飲用。還在喝奶的孩子則要注意，沖調好的奶，應在 2 小時內喝完，一次喝不完的奶應倒掉。

另外，有些藥物也可引起孩子急性腸胃炎，一旦服藥後發生腹瀉，最好停藥並諮詢醫生。

急性闌尾炎

孩子患闌尾炎，原因是多方面的，細菌感染、闌尾腔梗阻、神經反射都可引發，如患感冒、扁桃腺炎時，細菌可以經由黏膜、血循環到達闌尾引起急性闌尾炎。另外，腸道內的糞便、蛔蟲也可進入闌尾而引起發炎。

主要症狀

右腹部疼痛、嘔吐

如患急性闌尾炎時，孩子右腹部出現疼痛，這是闌尾炎的典型症狀，要考慮到可能是急性闌尾炎，盡快到醫院做檢查。也有一部份孩子並不出現疼痛症狀，僅表現為食慾不振、嘔吐、發熱、腹瀉等，也需要重視，可以用手按壓一下右腹部，看是否有疼痛感。孩子患急性闌尾炎，程度比成人嚴重，而且發展快，很快就可能穿孔，引起腹膜炎等嚴重併發症，必須引起重視。

治療

手術切除

如果懷疑闌尾炎，不要吃喝任何東西，也不要擅自用鎮痛劑或者止瀉藥物，應馬上去醫院。鎮痛藥物和止瀉藥物可加速病情惡化。一旦確診闌尾炎，需要盡快手術，以免發生穿孔或者引發腹膜炎等重症。闌尾手術之前需要禁食、禁水 6 小時。如果孩子疼痛嚴重，可以用冷毛巾敷疼痛部位，可起到緩解作用，並預防腹膜炎。

自我保健

- 孩子腹部受涼可引起腸道異常收縮而導致腸內細菌、糞便進入闌尾，引起闌尾炎。要注意給孩子腹部保暖，睡覺時最好能穿個小肚兜，蹬被子腹部也不會着涼。
- 2 歲以上的孩子，如果玩耍的範圍比較大，建議每年常規吃一次驅蟲藥，避免因為蛔蟲而導致的一些疾病。

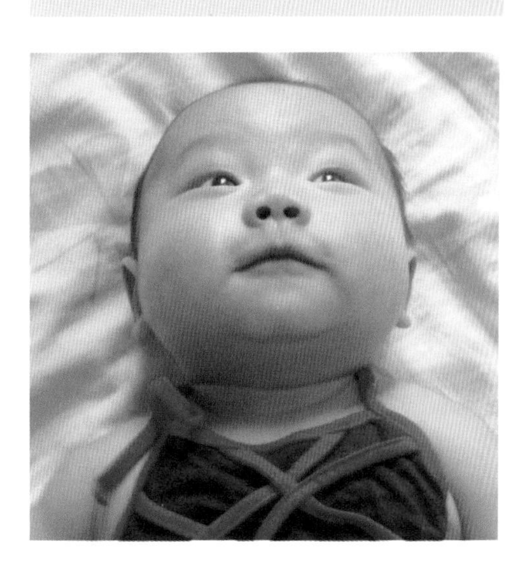

腹瀉

孩子腹瀉多數是病原感染導致的，很多病毒、細菌感染引起的腸道疾病可表現出腹瀉症狀。另外被寄生蟲感染或者出現過敏，破壞腸道環境也可引起腹瀉。腹瀉時，孩子排便次數明顯增加，糞便中含有大量水份、黏液，有時候甚至有血液、膿水。孩子腹瀉很容易脱水，一定要重視。

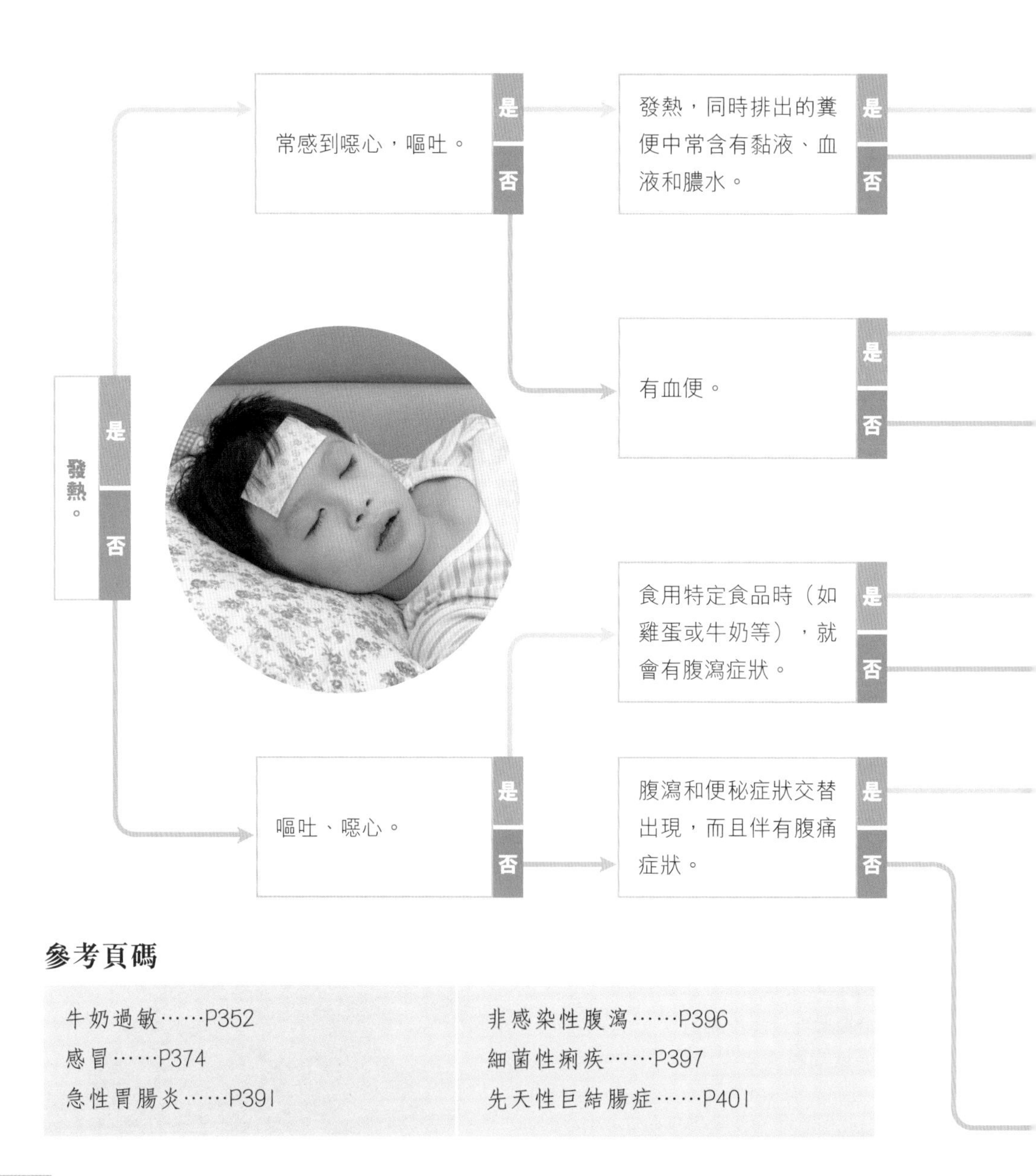

參考頁碼

牛奶過敏……P352
感冒……P374
急性胃腸炎……P391
非感染性腹瀉……P396
細菌性痢疾……P397
先天性巨結腸症……P401

寄生蟲感染、潰瘍性結腸炎等是引起血便的主要原因，應就醫檢查。

若有流鼻涕、打噴嚏、咳嗽等症狀，可能為感冒。另外，藥物的副作用也會引起類似的症狀，應就醫檢查。

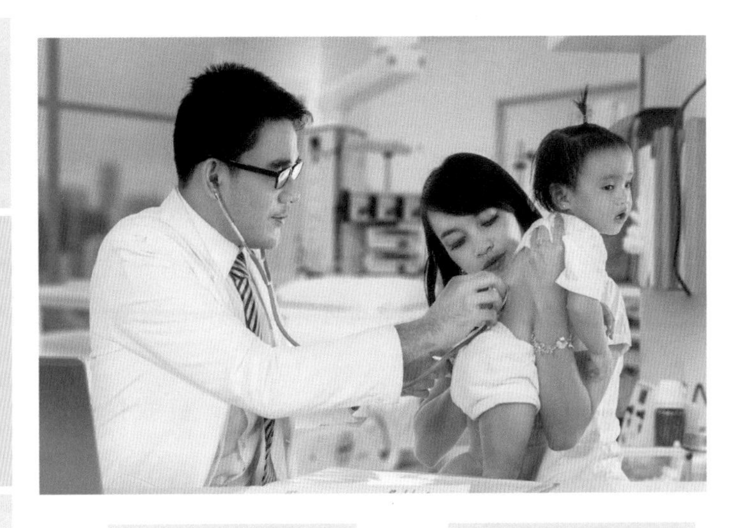

可能為食物中毒，也應考慮為感染性疾病如細菌性痢疾等，應立即就醫檢查。

若糞便像水一樣，可能為急性胃腸炎或痢疾。應立即就醫，若治療不及時，會導致感染性消化不良。

可能為食物過敏症或乳糖不耐受。

可能為先天性巨結腸症，應就醫檢查。

可能為腸黏膜異常、腸易激綜合徵、飲食過敏症，應就醫檢查。

一直為母乳餵養突然添加輔食或餵牛奶。另外，飲食很少。 是 / 否

若臉色蒼白，可能為因攝入營養不足導致的牛奶過敏或腹瀉。

近期吃得太多或攝取大量糖份、脂肪等特定營養素。 是 / 否

可能患有因腸受到刺激而引起的暫時性腹瀉，如果持續很長時間，就應該到小兒科就診。

若孩子體重正常、食慾也很好，就不必太擔心。若症狀持續一段時間了，或短時間內頻繁、反覆有腹瀉症狀，應就醫檢查。可能為心理因素或環境變化導致的腹瀉。

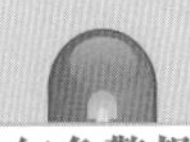

若糞便中有膿水、黏液、血液，應考慮為細菌導致的食物中毒，也可能為感染性疾病如細菌性痢疾等。若糞便像水一樣，可能為病毒引起的急性胃腸炎或痢疾。有以上情況時，應立即就醫檢查。

非感染性腹瀉

非感染性腹瀉最主要的原因是飲食不當。暴飲暴食，突然攝取大量含有糖份和脂肪的食品可引起非感染性腹瀉，如很多孩子在四五個月的時候無緣無故出現腹瀉，就是一種非感染性腹瀉。另外，嚴重的精神刺激，或者腸胃疾病以外的其他疾病如尿路感染、中耳炎、肺炎、感冒、發熱等也可引起非感染性腹瀉。

主要症狀

糞便稀、性狀改變

如果患了非感染性腹瀉，孩子的糞便性狀會出現較大改變，便中的水份明顯增加，且伴有消化不充份，如糞便中有未消化完的食物顆粒，也可能含有黏液。糞便的顏色有的正常，有的則呈現出黃綠色、綠色，而且散發出酸腐味。糞便性狀改變的同時可能還有嘔吐、食慾不振、尿頻等症狀。時間長了，孩子可能脫水，皮膚失去彈力並明顯消瘦。

治療

補液、不禁食、正確用藥

出現腹瀉，應該先化驗糞便，診斷是否感染引起。如果非感染導致，不應該禁食，禁食會降低孩子身體功能，不利於康復。此外要注意補液，口服補液鹽，預防脫水。另外可以使用蒙脫石散止瀉，同時保護腸道。如果出現脫水現象，沒有眼淚，尿液減少，應該輸液補充水、電解質。

自我保健

● 孩子腸胃非常較弱，日常飲食應該特別注意，生冷食物如冰淇淋、冷飲以及油膩食物如肥肉、油炸食品，還有辛辣食物包括辣椒、芥末等都不應該給孩子吃，這些都可引起腹瀉。

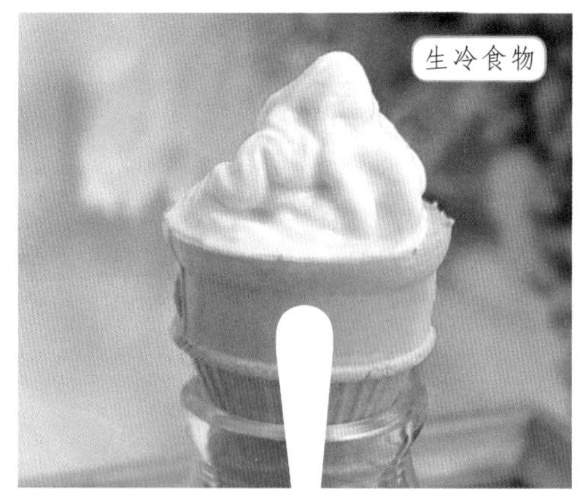

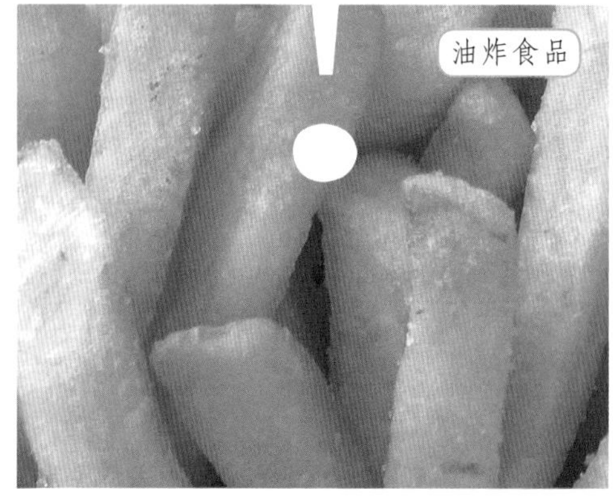

細菌性痢疾

細菌性痢疾是痢疾桿菌感染，侵入大腸導致發炎而發生的疾病，可引起大腸黏膜出現發炎性潰瘍病破壞血管。這種細菌是通過不乾淨的食品、水而傳染的，衛生狀況較差時容易引起感染。1-4 歲的孩子比較容易感染細菌性痢疾。

主要症狀

腹瀉、糞便帶黏液或血液

細菌性痢疾初發病時，首先出現的症狀是高熱和劇烈的腹痛，腹痛出現不久就開始腹瀉。糞便中含有大量水份、黏液或者血液。腹瀉比較劇烈，因此容易導致脫水，要特別留意。另外，細菌性痢疾可併發結膜炎、肺炎、關節痛、末梢神經痛等疾病，因此孩子會特別痛苦。

治療

抗生素治療

患了細菌性痢疾，要先化驗糞便，確定感染何種細菌，然後選擇合適的抗生素，很快就能控制病情。在治療中，最需要預防的是脫水，要多餵糖鹽水或者補鹽液。出現脫水症狀要輸液。最好住院治療。另外在急性發作期，糞便含大量水的情況下，要暫時禁食。待病情好轉後先進食容易消化的流質、半流質食物，之後逐漸恢復正常飲食。

自我保健

● 給孩子做飯的人必須注意個人衛生，排便後、做飯前必須用肥皂洗手。另外要預防蒼蠅、蟑螂等污染正在加工的食物。

● 酸梅茶有澀腸、清腸、止瀉、抗菌的作用，患有細菌性痢疾喝些酸梅茶，有一定的輔助治療效果。5 個糖漬梅子，倒入一些醃製梅子的汁，加水煮沸，再加適量冰糖、烏梅酒以及紅茶就可以飲用了。

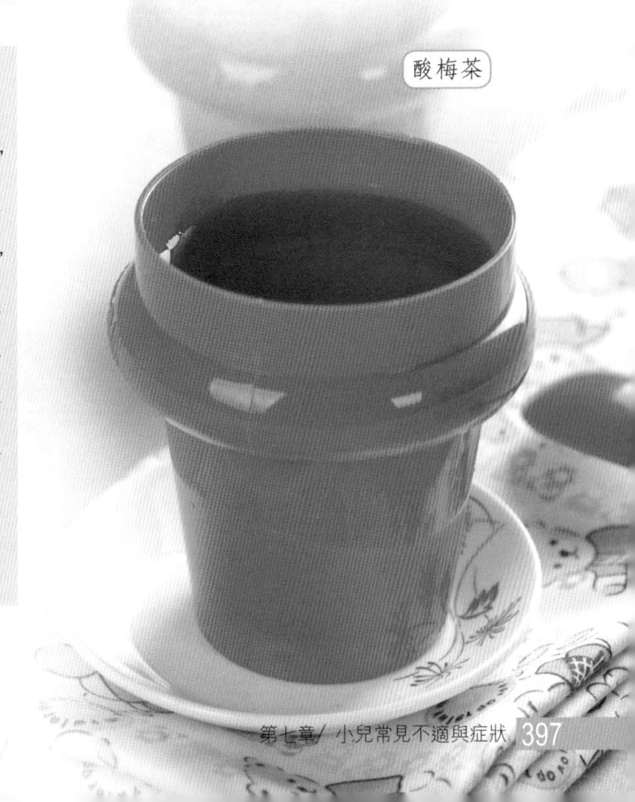

酸梅茶

便秘

孩子便秘主要是餵養不當導致的，進食量不夠導致食物殘渣太少可引發便秘；進食太精細、膳食纖維攝入太少可引發便秘；喝水太少可引發便秘等。還有一部份是因為沒有養成良好的排便規律而導致的，也有部份便秘是疾病引起的。剛出生沒多久的孩子便秘可能是水份流失太多又吃得太少導致的，也有可能是消化道畸形的表現，都不應忽視。

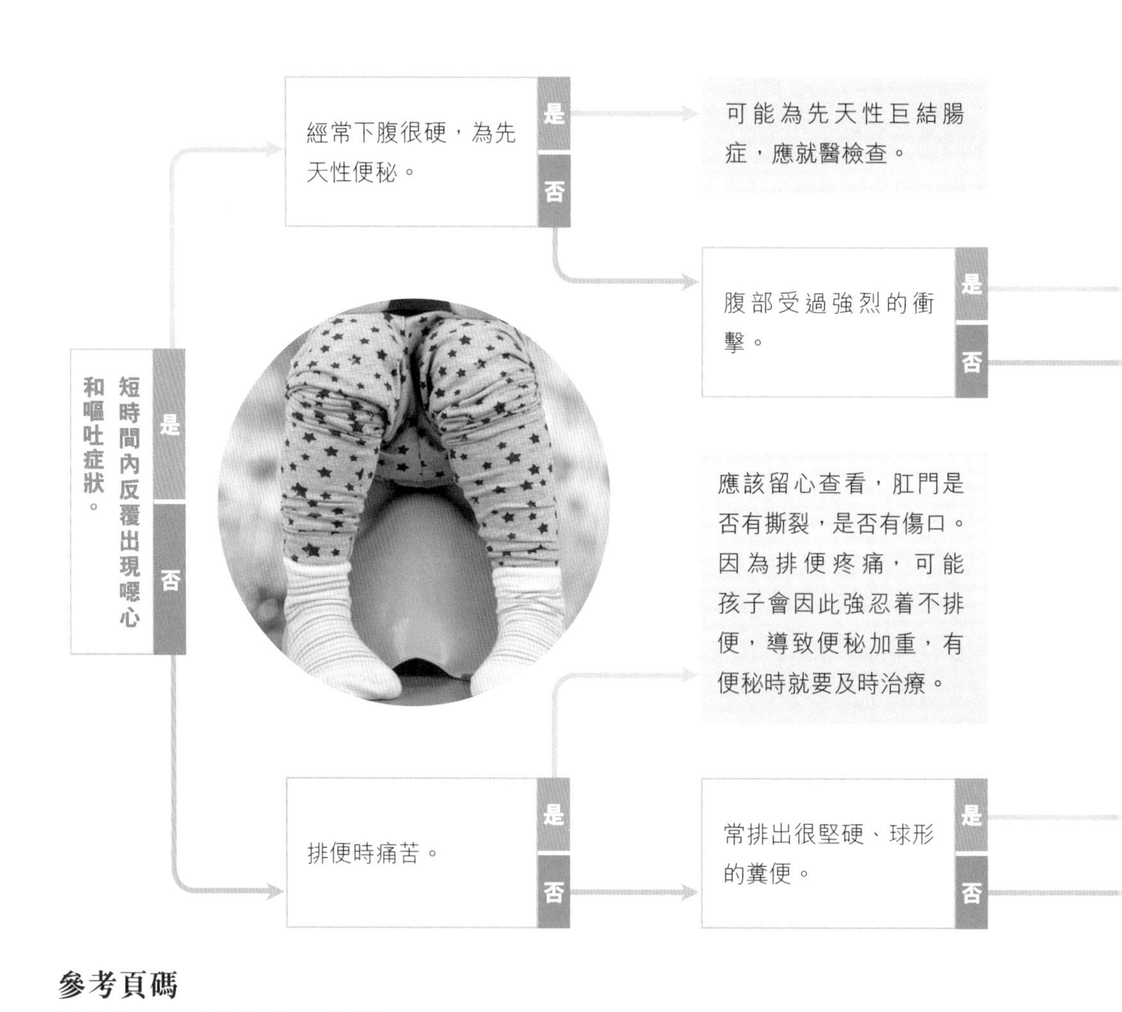

參考頁碼

腸套疊……P349
疝……P400
先天性巨結腸症……P401
習慣性便秘……P402

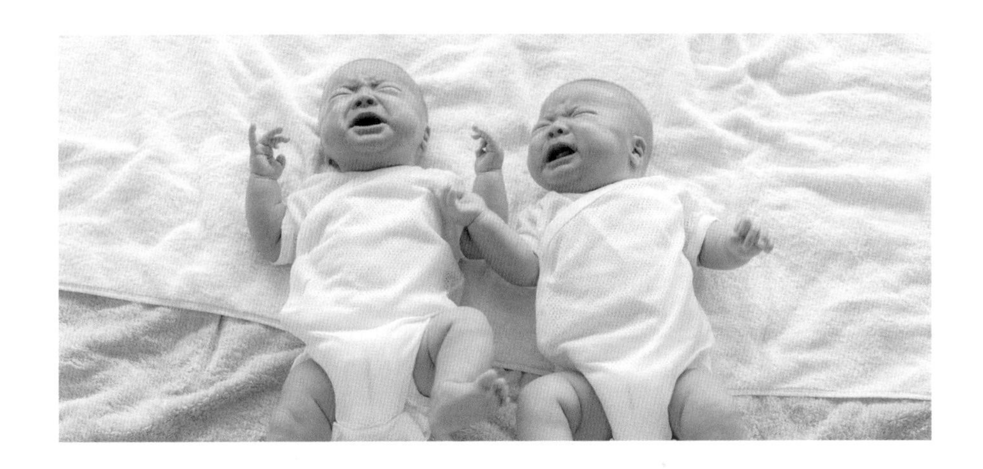

若孩子疼痛劇烈，臉色蒼白，應考慮有內臟破裂，應立即就醫檢查。

若孩子因疼痛哭鬧不停，應考慮為腸套疊或疝，應立即就醫檢查。

可能是攝入的纖維素少，或飲水少，也可能為添加的輔食都是乳狀食物所致。

是

否

看起來孩子有便意，但卻忍着不排便。

是

否

可能為習慣性便秘，若便秘持續很長時間了，應就醫檢查。

如果強迫孩子偏食，再強迫他吃飯，會導致其心理壓力加重，進而引起便秘。若長時間持續便秘，應接受檢查。

可能為習慣性便秘，堅持培養孩子規律的排便習慣，同時要保證攝入足夠的水份和纖維素。

若常做灌腸或常吃瀉藥，病情會惡化。若患有器官功能衰退引起的疾病、肌肉疾病、慢性脱水症等疾病，都會引起上述症狀。若長時間不排便，也會引起嚴重便秘。

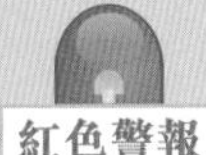

紅色警報

若為先天性便秘，同時有腹部膨脹的症狀，可能為先天性巨結腸症。若與結腸或直腸有關的運動神經結細胞有異常，也會引起飲食性便秘或習慣性便秘。另外，結腸炎也是危險的。內臟破裂、疝、腸套疊等疾病，也會引起嚴重的便秘。有以上情況時，都應立即就醫檢查。

疝

疝指的是腸管突破腹膜、擠出腹腔外的疾病，孩子最容易患的疝是臍疝和腹股溝疝，患病時，腸管會從臍窩或腹股溝的部位突出來。疝是因為腹腔壓力增大引起的，排便時用力、消化不良、腸腔內氣體太多都可引起疝。

主要症狀

臍部突出、哭鬧、便秘

疝發作時，可以在孩子臍窩部位或者腹股溝部位看到、摸到突起的肉球。疝如果不嚴重，只要腹腔內壓力減輕，可自行恢復，也可用手按壓回去。按壓回去的時候可以聽到「咕咚」的聲響。孩子哭鬧、排便用力時就會再突出來。而且疝長期存在也可引起便秘。腸管突出後如果長時間回不去，形成嵌頓就可導致腸梗阻症，疼痛感會逐漸增強，孩子會因此不停哭鬧。

治療

輔助器械、手術治療

疝隨着孩子發育可自行痊癒，在發育階段為阻止疝發作，可以佩戴輔助器械，對腸管突出部位增壓，阻止腸管突出，直到肌肉發育完全。具體做法要諮詢醫生。如果情況比較嚴重，造成腸梗阻了，則需要手術治療。

自我保健

- 多給孩子做腹部按摩，讓孩子仰躺着，把手掌心擦熱，放在孩子腹部順時針打圈按摩，按摩三五分鐘，每天按摩兩三次，促進腸蠕動，可改善便秘，減少因為便秘而腸管突出的次數。
- 長時間大哭會增加腸管壓力，讓疝發作，所以要盡量減少孩子哭鬧，在他哭鬧時盡快抱起哄或者餵點奶。

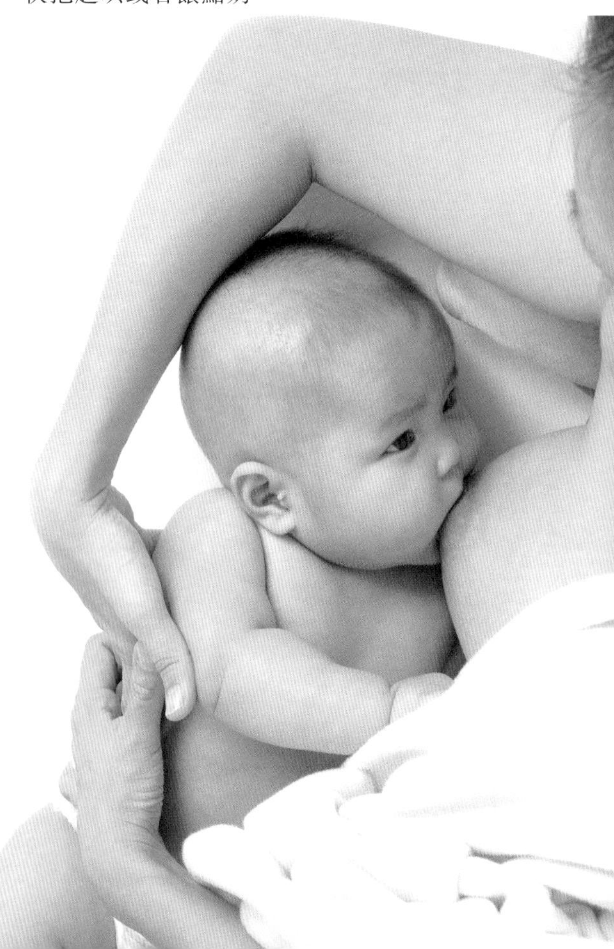

先天性巨結腸症

先天性巨結腸症是因為結腸先天缺失一段神經節，或者神經節功能出現偏差，使得該段結腸內的糞便不能順利通過，以至於越積越多，腸管被撐得越來越大的一種疾病。目前沒有發現具體病因，可能與遺傳有關。

主要症狀

便秘、腹脹、營養不良

新生兒出生 24 小時內不能排便，要考慮到消化道畸形，最可能的就是先天性巨結腸症。要盡快治療，否則很容易發生腸梗阻。因為先天性巨結腸症長時間不能排便，孩子可出現腹部膨脹、嘔吐、食慾不振等症狀，時間長了還會引起營養不良、貧血等問題，而且容易誘發結腸炎，若發生腸梗阻則會威脅性命。

另外，有的孩子雖然患巨結腸，但可以排便、排氣，便秘表現也並不嚴重，但是因為營養吸收狀況較差，所以容易貧血、營養不良。所以當出現營養不良時，也要考慮到巨結腸的問題。

治療

促進排便、手術治療

如果病症比較輕微，可以進行保守治療，用灌腸法、緩瀉藥、甘油栓等促進排便，減少糞便滯留。如果保守治療效果不佳，但暫時不適合做手術的，可以先行結腸造瘻術。條件成熟了，還是盡快做手術，將缺失神經節的結腸段切除最好。該手術後需要長期治療和護理，而且術後也可能出現便秘。

自我保健

● 患有巨結腸症，結腸蠕動不良，規律地腹部按摩也可緩解症狀，倒「U」形的按摩最適合。讓孩子仰躺着，把手搓熱，掌心向下放到左下腹，然後向上滑動到左上腹，按摩升結腸，再向右側平行滑動到右上腹，按摩橫結腸，最後向下滑動到右下腹，按摩降結腸，這樣可以促進整個結腸蠕動，有助於減緩病情發展。

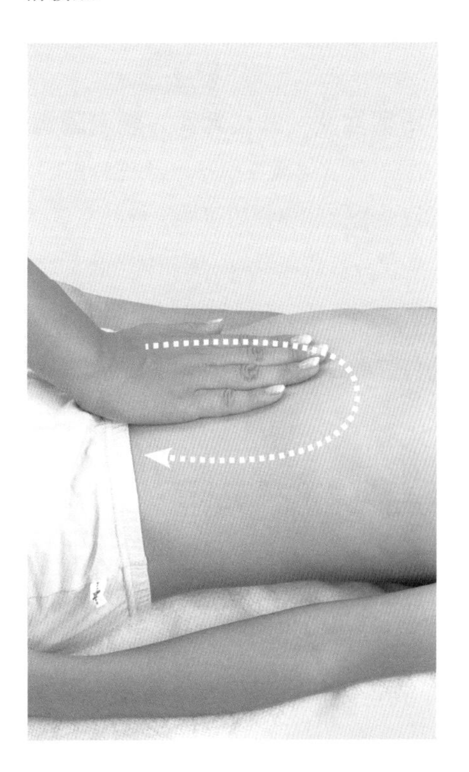

習慣性便秘

孩子患習慣性便秘的比較少，患病孩子主要是由於患先天性疾病巨結腸症、腸梗阻引起的。另外，無良好的排便習慣且飲食結構不合理，如經常忍便、不吃蔬菜、缺乏運動、或者長期使用瀉藥的孩子都容易患習慣性便秘。

主要症狀

便秘、食慾低下、糞便帶血

如果患有習慣性便秘，孩子會經常好幾天不排糞便，排便時異常艱難、痛苦。糞便乾結，呈現一粒一粒的狀態。還有的孩子也每天排便，但每次糞便都乾結難以排出。因為糞便乾硬，長期摩擦肛管黏膜可造成黏膜出血，排出的糞便表面會帶有鮮紅血液。另外，因為糞便排出不暢，食慾也比較差。

治療

對症治療、軟化糞便、刺激腸道蠕動

孩子習慣性便秘應該先查原因。先天性巨結腸症和腸梗阻可能最終都需要手術解決。如果非疾病導致的，糞便排不出的時候，可以用些開塞露或者把肥皂削成寸長的細條，沾水濕潤後插入肛門，這樣可以刺激腸道蠕動，使得糞便容易排出，減輕孩子痛苦。但是這種方法不宜經常使用，還是要從日常生活上調理，要讓孩子養成每天早上排便的習慣，飲食上多安排蔬菜，適量吃粗糧，不能只吃肉、細軟食物。不到迫不得已，不要給孩子使用瀉藥或者灌腸，這樣不僅會嚴重破壞腸道功能，還會加重便秘。

自我保健

- 蘋果、胡蘿蔔、紅薯、南瓜、海帶、玉米等都有促進排便、治療便秘的功效，平時可多給孩子食用。
- 把核桃和黑芝麻打成粉，每天用開水沖泡一碗給孩子食用，能軟化堅硬的糞便，促進排便。

黑芝麻核桃糊

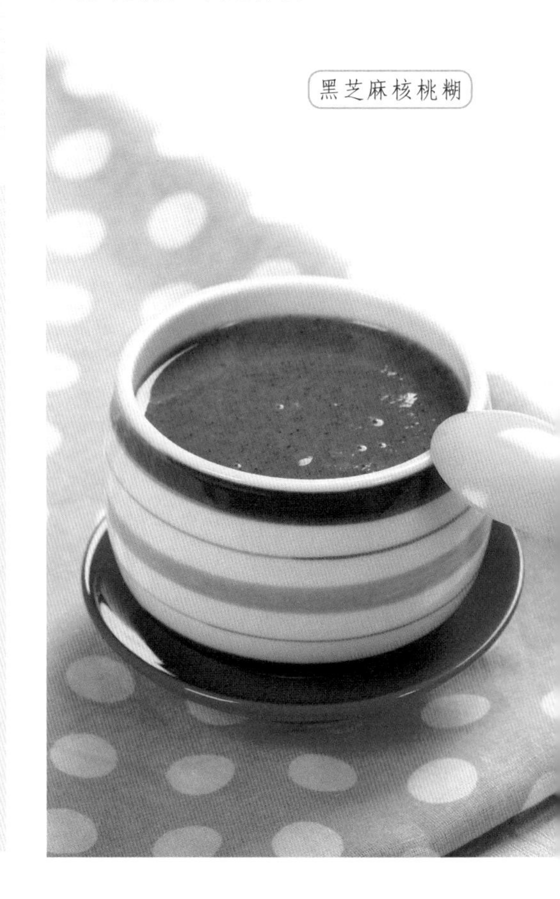

避免寶寶便秘的飲食原則

孩子便秘，真正的原因其實都在家長身上，沒有讓他們形成良好的飲食習慣。排便不好大多是因為吃得不對，吃得少、吃得多或者吃得太精細都會引起便秘。要讓寶寶遠離便秘困擾，最主要的是安排好他們的飲食。

■ 不能吃得太少

如果吃得太少，食物殘渣很少，就不能每天有排便需求，最先產生的食物殘渣在腸道中滯留時間就會變長，其中的水份越來越少，到需要排出的時候就會因為乾硬而變得排便困難。因為吃得少而便秘的孩子，通常生長發育較差，發育水平低於同齡孩子。當孩子出現這樣的情形，應該看醫生，從健胃補脾，增加攝入上着手調理。

■ 不能吃得太多

吃得太多，孩子消化壓力大，腸道蠕動變慢，就容易積食、上火，從而使糞便變得乾燥、粗硬，這也就造成了便秘。因為吃得多而便秘的孩子，通常會有腹脹、消化不良、鼻涕多等表現，還容易咳嗽、感冒。此時應該控制孩子的飲食，不要總是強迫多吃。

■ 吃得不均衡

便秘的孩子經常吃大魚大肉，不吃蔬菜、水果，只吃精細米麵，不吃粗糧、雜豆，食物中纖維素太少，而纖維素是可以刺激腸道蠕動的主要物質。腸道蠕動慢，內容物滯留時間長，也就變得乾燥，難以排出，所以要讓孩子遠離便秘困擾，還要均衡飲食結構，多吃蔬菜、水果，主食中適當加些粗糧。

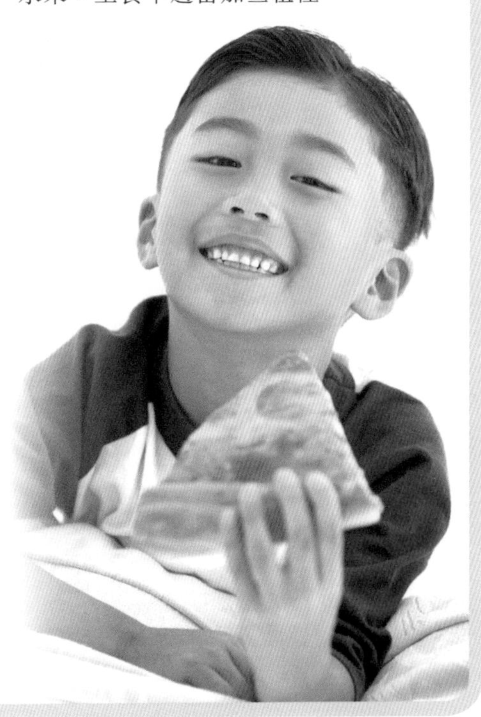

尿液顏色異常

小嬰兒的尿液顏色一般很清亮，多數呈透明色，有的淡黃色，無味，尿量比較多，次數也多。其實，兒童尿量遠遠超過成人，氣味則要淡許多。體內缺乏水份或者服用B族維生素，尿色會發黃。如果尿液顏色、尿量、氣味或者排尿次數無緣無故出現異常，都應該重視，最好到醫院檢查。

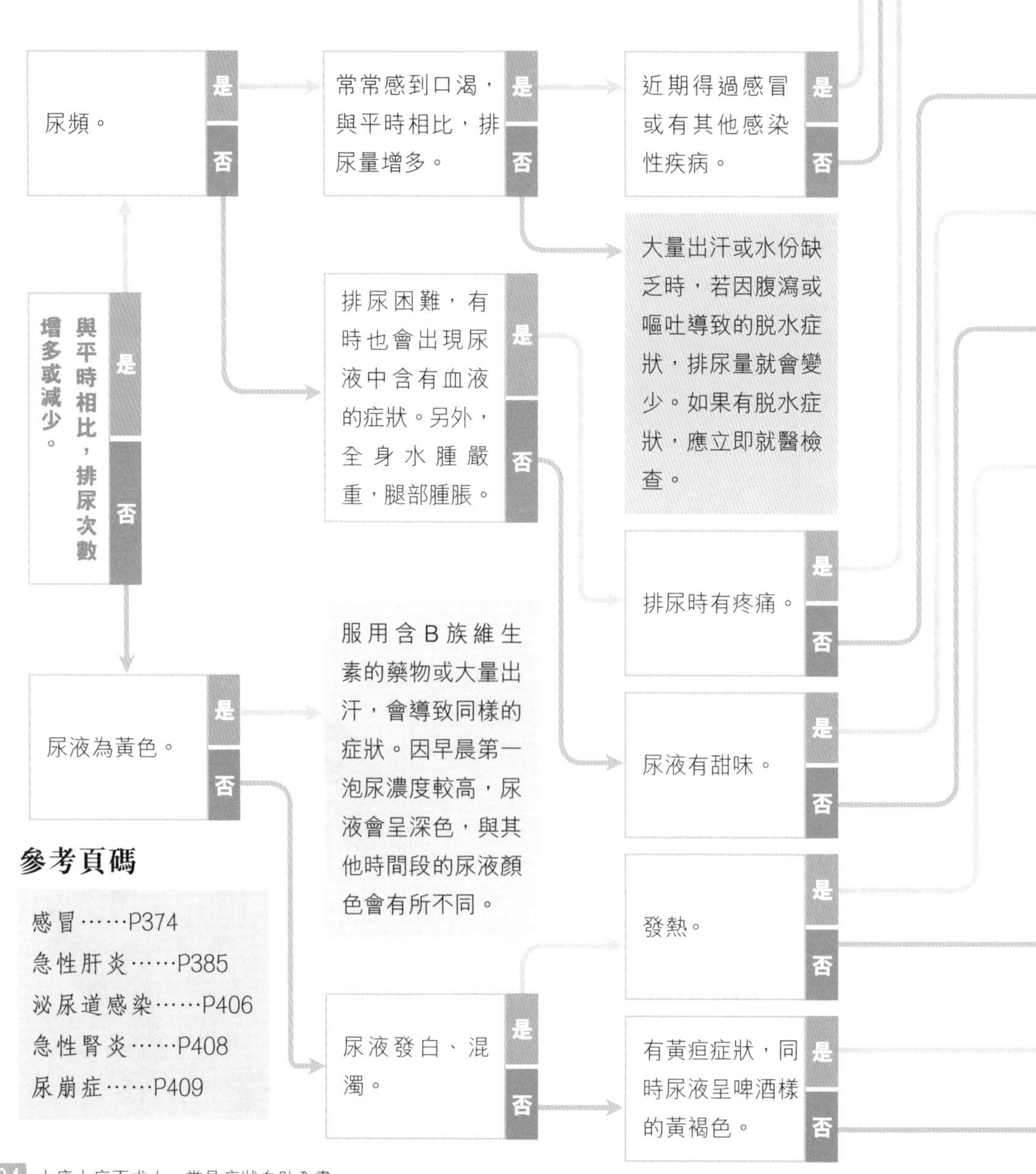

參考頁碼

感冒……P374
急性肝炎……P385
泌尿道感染……P406
急性腎炎……P408
尿崩症……P409

可能為急性腎炎。腿部和眼部水腫嚴重，並伴有血尿。

若有全身水腫症狀，應考慮為腎病，需要立即就醫檢查。

可能為泌尿道感染，應立即就醫檢查。

若嬰兒有神經質，可能為神經性尿頻症，應先讓孩子的情緒穩定下來。

可能為糖尿病，應就醫檢查。

排尿量較大，尿液顏色渾濁，可能為尿崩症，應立即就醫。

膿水尿液，可能是尿道發炎導致的。有時，還會排出含血液的尿液。

尿液中出現鹽份的白色結晶，應檢查孩子的飲食。

可能為急性肝炎對新生兒來説，也可能為先天性膽道阻塞症，應立即就醫檢查。

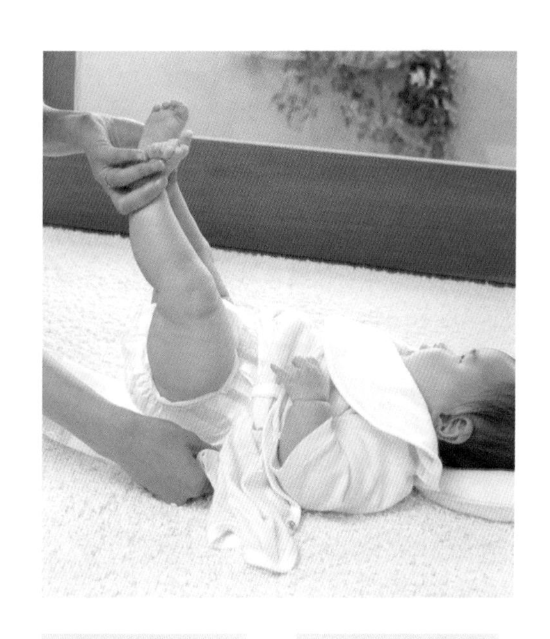

在排尿時有腹痛症狀，並伴有紅色的尿液。
- 是 → 近期劇烈衝擊過腹部。
  - 是 → 尿道或腎臟可能受損，並伴有出血症狀，應立即就醫檢查。
  - 否 → 腹部能摸到硬塊。
    - 是 → 可能為腎母細胞瘤，為惡性疾病，應立即就醫。
    - 否 → 可能是飲食中含有紅色素或吃了解熱劑，導致尿液呈紅色。
- 否 → 若無其他症狀，不用過多擔心。

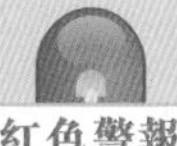

紅色警報

若孩子身體水腫嚴重，排尿困難，或近期得過感冒，可能為急性腎炎。若有紅褐色尿液和黃疸症狀，可能為先天性膽道阻塞症或急性肝炎。若孩子的腹部遭受劇烈撞擊後，尿液呈紅色，就應考慮尿道和腎臟是否損傷。若尿液為紅色，腹部有硬塊，可能為小兒腎母細胞瘤等疾病。有以上情況發生時，都應立即就醫檢查。

泌尿道感染

尿道內本來就存在細菌，平時不會發病，但當身體抵抗力下降時，炎症就會發作。所以，尿路感染一般都跟感冒、腸胃疾病等一起發病。另外尿道畸形的人容易患泌尿道感染，因為容易積蓄尿液在尿道內，細菌容易繁殖。

主要症狀

尿頻、尿痛、發熱、嘔吐

患了尿路感染，大多會伴有尿頻、尿痛症狀，孩子在這個時候容易尿床，排尿時會啼哭。另外孩子患病比較容易出現全身性症狀如發熱、嘔吐、食慾不振等，嚴重時還會出現痙攣。如果病情得不到控制，甚至會昏迷。

治療

抗生素治療、多喝水

泌尿道感染是細菌引起的，應該使用抗生素治療。抗生素最少要使用 7-10 天。同時要多喝水，對治療泌尿道感染很重要。喝水多，排尿就多，尿道殘留的細菌濃度就會迅速下降，對疾病痊癒促進作用很大。所以要給孩子多喝水。泌尿道感染容易復發，治癒後要積極預防復發。如果反覆發作，要檢查尿道是否有畸形。

自我保健

● 訓練孩子及時排便的習慣，不要憋尿。要教女孩子正確擦拭外陰的方法，應該從前往後擦，不要來回擦。

● 盡量少穿開襠褲，特別是孩子會走路並且喜歡隨時隨地坐下的時候更要注意。如果穿開襠褲，應該包上紙尿褲。

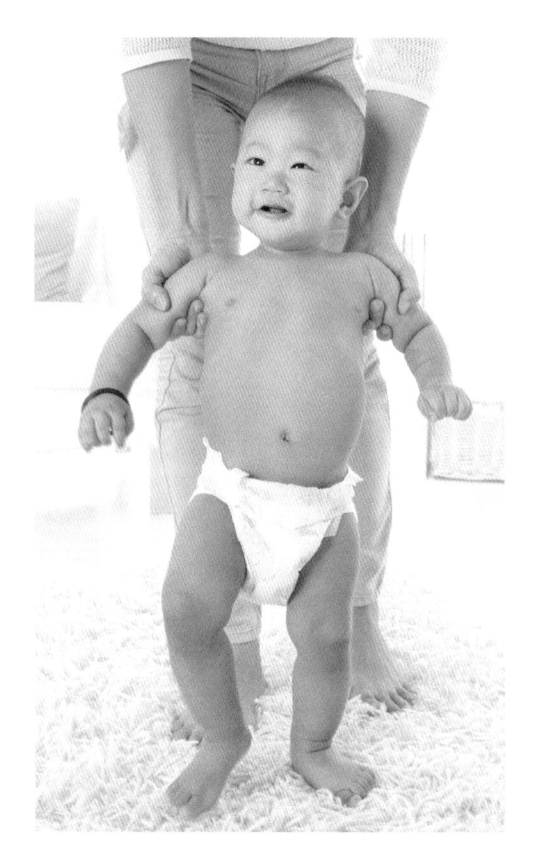

護理泌尿道感染寶寶的生活小細節

患病期間，孩子會發熱，應多關注體溫，定時測量。若體溫不高，可用物理方法降溫；如果超過 38.5℃，需要及時使用退熱藥物。

孩子發生泌尿道感染後，除了多喝水以外，還要加強護理，一定要保持外陰部的清潔和乾爽。因為尿路感染後，孩子需要多喝水，所以排尿次數大大增加，但是不管排尿多少次，都要堅持在排尿後清洗外陰，要用晾溫的白開水清洗。徹底晾乾後再穿上衣服。

這時候穿的內褲要盡量乾淨，最好每天都更換。換下的內褲要用開水浸泡，洗滌時要徹底漂清。還在包尿褲的孩子則要勤換尿褲，並且紙尿褲要寬鬆，不能用太過緊窄的。

如果孩子比較配合，清洗完後可以再換乾淨的熱水，放在孩子會陰下方進行薰蒸，有利於疾病痊癒。

飲食上也要多注意，要吃新鮮的、清淡的並富含水份的食物，蔬菜、水果應適當多吃。另外薺菜、冬瓜、菊花等有清熱解毒、利尿的作用，有助於促進泌尿道感染恢復，患病期間可適當增加食用。一些辛辣刺激性食品包括葱、蒜、生薑、韭菜、胡椒以及熱性、油膩的食物如羊肉、桂圓、煎炸食物等都應該忌食，這些食物會加重炎症。

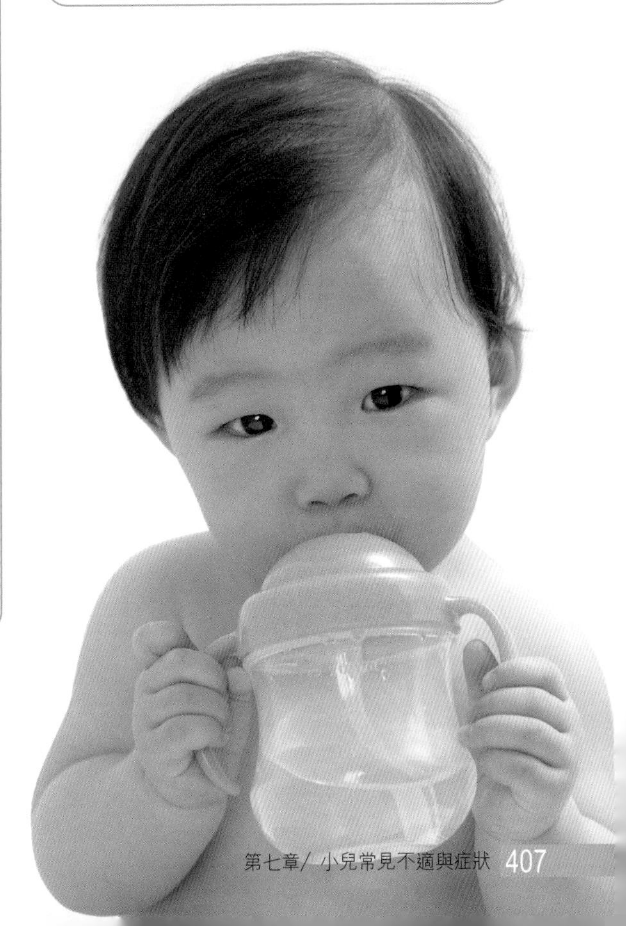

急性腎炎

孩子患急性腎炎指的是急性腎小球腎炎，是細菌感染引起的免疫反應所致。很多感染性疾病都可以引起急性腎炎，比如感冒、中耳炎、扁桃腺炎、猩紅熱等。該病多見於小男孩，但兩歲以下少見。

主要症狀

水腫、血尿

如果患了急性腎炎，剛發病時會有發熱現象，孩子會感到疲勞，所以很少活動。臉色也有些發白。水腫最先出現在眼部，眼部會出現眼袋，早晨眼袋尤其明顯。隨着病情加重，小腿也會開始水腫，按壓會凹陷。另外患病後尿液顏色會變深，因為其中含有血液，所以呈現出棕褐色。

治療

抗生素治療、強化護理

急性腎炎治療簡單，給予抗生素和利尿藥，控制感染並減輕腎臟負擔，一般 1-3 週內水腫就會逐漸消退。但是小便恢復正常需要過幾個月，所以後續需要堅持長時間的護理。平時要注意多讓孩子休息，減少消耗，特別是病發後 1-2 週應該臥床休息。還有很重要的一點一定不能攝入太多鹽份，根據醫生要求實行無鹽飲食或者低鹽飲食，並且要低蛋白，雞蛋、鴨蛋最好不再吃，肉類也要少吃。

自我保健

● 患病後多給孩子吃些利尿食物，可減少尿液殘留，有助於疾病痊癒，建議常吃鯽魚、鯉魚、冬瓜、西瓜皮、玉米鬚、紅小豆等，這些食物都有利尿作用。

● 在恢復期一定要預防感冒，給孩子做好防寒保暖工作，因為感冒會讓腎炎復發。

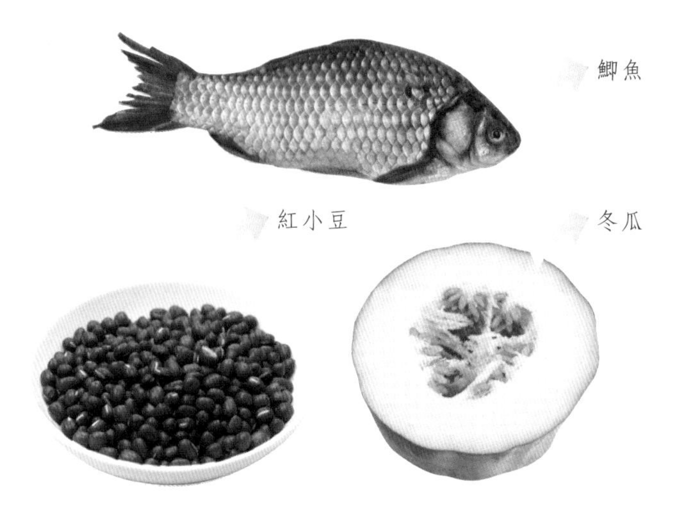

尿崩症

人體會分泌一種抗利尿激素，可刺激腎小管重吸收水份，讓人體不會產生太多尿液。如果這種激素分泌減少甚至缺乏或者腎臟對這種激素不敏感，尿液收集的調節功能就會受影響，導致大量排尿。

主要症狀

尿多、尿頻、發育緩慢

患有尿崩症的孩子會尿頻，每隔一兩個小時就要排尿，且每次尿量很大，尿液清亮。有時候控制不住排尿，睡夢中、玩耍中都可能會排尿。排尿的同時孩子會大量喝水，其實即使不喝水也會大量排尿。如果不能喝到足夠的水，孩子就會煩躁不安、睡覺也不安穩，還會便秘、皮膚乾燥等，嚴重的甚至會發生驚厥或昏迷。另外患病後孩子食慾差，進食少，因此發育比較緩慢。如果治療不及時，還會出現腎盂積水、輸尿管擴張等。

治療

激素治療

當孩子明顯比別的孩子尿多而且消瘦，家長應該帶去醫院檢查。檢查時需要禁水 6-16 小時，然後測量血液和尿液的滲透壓和比重，以明確診斷。並注射抗利尿激素，以判斷是因為中樞神經的緣故還是腎臟的緣故導致的尿崩症。治療上大多數需要服用抗利尿激素藥物或者刺激抗利尿激素分泌的藥物。

自我保健

● 當孩子夜裏遺尿或者經常尿褲子時，不應該一味責罵，孩子很可能是身體出了問題。要查明原因，一味責罵不能解決問題，反而增加孩子心理壓力。

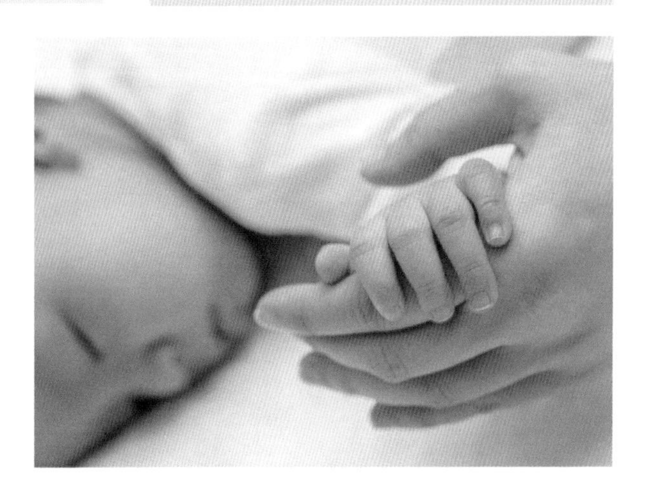

哭鬧不停

嬰幼兒哭的原因很多，餓了哭，睏了哭，撒嬌會哭，不高興會哭，這些非疾病原因的哭鬧很容易安撫，只要滿足需求馬上就能停止啼哭。但是如果患病了，哭鬧就不那麼容易安撫了。而且疾病引起的哭鬧與平時的哭鬧有很大不同，疾病引起啼哭要麼很劇烈，要麼很細弱，而平時的哭鬧則比較平靜。

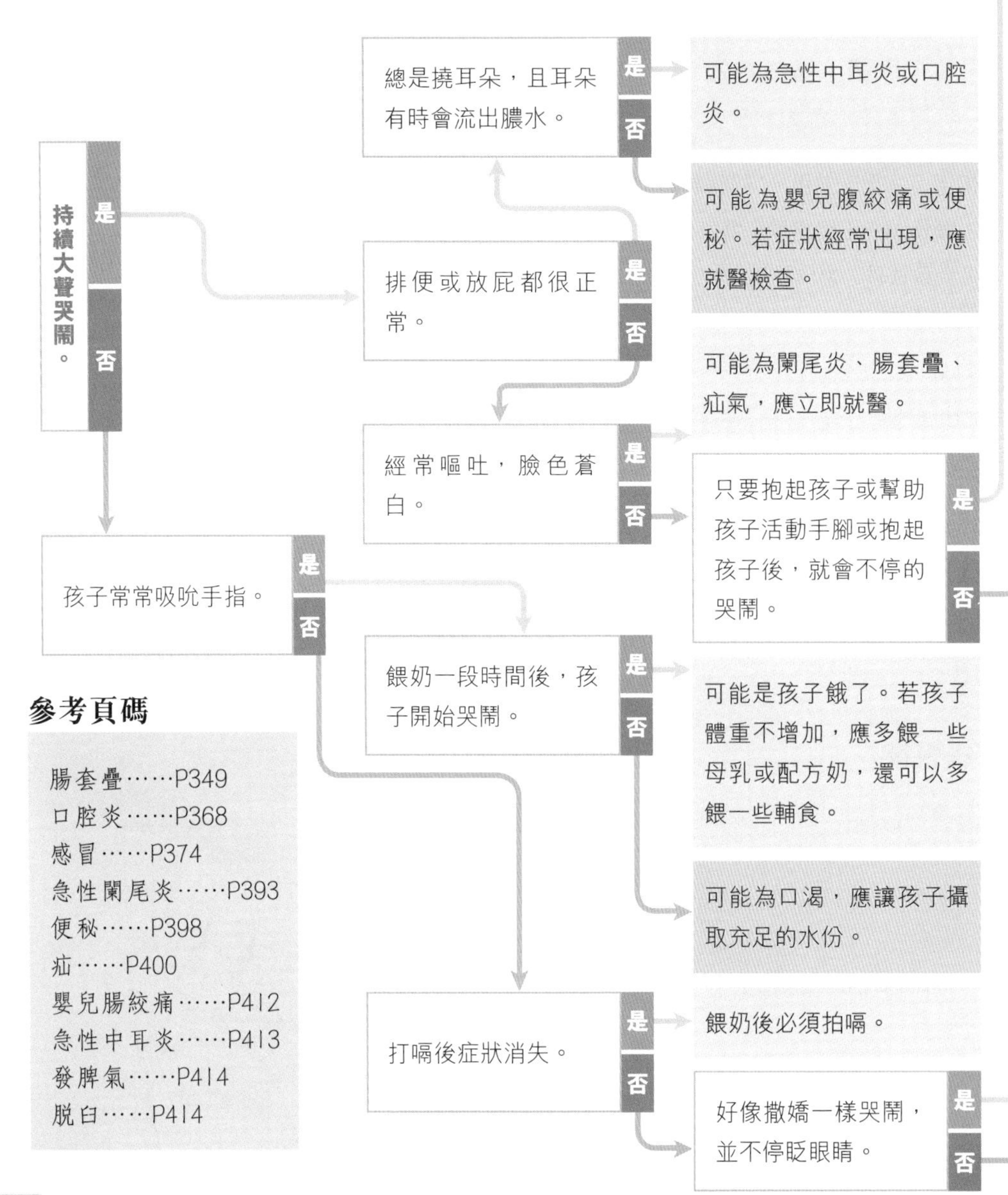

可能為脫臼、骨折或外傷引起的。應立即就醫。

可能為憤怒導致的哭鬧。

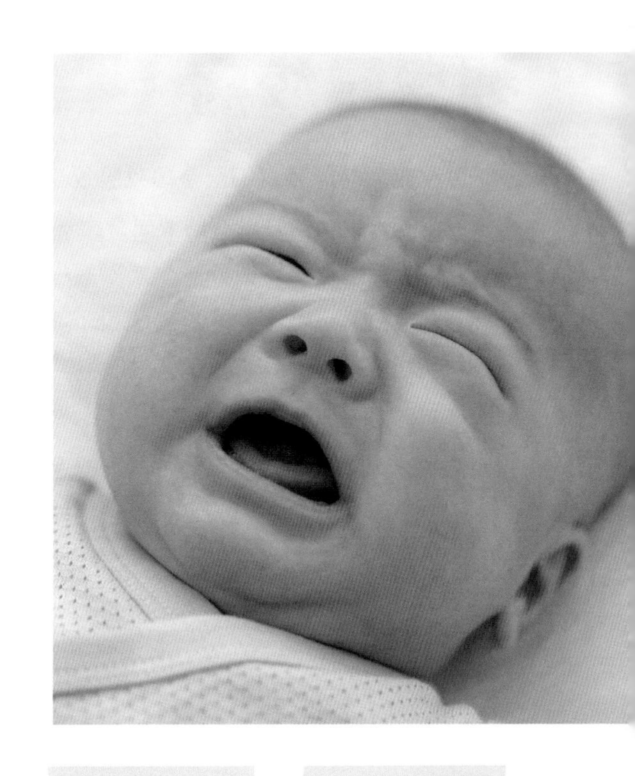

大聲哭鬧不停，並出現臉色蒼白，同時伴有痙攣症狀。

是

否

應仔細檢查身上是否有傷口、潰爛的部位，貼身的衣服內是否有異物等。

可能是睏了，想睡覺，應哄孩子睡覺，並保持環境的安靜。

不愉快、飢餓、白天興奮過度、環境變化，都會引起孩子半夜驚醒。

孩子哭鬧是因為尿布濕了不舒服，或者孩子向媽媽撒嬌。

可能為感冒的初期症狀。

常在深夜驚醒並大聲哭鬧。

是

否

抱起孩子或換尿布後，孩子便停止哭鬧。

是

否

流鼻涕，同時出現發熱、咳嗽等症狀。

是

否

媽媽精神壓力大、情緒不穩定都會影響孩子，因此媽媽需要保持平和的心態。

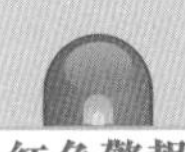

紅色警報

若嘔吐、不停地哭鬧，同時排氣、排便不正常，可能為闌尾炎、疝、腸套疊。若活動或觸摸孩子的身體時，就有疼痛，可能為外傷。有以上情況時，都應立即就醫檢查。若正在哭鬧的孩子突然停止呼吸，並全身發抖，可能為嚴重的疾病。若這種症狀出現多次，且持續的時間很長，就應該接受詳細的檢查。

嬰兒腸絞痛

嬰兒腸胃功能發育不全是導致腸絞痛的根本原因，腸道蠕動不規律引起了腸痙攣。通常發生在出生 3 個月左右的嬰兒身上，4-6 個月以後就很少出現了。吃奶時吸入太多空氣是常見誘發原因。另外，牛奶過敏也會引發腸絞痛。

主要症狀

黃昏哭鬧、難以安撫

嬰兒如果出現腸絞痛，往往白天玩耍正常，一到黃昏時分就開始哭鬧，有時候要哭足 3 小時。哭鬧中的嬰兒難以安撫，並蜷縮着身體，好像很痛苦。哭鬧在排氣後會短暫停歇，過一會又哭鬧起來。如果餵奶會好一點。這種哭鬧對孩子的發育一般沒有妨礙，而且有的孩子還會長得胖一點。

治療

少吸入空氣、溫水沐浴、藥物治療

可以把嬰兒放入溫水中浸泡一會，能緩解疼痛，之後嬰兒很快會入睡。平時餵奶要注意讓孩子的嘴和奶嘴或乳房緊密貼合，避免吸入太多空氣。給嬰兒餵完奶後，要豎直抱起來輕拍其後背，將吸入的空氣排出來。如果腸絞痛嚴重，已經影響睡眠了，可以給孩子服用一些緩解腸胃痙攣的滴劑。

應注意，如果嬰兒哭鬧，並伴有帶血的糞便，或便中含有大量黏液，應就醫檢查。

自我保健

● 嬰兒發生腸絞痛之後，可以把他腹部朝下抱在手臂上，抱着他緩緩走動。這樣會讓他有一種回到媽媽子宮裏的感覺，能讓他舒服一點，從而安靜下來。

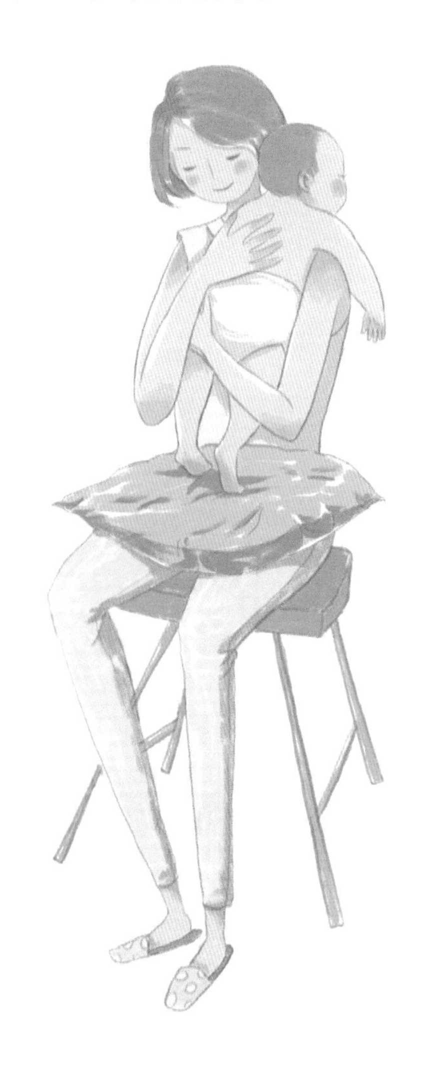

急性中耳炎

孩子比成人容易患中耳炎，因為孩子的咽鼓管短、直、寬，咽喉部和鼻部的細菌很容易通過這裏進入中耳，感染中耳並引起發炎，如感冒、扁桃腺炎、咽炎都可引起中耳炎。

主要症狀

耳朵疼痛、高熱、哭鬧

如果患有急性中耳炎，耳朵就會疼痛，疼痛感在夜間尤其劇烈，孩子會因為耳朵疼痛而哭鬧不安。年齡稍大的孩子會説耳朵疼，不會説話的孩子則會邊哭鬧邊用手抓撓耳朵。除耳痛外還會伴有發熱、頭痛、食慾不振等症狀。如果治療不及時，發炎部位會化膿，化膿後仍然得不到有效治療，耳鼓膜就會出現穿孔，耳孔流出膿水，流膿可持續三四天到一兩週。最終引起聽力下降。

治療

抗生素治療

患病後要及時治療，如果耳鼓膜穿孔了，聽力下降是不可逆的。治療應該使用抗生素，治療兩三天後，疼痛就會消失。不過最好遵醫囑用藥時間盡量久一點，避免復發，預防轉化成慢性中耳炎。

患中耳炎期間禁止游泳。洗澡、洗臉的時候也要預防耳朵進水，最好把耳屏壓下，蓋住耳孔。如果不小心進水了馬上用消毒棉籤擦拭乾淨。

自我保健

● 最好不要給孩子掏耳朵，更不能頻繁掏，要等到耳屎移動到外耳道了，能從外面看到的時候再掏。此時可以用個小鑷子輕輕將耳屎夾出來。

● 患了中耳炎，平躺時耳朵疼痛會加重，因為此時耳膜壓力會增大。如果把枕頭墊高，同時斜側向健康一側的耳朵睡，能有效緩解疼痛。

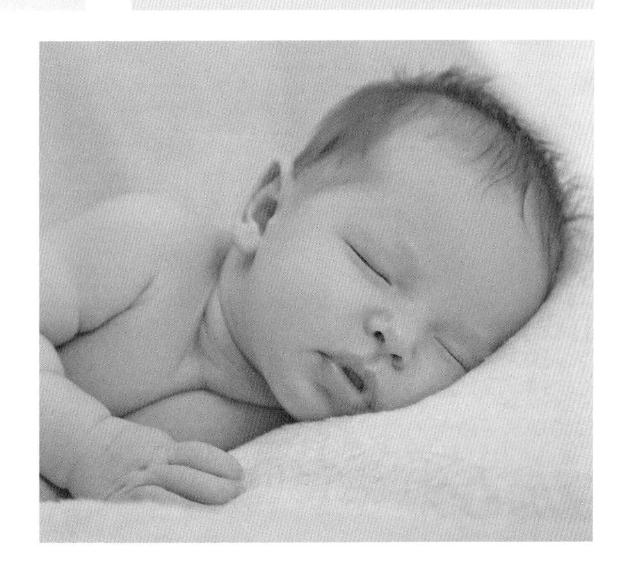

發脾氣

孩子越小控制情緒的能力越低，表達能力也有限，當他們不順心、願望得不到滿足時就容易發脾氣。另外，父母對待孩子的態度、方式不當，如過分限制孩子、太多建議或者過度責罵，也容易引起孩子發脾氣。

主要症狀

哭鬧、摔打東西

發脾氣的時候，孩子會帶着憤怒哭鬧，如站在原地不停地哭喊或尖叫，或扭動着身體或躺在地下邊哭鬧邊打滾、蹬腿等。剛開始哭鬧時，大部份孩子會拒絕家長哄勸。哭鬧過度時會導致呼吸停止甚至昏迷，伴有痙攣。

治療

冷靜、反思

孩子哭鬧時，大人要冷靜，不要再指責或急着哄勸，這樣會讓孩子更加激動。可以讓他哭一會，釋放情緒。此時家長可走開，等到孩子哭聲微弱了再摟抱、哄勸，效果會好很多。如果孩子哭得痙攣了，並且呼吸停止，不用過分擔心也不用採取甚麼措施。一般 1 分鐘內就能恢復正常。

自我保健

● 孩子總是發脾氣，家長應該反思自己的態度和做法，總結下孩子在甚麼情況下容易發脾氣，以後盡量避免。最重要的是能給孩子足夠的尊重、理解以及信任。

脫臼

孩子關節還沒發育好，只要稍微用力拖拽、拉扯都可能脫臼。活動度大的關節如肩關節、肘關節最容易脫臼。在孩子將要摔倒的一刻，大人拉住他的手臂就可能造成這兩處關節脫臼，且脫臼一次後容易形成習慣性脫臼。

主要症狀

哭鬧、不敢活動某個部位、疼痛

如果脫臼了，關節部位疼痛，孩子會哭鬧不停，年齡小的孩子大哭，大孩子會指着脫臼部位説疼。仔細觀察孩子會發現他不敢活動受傷的部位，總是下意識保護着，也抗拒大人觸碰。如果脫臼不能及時糾正，會出現比較嚴重的腫脹併發症。

治療

冰敷、固定

懷疑脫臼時，不要強迫孩子活動關節，也不要去揉。用冰塊冷敷痛處，可緩解疼痛。之後固定患肢，盡快去醫院。脫臼和骨折症狀比較像，自己恐怕很難判斷，最好就醫診治。檢查確診後，盡快復位。

主編簡介

鄭愛萍

主任技師，曾任三明市中西醫結合醫院超聲科主任及三明市醫學會超聲分會副主任委員，現為福建國際旅行衛生保健中心體檢科副科長，從事傳染病監測及超聲醫學工作。先後在省內外雜誌上發表了多篇學術論文，參與撰寫了護理學教材《護理學導論》並任副主編；發明了實用新型專利 6 項；參與多項省級、部級科研課題。

張郁瀾

主任護師，現任福州市第七醫院黨委書記、院長，福州市護理學會理事長，福建老年保健醫學研究會常務理事，福建省護理學會常務理事兼社區護理專業委員會主任委員。先後編寫和出版了醫學科普書籍 5 部，發表論文三十多篇。曾榮獲福建省衛生系統先進工作者等榮譽稱號。從事臨床護理、護理管理三十多年，在內科常見病、急危重症搶救及各種慢性病管理方面也有豐富的經驗。

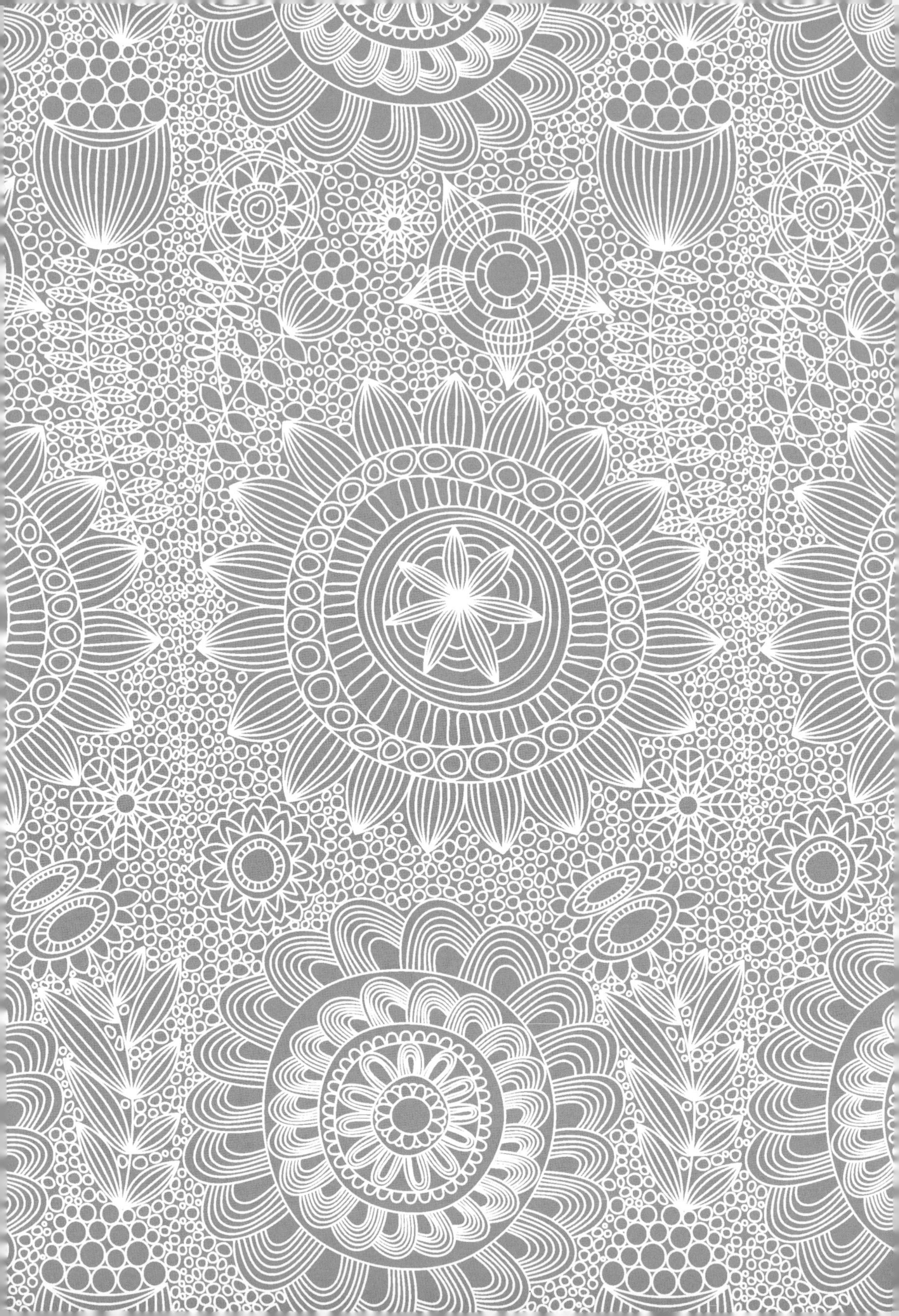